(Conserver cette couverture)

14501

QUESTIONS NEUROLOGIQUES

D'ACTUALITÉ

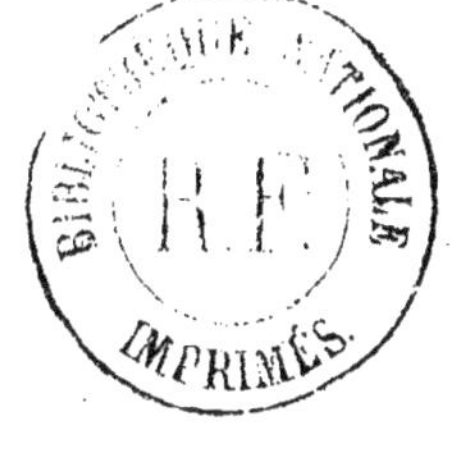

QUESTIONS
NEUROLOGIQUES
D'ACTUALITÉ

VINGT CONFÉRENCES

FAITES A LA FACULTÉ DE MÉDECINE DE PARIS

— 1921 —

PAR

MM. S. A. K. WILSON (DE LONDRES), CH. CHATELIN,
H. CLAUDE, G. ROUSSY, GUILLAIN, LHERMITTE, SOUQUES,
BABONNEIX, ANDRÉ LÉRI, P. SAINTON, A. SICARD, CROUZON,
POULARD, CH. FOIX, LAIGNEL—LAVASTINE, VURPAS,
BOURGUIGNON, BÉHAGUE, BOUTTIER, PIERRE MARIE.

INTRODUCTION

PAR M. LE PROFESSEUR PIERRE MARIE

MASSON ET Cie, ÉDITEURS
LIBRAIRES DE L'ACADÉMIE DE MÉDECINE
120, BOULEVARD SAINT-GERMAIN, 120, PARIS
1922

INTRODUCTION

Il ne sera pas, je pense, sans intérêt, de faire connaître dans quelles conditions et par suite de quelles circonstances le présent volume a vu le jour.

Au mois de mars ou d'avril de cette année, notre éminent Doyen, le professeur Roger, me faisait l'amitié de m'entretenir de ses projets et de ses efforts pour maintenir à leur niveau élevé les divers Enseignements de la Faculté de Médecine de Paris. Il me disait notamment combien il comptait pour cela non seulement sur les titulaires des chaires de Médecine et de Chirurgie générale, et sur ceux des chaires spéciales, mais aussi sur le concours de nos collègues des Hôpitaux. Il me faisait part de son désir d'ouvrir largement les amphithéâtres de la Faculté à toutes les idées, à toutes les opinions, sous la condition qu'elles fussent soutenues par des hommes de talent.

C'est ainsi que je fus amené à lui proposer d'organiser un groupement de neurologistes présentant les conditions requises. Il fut entendu qu'on demanderait à chacun d'eux de venir donner, dans le Grand Amphithéâtre de la Faculté, une Conférence sur une question librement choisie par le conférencier parmi celles qui avaient fait l'objet de ses études et de ses travaux. On ne pouvait trouver un plus sûr gage de compétence et d'originalité.

Qu'il me soit permis de remercier ici personnellement les distingués collègues qui m'ont fait l'honneur et le grand plaisir de répondre à cet appel. J'ajouterai que tous nous avons été particulièrement touchés de voir le Dr S. A. K. Wilson, de Londres, venir se joindre à nous et prendre cordialement sa part de notre œuvre.

Les Conférences eurent lieu en juin et juillet, le succès en fut très grand, et l'enthousiasme des auditeurs ne se démentit pas un instant.

Il eût été regrettable qu'aucun souvenir durable ne fût conservé de cette belle manifestation neurologique. — Aussi devons-nous nous féliciter qu'au premier mot sur ce sujet, M. Pierre Masson nous ait exprimé le désir d'éditer en volume cette série de Conférences : — nous étions ainsi assurés que rien ne serait négligé pour qu'elles fussent présentées au Public médical dans les meilleures conditions.

Mon ami et collègue, M. le Dr O. Crouzon, a été l'« animateur » incomparable de cette manifestation neurologique qui, sans lui, n'eût certainement pas eu lieu. Je le remercie en outre de toute la peine qu'il a prise pour assurer, sans à-coups, en temps utile, la publication du présent volume. Recueillir, la veille des vacances, les manuscrits de vingt auteurs différents et tous fort occupés, quel record, que de dévouement à notre Science !

Professeur PIERRE MARIE.

TABLE DES CONFÉRENCES

PREMIÈRE CONFÉRENCE

PAR

S. A. KINNIER WILSON (de Londres),

Médecin du Queen Square Hospital.

SUR QUELQUES QUESTIONS DE PATHOGÉNIE, DE DIAGNOSTIC ET DE PHYSIOLOGIE PATHOLOGIQUE A PROPOS DE LA DÉGÉNÉRATION LENTICULAIRE PROGRESSIVE

MESSIEURS,

DEPUIS mes premiers travaux de 1911-1912 sur la dégénération lenticulaire progressive, une quantité toujours croissante de cas de cette maladie nerveuse a été rapportée, parmi lesquels doivent être énumérés ceux de Pollock, Pfeiffer, Howard-Royce, de Lisi, Stöcker, Hamilton-Jones, von Economo, Cassirer, Higier, Henrici, Söderberg-Sjövall, et beaucoup d'autres ; sous le titre de pseudo-sclérose, d'ailleurs, ont paru depuis lors plusieurs cas dont l'intérêt pour le sujet qui nous occupe est considérable. En effet, l'impulsion donnée à l'étude des maladies du corps strié, du syndrome du corps strié, de la notion des symptômes moteurs extra-pyramidaux, et de la pathogénie des mouvements involontaires, loin d'être épuisée, est devenue de plus en plus stimulante. Mais, malgré les belles contributions cliniques et anatomo-pathologiques qui ont agrandi nos connaissances jusqu'à un certain point, il me semble que les problèmes fondamentaux de la maladie n'ont pas progressé de cette façon autant qu'on aurait pu s'y attendre. Ainsi la pathogénie exacte de l'affection, et quelques questions difficiles de son anatomie pathologique et surtout de sa physiologie pathologique, restent à discuter, tandis que ses rapports avec la pseudo-sclérose et la nouvelle maladie dite torsion-spasmus ou dystonie lenticulaire ont été compliqués plutôt que simplifiés par des communications récentes. On a même remarqué, surtout peut-être en Allemagne, une tendance à identifier la dégénération lenticulaire progressive et la pseudo-sclérose, et on m'a même cité, quoique bien à tort, comme admettant que les deux affections ne font qu'une. Par conséquent, je suis heureux de profiter de cette occasion d'aborder quelques-uns des problèmes soulevés par la maladie appelée généreusement « maladie de Wilson ».

I. — CONSIDÉRATIONS CLINIQUES

En étudiant les cas publiés depuis 1912 on apprend que l'on doit étendre quelque peu les limites de *la durée* de cette affection ; et je relate ici, très brièvement, deux nouveaux cas personnels chez lesquels la durée de la maladie a dépassé dix ans.

Cas 1. — J. P. E., jeune homme âgé de 24 ans, toujours bien portant, en 1904 (alors âgé de 14 ans) commençait à articuler ses mots assez mal et d'une façon barbouillante, et cette dysarthrie a continué toujours en s'accentuant. Deux ans plus tard on remarqua qu'il marchait assez maladroitement ; il se tenait un peu avec raideur, surtout du dos et des jambes, et en même temps, on observait un tremblement fin des doigts et des mains. La mère du malade nota que la salive commençait à s'écouler des lèvres et elle avait souvent l'occasion de lui dire : « P..., essuie ta bouche. » Il avait aussi une tendance à tenir la bouche ouverte, de sorte qu'elle lui disait : « Pourquoi ne respires-tu pas par le nez ? ». Les symptômes s'aggravèrent ensuite, et, lors de mon premier examen, son articulation était à peu près inintelligible et le tremblement des bras, des mains et des doigts était incessant et quelquefois très violent, gardant toujours le caractère rythmique du tremblement de la paralysie agitante. (Fig. 1.) En outre, lorsque le malade essayait de parler, ou d'avaler, les muscles intéressés de la face devenaient le siège de contractions spasmodiques, le palais s'élevait d'une façon anormale, presque comme si le malade allait vomir, et il en résultait une phonation et une articulation explosives des plus laborieuses. Du côté des nerfs craniens, rien d'anormal : du côté des yeux, aucune trace de pigmentation olive-verte de la cornée.

Au lit, les muscles du tronc et des jambes, aussi bien les fléchisseurs que les extenseurs, étaient assez rigides, bien moins toutefois que ceux des bras ; mais lorsque le malade essayait de se tenir debout et de marcher, ils devenaient, comme ceux de la face, de la gorge, le siège de mouvements involontaires spasmodiques et irréguliers, de sorte qu'il s'avançait d'une façon extrêmement maladroite et raide ; il élevait assez bien les pieds, mais les jambes s'ébranlaient à cause du tremblement quand il les avançait tour à tour.

Il faut dire en outre que le tremblement s'augmentait toujours avec les mouvements volontaires ; ainsi, en essayant de se toucher le nez avec le doigt, il lui arrivait très souvent de frapper fortement son visage ; l'écriture était accompagnée d'un tremblement vraiment tumultueux.

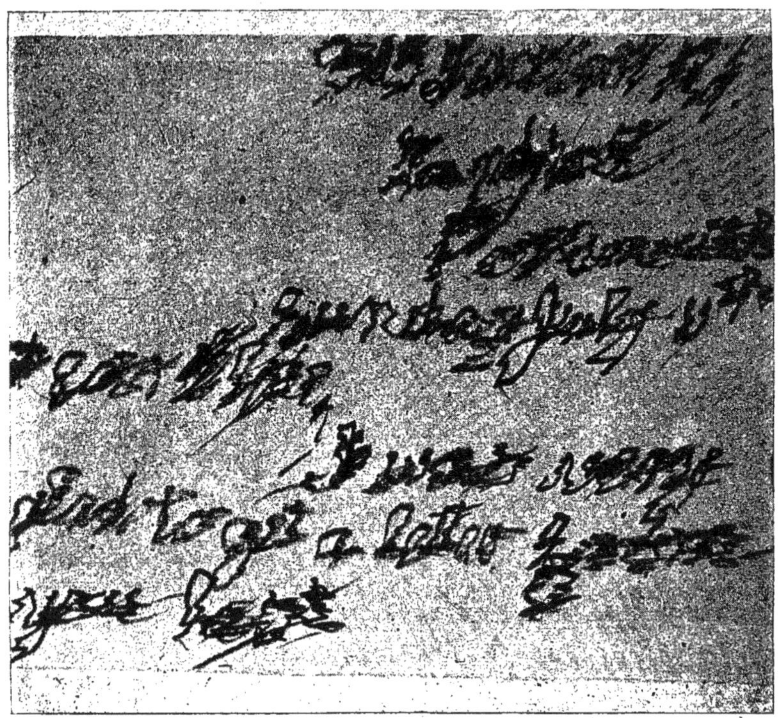

Fig. 1. — L'écriture du malade J. P. E, qui montre d'une façon assez nette le tremblement plus ou moins régulier et constant.

Du côté des réflexes, pas de signe de maladie pyramidale ; réaction de Wassermann (sérum et liquide céphalo-rachidien) toujours négative.

Après une durée de 15 ans, l'affection s'est terminée par la mort, mais malheureusement je n'ai pu recevoir l'autorisation de faire l'autopsie. Pendant la vie il n'y avait aucun des signes ordinaires d'insuffisance hépatique.

A mon avis, il s'agit ici d'un cas à peu près typique de dégénération

lenticulaire progressive, quoique seulement à la fin on ait vu apparaître,
à un degré insignifiant, de la faiblesse mentale et de la contracture musculaire des extrémités. La longue durée de l'affection est digne de
remarque, ainsi que l'absence de tout signe de lésion viscérale ou intestinale. Au point de vue de la motilité, il faut remarquer le tremblement

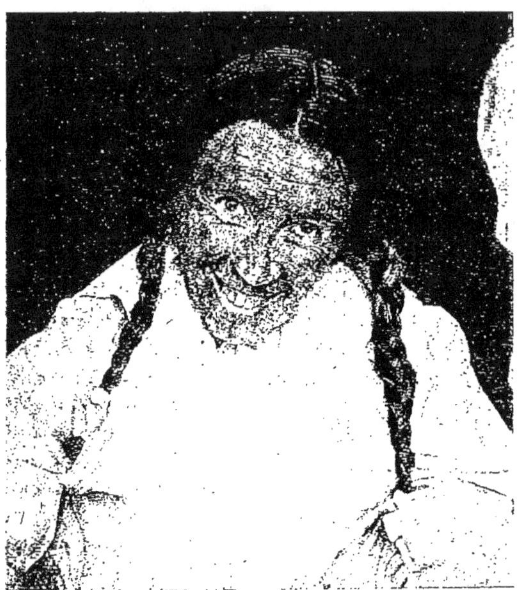

Fig. 2. — Le facies souriant de la malade W. M. R.

rythmique de ce cas comme le premier et le plus important des mouvements involontaires, tels qu'on les rencontre dans la maladie ; mais les
contractions toniques variables qui se manifestaient pendant la marche,
etc., sont également importantes, quoique bien moins fréquentes. On les a
observées jusqu'à présent surtout dans les cas aigus (Gowers Ormerod,
Howard-Royce), d'où l'expression « tétanoïde » imaginée par Gowers
pour les caractériser : elles n'ont pas, autant qu'il m'a semblé, l'allure
toute spéciale de l'athétose vraie, mais elles sont d'un ordre bien différent
du tremblement, et la constatation des deux types de mouvements involontaires chez le même malade est très signifiante, comme nous le verrons plus tard.

Cas 2. — W. M. R., femme de 45 ans, non mariée, passa une saison dans l'île de la Jamaïque à l'âge de 27 ans, et à cette époque fut atteinte d'ictère très grave, qui dura un mois environ, mais se rétablit d'une façon satisfaisante. Quatre ans plus tard, elle remarqua un tremblement fin et régulier de la main gauche pendant les mouvements volontaires, c'est-à-dire en écrivant, en brodant, en prenant une tasse de

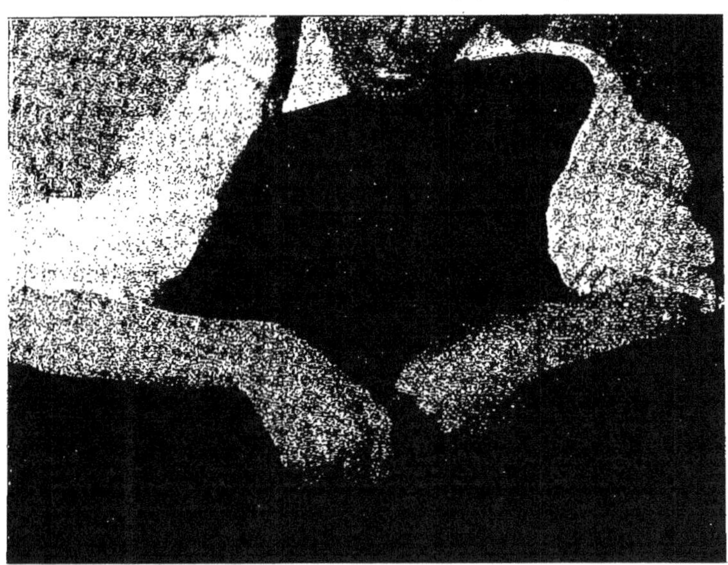

Fig. 3. — Les mains contracturées de W. M. R.

thé, etc. En même temps sa sœur constata que la malade tenait le bras gauche avec un peu de raideur. Au bout de deux ans le tremblement s'étendit à la jambe gauche, et après une période mal définie il gagna le bras et la jambe droits. Depuis lors, la maladie progressa lentement mais sans cesse, et les extrémités devinrent contracturées, surtout à gauche.

En examinant la malade, on a pu constater une raideur généralisée de tout le corps analogue à celle de la maladie de Parkinson, un tremblement rythmique des membres déjà mentionné plus haut, un rire spasmodique presque incessant (fig. 2), une dysarthrie et une dysphagie peu prononcées, sans aucun signe de lésion pyramidale. Les réflexes tendineux et cutanés n'étaient pas modifiés. L'état de contracture des

mains et des pieds est indiqué sur les photographies (fig. 3, 4, 5).
Il n'y avait aucune paralysie au sens précis du mot, puisque la malade

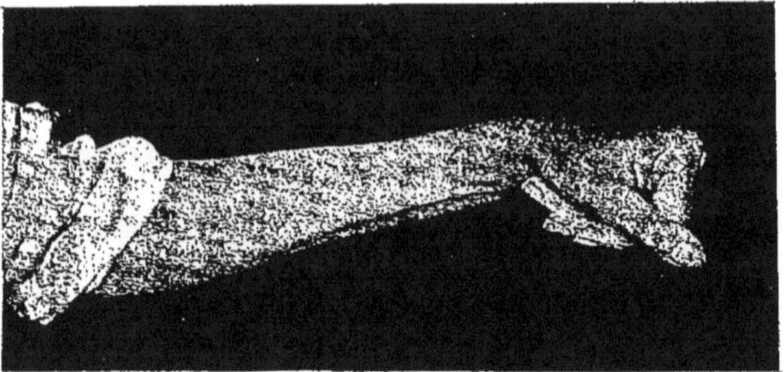

Fig. 4. — La main gauche contracturée de la même malade.

pouvait défaire, pour ainsi dire, les contractures, quoique lentement, et
mobiliser toutes les articulations. Elle ne pouvait guère marcher ; quand

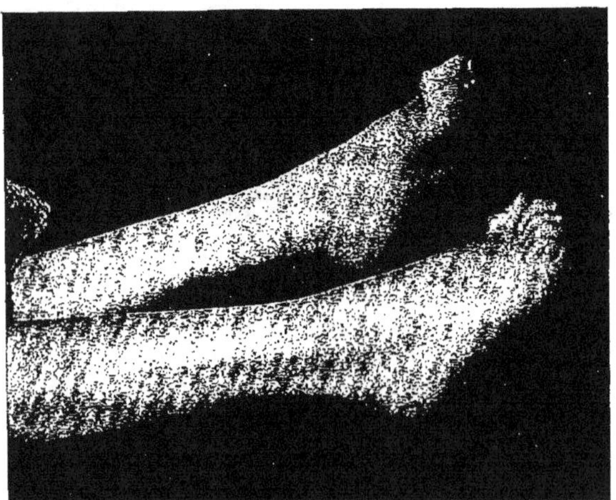

Fig. 5. — Les pieds contracturés de la même malade.

elle essayait, elle se tenait sur les orteils et avançait les jambes comme
une paraplégique spasmodique, et pas du tout comme une Parkinsonienne. L'examen du sang et du liquide céphalo-rachidien a toujours
été négatif.

Dans ce cas la maladie a duré 13 ans environ, et la malade se trouve maintenant à l'état grabataire. Le diagnostic est peut-être un peu malaisé, en raison de la ressemblance générale avec la paralysie agitante ; néanmoins, les attitudes contracturées des mains et des pieds, la démarche, le rire spasmodique et l'histoire d'un ictère grave suffisent, à mon avis, à différencier ce cas de la maladie de Parkinson.

D'autre part, on doit ajouter aux cas aigus ceux de Howard-Royce (durée cinq semaines seulement) et de de Lisi (neuf mois). Celui-là est d'un intérêt tout particulier, puisque c'est le plus court dans les annales de l'affection et puisque, comme nous l'avons déjà dit, les mouvements involontaires étaient plutôt toniques et variables que tremblants et réguliers ou rythmiques.

*
* *

Un des grands problèmes de la neurologie est de trouver une formule précise, si cela est possible, pour décrire les *différents types de mouvements involontaires* ; des expressions telles que « mouvements spasmodiques » ou « spasmes toniques » sont à vrai dire un peu vagues. J'aurai l'occasion de montrer plus tard qu'on peut établir deux catégories principales de mouvements involontaires : 1º le tremblement et 2º les mouvements choréo-athétoïdes. Or, à propos de la maladie qui nous intéresse, je suis tout à fait d'avis que le mouvement involontaire de beaucoup le plus fréquent, c'est le tremblement, et que les mouvements choréo-athétoïdes y sont exceptionnels. Il me semble que ceux-ci sont peut-être plus communs chez les malades dont les cas sont aigus (Howard-Royce, Gowers, de Lisi, Ormerod). Ainsi, Gowers parle de « slowly changing tonic or clonic spasms »[1] ; le malade de Henrici montra quelquefois « irregular purposeless movements of the hands »[2] ; à juger par les photographies du malade de Hamilton-Jones, sa main droite prit des attitudes rappelant l'athétose, et chez le malade de de Lisi on peut remarquer aussi une attitude athétoïde du bras droit. Même dans des cas beaucoup plus chroniques, comme dans mon premier cas et dans le cas de Sawyer, des attitudes ou des mouvements athétoïdes peuvent se rencontrer. Mais, en général, un tremblement rappelant celui de la paralysie agitante quant à ses caractères objectifs, et souvent celui de la sclérose en plaques quant à son exacerbation pendant les mouvements

---

1. « De lents mouvements toniques ou spasmes cloniques. »
2. « Mouvements des mains irréguliers et sans but. »

volontaires caractérise la maladie, et les mouvements choréo-athétoïdes y sont toujours rares.

*
* *

Il faut attirer l'attention, en outre, sur une épreuve de la *fonction
hépatique* non sans intérêt pour notre sujet. On a remarqué généralement que les signes cliniques de l'insuffisance du foie font défaut, excepté
un ictère initial, et j'ai observé une fois une hémorrhagie stomacale comme
phénomène terminal.

Dans le cas qui vient d'être publié par Sjövall et Söderbergh l'ascite
a été observée, mais pas du tout pour la première fois, comme pensent
ces auteurs, puisque le malade du cas 5 de ma monographie a eu de
l'ictère, puis de l'ascite. Il ne faut pas s'étonner si, en raison de la sévérité de l'affection hépatique, l'ascite se rencontre de temps en temps.

Dans tous les cas nouveaux il y aura lieu de faire l'épreuve de la lévu-
losurie alimentaire, comme l'ont employée Rausch et Schilder, et d'autres depuis lors. On donne de la lévulose par la bouche jusqu'à cent
grammes, et si l'on peut découvrir de la lévuline dans l'urine de deux
à six heures après, il est très probable, sinon absolument certain, que
l'insuffisance hépatique existe. Ainsi, dans le cas de Sjövall-Söderbergh,
où se trouva ultérieurement une cirrhose hépatique des plus typiques,
on donna cent grammes de lévulose à huit heures du matin; à neuf
heures on a obtenu 90 cc. d'urine sans sucre; à une heure de l'après-
midi le cathétérisme de la vessie retira 230 cc. d'urine renfermant
1,76 0/0 d'une matière lévo-rotatoire fermentant à la levure; à trois
heures de l'après-midi, il n'y avait plus de sucre.

II. — ANATOMIE PATHOLOGIQUE

1. Système nerveux. — Les examens ultérieurs n'ont fait que confirmer les premières descriptions des lésions nerveuses de la maladie.
Dans les cas typiques, il s'agit d'une désintégration plus ou moins
symétrique et bilatérale du noyau lenticulaire qui intéresse le putamen-noyau caudé plus tôt et plus fortement que le globus pallidus et
qui s'étend depuis la simple décoloration ou l'état criblé léger, avec
un peu de rétrécissement en volume, avec perte du contour extérieur
convexe normal, jusqu'à une cavitation complète du noyau avec nécrose.
Quelquefois on voit de petites cavités percées au milieu du noyau;
quelquefois ces cavités ne sont pas limitées rigoureusement au noyau

lui-même, mais s'étendent au delà de ses limites. Ainsi, dans un cas personnel, il y en avait une petite au genou de la capsule interne et une autre dans la couche optique, tandis que dans le cas aigu de Howard-Royce, elles étaient plus nombreuses encore, bien que leur siège fût surtout sur le corps strié. D'une façon générale la désintégration du putamen-noyau caudé fait un contraste frappant avec la conservation relative de la capsule interne et de la couche optique, etc.

Au point de vue microscopique, il est bien évident que le processus pathologique consiste en une lésion progressive du parenchyme nerveux du noyau et son remplacement par une prolifération névroglique. Il est très important de se rappeler que cette prolifération ne remplace jamais complètement le parenchyme en état de désintégration ; bien au contraire, la névroglie fait défaut avec le temps, de sorte que l'on ne peut pas regarder cette prolifération comme l'équivalent d'une gliomatose ou gliose. Elle n'est qu'une réaction provisoire et incomplète succédant à une dégénération parenchymateuse : cette manière de voir a été récemment confirmée par les recherches histologiques de Bielschowsky et Freund. Quant à moi, je n'ai jamais pu trouver les cellules névrogliques géantes ou multinucléées, ou la formation en blastomatose des cellules de névroglie telles qu'on les a décrites quelquefois dans des cas de la pseudo-sclérose. Seulement Stöcker et de Lisi les ont remarquées dans la dégénération lenticulaire progressive et, comme nous le verrons, ces altérations spéciales ne sont pathognomoniques ni de l'un ni de l'autre.

On a décrit, d'ailleurs, des altérations inconstantes des cellules ganglionnaires de la corticalité et, plus généralement, des cellules du cervelet, de la protubérance, du bulbe, etc., et je les ai constatées moi-même, mais à ce sujet, il est nécessaire de faire quelques réserves. En interprétant les altérations pathologiques, on doit se rappeler que les cellules nerveuses réagissent à toutes espèces de processus toxiques, et que les modifications cellulaires corticales, par exemple, doivent être considérées à la lumière de l'histoire clinique. Ainsi, Pollock, chez son malade, a constaté une chromatolyse légère des cellules de la corticalité, mais la mort a été précédée par un état septicémique grave ; et le malade de Pfeiffer est mort d'une pneumonie double, ce qu'il ne faut pas oublier en interprétant les modifications cellulaires corticales de son cas. En outre, on sait bien que dans une affection nerveuse prolongée quelconque, avec détérioration métabolique, on peut rencontrer de telles altérations diffuses.

Je me contenterai de mentionner ici l'absence de tout signe de lésion inflammatoire ou vasculaire, de telle sorte qu'on peut considérer la dégénération comme primaire au point de vue de l'étiologie.

2. **Lésions viscérales**. — Selon l'opinion de la plupart des auteurs, la cirrhose du foie, sans laquelle on ne peut admettre aucun cas dans le cadre de la dégénération lenticulaire progressive, résulte d'un processus inflammatoire, avec une hyperplasie subaiguë ou chronique du tissu conjonctif de l'organe, accompagné d'atrophie et de dégénération parenchymateuse, de phénomènes de régénération, et d'hypertrophie des conduits biliaires. Elle n'est pas toujours accompagnée, à ce qu'il semble, de nécrose véritable. On ne peut donc pas confirmer la manière de voir de Rumpel qui admet un défaut de développement, ni celle de Heinrichsdorf qui croit à une cirrhose pigmentaire consécutive à un empoisonnement métallique, ni celle de Kubitz-Stämmler, qui pensent à une affection syphilitique. Sjövall-Söderbergh nous ont donné une belle étude et ont conclu que, malgré les différences des cas individuels, il s'agit toujours d'un processus inflammatoire, mais à un degré très variable, qui intéresse le parenchyme plus que le tissu conjonctif ou interstitiel.

Dans ma monographie, j'ai insisté sur l'hypertrophie de la rate que l'on avait observée quelquefois au cours de l'affection (Wilson, Homen, Ormerod) et depuis on l'a constatée plusieurs fois (Kubitz-Stämmler, Rausch-Schilder, Pollock, von Economo, etc.). Du reste, on doit dire qu'on ne l'a pas toujours constatée même dans des cas typiques (Pfeiffer). La signification des altérations de la rate sera discutée dans le chapitre suivant.

III. — PATHOGÉNIE

On a envisagé la pathogénie de la maladie de deux différentes manières jusqu'à présent ; d'après l'une, il s'agit d'un défaut congénital du système nerveux ; d'après l'autre, il s'agit d'une affection acquise et très probablement d'origine toxique.

Stöcker, Pfeiffer et d'autres auteurs pensent que les lésions hépatique et cérébrale sont indépendantes l'une de l'autre, et que chacune est le résultat d'un « Anlagefehler »[1]. Pfeiffer admet qu'on n'a pu trouver aucun fait probant à l'appui de cette hypothèse ; Stöcker, de son côté, ayant trouvé chez son malade des lésions analogues, à son avis, à celles qu'ont décries récemment Hösslin et Alzheimer dans la pseudo-sclérose, les considère comme caractéristiques de leur nature congénitale semblable à celle de la sclérose tubéreuse.

---

1. « Vice du germe. »

Par opposition à ces faits, j'attache la plus grande importance aux cas aigus de Gowers, Ormerod, von Economo et Howard-Royce. Dans six cas au moins la sévérité et le cours rapide de l'affection, les perturbations profondes du métabolisme, la fièvre et l'amaigrissement, tout nous oblige à rejeter l'hypothèse d'une lésion congénitale et à l'attribuer seulement à un processus toxique ou toxi-infectieux.

Laissant de côté l'appui important fourni par ces cas aigus à la théorie toxique, on peut signaler encore la variabilité remarquable des symptômes (Gowers, Homen, Ormerod, Wilson, von Economo, Hamilton-Jones), ce qui plaide encore en faveur d'une origine toxique pour l'affection. Cette variabilité a été tellement prononcée que l'on a même pensé par erreur à une affection hystérique (Ormerod, von Economo, Hamilton-Jones). La vraie analogie, c'est la variabilité de la sclérose en plaques, qui est une maladie d'ordre toxique. Les symptômes, d'ailleurs, de l'empoisonnement chronique par le manganèse offrent des analogies avec le syndrome de la dégénération lenticulaire (Seelert).

Au point de vue anatomo-pathologique, tandis que tous les auteurs sont d'accord sur l'absence définitive des lésions inflammatoires (une infection microbienne fortuite agonique exceptée), le trait saillant est une dégénération parenchymateuse en masse, soit aiguë ou subaiguë, soit chronique, de tous les éléments constituants du putamen-noyau caudé. Les fragments de la désintégration neurale sont enlevés par des Körnchenzellen et par des cellules névrogliques amiboïdes, et le remplacement névroglique lui-même est interrompu par une cavitation. Ainsi le processus morbide est bien analogue à celui de certaines affections nerveuses toxiques telles que la dégénération subaiguë combinée de la moelle épinière, la pellagre, etc., et il est tout à fait différent de la gliose ou gliomatose primaire telle qu'on l'a observée dans quelques cas récents de la pseudo-sclérose.

On peut maintenant se démander quelles sont la nature et l'origine de la toxine incriminée dont la présence comme agent morbide est attestée par des faits cliniques et pathologiques.

La syphilis est définitivement hors de cause en raison des réactions de Wassermann négatives dans le sang et le liquide céphalo-rachidien, et cette affirmation ne peut pas être invalidée par une ou deux exceptions (Kubitz-Stämmler) ; on doit les regarder comme étiologiquement accidentelles.

Or, en raison de l'hépatite constante même dans les cas aigus où les noyaux lenticulaires sont à peine touchés, en raison des lésions fréquentes de la rate, étant donné l'absence d'aucune altération semblable

dans les autres viscères, étant donné, enfin, les cas où l'ictère a été le
premier symptôme (comme chez une de mes malades dont l'histoire est
rapportée ici), il est permis de conclure que la toxine est d'origine alimentaire ou intestinale.

Ainsi chez le malade de von Economo des symptômes gastro-
intestinaux (un peu vagues, il est vrai) ont précédé l'apparition des symptômes nerveux ; un des malades de Boström était
atteint d'un catarrhe intestinal chronique ; chez le malade de Sjövall-
Söderbergh on trouva à l'autopsie une lésion tuberculeuse et fibreuse
du côlon ascendant très prononcée, surtout de la sous-muqueuse. et aussi
les signes d'une inflammation chronique intestinale et d'une réaction
inflammatoire rétro-péritonéale. Comme dans la cirrhose de Laënnec,
les lésions concomitantes du foie et de la rate plaident en faveur d'une
entérotoxine, dont la nature encore nous échappe. D'autre part, vu les
cas nombreux de cirrhose sans symptômes nerveux, et les cas également nombreux de toxémie intestinale sans cirrhose, l'entérotoxine
hypothétique doit être « sui generis ». En partageant largement mon
avis, Sjövall-Söderbergh ont bien résumé les débats ainsi qu'il suit :
« It is conceivable that intestinal affections of different etiology may pro-
duce a quite definite but at present unknown poison, which either causes
cerebral lesions by way of the liver and spleen, or else from the begin-
ning has an affinity to all these organs... It seems difficult to get away
from an endogenous factor, consisting in a certain chemical disposition in liver (and brain) to the hypothetical intestinal poison [1]. »

Reste à discuter une dernière question, celle de la limitation très
particulière de la nécrose ou du ramollissement au noyau lenticulaire,
en opposition avec la conservation relative des autres noyaux gris centraux. Comment expliquer cette action élective de la toxine ? Puisque
le corps strié est irrigué par trois sources vasculaires différentes, on ne
peut pas expliquer la limitation particulière à ce noyau par la distribution vasculaire, à moins que l'on ne puisse démontrer une disposition
anatomique spéciale des vaisseaux lenticulo-striés et lenticulo-optiques.

---

1. « On peut concevoir que les affections intestinales de causes diverses peuvent produire un poison parfaitement défini mais encore inconnu qui détermine des lésions
cérébrales par l'intermédiaire du foie et de la rate ou bien qui a, dès le début, une
affinité pour tous ces organes. Il paraît difficile de s'écarter d'un facteur endogène
consi tant dans une certaine disposition chimique dans le foie (et le cerveau) pour le
poison intestinal hypothétique. »

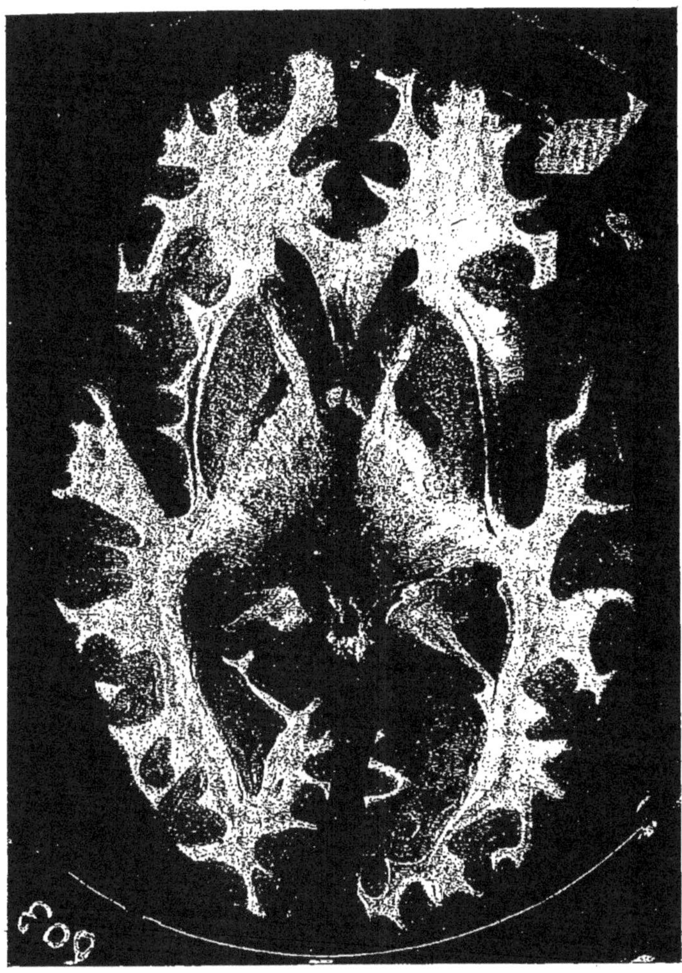

Fig 6. — Coupe du cerveau d'un cas de l'empoisonnement par l'oxyde de carbone (CO), pour montrer
le ramollissement à peu près symétrique des deux globus pallidus. Je dois cette préparation à la
bienveillance de mon regretté maître Horsley.

On peut, à ce propos, se reporter aux travaux de Ayer et de Aitken,
d'après lesquels une artère (l'artère de Heubner) se détache de l'artère
cérébrale antérieure et se dirige en arrière et en haut pour gagner le noyau caudé et la partie antérieure du putamen. En raison

de sa longueur et de sa distribution spéciale le sang court un peu contre le courant normal, d'où une tendance à la stase et à la thrombose dans ses branches terminales. Mais on peut affirmer d'une façon définitive qu'aucune hypothèse vasculaire ne peut expliquer l'action élective sur les noyaux gris centraux, tout en admettant que c'est par la voie vasculaire que la toxine y est portée. La dégénération hyaline des vaisseaux du noyau n'est que secondaire, à mon avis, et je ne peux pas partager l'opinion de Boström que des altérations vasculaires primaires et une formation vasculaire réparatoire font partie du processus morbide.

A ce sujet, je désire attirer l'attention sur les faits très particuliers de l'empoisonnement aigu par l'oxyde de carbone (CO) (Dana, Stewart). On connaît depuis longtemps déjà l'affinité de ce gaz pour les noyaux lenticulaires, et une belle étude pathologique de Stewart en a mis en lumière le processus pathogénique. Cet auteur a trouvé, dans un cas typique, d'abord une zone de ramollissement cortical rigoureusement limitée aux couches profondes où se trouve précisément le réseau capillaire le plus compliqué. Il ne l'attribue pas à l'anoxhémie, mais à l'affinité des toxines exogènes pour les parties les plus vasculaires du système nerveux, et à l'action de thrombus hyalins dans les capillaires. Il ne peut pas ainsi expliquer, d'autre part, l'action très élective de l'oxyde de carbone sur les noyaux lenticulaires, puisque les autres masses grises centrales, qui ont à peu près la même disposition vasculaire, ne sont pas touchées, ou à peine, et il est forcé de conclure que l'oxyde de carbone montre une affinité pour la matière grise des noyaux lenticulaires. Ainsi il n'a pu trouver aucun ramollissement ni du noyau caudé de ni la couche optique, tandis qu'il y avait des ramollissements bien visibles à l'œil nu dans le globus pallidus des deux côtés. (Fig. 6.)

Il ne faut pas oublier non plus l'analogie également suggestive que fournit l'ictère grave familial des nouveau-nés, dont j'ai parlé en détail dans ma monographie. Il est bien évident, à mon avis, que l'hypothèse d'une action élective de l'entérotoxine encore inconnue de la maladie n'a rien d'invraisemblable, et qu'il y a d'autres états morbides où on ne peut expliquer les phénomènes pathologiques que par l'hypothèse d'un rapport spécial chimique ou biochimique entre la toxine et les tissus du corps strié.

IV. — DIAGNOSTIC

Il n'y a que deux affections nerveuses dont j'aie à parler au point de vue du diagnostic ; ce sont la *pseudo-sclérose* et le *torsion-spasmus*.

Dans un travail sur les maladies des noyaux gris centraux que je viens de publier dans le *American Oxford System of Medicine* j'ai donné un résumé assez complet de l'histoire de la pseudo-sclérose, ce qui est d'autant plus nécessaire qu'on a supposé que la pseudo-sclérose, et la dégénération lenticulaire progressive ne sont que deux manifestations morbides de la même affection nerveuse. Ainsi il n'est pas nécessaire d'insister encore, mais seulement de rappeler que parmi les cas décrits par Westphal et plus tard par Strümpell sont englobés les états morbides des plus divers, qui n'avaient presque aucune valeur pour la description d'un tableau clinique distinct, et que cette affection était définitivement orientée vers la sclérose cérébrale diffuse, c'est-à-dire vers un état morbide caractérisé par un durcissement et une fermeté des tissus nerveux. Ainsi, par exemple, Potts et Spiller ont dit en 1905 que « sharp distinction between the findings of pseudo-sclerosis and those of diffuse sclerosis cannot be made, and that the differences are probably chiefly in the degree of the alteration and not in its character [1] ». De plus, ce qui est de la plus grande importance, on n'avait jamais noté ni décrit la cirrhose hépatique dans cette maladie ; Strümpell, par exemple, dit à propos d'un de ses cas de pseudo-sclérose que les viscères ont montré « nichts bemerkenswerthes [2] ». Ainsi la cirrhose comme une partie intégrante de la maladie n'était même pas soupçonnée. En juillet 1911, j'ai soutenu ma thèse à l'Université d'Édimbourg et j'ai donné la première description de la dégénération lenticulaire à la Société de Neurologie, à Londres, un peu de temps avant. En 1911 et 1912, Völsch et Fleischer ont publié des cas qu'ils ne pouvaient pas bien classer, mais qu ils supposaient être analogues, mais pas identiques, à la pseudo-sclérose, et dans ces cas on a remarqué pour la première fois une cirrhose hépatique. Dès lors, on a observé une tendance curieuse à changer entièrement la première conception de la pseudo-sclérose, à en ignorer les cas nombreux sans aucune cirrhose, et à prétendre que cette altération viscérale fait partie de la pseudo-sclérose telle que l'ont décrite Westphal et Strümpell. Pour établir l'exactitude historique, il était nécessaire de faire ce petit résumé d'après lequel on peut juger que la pseudo-sclérose de ceux qui pensent que la dégénération lenticulaire progressive ne peut en être distinguée est bien différente de celle de Westphal et Strümpell, dans laquelle la cir-

---

1 « Une distinction précise entre les constatations de la pseudo-sclérose et celles de la sclérose diffuse ne peut être faite, et que les différences sont probablement surtout dans le degré des altérations et non dans leur caractère. »

2. « Rien de remarquable. »

rhose hépatique manqua (un des cas de Strümpell était bien syphilitique
avec une cirrhose syphilitique) ; Fleischer, même, a publié son cas
(1912) sous le titre d' « eine bisher unbekarnte Knankheit [1] ».

Quant à moi, depuis ma première communication sur le sujet, j'ai
toujours soutenu que seulement les cas de la pseudo-sclérose avec
des altérations hépatiques cirrhotiques sont à rapprocher de la dégénération lenticulaire, de laquelle, néanmoins, ils peuvent à mon avis être
différenciés. Le tableau clinique de celle-ci est bien net, mais les cas
mis par les auteurs dans la catégorie de la pseudo-sclérose sont assez
souvent bien différents de la conception « classique ».

Ainsi, par exemple, Oppenheim a publié en 1914, sous le titre de
pseudo-sclérose, l'observation d'un jeune homme de 29 ans, qui était
atteint de tremblement, dysarthrie, pigmentation verte de la cornée,
sans aucune rigidité des muscles, aucune épilepsie, aucunes crises
apoplectiques et aucuns troubles mentaux. Par contre, on peut citer le
cas de Rausch et Schilder, où les principaux symptômes étaient du
tremblement, de l'ataxie, de la diadococinésie, une démanche titubante, des troubles des mouvements oculaires, de l'hyperesthésie cutanée, et un tonus musculaire normal. Un tel cas diffère *in toto* non
seulement de la dégénération lenticulaire, mais même des descriptions
premières, de Westphal et Strümpell. De même, les cas décrits par
Spiller sous le titre de pseudo-sclérose familiale ne présentant ni épilepsie ni crises apoplectiques, n'avaient aucuns troubles mentaux et,
en effet, avaient la plus grande ressemblance avec la maladie de Parkinson. D'autre part, les cas dits typiques, comme celui de Hösslin et
Alzheimer, doivent présenter une parésie spasmodique des membres,
de la dysarthrie, du tremblement, des attaques épileptiques fréquentes
et fortes, des crises apoplectiformes, des troubles psychiques définitifs.

Ainsi il faut admettre que l'on ne peut pas préciser avec exactitude
le tableau clinique de la pseudo-sclérose, à ce qu'il ressort des descriptions des auteurs eux-mêmes.

La pigmentation en vert du bord de la cornée est d'un intérêt considérable : on l'a remarquée dans plusieurs cas de la pseudo-sclérose,
mais autant que je sache, dans deux cas seulement de la dégénération
lenticulaire progressive (Pollock, Sjövall-Söderbergh). Elle a manqué
plus souvent dans toutes les deux affections, de sorte qu'on ne peut pas
la considérer comme pathognomonique ni de l'une ni de l'autre.

---

1. « Une maladie jusqu'ici inconnue. »

Nous venons de voir, en outre, que les attaques épileptiques, les crises apoplectiformes, les perturbations d'origine mentale, l'hypertonicité musculaire même, peuvent faire défaut dans des cas de pseudo-sclérose ; seuls les mouvements involontaires restent comme symptôme cardinal. Une telle conception nosologique est très peu satisfaisante, et a besoin d'être revisée.

Au point de vue anatomo-pathologique on a peut-être raison de négliger les cas déjà anciens, vu les inconvénients des recherches histologiques d'autrefois. En utilisant les méthodes modernes, Hösslin et Alzheimer ont trouvé, dans la corticalité, la couche optique, le corps strié, la protubérance, le cervelet, le bulbe, des cellules névrogliques géantes et multinucléées, de grands corps plasmoïdes sans fibrilles, qui sont quelquefois reliés l'un à l'autre par des « ponts » plasmiques, et des « restes » de plasma au voisinage des cellules névrogliques, avec de petits points basophiles. Dans le nouveau cas de Westphal les altérations n'étaient pas tellement marquées, puisque les cellules géantes et les corps plasmiques faisaient défaut. Or, tout en acceptant une telle anatomie pathologique pour la pseudo-sclérose telle qu'on veut l'imaginer aujourd'hui, il est bien évident qu'il s'agit ici d'un processus morbide qui montre une différence fondamentale avec celui de la dégénération lenticulaire progressive, comme l'ont très bien démontré Bielschowsky et Freund. Les altérations anatomiques de la pseudo-sclérose participent de la nature d'une formation générale gliomateuse, ou d'une blastomatose probablement d'ordre congénital, et si le parenchyme nerveux est pris, c'est d'une façon secondaire, tandis que dans la dégénération lenticulaire, comme montrent tous les examens histologiques, il s'agit d'une désintégration parenchymateuse primaire, limitée d'abord au moins au putamen, avec une prolifération névroglique simplement secondaire et toujours incomplète. Il serait erronné alors, de supposer, comme le font plusieurs auteurs, que les deux affections diffèrent l'une de l'autre, seulement parce que dans la maladie lenticulaire les altérations sont confinées au corps strié, tandis que dans la pseudo-sclérose elles sont répandues dans le névraxe. Les modifications névrogliques de la pseudo-sclérose ressemblent à celles de la sclérose tubéreuse et à celles de la sclérose cérébrale diffuse, beaucoup plus étroitement que celles de la maladie dite de Wilson.

D'ailleurs, les anomalies névrogliques de la pseudo-sclérose n'ont rien de spécifique, puisque Jakob a trouvé des altérations semblables dans quelques cas d'épilepsie idiopathique et, comme je viens de le dire, elles sont analogues à celles de la sclérose tubéreuse et de la sclérose diffuse. Dans un des cas de pseudo-sclérose de Strümpell les lobes occipitaux étaient « durs comme cuir », ce qui est tout à fait étranger à l'anatomie pathologique de la dégénération lenticulaire.

S'il est difficile de comprendre les rapports entre les lésions hépatiques et la dégénération du corps strié, il est encore plus difficile d'exprimer d'une façon satisfaisante les relations de celles-là avec la prolifération névroglique primaire de la pseudo-sclérose, du moins jusqu'à ce que nous soyons plus instruits sur les agents morbides qui donnent naissance à ce processus.

Quant au *torsion-spasmus,* maladie nouvelle encore assez mal différenciée, tout ce que j'ai à en dire, c'est qu'on n'a fait l'examen anatomique que d'un seul cas jusqu'à présent, celui de Thomalla. Dans ce cas, on a trouvé une lésion bilatérale du putamen bien comparable à celles de la dégénération lenticulaire, et aussi une cirrhose du foie. J'ai lu avec grand soin et les descriptions de Thomalla et celle de l'examen anatomo-pathologique du cas que vient de publier M. Vogt, de Berlin, et je dois dire que je partage l'avis de Mendel, selon lequel il s'agit tout simplement d'un cas subaigu soit de la maladie que j'ai décrite, soit de pseudo-sclérose. C'est l'occasion pour moi de constater que l'allure clinique du cas de Thomalla est bien semblable à celle de quelques-uns des cas déjà anciens de la dégénération lenticulaire et que les symptômes cliniques, la dysarthrie allant jusqu'à une anarthrie presque complète, la sialorrhée, la bouche demi-ouverte, etc., sont bien analogues à ceux des cas aigus de cette affection. Le type même de mouvement involontaire, à ce qu'il paraît, n'est pas très différent des « tonic and clonic spasms of the cohole body [1] » des cas de Gowers.

V. — PHYSIOLOGIE PATHOLOGIQUE

Les questions difficiles et compliquées de la physiologie pathologique des symptômes moteurs tels que la rigidité musculaire et les mouvements involontaires auraient besoin d'une investigation beaucoup plus minutieuse que celle que je peux esquisser ici dans cette conférence, et qu'il faut réserver pour une autre occasion. Je me borne aujourd'hui à quelques considérations générales sur les mouvements

---

1. « Spasmes toniques et classiques de tout le corps ».

involontaires tels qu'on les constate dans le syndrome du corps strié.

1. Comme je l'ai soutenu il y a longtemps déjà, on peut diviser les mouvements involontaires qui nous intéressent en deux principales catégories : *a*) le tremblement et *b*) la choréo-athétose. Celui-là est un mouvement d'un ordre différent de celui-ci et doît avoir aussi une pathogénie différente. Sans répéter ici les considérations que j'ai déjà avancées ailleurs, je veux dire simplement que le tremblement est un « release-phenomenon » [1] et ne peut pas être considéré comme un mouvement d'excitation. On ne peut point expliquer le tremblement de la maladie de Parkinson, qui dure des années, par une excitation perpétuelle quelconque. Or, la lésion de la dégénération lenticulaire est une lésion destructive et par conséquent elle n'est pas du tout la cause directe du tremblement ; elle permet au tremblement de se développer, en supprimant, à ce qu'on peut supposer, une influence inhibitoire sur des centres situés plus bas. Mais, tandis que le tremblement est le mouvement involontaire commun qui résulte des lésions de la dégénération lenticulaire, il faut insister sur ce fait qu'il peut apparaître comme conséquence des lésions éloignées des noyaux gris centraux, des lésions mésencéphaliques (Holmes, Marburg), cérébelleuses (Klien, Pfeifer), etc. Evidemment le corps strié n'est pas le seul siège des lésions qui déterminent cliniquement le tremblement.

Ainsi on est amené à chercher une explication qui pourra comprendre le tremblement d'origine extra-striée.

Pour l'athétose et la chorée, les mêmes considérations sont valables, puisque, le corps strié mis à part, on les a trouvées dans des cas de lésion de la couche optique, du cervelet, du pédoncule cérébelleux supérieur (Bindearmchorea) [2] du noyau rouge, etc.

2. Il semble, alors, que le problème de la pathogénie des mouvements involontaires est bien loin d'être simple, et il me semble que l'attribution de l'hyperkinésie aux seules lésions du corps strié n'en fournit aucune explication suffisante. Dans le syndrome du corps strié tel que je l'ai énoncé moi-même, les mouvements involontaires prennent une place prépondérante, et M. et Mme Vogt aussi, dans leur dernière et très intéressante communication, ont une fois de plus souligné le rôle essentiel de ces mouvements dans le syndrome. Mais je ne peux pas

---

1. « Phénomène de relâchement. »
2. « Chorée de pédoncule cérébelleux supérieur. »

admettre que le tremblement ou la choréo-athétose soient la propriëté spéciale du corps strié, et je ne peux pas partager l'avis de ces auteurs lorsqu'ils parlent d'un « syndrome du corps strié. d'origine thalamique », etc., pour expliquer, par exemple, des cas d'athétose associée à une lésion de la couche optique. Cela me semble mettre un peu de confusion dans la question. Est-il vraiment légitime de parler d'un syndrome du corps strié d'origine cérébelleuse, mésencéphalique, pédonculaire ? J'en doute beaucoup. Il faut chercher une explication plus compréhensive, pour l'athétose, comme je l'ai déjà essayé dans ma monographie.

3. Une des plus grandes difficultés de la question est de trouver un éclaircissement de ce fait curieux et paradoxal, à ce qu'il me semble, que des lésions de même siège provoquent quelquefois un tremblement et quelquefois une choréo-athétose ; tout au moins il semble en être ainsi. Ainsi j'ai déjà constaté qu'un tremblement analogue à celui de la maladie de Parkinson est le mouvement involontaire le plus commun dans la dégénération lenticulaire progressive, mais en même temps, chez les malades dont les cas sont aigus, on a noté plusieurs fois des mouvements rappelant davantage ceux de l'athétose, comme je l'ai dit plus haut.

M. et Mme Vogt ont compris dans leur syndrome du corps strié « Spasmus mobilis, choreatische und athetotische Bewegungen, Zittern... [1] » sans aucun essai de les différencier au point de vue pathogénique Ces auteurs disent seulement que toutes les hyperkinésies qui résultent des lésions du corps strié, « substriärer Natur sind » [2], et qu'ils ignorent « welche Momente dabei den speziellen Charakter der Hyperkinese im einzelnen Fall bestimmen... Nur eine Tatsache scheint aus den bisherigen Beobachtungen hervorzugehen ; dass angeborene oder in den ersten Lebensjahren auftretende Schädigungen des Striatum die Tendenz haben, unter den Hyperkinesen athetotische Bewegungen zu zeitigen » [3], une conclusion qui ne nous aide point à comprendre les mouvements athétoïdesde quelques cas aigus d'une maladie certainement toxique et acquise : la dégénération lenticulaire progressive.

1. « Spasme mobile, mouvements choréiques et athétosiques. tremblements. . »
2. « Sont de nature sous striée ».
3. « Quels facteurs déterminent les caractères spéciaux de l'hyperkinésie dans un cas donné . Un seul fait paraît ressortir des observations faites jusqu'ici, c'est que les légions congénitales du striatum en se produisant dans les premières années de la vie ont tendance, parmi les hyperkinésies, à produire les mouvements athétoïdes. »

A mon avis, il est inconcevable qu'une lésion d'un mécanisme spécifique anatomo-physiologique puisse produire parfois un tremblement, parfois une athétose ou une chorée, et la seule hypothèse qui m'attire, c'est qu'il y a deux mécanismes différents pour le tremblement et pour la choréo-athétose ; et si, comme on doit l'admettre, une lésion du corps strié se traduit parfois par un tremblement et parfois par une athétose, cela peut s'expliquer par une action dynamique variable sur des mécanismes différents associés physiologiquement aux systèmes neuraux de cet organe. J'ai déjà exposé ailleurs des arguments plaidant en faveur de cette hypothèse.

Dans une récente communication à la Société de Neurologie, j'ai essayé de jeter une lumière sur le problème de la pathogénie des mouvements involontaires en étudiant les phénomènes de la décérébration physiologique chez l'homme, et j'ai montré les rapports étroits entre les attitudes athétoïdes et celles de la rigidité décérébrée. Or, dans la décérébration par transsection mésencéphalique physiologique, les corps striés n'existent plus, pour ainsi dire, de sorte que les attitudes athétoïdes ne peuvent être produites que par d'autres centres qui persistent. Le problème des rapports entre le corps strié et les centres mésencéphaliques et cérébello-mésencéphalo-protubérantiels est encore à résoudre. Aussi dois-je laisser de côté aujourd'hui beaucoup de ce que je pourrais dire sur ce sujet d'un si grand intérêt neurologique qui est la pathogénie des mouvements involontaires et leurs rapports avec le tonus musculaire [1].

---

1. Depuis la date de cette leçon (juin 1921) a paru la belle monographie de H.-C. HALL (de Copenhague) sur la dégénérescence hépato-lenticulaire, où l'on peut trouver tout ce qu'il y a de nouveau sur la question. Je me borne actuellement à attirer l'attention sur ce travail.

DEUXIÈME CONFÉRENCE

PAR

M. le D^r Ch. CHATELIN,

Chef de clinique des maladies nerveuses à la Faculté de médecine.

LES TUMEURS CÉRÉBRALES

Messieurs,

Il ne saurait s'agir en une seule leçon d'aborder d'une manière détaillée l'étude des tumeurs cérébrales qui constituent un des plus importants chapitres de la Neurologie.

Je me placerai donc surtout à un point de vue pratique, clinique, en vous énumérant les éléments séméiologiques les plus certains qui permettent le diagnostic d'une tumeur cérébrale.

Vous verrez, vous-mêmes, au cours de l'examen clinique des malades, l'opposition malheureusement fréquente entre deux ordres de symptômes, également nécessaires à l'exactitude et à la précision du diagnostic : les *signes généraux*, d'une part, les signes de localisation, d'autre part.

Parmi les signes, *dits généraux*, des tumeurs de l'encéphale, il en est deux qui, tôt ou tard, apparaissent au cours de l'évolution de l'affection et sans lesquels le diagnostic reste toujours réservé : ce sont la *céphalée* et la *stase papillaire*.

Ces symptômes sont dus à l'élévation de la pression intracranienne par le développement de la tumeur, et peut-être, dans une certaine mesure, au passage dans le liquide céphalo-rachidien de principes toxiques issus de la tumeur. Nous signalons cette dernière conception, de date récente, et qui n'a pas encore subi de vérification assez précise pour être admise avec certitude.

L'intensité, la précocité de ces manifestations sont variables avec le siège de la tumeur ; par exemple, dans les tumeurs de la fosse cérébrale postérieure ces symptômes sont souvent très précoces, ou au contraire n'apparaissent qu'au stade ultime de l'affection.

Toutes les épithètes ont été épuisées pour caractériser l'intensité, la violence de *la céphalée* des tumeurs cérébrales, son caractère inexorable.

Continue, ou survenant par crises ; souvent périodique, aggravée par toutes les causes d'hypertension cérébrale : effort musculaire, toux, éternuement, changement de position ; tantôt généralisée. tantôt. et le plus souvent, localisée à une zône plus ou moins étendue du crâne (région occipitale, région frontale, région pariétale), elle s'accompagne parfois d'une *sensibilité* douloureuse à la percussion, dans la région où la céphalée est à son maximum ; c'est là, lorsqu'on peut le constater, un symptôme souvent précieux de localisation de la tumeur. C'est d'ailleurs seulement dans le cas où ce symptôme objectif existe que le siège de la céphalée prend une valeur de localisation.

Bien souvent, en effet, le siège maximum de la céphalée est à l'opposé du siège de la tumeur : par exemple, céphalée frontale pour les tumeurs de la fosse cérébelleuse.

Chose curieuse, il n'est pas exceptionnel de voir la céphalée, très violente au début, de l'évolution du mal, s'atténuer progressivement et ne survenir que par crises espacées, bien qu'il ne s'agisse pas d'un arrêt dans l'évolution de la tumeur, comme le montre d'ailleurs l'aggravation des autres symptômes.

Nous n'insisterons pas sur les *sensations vertigineuses*, les *vomissements* de type cérébral, le *ralentissement* parfois impressionnant du *pouls et de la respiration*, tous symptômes qui évoluent quelquefois avec la céphalée, chaque crise plus violente de céphalée s'accompagnant presque toujours de ce cortège de symptômes.

La stase papillaire qui se manifeste d'ordinaire peu de temps après l'apparition de la céphalée est sans doute le signe le plus essentiel à constater.

C'est un fait objectif que tout médecin appelé à examiner un malade suspect de néoplasme intracranien doit être capable de rechercher lui-même et de reconnaître le plus précocement possible. Il ne faut pas en effet attendre que le malade attire l'attention sur les troubles visuels qu'il peut présenter. Bien souvent il n'existe aucun parallélisme entre l'état objectif du fond de l'œil et la diminution de l'acuité visuelle. Il importe d'interroger le malade avec précision : un symptôme d'une très grande fréquence, par exemple, est l'existence de brouillards passagers qui durent à peine quelques minutes ou se prolongent quelques heures, obscurcissant plus ou moins la vision, et auxquels le malade n'attache souvent pas grande importance.

Bien entendu, lorsque la diminution de l'acuité visuelle est considérable le diagnostic est facile, mais il est alors trop tard pour sauver la vue du malade ; il ne faut jamais oublier, en présence d'un malade atteint de tumeur cérébrale, que *l'acuité visuelle restera définitivement*, ou presque, *ce qu'elle était au moment de l'intervention chirurgicale* palliative ou définitive ; c'est-à-dire, que si le malade était aveugle par les progrès de la stase à ce moment, il restera malgré toute intervention un aveugle. Il faut donc, de toute nécessité, se rendre un compte exact de la valeur fonctionnelle du nerf optique : mesure de l'acuité visuelle après correction de la réfraction s'il y a lieu, mesure du champ visuel au périmètre pour la couleur blanche, et pour les autres couleurs, examen du fond d'œil.

On peut voir, en effet, les dissociations les plus variées : stase très marquée avec acuité normale — stase très légère avec gros rétrécissement global du champ visuel — rétrécissement du champ de la vision des couleurs seulement — disparition de la vision des couleurs.

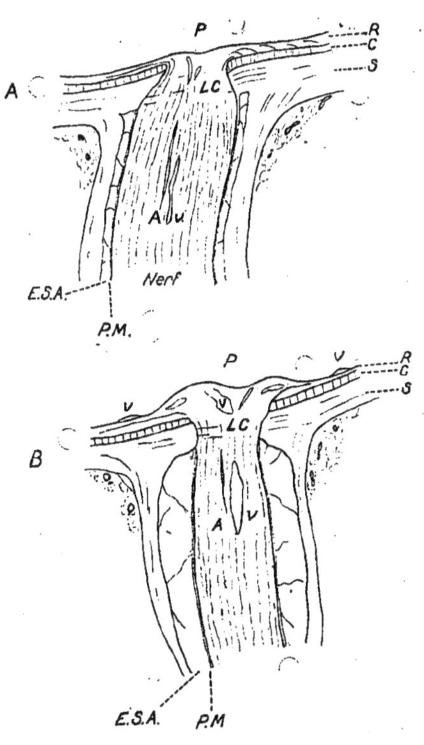

Fig. 1. — A. Coupe normale du nerf optique suivant son axe, avec la pupille et la portion de rétine avoisinante. On voit que la gaine arachnoïdienne est à peine visible, on aperçoit dans l'axe du nerf l'artère et la veine rétinienne. La papille, à peine saillante, présente une légère dépression en son centre. R, rétine ; C, choroïde ; S. sclérotique : N.O., nerf optique ; A et V, artère et veines du N.O. ; P, papille ; L.C, lame criblée ; Ar, arachnoïde ; E.S.A, espace sus-arachnoïdien ; P.M., pie-mère. B La même coupe dans un cas de stase papillaire. Dans son ensemble le nerf est diminué de volume, la papille est fortement saillante, les veines sont dilatées et les artères rétrécies. L'espace sous-arachnoïdien n'est plus virtuel, mais fortement agrandi.

Tous ces symptômes doivent être exactement recherchés et suivis dans leur évolution.

Lorsque *la stase* existe, ce symptôme objectif ne permet plus le doute. Les veines de la papille apparaissent d'abord dilatées et légèrement flexueuses, puis le bord de la papille s'estompe légèrement, souvent sur une partie seulement de son contour. Un degré de plus, la papille devient saillante et s'étale, ses bords s'effacent complètement ; les veines plus grosses, plus flexueuses, disparaissent dans l'œdème au moment où elles atteignent la papille, tandis que les artères s'effacent presque complètement. La papille elle-même se distingue à peine de la rétine, et c'est en suivant la convergence des vaisseaux à l'ophtalmoscope qu'on peut la retrouver. Souvent de petites taches hémorragiques parsèment la papille et la région de la rétine la plus voisine.

L'aspect ophtalmoscopique de chaque œil n'est souvent pas identique, du moins au début, et l'on peut ainsi parfois constater l'existence pendant plusieurs semaines d'une stase papillaire unilatérale. Cette prédominance unilatérale de la stase n'est d'ailleurs pas, comme on pourrait le croire, un élément important dans le diagnostic de la localisation, car elle peut très bien se voir du côté opposé au siège de la tumeur. Avec les progrès de la compression cérébrale la stase atteint d'une façon symétrique les deux nerfs optiques, et si le chirurgien n'intervient pas, on voit peu à peu blanchir la région papillaire, l'œdème jaunâtre de la papille fait place à une blancheur progressive qui annonce l'atrophie du nerf. Les veines, moins turgescentes, restent flexueuses, les contours de la papille réapparaissent, mais le disque, d'un blanc éclatant, au lieu d'être net, comme dans l'atrophie optique tabétique par exemple, reste irrégulier et comme effiloché sur ses bords.

A ce moment l'acuité visuelle est à peu près nulle : c'est à peine si le malade peut distinguer la lumière de l'obscurité. Cette stase papillaire est au premier chef une manifestation de l'augmentation de pression intracranienne, et comme une vision directe de l'hypertension. Cette compression détermine dans la gaine du nerf optique, une stase lymphatique qui déborde jusqu'à la papille et la recouvre. Cette stase lymphatique peut également se produire au niveau du nerf acoustique, entraînant une surdité progressive du type central par atrophie de la huitième paire. Même au niveau des culs-de-sac arachnoïdiens, des nerfs rachidiens, par le même mécanisme se produira quelquefois une dégénération et une atrophie des racines rachidiennes postérieures. Cette dégénération se manifeste par une abolition des réflexes tendineux, rotuliens, achilléens ; ce fait n'est pas exceptionnel au cours de l'évolution de certaines tumeurs cérébrales.

Il est enfin deux ordres de symptômes qui témoignent eux aussi de l'hypertension intracranienne, mais sont d'une observation moins constante que la céphalée et la stase : ce sont *les troubles psychiques* et *les crises comitiales*. Il est habituel de constater, chez les malades qui présentent une céphalée particulièrement tenace, une sorte de torpeur, de demi-sommeil, d'engourdissement psychique qui apporte avec lui un soulagement relatif. Mais comme nous le verrons, ce ralentissement de tous les processus psychiques s'observe avec une particulière fréquence et assez précocement lorsque la tumeur siège dans certaines régions du cerveau. Dans quelques cas, cet état mental très particulier éclaire le diagnostic en l'absence d'autres symptômes caractéristiques. Beaucoup plus rarement observe-t-on des phénomènes d'excitation psychique et des troubles mentaux de caractère démentiel.

Les *crises comitiales* ne sont pas une manifestation banale ; elles peuvent s'observer très précocement au cours de l'évolution d'une tumeur cérébrale, avant tout autre symptôme, des mois, nous dirions presque des années avant toute céphalée, avant la moindre modification du fond de l'œil. Malheureusement ces crises comitiales, du type le plus classique d'ordinaire, ne constituent pas un élément séméiologique qui permette de localiser le point de départ de la crise, ni même de présumer qu'une tumeur cérébrale est en cause.

Nous en dirions autant des *crises jacksoniennes* qui, si elles ne s'accompagnent pas d'autres symptômes que nous étudierons plus loin, n'ont pas de valeur localisatrice davantage, comme on pourrait le *croire*.

Un bon nombre de tumeurs cérébrales évoluent ainsi avec un cortège de symptômes généraux, qui témoignent de l'hypertension intracranienne, sans qu'aucun autre signe clinique permette de préciser le siège de la tumeur. Tout au plus l'étude de la réflectivité ostéo-tendineuse, la présence de légers troubles cérébelleux plus ou moins dimidiés, permettent-ils de localiser la compression cérébrale dans la moitié droite ou gauche de l'encéphale.

Une localisation précise est d'autant plus difficile que les signes généraux d'hypertension sont plus marqués et que « les actions à distance » se font d'autant mieux sentir, ce qui complique singulièrement la tâche du clinicien.

SIGNES DE LOCALISATION

Etudier en détail les signes de localisation cérébrale serait passer en revue tous les syndromes de lésion en foyer du cerveau. Malheureusement, ces signes de localisation ne sont jamais, dans les tumeurs cérébrales, aussi précis, aussi constants, aussi définitifs que dans les lésions en foyer du cerveau, par ramollisement par exemple. Aussi la séméiologie des tumeurs cérébrales est-elle loin de fournir, comme on pourrait le croire, des données incontestables par l'étude de localisation cérébrale.

Nous passerons donc en revue les groupes des symptômes qui permettent de considérer comme très probable la localisation d'une tumeur en une région déterminée du cerveau.

1º **Tumeurs du lobe frontal.** — Les tumeurs du lobe frontal se manifestent par des troubles psychiques et des troubles moteurs d'allure particulière.

Les troubles psychiques réalisent de la façon la plus complète le syndrome mental propre aux tumeurs cérébrales, c'est-à-dire le ralentissement extrême de tous les processus psychiques. On interroge le malade, on lui demande son nom, on lui donne un ordre simple à exécuter, on lui pose un problème de calcul insignifiant : le malade répond ou agit correctement, mais il s'écoule un temps fort long : vingt secondes, quarante secondes, une minute, entre l'ordre et l'exécution ; ou bien la réponse vient à une question lorsqu'une autre est déjà posée, et pendant ce temps le visage reste immobile, sans expression, ou garde un air de vague béatitude. Souvent la parole est lente, traînante, quelquefois scandée. Quelquefois on est tout surpris d'entendre le malade répondre par une plaisanterie, faire un jeu de mots : ce puérilisme, cette euphorie ont depuis longtemps attiré l'attention des auteurs.

Les troubles moteurs sont très particuliers ; il ne s'agit pas de phénomènes parétiques, bien qu'on puisse voir dans certains cas apparaître une hémiparésie lentement progressive par action à distance sur les circonvolutions rolandiques ; on constate bien plus souvent une *rigidité* qui porte surtout sur les muscles du cou et du tronc, quelquefois symétriquement, ce qui donne au malade un aspect figé, une attitude qui rappelle celle des parkinsoniens. Cette hypertonie peut être dimidiée et le malade se tient plus ou moins incliné d'un côté, comme s'il présentait une scoliose. L'apparition de cette rigidité si particulière tient peut-être aux connexions anatomiques importantes qui existeraient, d'après certains auteurs, entre le lobe frontal et l'appareil strié. Une autre manifestation d'ordre moteur, et d'ailleurs rarement observée, est l'ataxie : « ataxie frontale » dont le mécanisme nous est fort mal connu et qui, pour certains auteurs, serait simplement une asynergie par action à distance sur le cervelet.

Enfin il est un signe qui appartient presque exclusivement aux tumeurs de la face inférieure du lobe frontal ; c'est l'*atrophie progressive du nerf optique, sans stase,* par compression directe du tronc ; il n'est pas rare, par l'examen périmétrique, de déceler dans ce cas un déficit unilatéral du champ visuel, un déficit en secteur plus ou moins irrégulier, constatation qui pourrait tromper un observateur inattentif et faire croire à une hémianopsie.

Par le même processus de compression directe le *nerf olfactif* peut être atteint, et le malade présenter de l'anosmie ; la recherche de l'anosmie est toujours assez délicate ; aussi le

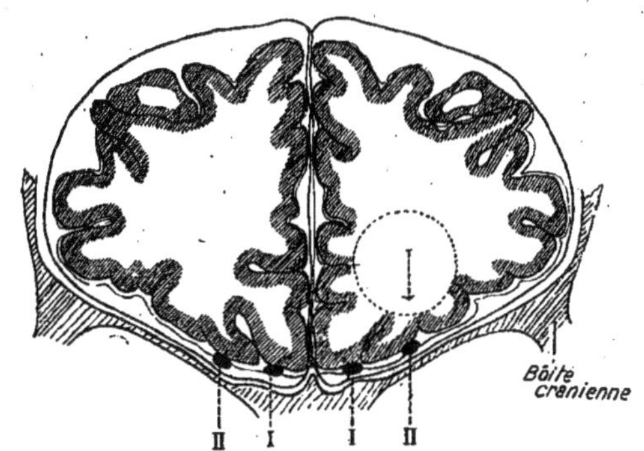

Fig. 2. — Coupe transversale et verticale passant par les deux lobes frontaux à leur partie moyenne et montrant la compression directe du nerf olfactif et du nerf optique par les tumeurs de la partie inférieure du lobe frontal. (Seule la base du crâne a été représentée schématiquement sur ce dessin).

sens de l'odorat doit être soigneusement interrogé lorsqu'on se trouve en présence d'une tumeur cérébrale sans localisation précise.

Bien souvent d'ailleurs, malgré ces symptômes très particuliers, mais souvent très peu accentués, la tumeur frontale passe inaperçue et se découvre à l'autopsie.

Il n'en est pas de même des tumeurs de la région rolandique, qui sont de celles que l'on peut localiser avec le plus de précision.

2° Les tumeurs rolandiques. — A l inverse des tumeurs frontales, les tumeurs rolandiques, c'est-à-dire les tumeurs qui atteignent la circonvolution ascendante frontale, et la pariétale ascendante sont rarement latentes ; elles se manifestent par des symptômes d'irritation, puis de déficit, qui précèdent souvent de longtemps, — des mois et même des années, — les signes d'hypertension intracranienne.

Bien que les travaux récents montrent que la circonvolution frontale ascendante est exclusivement motrice, et la pariétale ascendante exclusivement sensitive, il existe rarement une sémiologie purement motrice ou purement sensitive, pour les tumeurs rolandiques, mais on peut dire que, suivant les cas, les symptômes moteurs sont les premiers en date ou restent au tout premier plan ou au contraire les troubles sensitifs.

Les *troubles moteurs*, qui appartiennent donc avant tout aux *tumeurs de la frontale ascendante*, consistent le plus souvent au début et même d'une façon exclusive pendant fort longtemps, en *crises jacksoniennes*. Ces crises jacksoniennes, que nous ne décrirons pas, débutent par un segment de membre (pied, main, épaule) ou par la face et toujours par ce même segment chez un même malade ; elles peuvent pendant des mois rester localisées au pied ou à la main, sans présenter le caractère extensif habituel ; bien plus, la crise peut se limiter à un ou deux doigts, et

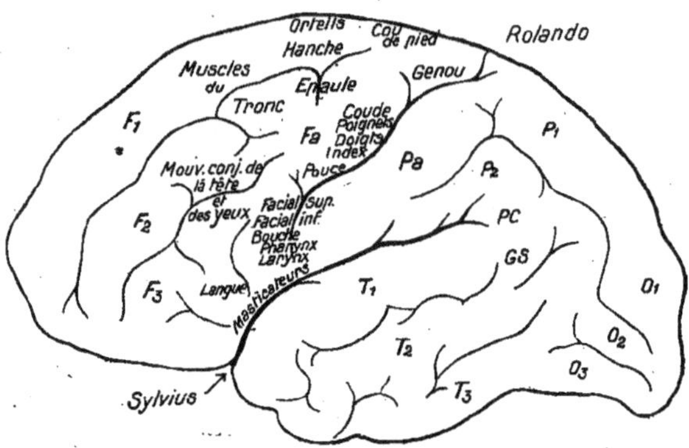

Fig 3. — Topographie des centres moteurs dans l'écorce cérébrale d'après Horsley. Les centres moteurs siègent uniquement dans la frontale ascendante. Les centres moteurs des muscles du tronc et de la nuque sont. par contre, les plus antérieurs (Pied de F1 et F2). ce qui expliquerait l'atteinte précoce de la musculature du tronc et de la nuque dans les tumeurs du lobe frontal. (PC. : pli courbe ; GS. Cyrus supramarqualis.)

même au gros orteil, comme nous l'avons vu pendant des mois chez un de nos malades. Le plus souvent, et surtout lorsque la tumeur atteint un certain volume, les secousses cloniques débutent toujours par le même segment, gagnent progressivement le membre entier, puis la moitié du corps suivant la règle classique, c'est-à-dire du membre supérieur à la face, ou du membre inférieur au membre supérieur, puis à la face, crise qui peut se terminer par la perte de connaissance du malade. Mais si la valeur localisatrice de crises jacksoniennes très limitées et de répétition régulière, est grande, elle l'est infiniment plus lorsqu'elle s'accompagne d'un déficit moteur persistant, même très limité dans le membre ou segment de membre par lequel débute la crise ; par exemple, dans le cas auquel nous faisions allusion plus haut, après de nombreuses crises jacksoniennes limitées au gros orteil du pied droit, se manifesta une parésie de la flexion dorsale des orteils, puis du mouvement de relèvement du pied. L'intervention chirurgicale permit de découvrir une tumeur bien limitée exactement localisée à la partie supérieure de la frontale ascendante gauche. Dans ces cas de tumeur de la région rolandique, il n'est donc pas rare de voir succéder à la crise jacksonienne une monoplégie brachiale ou crurale plus ou moins complète et finalement une hémiplégie si l'intervention chirurgicale ne fait pas cesser la compression progressive de la frontale ascendante et de la substance blanche sous-jacente. Hémiplégie lentement progressive qui s'accompagne des modifications habituelles de la réflectivité et souvent de troubles dysarthriques ou même d'anarthrie lorsqu'il s'agit d'une compression de la région rolandique gauche.

Il est deux symptômes intéressants sur lesquels nous voulons attirer l'attention, et que l'on n'observe guère que dans les tumeurs cérébrales, tumeurs superficielles corticales de la frontale ascendante.

Ce sont d'abord des *phénomènes d'automatisme* constitués par l'abolition de la motilité volontaire avec conservation des mouvements automatiques. Par exemple chez le malade cité plus haut le relèvement volontaire des orteils était impossible, mais quand le malade marchait, les orteils du côté paralysé se relevaient aussi correctement que les orteils du côté sain ; autre phénomène : même lorsqu'on faisait plier le genou fortement du côté malade, il se produisait un mouvement automatique de relèvement des orteils. L'autre symptôme qui, comme le précédent, a une valeur de localisation corticale, est le réflexe d'adduction du pied, l'excitation du bord interne du pied dans toute sa longueur amène un mouvement *réflexe d'adduction du pied* (Pierre Marie et H. Meige), alors que la recherche du réflexe cutané plantaire suivant la technique de Babinski ne donne pas de réponse ou une flexion de l'orteil.

Ces deux symptômes, que nous avons observés chez plusieurs malades atteints de tumeur rolandique, ont donc une très grande valeur pour la localisation corticale d'une tumeur rolandique. Ils avaient été observés, étudiés et décrits par le professeur Pierre Marie et ses élèves chez les blessés de guerre, atteints de blessures superficielles de la région rolandique.

Les tumeurs qui atteignent plus particulièrement la *pariétale ascendante* peuvent donner lieu, au début, à des symptômes décrits sous le nom d'*épilepsie sensitive* (Pitres). Cette épilepsie jacksonienne sensitive a les mêmes caractères que l'épilepsie motrice : début par un segment de membre, même par un ou deux doigts, avec extension progressive à tout le membre avec ou sans perte de connaissance terminale : le malade accuse une sensation de fourmillement, d'engourdisse--

ment dans le pouce et l'index par exemple, sensation qui gagne progressivement l'avant-bras, le bras, la face et cesse au moment où le malade perd conscience. Dans ce cas encore l'étude des troubles objectifs de la sensibilité, persistants et fixes entre les crises, a la plus haute importance pour le diagnostic certain de la localisation. Les modalités les plus variées de troubles sensitifs peuvent être observées ; avec les dissociations les plus diverses, suivant chaque cas, mais il est une disposition assez particulière des troubles sensitifs qu'il faut connaître, parce qu'elle permet de reconnaître précocement la localisation corti-

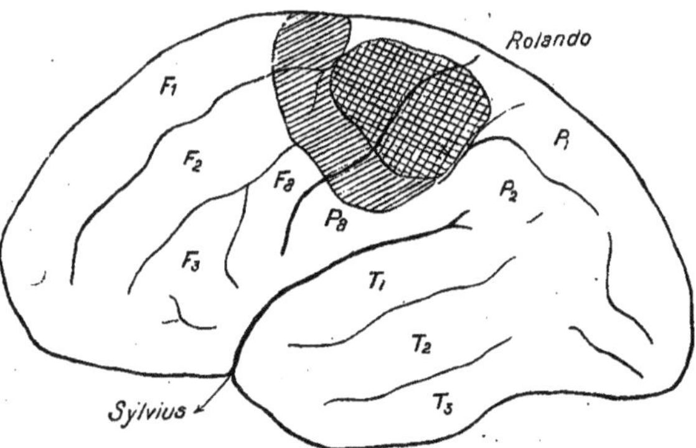

Fig. 4 — Centre moteur et sensitif en quadrillé pour le *bord cubital* de la main (Fa Pa et partie postérieure de F1) Centre moteur et sensitif pour le *bord radial* de la main (en hachures serrées obliques) pied des circonvolutions F1 et F2, et partie inférieure de Fa et Pa. (D'après Mme Benisti.)

cale de la tumeur, c'est la *disposition pseudo-radiculaire*, dont la réalisation est particulièrement nette au membre supérieur dans son segment distal ; le déficit sensitif peut ainsi occuper les deux derniers doigts de la main et le bord cubital de l'avant-bras ou les trois premiers doigts et le bord radial. La perte du sens stéréognostique, comme nous avons pu le constater dans plusieurs cas, peut être également limitée aux premiers doigts de la main ou aux derniers ; cette topographie particulière du déficit sensitif est due à une localisation différente de la lésion corti·cale : versant antérieur de la pariétale ascendante pour la topographie radiale, versant postérieur pour la topographie cubitale ; ces faits ont été particulièrement mis en évidence par Mme Benisti dans son travail sur les blessures de la région rolandique.

Avec l'évolution de la compression, on peut voir ainsi s'établir une hémi-anesthésie de toute une moitié du corps, présentant, comme nous l'avons dit plus haut, les dissociations les plus variées, mais il est important cependant de noter que les troubles sensitifs sont toujours beaucoup plus marqués à l'extrémité des membres qu'à leur racine. Sur le tronc, les troubles de la sensibilité sont en général peu marqués et la limite du déficit sensitif n'atteint pas d'ordinaire la ligne médiane, mais s'arrête à plusieurs centimètres de cette ligne.

On voit donc combien l'apparition si rapide des symptômes moteurs ou sensitifs, alors que la compression est simplement corticale, permet de faire précocement le diagnostic de tumeur de la région rolandique

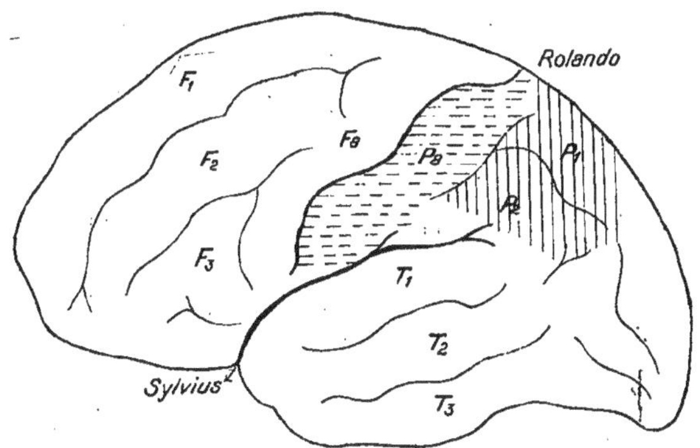

Fig. 5. — Topographie corticale de la sensibilité. Hachures horizontales interrompues : sensibilité superficielle ; hachures verticales continues : sensibilité profonde. On voit que l'aire de la sensibilité profonde s'étend à la 1ʳᵉ et 2ᵉ pariétale, et assez loin en arrière.

et d'intervenir utilement. Dans le cas que nous citions plus haut, le malade ne fut opéré que cinq ans après le début des crises jacksoniennes, car c'est seulement cinq ans après le début des troubles moteurs qu'apparurent la stase et la céphalée.

3° Tumeurs du lobe pariétal.

— Les tumeurs du lobe pariétal (P_4 et P_2) proprement dit, lorsqu'elles ne sont pas latentes, se manifestent elles aussi et avant tout par des troubles sensitifs ; troubles sensitifs d'un type particulier : perte de la notion de position, de déplacement des membres, en somme, perte de la *sensibilité dite profonde*. On sait en effet que si la représentation corticale de la sensibilité superficielle siège surtout dans la pariétale ascendante, la représentation des sensibilités profondes s'étend à la première et deuxième pariétale dans presque toute leur étendue.

Ce déficit de la sensibilité profonde peut·se manifester à la suite de véritables crises jacksoniennes sensitives. Dans un cas fort curieux que nous avons pu observer, la malade, au moment de la crise, éprouvait la sensation d'une gesticulation extrêmement violente de son bras droit, alors que ce bras restait parfaitement immobile sur le lit.

L'opération montra ultérieurement l'existence d'une grosse tumeur pariétale au voisinage de la faux du cerveau.

Un autre symptôme plus rarement observé, mais qui n'est que la conséquence de cette perte de la notion de position et du sens des attitudes, est *l'ataxie*, qui peut être limitée à un membre et rappelle de fort près l'ataxie tabétique, avec cette différence cependant que l'occlusion des yeux n'accentue pas beaucoup les phénomènes ataxiques.

4º Tumeurs du lobe temporal. — La sémiologie des tumeurs du lobe temporal, du moins du *lobe temporal droit*, nous est actuellement tout à fait inconnue. Tous les symptômes observés sont des *symptômes d'action à distance* : compression de la voie pyramidale, de la voie sensitive, des voies optiques, des paires craniennes qui traversent la fosse cérébrale moyenne. A ce moment la tumeur a déjà atteint un volume considérable.

Etudier les tumeurs du *lobe temporal gauche*, ce serait reprendre l'étude de *l'aphasie*. Nous rappelerons donc seulement que les tumeurs de la région postérieure des trois premières temporales se traduisent par l'apparition progressive d'une aphasie de Wernicke, caractérisée par la conservation plus ou moins complète du langage extérieur avec perte du langage intérieur, c'est-à-dire perte de la dénomination des objets, perte de la lecture, de l'écriture, et surtout perte de la compréhension du langage, ce déficit intellectuel spécialisé étant l'élément fondamental de l'aphasie.

Il est assez rare d'observer en clinique l'évolution d'une aphasie par tumeur cérébrale ; dans les quelques cas que nous avons pu suivre, ce qui permit de faire le diagnostic de compression cérébrale fut la variabilité des symptômes ou plutôt leur aggravation progressive — car on sait combien d'un jour à l'autre, l'état d'un aphasique est variable, même lorsqu'il s'agit d'une lésion définitive comme le ramollissement et nullement susceptible d'extension. Dans un cas que nous avons étudié, le malade, qui était au début un aphasique sensoriel typique. un aphasique bavard, devint insensiblement un aphasique de Braco avec une anarthrie presque complète.

5° Tumeur du lobe occipital. — Les tumeurs du lobe occipital sont assez rares, et le diagnostic précis est rarement posé. Ce fait tient à ce que la sémiologie propre de ces tumeurs est d'ordre visuel. On sait en effet combien l'apparition brusque d'une hémianopsie par ramollissement cérébral chez un malade est fréquemment méconnue et par le malade et par le médecin ; aussi, lorsque cette hémianopsie apparaît progressivement par la compression des voies optiques, le malade n'en a généralement pas conscience. Surtout cette compression des voies optiques, lorsqu'elle n'est pas très accentuée, se traduit non par une hémianopsie, mais par une hémiachromatopsie, qu'on néglige le plus souvent de rechercher. Lorsque la compression est assez forte pour qu'il y ait réellement hémianopsie, les phénomènes d'hypertension sont eux aussi assez accusés pour qu'une stase plus ou moins rapide apparaisse. On sait en effet avec quelle précocité apparaît la stase papillaire au cours de l'évolution des tumeurs de la fosse cérébrale postérieure. A ce moment, il est trop tard pour faire une étude valable du champ visuel.

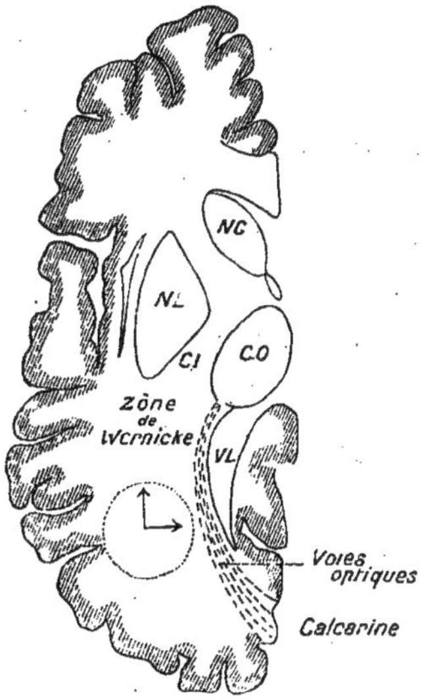

C'est donc souvent par des *actions à distance* que se reconnaîtra une tumeur occipitale : *aphasie* de Wernicke souvent associée à des troubles de l'orientation pour les tumeurs de l'hémisphère gauche, phénomènes de *compression cérébelleuse*.

Fig. 6. — Coupe horizontale de l'hémisphère gauche, passant immédiatement au-dessous du bourrelet et du genou du corps calleux. Une tumeur siégeant dans le lobe occipital comprimera d'abord les voies optiques (hémiachromatopsie, puis hémianopsie), puis la zone de Wernicke et même la capsule interne (aphasie de Wernicke et hémiparésie) CO, couche optique, CI, capsule interne ; NL, noyau lenticulaire , VL, ventricule latérale ; NC, noyau caudé.

Nous n'insisterons pas sur les *tumeurs des ganglions centraux* ou du *centre ovale*. Ces tumeurs ne se traduisent d'ordinaire que par les signes généraux d'hypertension qui évoluent presque isolés, sans qu'un autre symptôme permette une localisation précise ; ou bien lorsque ces symptômes pourraient être observés, ils sont masqués par l'intensité des signes d'hypertension, et les actions à distance. On peut alors commettre les plus graves erreurs de localisation ; tout au plus, comme nous le disions plus haut, peut-on reconnaître, et bien souvent d'une façon hésitante, dans quelle moitié droite ou gauche de la boîte cranienne siège la tumeur.

Il en est tout autrement des tumeurs du cervelet, qui sont une des variétés les plus fréquemment observées des tumeurs de l'encéphale.

TUMEURS DU CERVELET

Cliniquement, on peut distinguer deux grands types de tumeurs du cervelet : les tumeurs intracérébelleuses et les tumeurs *extracérébelleuses*, ce dernier type étant presque toujours avec quelques variantes la *tumeur de l'angle ponto-cérébelleux*.

Les *tumeurs proprement dites du cervelet*, tumeurs intracérébelleuses, se caractérisent par l'*intensité, la précocité des signes d'hypertension intracranienne* : céphalée très intense qui oblige quelquefois le malade à prendre des positions bizarres pour obtenir un léger soulagement : attitude en chien de fusil, en opistothonos, en position génu-pectorale — vertiges et vomissements persistants — stase d'évolution rapide, puis très rapidement apparaissent les troubles de la statique ; le malade ne tient debout que les jambes écartées ; s'il rapproche les pieds, il perd l'équilibre tout d'un bloc et presque toujours dans le même sens, souvent en arrière avec entraînement latéral associé. Cette chute en arrière si constante serait due à la compression du vermis, qui survient rapidement dans les tumeurs intracérébelleuses. La marche du malade est typique : c'est la démarche titubante et festonnante avec élargissement de la base de sustentation. Il est important de remarquer combien, si la tumeur siège en plein cervelet, les troubles de la statique, la perte de l'équilibre au repos et pendant la marche, l'emportent sur les troubles de la synergie des membres. C'est à peine si chez ces malades on note du tremblement intentionnel, ou de l'hypermétrie dans les mouvements segmentaires, alors que ces symptômes sont au contraire au premier plan, lorsqu'on est en présence de lésions des faisceaux cérébelleux médullaires ou des pédoncules cérébelleux.

Avec les progrès de la compression apparaissent bientôt des signes protubérantiels, troubles de la déglutition, troubles de la phonation, qui s'ajoutent à la dysarthrie cérébelleuse, hyperréflectivité tendineuse et phénomène de l'orteil, qui indiquent la compression progressive des voies pyramidales.

Autant l'évolution de ces tumeurs intracérébelleuses est rapide et grave, autant les tumeurs extracérébelleuses, *les tumeurs de l'angle ponto-cérébelleux* manifestent de bonne heure leur présence par une atteinte précoce des paires craniennes. Aussi la tumeur de l'angle ponto-cérébelleux réalise-t-elle un tableau clinique tout à fait caracté-ristique.

Dans sa forme typique, la séméiologie de la tumeur de l'angle ponto-cérébelleux se caractérise par l'atteinte de deux paires craniennes au moins : le *facial* et l'*auditif*, une *hémiplégie cérébelleuse homolatérale*, une *hémiplégie ou hémiparésie pyramidale croisée*.

L'atteinte du *facial* peut se révéler par une séméiologie très variée ; ce sera par exemple un *hémispasme* facial essentiel absolument typique, sans aucun phénomène paralytique, mais il s'agira d'un individu d'un certain âge qui accusera un léger trouble de l'équilibre, et chez lequel l'examen révélera une diminution de l'audition du même côté. Cet hémispasme pourra exister, isolé pendant des mois ou des années. Dans un autre cas, toujours chez un individu ayant atteint la cinquantaine, on se trouvera en présence d'une *paralysie faciale massive flasque* la plus totale qu'on puisse voir, de type périphérique, survenue progressivement : presque toujours elle s'accompagnera d'une surdité plus ou moins complète de l'oreille du même côté, et l'examen spécial de l'audition montre alors qu'il s'agit d'une surdité de type central par lésion du labyrinthe ou du nerf acoustique. Enfin dans un troisième cas, la paralysie faciale sera d'un *type plus spécial* : dans le territoire du facial supérieur ce sera la paralysie flasque avec effacement des rides du front, impossibilité de relever le sourcil, impossibilité de fermer la paupière, signe de Charles Bell ; dans le facial inférieur, au contraire, il y aura du spasme, le pli nasogénien sera plus accusé que du côté sain, la commissure des lèvres se relèvera quand le malade parlera ou essaiera de fermer les yeux, les muscles de la houppe du menton creuseront une fossette et l'on verra de petites secousses fasciculaires dans les muscles du menton, des lèvres, de l'aile du nez ; cette curieuse forme de paralysie faciale : flasque dans la moitié supérieure de la face, spasmodique dans la moitié inférieure, a été décrite par Oppenheim ; elle est presque caractéristique des tumeurs de l'angle ponto-cérébelleux.

La *8e paire* peut également être atteinte isolément pendant fort longtemps : surdité progressive de type central, c'est-à-dire par compression de la 8e paire, comme le montrent les épreuves acoustiques, et disparition des réflexes vestibulaires par compression du nerf vestibulaire :

suppression de toutes les réactions labyrinthiques normales provoquées par la rotation, le courant voltaïque, l'injection d'eau froide ou chaude dans le conduit auditif (Barany), c'est-à-dire absence de nystagmus provoqué, et de chute du corps.

Avec ces deux paires craniennes, les plus fréquemment, les plus constamment paralysées, on peut observer plus rarement une *paralysie de la sixième paire* se traduisant par un strabisme interne de l'œil, une paralysie plus ou moins complète du trijumeau moteur ou sensitif dont l'atteinte se manifeste très précocement avant tout autre signe, par l'abolition du réflexe cornéen.

Toutes ces paralysies des paires craniennes donnent le siège exact de la tumeur là où ces paires sortent de la protubérance près du bulbe. La tumeur siège du côté des paires craniennes paralysées.

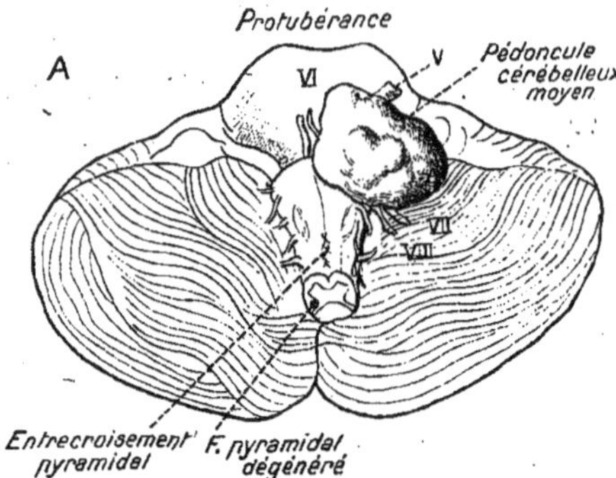

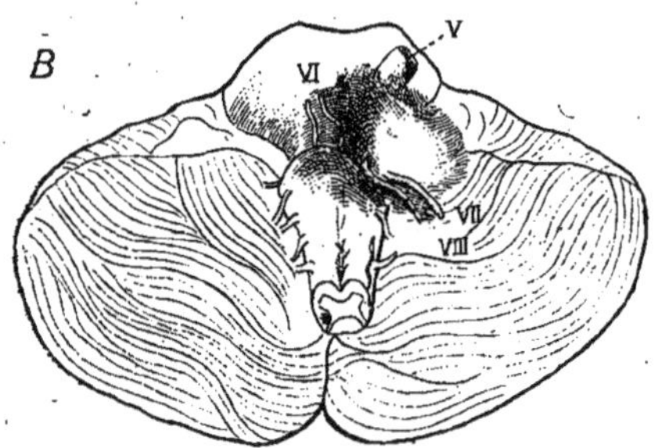

Fg. 7. — Tumeur de l'angle ponto-cérébelleux. — A. La tumeur est en place ; elle comprime fortement la VII* et la VIII* paire qu'on aperçoit sous le rebord inférieur de la tumeur, refoule la V* et la VI* paire et déprime fortement la moitié gauche de la protubérance et le pédoncule cérébelleux moyen et inférieur gauche. Il se produit une dégénération pyramidale croisée, c'est-à-dire du côté opposé à la tumeur. On voit cette dégénération sur la coupe de la moelle siégeant sur la figure au-dessous de l'entrecroisement des pyramides.

Avec l'évolution de la tumeur, souvent d'accroissement très lent, au bout de quelques mois, même quelques années, la compression du cervelet se traduit par les signes d'une *hémiplégie cérébelleuse homolatérale* : c'est-à-dire hypermétrie dans les mouvements commandés du membre supérieur et inférieur du même coté — Adiadococinésie unilatérale — réflexe tendineux pendulaire — latéropulsion le plus souvent du côté de la compression — nystagmus latéral variable. Notons, dès maintenant, l'inclinaison permanente inconsciente fréquemment observée de la tête vers l'épaule du côté où siège la tumeur, c'est un bon signe localisateur également.

Quant aux *signes pyramidaux*, ils apparaissent généralement en dernier lieu ; il ne s'agit pas à proprement parler d'hémiplégie, mais d'une légère spasmodicité pyramidale se traduisant par de l'exaltation du réflexe tendineux des membres du côté opposé à la tumeur ; le réflexe plantaire est souvent en extension.

Si l'un n'intervient pas et que la compression s'accentue, on voit progressivement des *troubles pseudobulbaires* apparaître par compression protubérantielle : trouble de la déglutition et de la phonation — extension bilatérale du gros orteil — hyperréflectivité ostéo-tendineuse généralisée. Les troubles cérébelleux ne restent plus strictement dimidiés, mais gagnent les membres du côté opposé. A ce moment les signes généraux d'hypertension intracranienne sont tout à fait caractérisés.

TUMEURS DE L'ISTHME DE L'ENCÉPHALE

Nous n'étudierons pas les tumeurs des pédoncules de la protubérance du bulbe, — d'ailleurs très rares, — du 4e ventricule ; elles sont essentiellement caractérisées par l'intensité et l'extrème rapidité d'apparition des phénomènes d'hypertension due au blocage des ventricules, — les phénomènes pseudo-bulbaires d'évolution rapide et la quadriplégie.

LES TUMEURS CÉRÉBRALES AUX DIFFÈRENTS AGES

Comme dans la plupart des affections du système nerveux, il est fort intéressant de constater qu'aux différents âges se développent des tumeurs différentes quant à leurs particularités cliniques, leur siège, leur rapidité d'évolution et le pronostic qu'elles permettent après l'intervention chirurgicale.

Dans les *premiers mois de la vie*, les tumeurs cérébrales sont fort rares ; il s'agit de simples curiosités anatomiques, de tératomes, d'inclusions fœtales, qui ne permettent d'ordinaire qu'une survie très limitée.

Par contre, *entre 5 et 12 ans*, on voit se développer chez l'enfant avec une très grande fréquence et d'une façon presque exclusive, les *tumeurs intracérébelleuses*. L'évolution rapide de ces tumeurs s'accompagne de céphalée intense avec vomissements, de perte rapide de la vision et de troubles généraux de la statique et de la marche, il n'est pas rare à cet âge de voir apparaître un certain degré d'hydrocéphalie et un symptôme vraiment particulier aux tumeurs de l'enfant, la déhiscence très légère des os du crâne sous l'influence de l'hypertension. Cette déhiscence des sutures se manifeste cliniquement à la percussion du crâne par un bruit de pot fêlé tout à fait caractéristique lorsqu'on percute avec le doigt la région moyenne de l'os pariétal. On a même signalé chez l'enfant, lorsque l'évolution de l'affection est assez lente, un amincissement considérable et même une trépanation spontanée des os du crâne.

Chez *la jeune femme* et particulièrement *au cours de la grossesse* ou dans les mois qui suivent, s'observent parfois des tumeurs cérébrales, d'*évolution extrêmement rapide*, avec forte hypertension et d'un pronostic extrêmement grave, menant la malade à la cécité et au coma en quelques mois, sans que les signes de localisation puissent se préciser. Il s'agit le plus souvent de gliome infiltrant de la substance blanche d'un hémisphère ou des ganglions centraux.

Chez l'adulte on rencontre soit les gliômes infiltrants, soit, avec une fréquence malheureusement moins grande, les tumeurs à point de départ méningé dont le pronostic est si différent grâce à la possibilité d'une intervention chirurgicale définitive.

Enfin *après cinquante ans*, la tumeur cérébrale la plus fréquemment constatée est la tumeur à point de départ méningé, en particulier la tumeur de l'angle ponto-cérébelleux ou les fibromes de la dure-mère qui restent souvent complètement latents, ou donnent les types cliniques les plus purs de tumeur rolandique.

DIAGNOSTIC DE LA NATURE DE LA TUMEUR

Il est intéressant de chercher, par les seuls moyens cliniques, à préciser la nature de la tumeur cérébrale qui est en cause, ce qui est de la plus haute importance pour prévoir la durée de la maladie, sa gravité et les résultats qu'il y aura lieu d'espérer de l'intervention chirurgicale.

Dans plus de la moitié des cas de tumeur cérébrale il s'agit de *gliôme*, c'est-à-dire d'une tumeur qui se développe aux dépens de la névroglie ; l'évolution est assez lente, mais il s'agit le plus souvent d'une tumeur infiltrante qui à la coupe se distingue du tissu sain par une coloration gris rosé, une consistance plus molle et qui peut même au centre devenir kystique. Qu'il s'agisse de gliôme cellullaire, c'est-à-dire formé aux dépens des cellules rondes de la névroglie, ou de gliôme fibrillaire dans lequel les fibrilles névrogliques sont très abondantes et les cellules peu nombreuses, la rapidité d'évolution est sensiblement la même, car il s'agit dans presque tous les cas de tumeurs intracérébrales diffuses non énucléables, sauf cependant certains bons cas de gliôme fibrillaire. Chose curieuse, un nombre de tumeurs de l'angle ponto-cérébelleux, franchement extracérébelleuses, sont souvent constituées par un gliôme fibrillaire formé aux dépens de la trame névroglique qui accompagne les nerfs (acoustique, facial) en dehors de leur émergence (Lhermite).

Les *sarcomes* ou *fibrosarcomes* sont au contraire le type de la tumeur d'évolution lente, formée aux dépens du tissu conjonctif, ayant par conséquent leur point de départ dans les gaines vasculaires et les méninges. Ce sont, dans l'immense majorité des cas, des tumeurs bien limitées, énucléables, essentiellement opérables ; dans cette variété de tumeurs, il y a lieu de signaler le sarcome angiolithique ou psammome, tumeur conjonctive contenant des sphérules calcaires et qui peut, à l'examen radiographique, donner une ombre très nette ; ils siègent le plus souvent à la face interne de la dure-mère, assez souvent près de la faux du cerveau.

Enfin une variété assez curieuse de tumeur peut s'observer, surtout au niveau du cervelet : le *cholestéatome*, masse blanchâtre, nacrée « comme de la bougie », contenue dans une membrane d'enveloppe épidermique malpighienne et plus extérieurement d'une membrane conjonctive en rapport avec la pie-mère. Ce sont donc des tumeurs extracérébrales ; elles se développent, semble-t-il, aux dépens d'un produit d'inclusion embryonnaire épidermique.

Nous ne citerons que pour mémoire les *tumeurs parasitaires* : échinocoques, cysticerques, dont le diagnostic ne peut être fait que par des notions étiologiques précises ou par la constatation clinique de tumeurs sous-cutanées, comme nous avons pu le faire chez une jeune malade qui présentait de nombreux cysticerques sous-cutanés et chez qui se manifestèrent des crises répétées d'épilepsie jacksonienne du membre supérieur droit.

Quant aux tumeurs métastatiques, néoplasme intestinal ou bronchique, tumeurs du sein sont les variétés de néoplasme qui donnent le plus souvent des métastases cérébrales ; elles se caractérisent d'une part par la multiplicité des signes de localisation et généralement par le peu d'intensité des signes d'hypertension. Nous avons pu, dans deux cas, faire le diagnostic exact par la constatation de cellules néoplasiques volumineuses dans le liquide céphalo-rachidien.

ÉVOLUTION DES TUMEURS CÉRÉBRALES

L'évolution clinique d'une tumeur cérébrale est fort variable, elle dépend à la fois du siège de la tumeur et de sa nature.

Les tumeurs de la fosse cérébrale postérieure (cervelet-protubérance) s'accompagnent très rapidement de phénomènes graves d'hypertension cérébrale et aboutissent en quelques mois au coma. Par contre, les tumeurs qui siègent dans les zones « muettes », en particulier les tumeurs pariéto-occipitales, peuvent rester parfaitement latentes pendant toute la vie du malade qui meurt d'une affection quelconque. La tumeur est découverte à l'autopsie.

Les gliômes, et surtout le gliôme infiltrant, évoluent beaucoup plus rapidement que les fibromes ou fibrosarcomes à point de départ méningé. En particulier, comme nous l'avons signalé plus haut, les gliômes qui évoluent chez des femmes jeunes au cours ou à la suite de la grossesse sont d'une particulière gravité.

Lorsque les signes généraux d'hypertension apparaissent, si l'on n'intervient pas, chirurgicalement, le malade s'achemine plus ou moins rapidement, comme nous venons de le voir, vers le coma.

Si la trépanation décompressive est pratiquée, — et nous parlons de la trépanation décompressive simple, — on observe dans la majorité des cas une amélioration presque immédiate (dans les jours qui suivent l'intervention), c'est-à-dire disparition complète ou presque complète de la céphalée, relèvement quelquefois surprenant, mais passager de l'acuité visuelle. L'amélioration est d'une durée fort variable, toujours suivant la nature et le siège de la tumeur, en moyenne un an à dix-huit mois, mais nous avons observé des cas dans lesquels l'amélioration persista 4 et 5 ans, c'est-à-dire la disparition de la céphalée, l'arrêt de l'évolution vers la cécité.

D'ailleurs, si les phénomènes d'hypertension réapparaissent, une nouvelle décompression peut être faite du côté opposé; elle donne les mêmes résultats favorables, mais d'une durée beaucoup moins longue, en général quelques mois seulement.

Il en est tout autrement si l'intervention n'est plus simplement palliative, mais permet l'ablation de la tumeur. Ces cas, malheureusement trop rares, sont tout à fait remarquables comme résultats définitifs : les malades que nous avons observés six et huit ans après l'intervention non seulement ne présentaient aucun symptôme de récidive, mais la restitution des fonctions motrices ou sensitives, la disparition des troubles cérébelleux étaient à peu près complète, surtout lorsqu'il s'agissait d'un malade jeune.

DIAGNOSTIC POSITIF

Etude du liquide céphalo-rachidien. — Nous ne reviendrons pas sur les caractères cliniques essentiels qui permettent de poser le diagnostic ferme de tumeur cérébrale ; ce sont, comme nous l'avons dit, avant tout

les signes généraux, et parmi ceux-ci la stase papillaire, signe objectif
et qui renseigne, jour par jour, sur les progrès du mal. Et cependant il
faut le reconnaître, dans quelques cas, exceptionnels il est vrai, la stase
peut manquer jusqu'au dernier jour.

Il est à l'heure actuelle des méthodes complémentaires d'examen,
méthodes de laboratoire qui dans les cas douteux viennent apporter
leurs précisions à un diagnostic hésitant : ce sont les données de l'analyse de liquide céphalo-rachidien et la radiographie.

La *ponction lombaire* a été considérée pendant longtemps et à juste
titre comme fort dangereuse chez un malade atteint de tumeur cérébrale ; on a signalé de nombreux cas de mort subite au cours de la ponction ou dans les heures qui suivent la ponction. La gravité de la ponction lombaire dans bien des cas de tumeur cérébrale ne saurait être
discutée, mais nous devons ajouter qu'en prenant certaines précautions
on réduit au minimum les dangers de cette intervention, et notre expérience est basée sur plusieurs centaines de ponctions lombaires faites
dans ces conditions.

On aura soin de mettre le malade dans le décubitus horizontal plu-
sieur heures avant la ponction. La ponction sera faite dans le décubitus
latéral, avec une aiguille aussi fine que possible dans laquelle on laissera le mandrin, ce qui évite l'écoulement trop rapide du liquide. On ne
retirera pas plus de 6 centimètre cubes de liquide, quantité suffisante
pour les examens.

Les renseignements fournis par la ponction sont de premier ordre :
la pression du liquide, mesurée à l'aide du manomètre de Claude, est
dans l'immense majorité des cas fortement augmentée, sauf dans certains cas de tumeur du cervelet ou du 4e ventricule où il se produit
vraisemblablement une sorte de blocage du trou occipital. C'est sans
doute dans de tels cas que la ponction faite sans les précautions que
nous avons indiquées peut donner des accidents mortels par engagement
des amygdales cérébelleuses dans le trou occipital et véritable écrasement du bulbe (on peut se rendre compte de la réalité de cette action
mécanique à l'autopsie des tumeurs de la fosse cérébrale postérieure).

L'analyse chimique et cytologique montre d'une façon à peu près
constante une dissociation albumino-cytologique, c'est-à-dire une
augmentation considérable du taux de l'albumine et une lymphocytose
nulle ou très minime. Le taux de l'albumine oscille entre 0,50 centigrammes et 1 gramme et plus par litre ; assez souvent on observe une
légère xanthochromie du liquide.

D'une manière générale, on peut dire que l'hyperalbuminose évolue

parallèlement à la stase, mais que souvent elle la précède. C'est donc,
dans les cas observés au début, une recherche du plus haut intérêt (1)

La *radiographie* telle qu'elle est pratiquée couramment donne généralement fort peu de renseignements, sauf dans les cas fort rares de
tumeurs calcifiées, de psammomes ; dans les cas de tumeurs, de la
base ou de la convexité avec destruction de l'os au voisinage de la
tumeur, ce qui est d'ailleurs exceptionnel, le cliché radiographique
peut fournir des indications de première valeur sur le siège du
néoplasme.

Par contre, grâce à un procédé personnel de radiographie stéréoscopique, le Dr Chabry a pu, dans un très grand nombre de cas de tumeurs
cérébrales du service du professeur Pierre Marie à la Salpêtrière, rendre
visible sur le cliché stéréoscopique la tumeur elle-même, en particulier
dans les cas de tumeurs de l'angle ponto-cérébelleux, et dans de nombreux cas l'intervention chirurgicale vérifia l'exactitude du diagnostic
clinique et radiographique. Cette méthode encore inédite fera l'objet
d'une communication ultérieure, elle est appelée à rendre les plus
grands services au moment de l'intervention chirurgicale.

DIAGNOSTIC DIFFÉRENTIEL

Chose curieuse, ce sont plutôt les *états méningés* que les lésions en
foyer du cerveau qui peuvent donner lieu à une erreur de diagnostic :
méningite chronique syphilitique, épendymite avec hydrocéphalie
interne, méningite séreuse, pachyméningite hémorrhagique chez le
vieillard.

Les épendymites, la méningite séreuse feront l'objet d'une leçon
spéciale, nous n'y insistons pas. La *méningite chronique syphilitique*,
lorsqu'elle évolue lentement et que par surcroît les réactions du liquide
montrent seulement de l'hyperalbuminose avec une légère lymphocytose,
peut être d'un diagnostic différentiel extrêmement délicat, d'autant
qu'on peut observer au cours de telles méningites chroniques un certain
degré de névrite optique. Cependant, les signes généraux d'hypertension
sont beaucoup moins accusés que dans les tumeurs cérébrales, les signes
locaux, s'ils existent, moins précis, sauf cependant dans quelques cas
de méningite chronique de la base qui réalise souvent de la façon la

(1) Nous ne parlerons pas des résultats de la réact on de Wassermann classique qui
dans biendes cas de tumeur cérébrale vérifiés donne un résultat positif dans le liquide
céphalo-rachidien. On sait le peu de valeur de cette réaction et l'on voit le danger de
ce faux résultat positif dans les cas que nous étudions ; on perd un temps précieux
par de vains traitements spécifiques.

plus précise des syndrome des tumeurs de l'angle ponto-cérébelleux. En un mot, l'évolution des symptômes est d'ordinaire moins pressante que dans les tumeurs cérébrales, et dans de tels cas c'est encore l'examen du fond de l'œil, l'existence d'une stase vraie et son évolution qui permettent de trancher le diagnostic.

La *pachyméningite hémorrhagique* qui s'observe presque exclusivement chez le vieillard, s'accompagne assez souvent de signes de compression cérébrale, mais très lentement progressive, avec périodes successives de subcoma et généralement sans signes de localisation. Il est juste de dire que le diagnostic exact est rarement fait et que la pachyméningite hémorrhagique est le plus souvent une trouvaille d'autopsie. D'ailleurs de tels cas, s'ils étaient sûrement diagnostiqués, seraient justiciables eux aussi de l'intervention chirurgicale.

Les *lésions cérébrales proprement dites* donnent plus rarement lieu à une erreur de diagnostic.

Dans des cas exceptionnels le *ramollissement cérébral progressif* par thrombose vasculaire extensive. le ramollissement hémorrhagique par thrombose du sinus, qui ne se voit guère que chez l'enfant, l'encéphalite aiguë, très rare, également spéciale à l'âge infantile, la méningo-encéphalite diffuse syphilitique, offriront quelquefois à un moment de leur évolution une possibilité d'erreur.

Ces affections sont les unes trop exceptionnelles, la dernière trop facile à reconnaître par les procédés de laboratoire, pour être pendant longtemps confondues avec une tumeur cérébrale.

Seul l'*abcès du cerveau* peut dans bien des cas être confondu jusqu'au dernier moment avec une tumeur cérébrale : cependant l'abcès cérébral s'accompagne rarement de phénomènes généraux intenses d'hypertension. Ce sont les données étiologiques qui dans la plupart des cas fournissent l'élément différentiel. D'ailleurs au point de vue pratique le diagnostic différentiel n'est pas à poser, puisque dans un cas comme dans l'autre l'intervention chirurgicale est aussi urgente.

Restent enfin le tubercule et la gomme cérébrale, qui doivent être maintenant séparés du domaine des tumeurs cérébrales et qui relèvent d'un traitement tout autre que le traitement chirurgical.

Le *tubercule cérébral* peut être unique (ce qui est relativement rare) et s'observe surtout chez l'enfant. L'évolution du tubercule cérébral s'accompagne souvent d'épisodes méningés qu'il faut bien connaître, parce qu'ils mettent sur la voie du diagnostic exact : il s'agit d'un enfant qui présente les signes classiques d'une méningite tuberculeuse au début de son évolution ; la ponction lombaire montre même le plus souvent une réaction lymphocytique notable, avec hyperalbuminose, puis après quelques jours le tableau clinique change rapidement, tout rentre dans l'ordre. De tels épisodes méningés peuvent ainsi se répéter à plusieurs mois d'intervalle ; finalement l'ensemencement méningé se termine par une méningite tuberculeuse généralisée mortelle, et l'autopsie révèle l'existence d'un ou de plusieurs tubercules cérébraux affleurant les méninges. Dans d'autres cas, en particulier lorsqu'il s'agit de tubercule isolé du cervelet, le diagnostic différentiel entre le gliôme et le tubercule est pratiquement impossible.

Il n'arrive guère, avec les progrès des méthodes de laboratoire et de la sérologie spécifique, de confondre *une gomme cérébrale* avec une tumeur. La très grande rareté de la gomme cérébrale solitaire rend d'ailleurs l'erreur peu fréquente. Quoi qu'il en soit, l'examen clinique simple ne fournit souvent pas d'élément différentiel décisif, en l'absence de notions étiologiques précises et de renseignements fournis par l'étude du liquide céphalo-rachidien et du sang.

Il existe enfin une catégorie de faits cliniques avec ou sans vérification anatomique qui ont été étudiés particulièrement par les auteurs étrangers et groupés sous l'étiquette générale de « pseudo-tumeurs cérébrales ». Nous n'avons jamais eu jusqu'ici l'occasion d'observer de tels cas. Quoiqu'il en soit, l'histoire clinique est d'ordinaire celle-ci : on voit apparaître d'une manière assez aiguë chez un individu jeune tous les symptômes d'une hypertension cérébrale grave mais fort peu de signes de localisation céphalée, stase papillaire ou névrite optique, attaques épileptiques, quelquefois hémiparésie. Ces symptômes évoluent pendant un temps variable et avec des alternatives d'aggravation et de régression, et le plus souvent se produit une guérison complète ou presque complète avec, par exemple, un léger degré d'atrophie optique résiduelle. Le même syndrome peut réapparaître chez le malade après plusieurs années de guérison complète apparente.

Dans les cas d'évolution particulièrement rapide et terminés par la mort, l'autopsie n'a révélé aucune tumeur, pas même de gliôme infiltré. Les données histopathologiques que nous possédons sont encore très imprécises. Alheimer aurait trouvé dans deux cas des modifications importantes et diffuses de la névroglie.

Ces cas de pseudo-tumeur cérébrale, d'ailleurs très rares semble-t-il, sont d'un diagnostic exact à peu près impossible ; seule cliniquement l'évolution particulièrement rapide des symptômes autorisera peut-être à poser ce diagnostic.

TRAITEMENT

Les signes généraux d'hypertension dictent l'intervention d'urgence, d'ordinaire simplement palliative. Les signes locaux permettent de tenter une opération définitive, une exérèse de la tumeur.

La conduite à tenir sera donc différente, suivant que les signes généraux d'hypertension seront au premier plan — c'est de beaucoup le cas le plus fréquent — ou au contraire, la localisation étant précisée et les signes généraux tout au début de leur apparition, le chirurgien pourra tenter l'ablation de la tumeur.

En pratique, on se trouve d'ordinaire le plus souvent en présence d'un malade qui souffre atrocement et qui perd la vue ; il faut, sans perdre de temps, pratiquer la trépanation décompressive : elle soulage presque immédiatement le malade ; elle l'empêche de devenir définitivement aveugle, elle lui permet de garder pour plusieurs mois en général intacte l'acuité visuelle qu'il possédait au moment de l'intervention ; il n'y a donc pas de temps à perdre, c'est une véritable intervention d'urgence.

Cette *trépanation décompressive* peut n'être que le premier temps d'une intervention plus complète, parce que souvent, en supprimant pour un temps les phénomènes d'hypertension, elle permet de mieux analyser les signes de localisation.

Il n'y a pas lieu de donner ici le détail technique de l'intervention, mais il est quelques notions que tout médecin doit retenir.

La trépanation, pour être utile, doit être large, très large, en moyenne six centimètres sur huit centimètres comme dimension de la brèche osseuse. Le siège d'élection de la trépanation décompressive simple sera la région temporo-pariétale droite, le bord antérieur de la perte de substance osseuse répondant au bord postérieur de la pariétale ascendante et son bord inférieur à un ou deux centimètres du bord supérieur du rocher dans les zones muettes du cerveau.

Dans la trépanation décompressive simple pour syndrome d'hypertension, il faut autant que possible ne pas ouvrir la dure-mère. Le pronostic est en effet dans ce cas tout différent : la trépanation simple sans ouverture de la dure-mère est presque toujours une intervention qui présente un minimum de gravité, et réalisée sous anesthésie locale, avec la technique et l'instrumentation de de Martel, elle présente un minimum de risque ; il n'est pas rare de voir les malades quitter le service chirurgical 6 à 8 jours après l'intervention. Le résultat favorable se fait presque immédiatement sentir.

Au contraire, l'incision de la dure-mère, sans soulager beaucoup plus, expose le malade aux plus sérieuses complications, hernie cérébrale, fistule du liquide céphalo-rachidien et infection méningée consécutive.

Lorsque au contraire la localisation précoce de la tumeur a pu être faite, que l'intervention n'est plus seulement palliative, mais vise à être définitive et que le chirurgien découvre la tumeur, l'incision de la dure-mère est, bien entendu, indispensable, mais avant l'ablation de la tumeur, une ligature minutieuse de tous les vaisseaux, artères et veines doit être pratiquée avant l'enlèvement de la tumeur, et celle-ci enlevée, la suture de la dure-mère doit être tentée et la fermeture des plus superficielle réalisée sans drainage, ou avec un drainage de 24 heures. Toutes ces données de thérapeutique chirurgicale sont le résultat de plusieurs années de collaboration avec le docteur Th. de Martel.

Nous ne parlerons pas du *traitement médical* des tumeurs cérébrales. Il n'existe pas ; mais nous tenons à attirer l'attention sur les conséquences funestes du traitement dit d'épreuve, lorsqu'on se trouve en présence d'une tumeur cérébrale dûment diagnostiquée. Sous le prétexte que la spécificité peut être en cause, on inflige au malade un traitement arsenical ou mercuriel ou ioduré ; cela est désastreux, et cette manière de faire doit être absolument abandonnée. Non seulement on prolonge inutilement les souffrances du malade et même on les aggrave quelquefois (iodure), mais surtout on laisse les lésions évoluer, en particulier la stase et l'atrophie optique, et lorsqu'on s'adresse enfin au chirurgien, car il faut malgré tout arriver à l'intervention, le malade est épuisé, il a perdu plusieurs semaines, bien souvent il est aveugle, ou bien l'acuité visuelle a encore baissé et l'intervention chirurgicale, comme nous l'avons vu, laisse tout au plus au malheureux patient le degré d'acuité visuelle qui existait au moment de l'opération.

Peut-être dans quelques années la radiothérapie et surtout la radiumthérapie, qui donne de si grands espoirs, permettra-t-elle d'éviter l'intervention chirurgicale et d'obtenir des résultats non seulement provisoires, comme c'est malheureusement le cas le plus souvent, mais des résultats définitifs. Nous connaissons à l'heure actuelle plusieurs cas dont l'évolution est arrêtée depuis plusieurs années, après une simple trépanation décompressive, par l'application de la radiothérapie profonde et intensive.

TROISIÈME CONFÉRENCE

PAR

M. le Dr H. CLAUDE

Professeur agrégé à la Faculté de médecine,
Médecin de l'Hôpital Saint-Antoine.

L'HYPERTENSION INTRA-CRANIENNE ET LES MÉNINGITES SÉREUSES

Messieurs,

Le problème diagnostique de l'hypertension intracranienne, de ses causes et surtout des traitements à lui opposer est souvent un des plus angoissants qui puissent se présenter à un médecin. Le syndrome est-il la manifestation d'une tumeur cérébrale, ne traduit-il qu'un état méningé bénin en soi-même, mais dont les conséquences peuvent prendre une importance très grande du fait de la compression de certains organes contenus dans le crâne? Convient-il de proposer une opération radicale sur les centres nerveux, doit-on se contenter d'un traitement général, ou mieux, se hâter de combattre l'hypertension par les moyens, de décompression le plus tôt possible? Autant de questions que vous devez résoudre dans le plus bref délai, si vous voulez que votre action thérapeutique soit efficace, et avec toute l'énergie dont vous serez capable, car bien souvent l'intervention proposée contrastera par son importance avec le caractère banal des symptômes.

Une partie de la question ayant été déjà abordée dans la leçon sur les tumeurs cérébrales, je me bornerai à vous exposer les conditions du développement de l'hypertension intracranienne dans ses formes en apparence primitives, et notamment dans ses rapports avec les méningites séreuses.

* *

Quelques mots tout d'abord, Messieurs, pour vous rappeler l'origine de ce liquide qui baigne les centres nerveux et comment il circule. Le liquide céphalo-rachidien est contenu dans les ventricules et dans les espaces sous-arachnoïdiens. Il passe des ventricules latéraux dans le troisième ventricule par les trous de Monro, du troisième ventricule dans le quatrième par l'aqueduc de Sylvius. Le quatrième ventricule communique d'une part avec l'épendyme médullaire, d'autre part avec les espaces sous-arachnoïdiens par les trous de Luschka.

Les espaces sous-arachnoïdiens sont constitués par un réticulum conjonctivo-vasculaire rempli par le liquide céphalo-rachidien formant entre l'arachnoïde et la pie-mère à la surface de la masse cérébro-spinale une sorte de matelas d'eau qui protège le tissu nerveux. Ces espaces se continuent dans les scissures ; ils prennent un développement surtout considérable au niveau de la base du cerveau, de l'isthme de l'encéphale, où ils forment de véritables réservoirs, les lacs cérébelleux. Ils se prolongent aussi le long des vaisseaux, des racines et des nerfs.

Ce liquide céphalo-rachidien dont vous n'ignorez pas les caractères physiques et chimiques est *sécrété* par les plexus choroïdes des divers ventricules dont le rôle, sans remonter jusqu'à Galien, est connu de longue date, mais a été surtout affirmé par les travaux de Faivre (1854). Luschka apporta ensuite des arguments histo-physiologiques qui mirent hors de doute la structure glandulaire de leurs éléments constituants. Le mémoire de Pettit et Gérard (1902) compléta nos connaissances, qui s'enrichirent encore des travaux contemporains de Mestrezat, de Mott, de Weed (1915), de Frazier (1915), de Dixon et Halliburton (1916), de Grynfeldt et Euzière.

Pour vous donner une idée de l'importance des villosités choroïdiennes dont je ne puis vous indiquer les caractères histologiques, je vous dirai seulement qu'on a estimé leur surface sécrétante à un mètre carré. Il n'y a pas lieu de s'étonner dans ces conditions que le liquide puisse donc, dans certaines conditions, être sécrété en abondance. Normalement chez l'adulte il semble que la quantité de liquide céphalo-rachidien varie entre 80 et 150 cmc. Mais cette quantité paraît se renouveler avec facilité, sept ou huit fois dans les vingt-quatre heures, puisque dans des cas d'écoulement par les fosses nasales à la suite des traumatismes (Verneuil, Vigouroux), on a pu recueillir plus d'un litre de liquide cérébro-spinal.

Il est d'ailleurs admis par quelques auteurs que les cellules du revêtement épendymaire qui tapisse les cavités ventriculaires peuvent dans certaines conditions participer à la sécrétion du liquide.

A la *fonction sécrétoire* s'ajoute une *fonction de résorption* et une *fonction de sécrétion interne* qui n'est pas négligeable pour qui étudie la pathologie choroïdienne. Lœper, Pellizzi, admettent que des produits de désintégration des centres nerveux, notamment des graisses, des lipoïdes divers sont résorbés au niveau de l'épithélium des plexus. Fleischmann tout récemment a soutenu l'opinion que ces organes ont un rôle antitoxique à l'égard de certains produits nuisibles qui seraient filtrés et absorbés par le revêtement plexulaire.

D'autre part, Pettit et Girard avaient avancé que les cellules des plexus choroïdes qui avaient les apparences d'une glande à sécrétion interne déversaient en réalité certains produits élaborés dans une cavité intermédiaire, mais dans le but qu'ils soient résorbés parce qu'ils avaient une destination interne. Récemment von Monokow et ses élèves ont repris cette idée et attribué aux plexus choroïdes, en commun avec d'autres organes à sécrétion interne, un rôle bio-chimique de première importance pour le développement et l'intégrité, ainsi que le fonctionnement régulier du système nerveux. Kitabayashi a exposé dernièrement cette conception et tenté de démontrer l'action protectrice et épuratrice des plexus choroïdes, notamment en cas de traumatismes psychiques ou passionnels, troublant la vie instinctive et déterminant des troubles des sécrétions internes. Il s'agit là d'une hypothèse intéressante que je me contente de vous indiquer.

Ce liquide céphalo-rachidien *circule*. Nous avons vu en effet qu'il est sécrété en abondance, que certains corps sont résorbés ; mais comment se fait la résorption de cette masse liquide ? Il était vraisemblable d'admettre un courant se produisant des ventricules vers les espaces sous-arachnoïdiens et au delà. Pour Mott cette résorption se fait à l'intérieur des ganes périvasculaires et périneurales. Dans deux cas de néoplasmes cérébro-méningés que nous avons étudiés avec Mlle Loyez (1913), nous avons pu constater la présence de cellules cancéreuses *formant un manchon dans la gaine périvasculaire* : il s'agissait d'éléments qui, des méninges, avaient *essaimé* par l'intermédiaire du liquide céphalo-rachidien. Pour quelques auteurs la résorption pourrait se faire aussi au niveau des granulations de Pacchioni communiquant avec les sinus cérébraux.

Cathelin a décrit, sous la dénomination imagée de *quatrième circulation*, le *circuit du liquide céphalo-rachidien* qui des ventricules passe dans le réservoir sous-arachnoïdien, et de là dans les gaines périvasculaires, puis dans ce qu'il appelle les *capillaires frontières* à disposition spongieuse où il est résorbé par la circulation lymphatique pour être finalement déversé dans la citerne de Pecquet, puis dans la circulation veineuse. Il existerait aussi une communication avec les lymphatiques des nerfs.

Un autre argument mérite d'être produit en faveur du mode de cette circulation ; il est tiré, Messieurs, des conditions différentes de pression dans le liquide céphalo-rachidien, le système artériel et le système veineux. La pression du liquide céphalo-rachidien à l'état normal est de 15 à 20 centimètres d'eau : elle est donc au moins quinze à vingt fois inférieure à la pression artérielle moyenne qui serait de 2 mètres d'eau, et six fois inférieure à la pression capillaire. Mais la pression veineuse que j'ai étudiée en 1913 à l'état normal et pathologique, et qui est de 10 à 12 cm. d'eau, lui est inférieure. Il est donc naturel que, des artères, le liquide céphalo-rachidien déversé dans les cavités ventriculaires, tende à gagner les capillaires lymphatiques et veineux dont la pression lui est inférieure.

D'autre part, la pression du L. C. R. varie avec la tension sanguine. Chez un artérioscléreux atteint d'accidents d'urémie nerveuse je trouve successivement les chiffres respectifs suivants, en rapport avec l'évolution de la maladie vers l'asystolie terminale.

	P. Art.	P. Vein.	P. L. C. R.
1º	28-14	12	70
2º	23-12	13	45
3º	10-12		13

En résumé, Messieurs, le liquide céphalo-rachidien, véritable matelas d'eau interposé entre les diverses parties des centres nerveux et entre celles-ci et la paroi osseuse cranio-vertébrale, protège la masse encéphalo-médullaire ; mais si le liquide est sécrété en trop grande quantité, ou si des néoformations des centres nerveux augmentent la masse du contenu par rapport au contenant, le liquide deviendra une cause de compression des tissus nerveux : l'hypertension intracranienne sera créée. Examinons maintenant en détail les conditions qui peuvent faire varier cette tension du liquide céphalo-rachidien qui est *sécrété*, qui *circule* et *doit être résorbé*.

*

Trois causes peuvent être invoquées : une exagération de la sécrétion, une gêne circulatoire, un obstacle à la résorption.

L'*exagération de la sécrétion* peut être sous la dépendance soit d'une élévation de la pression artérielle (artériosclérose, urémie, etc.), soit d'une excitation des cellules choroïdiennes par certaines substances toxiques, soit d'une irritation purement inflammatoire (méningites, épendymites). *La gêne de la circulation du liquide céphalo-rachidien* est réalisée par la compression ou l'oblitération d'origine inflammatoire, par exemple, des orifices de communication des ventricules ou des espaces arachnoïdiens, les cloisonnements de ces cavités, les néoformations intracraniennes (tumeurs, abcès, pachyméningites, etc.). Il existe des hypertensions localisées à un ou plusieurs ventricules, en raison du siège variable de la compression.

L'*obstacle à la résorption* peut être représenté par l'irruption de sang dans le liquide céphalo-rachidien, la présence de caillots, ou bien peut être constitué par les troubles de la circulation veineuse ou lymphatique : *compression des veines cérébrales*, veines de Galien surtout, phlébite des veines cérébrales, thrombose des sinus, etc.

Expérimentalement j'ai pu reproduire avec Thaon, en 1905, des hydrocéphalies ventriculaires chez le lapin, par l'injection dans le ventricule latéral des poisons tuberculeux sclérosants d'Auclair. Les orifices de communication avec l'aqueduc de Sylvius étaient oblitérés par la réaction inflammatoire scléreuse. En 1908, Verger et Cruchet ont obtenu des lésions expérimentales analogues.

Les conditions pathogéniques que nous venons de mentionner se trouvent réalisées par un certain nombre d'affections parmi lesquelles il faut citer tout d'abord les tumeurs cérébrales, les abcès et les kystes, puis les hémorrhagies cérébrales et surtout méningées, les pachyméningites et les hématomes de la dure-mère, les méningites aiguës et chroniques, syphilitiques et tuberculeuses, les troubles circulatoires en rapport avec les affections cardiaques, artérielles, rénales, les commotions cérébrales, enfin les méningites séreuses. C'est de cette dernière catégorie que je m'occuperai seulement.

* *

Que faut-il entendre par ce terme de **méningite séreuse** ? L'expression est discutable, car elle semble indiquer qu'on désigne sous ce nom des inflammations des méninges qui n'arriveraient pas à la suppuration, mais auxquelles la présence d'albumine, d'éléments figurés (leucocytes), garde souvent le caractère histologique essentiel des méningites. Or il s'agit dans les diverses variétés que nous aurons à distinguer, d'une *augmentation générale*, ou d'une *accumulation du liquide céphalo-rachidien localisée*, se produisant sous l'influence de réactions inflammatoires subaiguës du cerveau, de l'épendyme ventriculaire ou des méninges.

Les méningites séreuses sont en général l'expression d'infections ou d'intoxications atténuées qui, en raison de la nature bénigne des réactions inflammatoires, ou des séquelles de celles-ci, constituent des lésions d'un ordre particulier.

Parmi les causes les plus importantes, il faut citer les traumatismes craniens : fracture du crâne avec plaies du cuir chevelu, fractures ouvertes, plaies contuses infectées du front, du cuir chevelu — et surtout les lésions oculaires, auriculaires ou nasopharyngées.

Les lésions oculaires telles qu'ophtalmies, plaies infectées, infections par suite d'énucléations sont à retenir. Heine, sur dix-huit cas de blessures de l'œil, a trouvé 13 fois de l'hypertension intracranienne. Il a fait des constatations analogues dans des cas de kératites ou d'ulcères de la cornée. Cette notion peut avoir un certain intérêt au point de vue médico-légal, pour expliquer des phénomènes nerveux ou psychiques persistants à la suite de blessures de l'œil.

C'est surtout à la suite de lésions auriculaires que l'attention fut attirée sur les phénomènes d'hypertension intracranienne ; les premières observations de méningite séreuse ont en effet été rapportées par les otologistes qui, croyant opérer des abcès cérébraux consécutifs à des otites ou à des sinusites, rencontrèrent des exsudats méningés circonscrits ou diffus. L'observation de Lecène (1902) est un bel exemple de méningite séreuse diffuse de la corticalité cérébrale et des ventricules consécutive à une otite. L'observation d'Herzfeld (1905) concerne un cas de méningite séreuse corticale consécutive à une sinusite frontale. Les cas se sont, par la suite, multipliés.

Une autre catégorie de faits est relative à des séquelles de méningites aiguës ou chroniques datant de l'enfance, ou à des encéphalopathies infantiles avec hydrocéphalie secondaire ayant laissé des altérations épendymaires. A l'occasion d'une infection générale, ou locale (otite), d'une infection nasopharyngée, ou d'un traumatisme cranien, les accidents d'hypertension se manifestent.

Parfois, sur un terrain prédisposé par des lésions cérébro-méningées antérieures bénignes, ce sont des intoxications (alcoolisme, saturnisme) qui deviendront la cause de poussées d'hypertension ; il est possible que l'intoxication arsenicale doive être mise en cause parfois.

La syphilis est encore, soit sous la forme d'encéphalopathies infantiles, soit sous la forme de méningopathies avec ou sans lésions vasculaires, une des maladies qui peut-être à l'origine des méningites séreuses. Mais son rôle est certainement moins important que celui de la tuberculose.

Les expériences de Renaud ont démontré qu'une grande quantité de bacilles tuberculeux introduite dans le cerveau en est vite éliminée :

celles de J. Flatau et Mlle Taraponi qui introduisant du pus de ganglions bronchiques tuberculeux dans le canal rachidien des chiens par ponction lombaire ou des cultures fraîches de bacilles, constatent la disparition de ces bacilles au bout de quelques jours, prouvent la tolérance des méninges pour certaines espèces de bacilles tuberculeux. Dans ces conditions, on peut admettre que chez des individus atteints de tuberculose pulmonaire ou ganglionnaire latente, l'infection des méninges, survenant sous une influence quelconque, puisse provoquer une hyperémie méningée, une méningite séreuse curable : les bacilles tuberculeux disparaissent et les méninges reviennent à leur état normal ou conservent des altérations qui pourront être la cause de nouvelles poussées de méningite séreuse.

On sait, en effet, que Biedert a trouvé, d'après 886 autopsies d'enfants tuberculeux, des lésions méningées dans 26 0/0 des cas, et sur 864 adultes dans 8 0/0 des cas.

Tinel et Gastinel (1912) ont insisté aussi sur ces états méningés chez les tuberculeux dans lesquels, malgré la présence des bacilles, les réactions sont discrètes, passagères. Ils ont pu examiner, plusieurs années après ces accidents méningés, des individus qui succombèrent à une réinfection méningée tuberculeuse ou à la tuberculose pulmonaire. Les autopsies ont démontré qu'il y avait des lésions méningées anciennes sous forme d'hypertrophie, de kystes sous-dure-mériens, de méningites séreuses enkystées, de tubercules calcifiés, auxquelles s'ajoutaient parfois des lésions aiguës récentes. Enfin Brindzuki (1916) admet même que, chez des enfants tuberculeux, les méninges réagissent contre l'infection par une irritation ne se traduisant que par une augmentation de la pression du liquide céphalo-rachidien.

Au point de vue anatomique comme au point de vue clinique, les méninges séreuses rentrent dans les diverses catégories suivantes :

1° **Hydrocéphalie interne ou Ependymite ventriculaire ;**

2° **Hydrocéphalie externe ou méningite séreuse diffuse ;**

3° **Forme mixte :** constituée par l'hydrocéphalie externe et interne ;

4° **Formes localisées, corticales ou basilaires.**

Je ne puis vous exposer en détail la constitution anatomique de ces *méningites séreuses internes ou ventriculaires*, ou *épendymites*, dont nous devons surtout la description à Quincke (1893) et à Pierre Merle (1910). Ces auteurs ont complété les observations antérieures de Rob. Whytt, de Rilliet et Barthez, de Billroth, d'Oppenheim, de Hutinel, qui ont montré le rôle des infections et de la tuberculose dans certaines méningites atténuées, comme Bärensprung, Fournier, Sandoz indiquaient le rapport avec la syphilis héréditaire des lésions méningées subaiguës et chroniques.

La caractéristique de ces méningites séreuses internes, c'est la distension ventriculaire. Fig. 1. Les ventricules latéraux, comme le ventricule moyen, acquièrent un volume qui est le double, le triple de l'état normal; il est rare que l'hydrocéphalie chez l'adulte atteigne les proportions qu'on observe à la suite de certaines tumeurs cérébrales chez l'enfant ou dans l'hydrocéphalie congénitale. La distension des sutures et des fontanelles chez le fœtus et le nouveau-né permettent à l'hydrocéphalie d'atteindre des proportions inouïes. Les trous de Monror sont dilatés, et la cavité de l'infundibulum et la tige pituitaire au niveau du troisième ventricule sont distendues. Sur une coupe des ventricules on constate que les plexus choroïdes sont

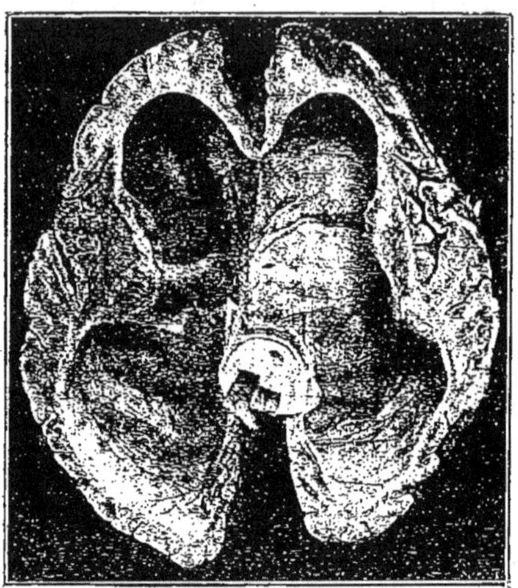

Fig. 1. — Hydrocéphalie interne. Distension des ventricules latéraux.

épaissis, congestionnés, la surface épendymaire est dépolie, lavée, elle a l'aspect dit *langue de chat*, en raison de l'état papillomateux du revêtement épithélial. Des brides cicatricielles ou des rétrécissements, des recessus lacunaires s'observent dans les cornes des ventricules, ainsi que des symphyses partielles. Sur une coupe l'épendyme ventriculaire apparaît épaissi, et il est le siège de lésions chroniques, comme on en observe d'ailleurs communément chez les vieillards (épendymites granuleuses, réticulées, états cryptiques, varioliformes, pachy-péri-épendymites). Dans certains cas, des altérations plus caractéristiques de la syphilis ou de la tuberculose ont pu être retrouvées.

Enfin s'il existe dans certains cas une dilatation de l'aqueduc de Sylvius et de l'épendyme médullaire (hydromyélie), ainsi que j'en ai observé un fort bel exemple avec Cl. Vincent et Levy-Valensi, il y a parfois de l'atrésie ou une oblitération des orifices de communication.

Vous imaginez aisément que le tableau clinique est alors extrêmement complexe, comme nous le verrons tout à l'heure.

Les *méningites séreuses diffuses de la corticalité cérébrale* qui coexistent souvent avec les épendymites sont constituées par la distension des espaces sous-arachnoïdiens sur une plus ou moins grande étendue. Elles sont la conséquence de l'accumulation du liquide céphalo-rachi-

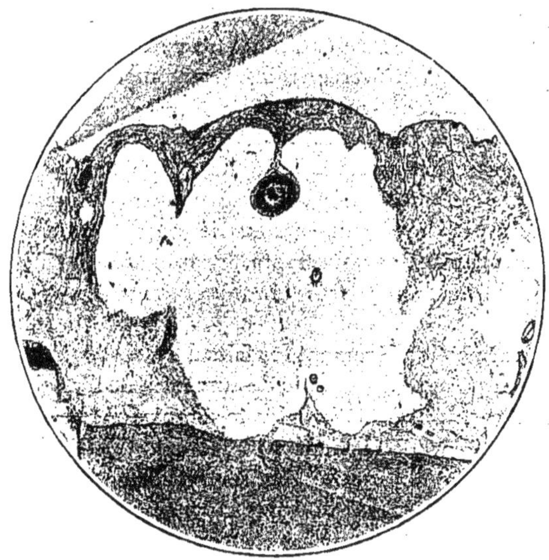

Fig. 2 — Photographie représentant la distension des espaces sous-arachnoïdiens, avec épaississement des travées sur une coupe histologique.

dien qui, après s'être infiltré et collecté dans les espaces, y séjourne soi par suite de la distension même qui fait obstacle à la circulation, soit par suite de cloisonnements dus à des processus inflammatoires antérieurs. Macroscopiquement c'est sur le vivant, lors d'interventions chirurgicales, qu'on se rend mieux compte de l'aspect de l'hydrocéphalie externe : à la surface du cerveau après ouverture de la dure-mère, l'arachnoïde est épaissie, sa surface est surélevée et a parfois un aspect bosselé, gélatineux par suite d'une série de petites formations pseudokystiques qui sont dues aux travées des espaces arachnoïdiens épaissies, et circonscrivent des alvéoles distendues par le liquide cérébro-spinal. — Quelquefois la surface est plane et lorsqu'on incise la méninge elle s'aplatit après issue du liquide qu'elle contenait. C'est pourquoi cette distension des espaces arachnoïdiens apparaît si rarement aux autopsies, à moins qu'on ne procède très délicatement à l'enlèvement du cerveau. A la base il est presque toujours impossible de ne pas ouvrir les lacs arachnoïdiens distendus. Lorsque le processus méningé est déjà de date ancienne, l'arachnoïde et les travées des espaces sclérosés prennent une certaine consistance et l'on peut obtenir des coupes histologiques qui, comme celles que je vous présente (fig. 2), permettent de bien se rendre compte du processus de distension des espaces arachnoïdiens. On conçoit que le liquide en pénétrant entre les scissures et les écartant, puisse comprimer les circonvolutious et modifier l'activité fonctionnelle des centres sous-jacents.

La *méningite séreuse* peut enfin rester *circonscrite* à des régions très limitées de la corticalité ou de la base de l'encéphale ou même de la région ponto-cérébelleuse. C'est la forme qui a été particulièrement décrite dans ces dernières années sous le nom de méningite séreuse circonscrite, arachnitis circumscripta, kystes séreux méningés — à la lumière des faits de même ordre indiqués au niveau de la méninge spinale.

Je vous citerai particulièrement les faits d'Emerson (1906), de Frazier (1906), qui ayant posé le diagnostic de tumeurs de l'angle ponto-cérébelleux se trouva en présence d'un kyste séreux dont l'ouverture assura la guérison du malade. — Krause et Placzeck (1907) décrivirent de même des kystes de la fosse cérébrale postérieure. Finkelstein, en 1908, apporte l'observation d'un kyste de même nature à la base du cerveau. Unger (1908), ayant diagnostiqué une tumeur du cervelet, eut la surprise de n'ouvrir qu'un kyste de l'angle ponto-cérébelleux.

Au niveau de la corticalité cérébrale les formes circonscrites sont plus rares qu'à la base du cerveau. Axhausen publie néanmoins en 1909 une observation très démonstrative. La même année nous rapportons avec M. Raymond une observation anatomo-clinique qui peut être considérée comme intermédiaire entre la forme diffuse et la forme circonscrite. Ce cas était d'autant plus intéressant que nous avons décrit des lésions d'encéphalite sous-jacente à la méningite séreuse et des symptômes qui ont permis de se demander rétrospectivement s'il ne s'agissait pas d'un cas d'encéphalite léthargique du type myoclonique sporadique. Tout récemment un cas d'encéphalite épidémique avec méningite séreuse circonscrite vient d'être publié. D'ailleurs j'ai pu retrouver deux fois des formations pseudo-kystiques très développées à la surface de la corticalité cérébrale chez des tuberculeux : voici l'un de ces cas déjà figuré dans un article de *Paris médical* (fig. 3 et 4). Je pourrais vous citer d'autres faits publiés depuis par Muskens, Ströbe et cette année encore par Uréchia (kystes comprimant les lobules paracentraux).

Quel que soit son siège, la collection kystique se développe dans les espaces arachnoïdiens où, à la faveur de poussées inflammatoires antérieures, ou d'un processus irritatif créé directement lors de la réaction méningée, se constituent des cavités limitées par des adhérences, une symphyse méningée localisée. Ströbe a étudié la formation de ces adhérences qui s'expliquent bien, comme les adhérences pleurales, chez des tuberculeux par ces processus inflammatoires bénins dont nous avons indiqué plus haut la fréquence relative.

Il est possible toutefois que certaines

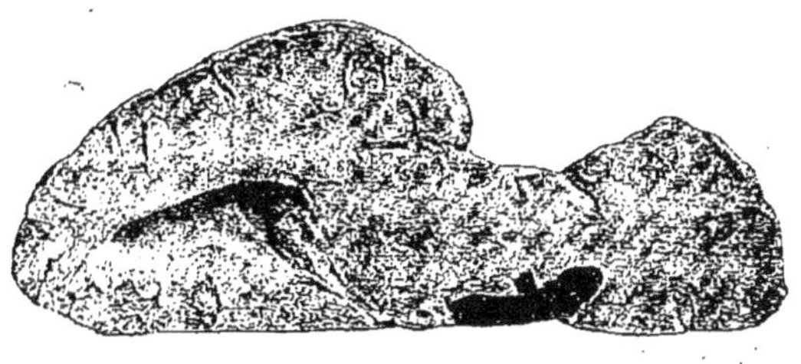

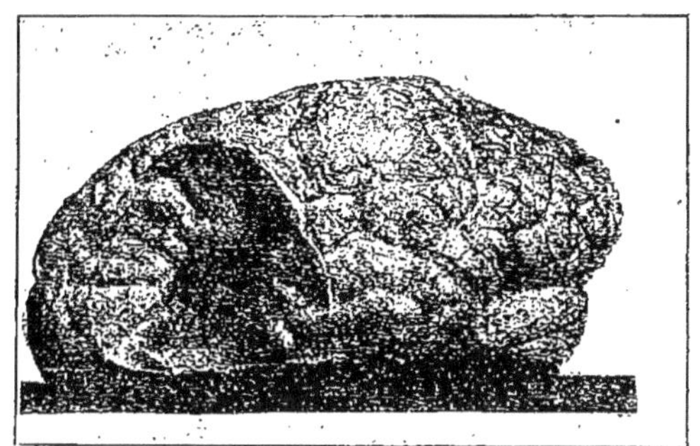

Fig. 3 et 4. — Dépression de la corticalité cérébrale causée par une formation pseudo-kystique méningée.

réactions méningées circonscrites, consécutives à des traumatismes craniens, des lésions oculaires ou auriculaires, facilitent la formation d'adhérences d'abord partielles, disposées de telle sorte que plus le liquide pénètre sous pression dans les espaces sous-arachnoïdiens qu'il distend et déforme, plus sa circulation est gênée, les orifices de communication s'étranglant et s'oblitérant, ce qui favorise de nouvelles adhérences et limite d'une façon définitive la néoformation kystique.

L'arachnitis œdémateuse produit alors un double effet : elle refoule les parties sous-jacentes du cerveau, les comprime, les irrite, et d'autre part elle tend à faire saillie vers la dure-mère comme une tumeur, ajoutant en core une cause d'hypertension intracranienne à celles qui pourraient exister déjà antérieurement.

Lorsqu'on ouvre à l'autopsie une de ces cavités comme celle qui est figurée (fig. 3), il est difficile de se rendre compte du volume qu'elle pouvait avoir pendant la vie. Parfois elle est nettement circonscrite par une sorte de bourrelet épaissi, comme dans mon cas, parfois elle se continue insensiblement avec les parties voisines. A l'intérieur, en examinant la poche sous l'eau on voit des tractus conjonctifs constituant des cloisons incomplètes. Le liquide contenu dans ces kystes est parfois clair, limpide, eau de roche, pauvre en albumine et en éléments cytologiques. Parfois il a une coloration rouge ou citrine, et est riche en albumine, car il contient ou a contenu du sang. La tension de ce liquide n'a pas été mesurée.

Tel est, Messieurs, rapidement esquissé l'aspect général des lésions dans ces cas de méningite séreuse. Si l'hydrocéphalie interne par excès de sécrétion du liquide céphalo-rachidien ou par insuffisance de résorption est acceptée depuis longtemps comme entité morbide, on a discuté beaucoup l'origine et même l'existence de ces méningites séreuses de la corticalité et de la base surtout dans les formes circonscrites. On a pensé qu'il ne s'agissait peut-être que d'une sorte d'œdème banal des espaces arachnoïdiens qui finirait par distendre ceux-ci surtout lorsqu'il existe des lésions encéphalitiques. Il n'est pas douteux qu'à la suite d'encéphalopathies infantiles avec atrophie des circonvolutions ou à la suite de ramollissement de la corticalité ou puisse voir souvent des pseudo-kystes méningés. De même comme conséquence de la période agonique de bien des états cardio-rénaux ou dans certaines cachexies, on trouve à l'autopsi e un œdème diffus des méninges arachnoïdiennes. Mais il ne s'agit pas là de faits analogues à ceux que je viens de mettre sous vos yeux. Ströbe et plus récemment Christiansen, à la Société de Neurologie (1919), ont émis l'opinion que ces kystes arachnoïdiens bien circonscrits ne constituaient pas des lésions primitives, qu'ils étaient consécutifs à un processus méningé antérieur (Ströbe), ce qui est une explication très plausible, ou qu'ils étaient symptomatiques d'un processus néo-plasique du voisinage. Christiansen a rapporté, en effet, une série de cas dans lesquels, après avoir ouvert un kyste de la région de l'angle ponto-cérébelleux, on découvrit, grâce à une recherche soigneuse, une néoplasie sous-jacente. Je ne conteste pas la réalité de certains de ces faits, mais les observations que je vous rapporterai tout à l'heure prouvent bien que certaines formations pseudo-kystiques sont indépendantes des tumeurs. Dans le cas d'Axhausen et dans celui d'Urechia l'opération ne fit découvrir également aucune tumeur.

Il convient maintenant de vous montrer les effets de cette hypertension intracranienne. Comme je vous l'indiquais il y a quelque temps, le liquide céphalo-rachidien hypertendu dans les cavités ventriculaires, tend à refouler la substance cérébrale de dedans en dehors contre la boîte cranienne, et dans le cas de méningite séreuse de la corticalité, de la base ou de l'isthme de l'encéphale à refouler au contraire vers l'intérieur les parties voisines, les déprimer ou les repousser contre la paroi osseuse du côté opposé.

Vous concevez aisément que tous les organes délicats situés à la

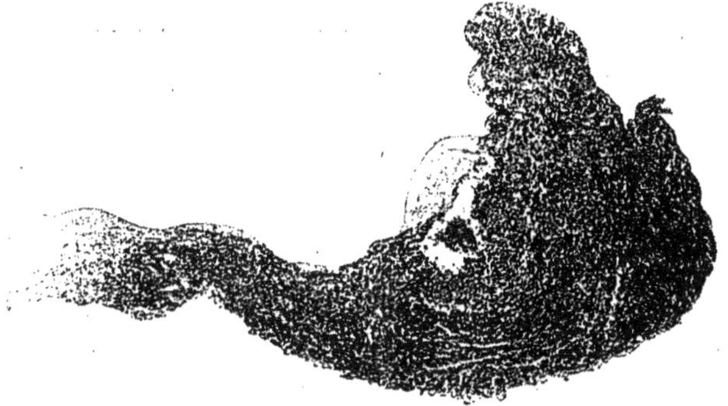

Fig 5. — Coupe histologique de l'hypophyse dans un cas de compression moyenne.

base du cerveau et surtout les nerfs qui émanent de l'isthme de l'encéphale pourront être ainsi comprimés et tiraillés. Parmi ceux-ci, l'un de ceux qui donnent lieu à des signes de paralysie de la façon la plus nette et le plus tôt, c'est le nerf de la VIe paire, le moteur oculaire externe, de telle sorte que cette paralysie ne peut être considérée comme un signe de localisation. La cinquième paire, la septième et la troisième sont aussi assez fréquemment lésées. Enfin une importance particulière doit être accordée au nerf optique et à un degré moindre aux nerfs de la huitième paire (auditif et vestibulaire). Ces compressions sont aussi fréquentes dans les cas de tumeurs que dans les cas de méningites séreuses et sont fonction du degré de l'hypertension ou de la localisation du processus méningé. L'augmentation de pression fait aussi sentir son action sur les racines spinales, et l'on peut observer des lésions de celles-ci, comme l'ont montré Raymond et Lejonne. Enfin toute la statique cérébrale, surtout au niveau de la région délicate de

l'isthme de l'encéphale, peut être troublée par la dilatation ventriculaire
et les formations pseudo-kystiques, de sorte que les rapports anatomiques
normaux sont modifiés, et certains signes, tels que ceux qui indiquent
une irritation de la voie pyramidale ou des connexions cérébelleuses,
sont l'expression des troubles apportés dans la configuration de
régions déterminées, notamment de la région pédonculo-cérébelleuse,

Mais en dehors des compressions des nerfs, des vaisseaux, et des
diverses parties de la masse encéphalo-médullaire, il convient de nous
arrêter aux désordres engendrés par la compression de l'hypophyse
dont j'ai cité de nombreux exemples analogues à celui que vous avez
sous les yeux et sur lesquels, j'attire particulièrement votre attention.
Je veux parler de la compression de l'hypophyse (fig. 5).

Je vous ai déjà indiqué que sous l'influence de la distension du

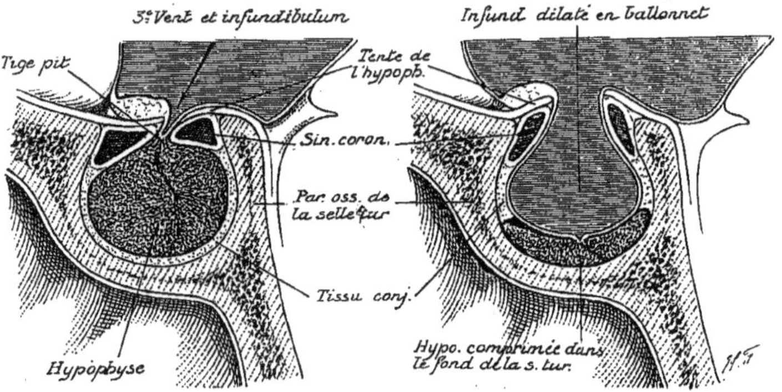

Fig. 6. — Schéma représentant la compression de l'hypophyse par l'infundibulum distendu.

troisième ventricule la région infundibulaire et la tige pituitaire sont
refoulées vers la selle turcique ; en se dilatant progressivement, à la
façon d'un ballonnet, cette partie déprime de plus en plus l'hypophyse,
de sorte que cette glande finit par être aplatie dans le fond de la cavité,
à tel point que des recherches minutieuses sont parfois nécessaires pour
la découvrir et qu'on pourrait croire à sa disparition (fig. 6, schéma). Dans
certains cas ce n'est que par l'examen histologique que j'ai pu reconnaître sa présence, n'ayant eu à l'autopsie sous les yeux qu'une mince
lame d'apparence fibreuse. Vous comprenez aisément que cette compression ne va pas sans entraîner des désordres non seulement dans le fonctionnement de la glande pituitaire, mais aussi, surtout chez les sujets
jeunes, sur le fonctionnement des autres glandes en voie de développe-

ment, en raison des synergies endocriniennes dont nous apprenons chaque jour davantage à connaître l'importance. Il en résulte que parmi les éléments du syndrome d'hypertension intracranienne dont nous allons aborder l'étude, nous aurons à faire une place au *syndrome endocrinien secondaire.*

Le syndrome d'hypertension intracranienne se manifeste dans sa forme commune par des phénomènes subjectifs et des signes objectifs ; ces derniers ont une valeur telle qu'ils nous arrêteront surtout, les premiers n'ayant qu'une valeur d'orientation générale.

Les symptômes subjectifs sont avant tout la céphalée et les vomissements. La céphalée peut être localisée ou diffuse, constante ou passagère, généralement tenace, réveillée par les efforts, les changements de position, les mouvements. Les vomissements ont le caractère du vomissement dit céphalique, se produisant sans nausée, sans efforts, en fusée, à l'occasion des mouvements ou après les repas. Ajoutez à ces symptômes, sur lesquels je ne puis insister davantage, les étourdissements, les vertiges qui peuvent traduire une irritation de l'appareil vestibulaire ou de l'appareil cérébelleux, des douleurs dans la face ou dans les membres en rapport avec des compressions nerveuses ou radiculaires. Les troubles oculaires, éblouissements, mouches volantes, diminution de la vue sont des symptômes tardifs. Il faut bien savoir que des altérations du fond de l'œil peuvent exister sans que le sujet se plaigne d'aucune diminution de l'acuité visuelle.

Celle-ci doit être recherchée, et je ne saurais trop vous recommander, quand vous aurez quelque raison de soupçonner l'existence d'un syndrome d'hypertension intracranienne, de ne pas méconnaître les deux signes capitaux de celui-ci, à savoir les modifications du fond de l'œil et les modifications du liquide céphalo-rachidien.

Les modifications du fond de l'œil, qu'il n'est pas de ma compétence de vous décrire en détail, consistent tout d'abord en un trouble dans la circulation de la papille et de la rétine, caractérisée par la dilatation des veines, le rétrécissement des artères, des hémorrhagies, de l'œdème qui donne une coloration blanchâtre à la papille, laquelle fait saillie, enfin la névrite optique qui représente une altération à peu près irréductible, stade ultime d'un processus caractérisé à la fois par le trouble circulatoire, l'œdème et l'irritation du nerf optique avec sclérose consécutive. Ces lésions, qui sont le reflet de la gêne de la circulation dans la gaine du nerf optique distendue par le fait de l'hypertension, s'accompagnent d'une diminution de l'acuité visuelle, puis d'amblyopie et d'amaurose. La diminution de l'acuité visuelle même très accusée peut, lorsqu'elle n'est conditionnée que par la stase et l'œdème, rétrocéder. Mais il est d'une importance capitale de combattre la stase le plus tôt passible, afin d'éviter la constitution de la névrite optique. Combien de cécités survenues sans causes bien déterminées auraient pu être évitées si l'on avait pris la précaution de dépister l'origine de certaines céphalées par l'examen du fond de l'œil et par la ponction lombaire.

La ponction lombaire s'impose, en effet, chez tout sujet qui présente une céphalée, quelques vertiges et des vomissements qui ne cèdent pas aux moyens thérapeutiques ordinaires mis en œuvre. Quel renseignement donnera la ponction lombaire ? Elle permettra d'apprécier la constitution chimique et cytologique du L. C.-R., et surtout de reconnaître l'excès de pression de celui-ci.

L'hypertension est encore trop souvent caractérisée pour les médecins par la force du jet de liquide qui s'échappe par l'aiguille ou par le nombre de gouttes qui tombent à la minute. Ces procédés d'appréciation sont grossiers et trompeurs. Grossiers, car si nous n'apprécions plus la fièvre par la rapidité du pouls, il n'y a pas de raison de reconnaître l'hypertension par la rapidité d'écoulement du liquide ; trompeurs, car j'ai noté des pressions très fortes alors que le liquide s'écoulait goutte à goutte.

Il faut donc mesurer la pression du L. C.-R., et c'est une précaution qu'on est en droit de réclamer d'un médecin qui sur la constatation d'une hypertension soupçonnée va décider d'ouvrir le crâne à son malade. Depuis longtemps les auteurs qui ont étudié l'hypertension, et notamment les méningites séreuses, ont construit des manomètres et indiqué les résultats de leur constatation : Quincke employait le manomètre à air libre ; le liquide céphalo-rachidien, en montant dans le tube de verre vertical adapté à l'aiguille, indiquait la pression en centimètres d'eau. Krönig, Kausch ont apporté des modifications de détail à cet appareil, à qui l'on peut reprocher de donner des indications inexactes, car à mesure que le liquide s'écoule et monte dans le tube, la pression diminue. Wilms construisit un manomètre à mercure pour éviter la déperdition du liquide, mais cet appareil est peu sensible. Neisser, J. Parisot, ont employé, pour éviter aussi la déperdition du liquide, des manomètres en U contenant de l'eau. Ces appareils sont d'un maniement peu commode au lit du malade.

J'emploie depuis 1912 un manomètre anéroïde qui est peu encombrant et qui a l'avantage de donner la pression « au départ », dès que le liquide pénètre dans l'aiguille, tout en laissant échapper très peu de liquide (figure 7). Le ro-binet à trois voies qui met en communication la cavité arachnoïdienne du ventriculaire tantôt avec le manomètre, tantôt avec l'extérieur, permet de mesurer de nouveau la pression après une éva-cuation des quelques cen-timètres cubes de liquide, et de ne procéder qu'à une décompression très lente, suivant le degré d'ouver-ture, les décompressions trop brusques n'étant pas sans danger dans les hy-pertensions, surtout lors-qu'elles sont dues aux tumeurs.

La pression normale du liquide céphalo-rachi-dien, comme je vous l ai déjà indiqué, est de 15 à 20 centimètres d'eau, le sujet étant ponctionné au niveau de la région lom-baire, dans le cul-de-sac dural et dans la *position*

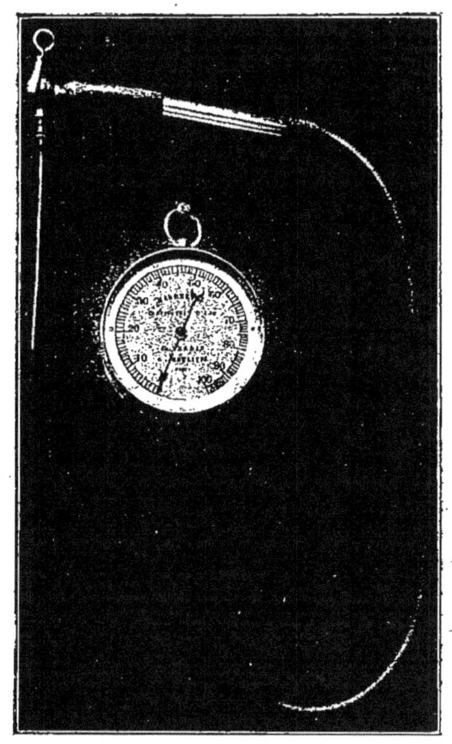

Fig. 7. — Manomètre avec l aiguille à ponction lombaire contenant le mandrin et montée sur le robinet.

horizontale. Si le sujet est ponctionné dans la position verticale, cette pression est supérieure de 8 à 10 centimètres. Les secousses de toux, les mouvements, les efforts augmentent la pression On peut estimer qu'il y a un certain degré d'hypertension quand le mano-mètre indique 25 centimètres d'eau dans les conditions de calme du sujet. Dans les hypertensions moyennes on note des pressions de 35 à 50 cm. d'eau avec un abaissement assez rapide après prélève-ment de 3 à 4 cm. Dans certains cas j'ai observé une pression de 80 à 100 cm. d'eau : le liquide garde encore une pression de 30 à

40 cm. cubes d'eau, et plus après écoulement de 10 cm. cubes de liquide.

Quant aux caractères chimiques et cytologiques du liquide, ils varient suivant la cause de l'hypertension. Je vous en reparlerai quand nous discuterons le diagnostic. Voyons d'abord comment se présentent à nous en clinique les diverses variétés des méningites séreuses, par une série d'exemples.

*
* *

C'est à Quincke (1893) qu'on doit la première description des diverses formes cliniques d'hydrocéphalie interne, de *méningite séreuse acquise* ; je ne m'occuperai d'ailleurs ici que de ces affections.

Il s'agit de sujets ayant le plus souvent un *passé méningé* qui s'est traduit par de la céphalée, des convulsions, des réactions diverses qui ont été qualifiées de méningées, survenues sans cause ou à l'occasion d'un état toxi-infectieux mal déterminé ; parfois la tuberculose peut être suspectée, ou bien enfin c'est à l'occasion d'une otite ou d'un traumatisme cranien que les accidents surviennent.

Quand la méningite séreuse se manifeste elle peut revêtir une forme aiguë, subaiguë ou rémittente à poussées successives. De toutes façons elle se révèle par les éléments du syndrome que j'ai déjà indiqués et dont les exemples suivants fixeront suffisamment les types cliniques dans votre esprit.

Une femme de 43 ans dont j'ai publié l'observation autrefois avec A. Baudouin est prise brusquement sans raison, sans état fébrile, à l'atelier, de céphalée, de nausées, puis de vomissements les jours suivants. Par la suite apparaissent successivement des paralysies de la VIe et de la VIIe paire droite. Elle vient à la Salpêtrière, où nous constatons qu'elle présente de plus certains symptômes d'ordre cérébelleux. Un examen oculaire montre une stase papillaire très prononcée avec acuité visuelle réduite à 1/3. la tension du liquide céphalorachidien est de 25 centimètres d'eau. Traitée par la ponction lombaire, cette femme sort très améliorée, ses paralysies ont disparu ; mais trois semaines plus tard elle nous revient, accusant une recrudescence de la céphalée, elle est soumise de nouveau à une série de ponctions lombaires et guérit définitivement. Revue sept mois plus tard, l'acuité visuelle de cette femme était redevenue normale. Voilà un exemple d'une forme aiguë à rechute.

En voici un autre exemple que j'aurais pu vous présenter si la malade ne s'était refusée à se rendre devant vous. C'est une jeune femme de 25 ans qui n'a pas d'antécédents héréditaires ou personnels importants. Elle paraissait et paraît encore d'une bonne santé. Elle a une petite fille très normale. Elle n'a jamais souffert des yeux, du nez ou des oreilles. En janvier ou février 1920 elle se plaint de légers étourdissements, puis de nausées et de vomissements, de quelques maux de tête, ses règles étaient peu abondantes, elles se sont supprimées. Mais l'on reconnaît le début d'une grossesse et tous les phénomènes paraissent s'expliquer. Au troisième mois, fausse couche provoquée. A la suite, céphalée de plus en plus vive, vomissements, enfin apparition d'une diplopie par parésie du droit externe droit. C'est dans ces conditions qu'elle entre dans mon service de l'hôpital Saint-Antoine le 15 mai 1920. L'examen nous montre, en dehors de la céphalée intense, des vomissements et d'une douleur de la région cervicale avec raideur de la nuque, sensation de raideur et de fourmillement dans l'épaule et le membre supérieur gauche, une diplopie avec strabisme interne de l'œil droit, une parésie faciale droite. L'examen oculaire fait par le D' Dupuy Dutemps indique une stase papillaire considérable avec fort œdème, dilatation veineuse, taches blanches, quelques hémorrhagies de voisinage; légère obnubilation de la vue. La ponction lombaire nous montre une pression de 100 centimètres ; après écoulement de 5 centimètres, elle reste encore à 55. Pas de lymphocytose, pas d'hyperalbuminose, la réaction de Bordet-Wassermann est négative dans le sang et dans le liquide céphalo-rachidien. Néanmoins, on institue un traitement mercuriel et arsenical en même temps qu'on pratique une série de ponctions lombaires.

Pendant un mois on ne constate pas de modifications, la parésie oculaire paraît s'accentuer, les réflexes rotuliens sont très diminués, les réflexes des membres supérieurs ont disparu. La stase papillaire reste toujours aussi accusée avec hémorrhagies et taches blanches. Mais les ponctions lombaires avaient montré une diminution de la pression qui fut successivement de 100, 100, 88, 70, 55, 48. La réaction de Wassermann restait toujours négative dans le sang et le liquide céphalo-rachidien ; on ne trouvait pas de lymphocytes, mais une légère albuminose.

Vers le 20 juin, au moment où, en raison de la progression des symptômes, nous allions faire pratiquer une craniectomie décompressive. une amélioration notable se produit en quelques jours : la céphalée diminue, ainsi que la parésie faciale et la paralysie du droit externe.

Les réflexes tendineux des membres réapparaissent et le cinquième examen oculaire, pratiqué le 30 juin, indique une diminution de la stase papillaire. Nous faisons encore deux ponctions lombaires, et la malade se trouve si améliorée qu'elle réclame sa sortie le 13 juillet. Par la suite, nous n'avons pu continuer ni le traitement spécifique, ni les ponctions lombaires, en raison de l'indocilité de la malade qui, se trouvant en parfaite santé, néglige de suivre les indications qu'on lui donne. Nous l'avons revue toutefois à la fin d'août 1920. La diplopie, qui n'a été améliorée que lentement, a disparu ; la malade accuse encore quelques brouillards devant les yeux. En octobre 1920, l'examen oculaire indiquait des papilles floues en raison de l'ancienne stase papillaire, des vaisseaux grêles, mais si l'œdème a disparu, on voit encore à droite quelques hémorragies voisines de la papille, et l'acuité visuelle est de 1/3 des deux côtés. Enfin tout récemment (juin 1921) j'ai pu faire examiner de nouveau cette malade, qui ne se plaint plus d'aucun trouble général ou fonctionnel, son acuité visuelle reste diminuée (1/3 et 1/2). Il s'agit là de lésions résiduelles, mais il n'y a plus de symptômes d'hypertension. Faut-il attribuer la plus large part des succès thérapeutiques au traitement spécifique, même en l'absence d'antécédents spécifiques, de toute réaction méningée et du Wassermann négatif, ou à la ponction lombaire ? Je crois que les deux interventions ont eu une action favorable, et c'est là un fait sur lequel j'attire votre attention car, même si l'origine des accidents a été dans le cas présent la syphilis, l'hypertension devait être combattue par le seul moyen approprié, la décompression. Le traitement antisyphilitique, en supposant qu'il eût été légitimement indiqué, n'eût pas eu une action suffisante.

Mais il est un autre ordre de faits que je dois mentionner. Si cette jeune femme paraît être guérie des accidents de méningite séreuse qui ont provoqué tous les troubles qui nous ont assez justement alarmés et qui, encore aujourd'hui, nous incitaient à lui recommander de se soumettre au traitement de nouveau, elle nous est revenue parce qu'elle remarque qu'elle engraisse considérablement depuis quelques mois et que ses règles sont à peu près nulles. C'est là surtout ce qui l'inquiète. Ces troubles sont, à mon avis, la conséquence de la compression de l'hypophyse provoquée par la distension ventriculaire, ils indiquent l'existence d'un syndrome endocrinien sur lequel je reviendrai.

En tout cas cette observation nous montre combien il faut être prudent avant de porter le diagnostic d'hypertension par tumeur cérébrale.

La malade que je vais vous présenter est un exemple d'une forme subaiguë rémittente d'origine auriculaire. Il y a 9 ans elle fut opérée pour mastoïdite. En août 1919 elle se plaint à nous de céphalée, nausée, vomissements, troubles de la vue et bourdonnements de l'oreille gauche. Le Dr Dupuy Dutemps, qui examine ses yeux, signale un œdème papillaire. J'engage cette personne à entrer dans le service, mais je ne la revois plus qu'en février 1920, époque où j'obtiens qu'elle me laisse pratiquer une ponction lombaire. La pression du L. C.-R. est de 42 centimètres, pas de lymphocytose, Wassermann négatif dans le liquide céphalo-rachidien. Quelques ponctions lombaires font baisser la pression et l'œdème papillaire disparaît. La malade se considère comme guérie, quand en août 1920 les phénomènes généraux et les troubles de la vue reparaissent ; la malade souffre de l'oreille et est opérée pour une récidive de mastoïdite. Elle me revient en novembre 1920, elle a alors de la stase papillaire, avec œdème ; elle souffre de vives douleurs de tête. La ponction lombaire montre une pression de 45 centimètres qui s'abaisse à 32 cm. seulement après évacuation de 10 cm. On note une légère lymphocytose et 0,60 centigr. d'albumine. Malgré les ponctions lombaires répétées trop rarement, car la malade ne nous revient que de loin en loin, la pression reste élevée entre 35 et 40 cm. ; la stase papillaire a cependant régressé, mais il existe une atrophie partielle de la papille avec vision à 1/3 et 1/6.

Cette malade, comme beaucoup d'autres, ne souffrant plus des phénomènes généraux d'hypertension, s'apercevant peu de la diminution de son acuité visuelle, se prête difficilement à une thérapeutique active. Elle aussi nous signale que ses règles, très irrégulières, tendent à disparaître, qu'elle grossit et qu'elle présente des poussées congestives vers les seins.

. Ce cas rentre donc bien dans la variété de *méningite séreuse à évolution subaiguë ou chronique avec rémittences* ; souvenez-vous de la fréquence de ces méningites chez les sujets qui ont un passé otitique. Comme le précédent, ce cas pourrait être rangé dans la catégorie de ceux qui ont été décrits sous le nom de *Pseudo-tumeur cérébrale*. J'aurai l'occasion de vous en montrer encore d'autres exemples.

. Les formes cliniques de ces variétés non localisées sont d'ailleurs très nombreuses. Chez les enfants on peut observer plusieurs épisodes subaigus répondant à des poussées de méningites bacillaires curables que je vous ai déjà signalées. Ces processus méningés se manifestent par la céphalée, l'abattement, la raideur de la nuque, les convulsions, parfois simplement la céphalée, l'augmentation de volume de la tête, par disjonction des sutures se traduisant à la percussion par le bruit de pot fêlé, des troubles du caractère, de l'intelligence, et ultérieurement il n'est pas rare d'observer l'épilepsie. Ces cas se distinguent de la méningite tuberculeuse aiguë par l'absence ou le petit nombre de lymphocytes, l'absence d'albumine et de bacilles dans le L. C.-R. Il est possible de voir se produire des reprises du processus à longue échéance.

Une jeune fille dont j'ai publié l'observation anatomo-clinique avec Cl. Vincent et Levy-Valensi, fut atteinte à l'âge de 12 ans (1902) d'une épendymite aiguë caractérisée par la céphalée, les vomissements, des crises nerveuses, une douleur dans la jambe et le bras droit ; cette affection dura six mois, avec des alternatives diverses ; la malade guérit et resta guérie quatre ans. Elle put travailler et passer des examens. En mars 1908, à 17 ans, elle fait une rechute caractérisée par les mêmes accidents : céphalée, raideur de la nuque, agitation, crises nerveuses d'apparence névropathique. En mai 1908, elle est amenée à la Salpêtrière parce qu'elle présente une paraplégie spasmodique. Une ponction lombaire montre que le liquide céphalo-rachidien est clair, sans albumine, sans éléments figurés, hypertendu. Cette troisième phase dure quelques semaines, quand survient une quatrième phase d'épendymite avec céphalée intense, la stase papillaire bilatérale apparaît alors, ainsi qu'une paralysie de la sixième paire ; nous faisons pratiquer une craniectomie, mais la malade succombe bientôt. A l'autopsie, hydrocéphalie avec énorme dilatation ventriculaire, cavités médullaires et hydromyélie, avec réactions pachyméningitiques. Cette histoire permet bien de suivre les différentes étapes de l'*épendymite cérébrale avec des rechutes à longs intervalles et la complication secondaire d'hydromyélie ayant donné lieu à un tableau de myélite transverse.*

D'autres cas d'épendymites cérébrale sont d'une interprétation très délicate, par exemple ceux qui se traduisent surtout par des *troubles intellectuels.*

Un homme de 53 ans, architecte, ayant eu des convulsions dans l'enfance et des accès de céphalée violente dans sa jeunesse ainsi que quelques crises comitiales frustes, présente, à l'âge de 27 ans, une cécité progressive survenue à la suite de céphalées persistantes. Pendant 20 ans, son état reste stationnaire, sauf quelques crises de céphalée. En 1908, à 49 ans, il est atteint de bourdonnement d'oreilles, de vertiges, de troubles de l'équilibration et devient complètement sourd. En 1912, je suis appelé à l'examiner pour des manifestations d'hallucinose (hallucinations auditives conscientes sans état délirant avec crises d'excitation provoquées par la fatigue sensorielle). A l'examen, je trouve une abolition des réflexes tendineux ; le malade signale quelques douleurs dans les membres. Pensant à un tabes, je fais une ponction lombaire, je retire un liquide clair, ne contenant que quelques rares lymphocytes et une légère quantité d'albumine, mais hypertendu (42 cm.) Wassermann négatif dans le sang et le liquide céphalo-rachidien. Il ne s'agissait donc pas d'un tabes mais d'une méningite séreuse, d'une hydrocéphalie interne à poussées successives, ayant causé la cécité et la surdité et qui provoquait les crises d'hallucinose. Les ponctions lombaires répétées pendant plus de deux ans firent tomber la pression à 20-24 cm., en même temps que les crises de céphalées et d'hallucinations s'espaçaient. Dans ce cas, le syndrome d'hypertension n'avait même pas été soupçonné, c'est la ponction lombaire qui le révéla.

Je ne saurais trop multiplier les exemples, car ils vous montreront mieux qu'une description pathologique sèche les différentes formes que peut revêtir l'hydrocéphalie acquise, laquelle apporte, même à un observateur averti, des surprises que les investigations plus complètes auraient pu éviter.

Un homme de 42 ans, tailleur, m'est adressé en 1911 à la Salpêtrière. Depuis 1907, il présente de la céphalée, des troubles du caractère à teinte mélancolique et surtout une amnésie de fixation des plus curieuses — sans état démentiel. J'ai rapporté son observation à la société de Psychiatrie avec Lévy-Valensi et Quercy. Quand nous l'examinons, nous apprenons qu'il a eu quelques petites crises comitiales, il a souffert de douleurs à type radiculaire, ses réflexes tendineux sont abolis. Il existe de la névrite optique avec altération de la papille. La ponction lombaire montra l'existence d'une légère lymphocytose avec Wassermann positif. Malgré l'absence de tout antécédent, nous pensâmes à une syphilis cérébrale à forme méningée. — A cette époque nous n'avions pas encore l'habitude de mesurer systématiquement la tension du liquide céphalo-rachidien : l'idée d'une épendymite avec hydrocéphalie conditionnée peut-être par la syphilis possible ne prévalut donc pas. Et pourtant, on nous indiquait que cet homme avait des *accès de céphalée fréquents avec vertiges,* on nous signalait des symptômes en faveur *d'un trouble de l'équilibre endocrinien, il avait engraissé de 25 livres, il avait perdu toute capacité génitale en 1908, et au contraire, en 1911, on s'inquiétait d'une hyperactivité génitale qui s'accompagnait de phénomènes d'excitation délirante où dominaient les idées de persécution.*

Cet homme dut être hospitalisé plusieurs fois pour cette raison dans mon service à Saint-Antoine où il succomba en 1914 après avoir présenté des crises d'épilepsie très graves. Je m'étais contenté de lui appliquer un traitement calmant et antisyphilitique, pensant avec les oculistes que sa névrite optique était uniquement d'origine spécifique. Quelle ne fut pas ma surprise à l'autopsie de trouver une dilatation des ventricules latéraux et moyens considérable, et sur les pièces que je vous présente vous pouvez constater cette distension en ballonnet de l'infundibulum ayant provoqué *l'aplatissement de l'hypophyse*. Celle-ci, sur les lames préparées pour l'examen histologique, apparaît comme une mince lunule. De plus le trouble de l'équilibre endocrinien apparaît dans les constatations suivantes : les surrénales sont énormes et sont le siège d hémorrhagies, les testicules sont extrêmement augmentés de volume, la thyroïde, au contraire, est atrophiée et sclérosée, bien que par endroits on trouve au microscope des régions où les vésicules sont en pleine activité fonctionnelle. Voilà donc des indications d'une perturbation pluriglandulaire. Quelle en fut la cause ? La compression de l'hypophyse par la distension ventriculaire. Celle-ci fut sans doute la conséquence d'une épendymite chronique avec choroïdite, car le revêtement ventriculaire est constitué par un épendyme épaissi, ayant l'aspect de la langue de chat ; à l'examen histologique, l'épithélium est proliféré, une sclérose sous-épendymaire est manifeste. Il n'y a pas de lésions en foyer, mais les méninges présentent des signes d'inflammation chronique avec des lésions artérielles très accusées.

Vous voyez donc que l'hydrocéphalie interne avec hypertension a été méconnue parce que nous ne l'avons pas recherchée ; notre attention s'est concentrée seulement sur la notion de syphilis cérébro-méningée. Retenez, Messieurs, ces défaillances de notre diagnostic et qu'elles servent à compléter votre expérience.

Voici un autre fait encore plus démonstratif, car nous n'avons même pas été conduit à faire une ponction lombaire. Un homme de 38 ans, entre en mars 1920 à l'hôpital Saint-Antoine pour une crise d'excitation délirante qui tombe au bout de quelques jours et qui serait survenue après trois crises d'apparence comitiale. Ce malade nous apprend qu'en 1914 il a fait une longue maladie : il souffrait beaucoup de la tête, il accusait des douleurs lombaires, on lui trouva de la polyurie, de la polyphagie sans glycosurie. Il put être employé pendant la guerre dans le service auxiliaire, et à sa libération reprit son métier de livreur.

Il n'était pas douteux qu'il s'agissait d'une crise nerveuse provoquée par l'intoxication alcoolique, bien que le malade niât tout excès.

L'examen nous montra que ce malade était un diabétique émettant 8 à 9 litres d'urine par jour avec 300 à 400 gr. de sucre par 24 heures. Cet homme resta plusieurs mois dans le service avec un état stationnaire. Il se plaignait de temps en temps de céphalée, d'étourdissement, vertiges, troubles visuels, asthénie, légère somnolence. Il avait refusé la ponction lombaire, prétendant qu'on l'avait déjà pratiquée et qu'on n'avait rien trouvé d'anormal. De temps en temps, il présentait des crises d'épilepsie, il maigrissait et avait de l'acétone dans ses urines, on traita son diabète sans succès. Pendant le dernier mois, la céphalée fut plus vive ainsi que les vertiges, on constata de la somnolence, enfin des crises convulsives à caractère jacksonien survenant dans l'hémi-face gauche et les membres du côté gauche ; les réflexes rotuliens sont abolis. Tous ces symptômes pouvaient être rapportés au diabète grave avec intoxication acétonémique, qui entraîna la mort dans le coma. — Voilà mon excuse !

A l'autopsie, nous constatâmes une énorme dilatation ventriculaire, avec aplatissement complet de l'hypophyse par l'infundibulum dis-tendu. Mais il existait aussi une distension considérable des espaces sous-arachnoïdien de la corticalite cérébrale, surtout du côté droit. Dans ce cas c'est le diabète qui avait retenu toute notre attention, or ce diabète était très probablement en rapport avec les altérations hypo-physaires ou infundibulaires.

Mais ce cas est aussi intéressant, parce qu'il représente un exemple de la forme mixte de méningite séreuse ventriculaire et corticale.

Dans tous les faits que nous avons rapportés jusqu'à présent il ne s'agissait que d'épendymite ventriculaire, nous allons voir maintenant comment se manifeste la méningite séreuse circonscrite.

* *

Les méningites localisées, corticales ou basilaires, sont considérées comme plus rares que les hydrocéphalies internes. Leur symptomato-logie est empruntée à la fois à celles des méningites et à celles des tumeurs cérébrales. Aussi retrouverons-nous parfois des aspects symp-tomatiques qui justifieraient le terme de *pseudo-tumeurs cérébrales*.

Les méningites localisées présentent tout d'abord les symptômes généraux de l'hypertension intracranienne dont le développement est plus ou moins rapide : céphalée, vomissements, vertiges, somnolence, crises d'épilepsie, enfin augmentation de pression du liquide céphalo-rachidien et lésions du fond de l'œil.

Je ferai remarquer toutefois que, d'après mes observations, la pression du liquide céphalo-rachidien est souvent moins prononcée dans ces cas, et la stase papillaire peut même faire défaut, parce que les collec-tions sous-arachnoïdiennes sont souvent enkystées, sans communication avec le liquide céphalo-rachidien circulant. Il faut alors que le kyste ait pris un développement assez considérable et joue le rôle véritable d'une tumeur pour que la pression mesurée dans le cul-de-sac dural spinal soit augmentée. Quand la collection de la région corticale ou basilaire n'est pas enkystée, elle peut distendre sur une assez grande étendue les espaces sous-arachnoïdiens sans qu'une grosse modification de pression intracranienne soit notée. De même la gène circulatoire dans la gaine du nerf optique est moins considérable que lors de la distension en masse des ventricules.

Un autre caractère de ces méningites séreuses corticales; c'est l'existence de *secousses myocloniques*. Dans le cas d'Axhausen (méningite séreuse corticale de la région rolandique, opérée), il est spécifié que l'enfant présentait des secousses cloniques, toutes les secondes, d'abord dans les muscles de la face et des membres du côté droit, puis des deux côtés.

Chez le malade que j'ai observé avec M. Raymond, il existait des mouvements cloniques rythmiques se répétant cinquante à soixante fois par minute dans les muscles de la face et du cou d'abord, puis dans les membres supérieurs droit et gauche. Ces mouvements étaient très analogues à ceux décrits depuis dans l'encéphalite épidémique à type myoclonique. Mais je rappellerai que la méningite séreuse a pu compliquer l'encéphalite épidémique.

Enfin dans le cas de kyste arachnoïdien cortical que je vous ai montré (fig. 3), j'ai noté les mêmes mouvements cloniques. Il s'agissait d'un homme de 38 ans, plombier, tuberculeux ancien, atteint de lésions bacillaires excavantes en évolution, qui succomba avec des signes de méningite tuberculeuse terminale (délire, Kernig, fièvre, lymphocytose). Or cet homme dont la collection kystique occupait la région temporofrontale *gauche*, avait présenté les symptômes suivants que je transcris d'après mon mémoire d'octobre 1911 : « les membres supérieurs sont atteints de mouvements indépendants de la volonté, qui se répétent stéréotypés, et qui figurent assez bien, du côté droit surtout, le geste de porter la main à la bouche et à la gorge. A d'autres moments le malade exécute de la main droite des mouvements menus des doigts, comme s'il émiettait du pain ou s'il voulait saisir des objets et les serrer dans sa main. »

Dans les deux observations de Muskens il semble plutôt qu'il s'agisse de convulsions localisées.

Il y a donc dans les *méningites séreuses circonscrites de la corticalité* une symptomatologie assez caractéristique : phénomènes généraux d'hypertension, faible élévation de la pression mesurée au manomètre, pouvant augmenter par la suite, absence ou apparition tardive des altérations du fond de l'œil, symptômes d'épilepsie localisée et surtout myoclonies.

Dans les *formes basilaires ou ponto-cérébelleuses* de la méningite séreuse localisée, la symptomatologie est aussi celle des tumeurs cérébrales, avec cette réserve que les signes objectifs d'hypertension sont parfois assez tardifs. Vous allez voir qu'il n'en est que plus intéressant de bien connaître les variétés de méningites séreuses (pseudo-tumeurs) et de chercher à les distinguer des tumeurs cérébrales.

Ici encore je vous exposerai la symptomatologie par des exemples « vivants ».

Voici une femme âgée actuellement de 49 ans, dont j'ai publié l'histoire en 1912 avec le Professeur Lejars. Elle était venue à l'hôpital Saint-Antoine le 15 mai 1912, se plaignant depuis le 15 avril d'éprouver un mal de tête de plus en plus violent survenu après un état grippal avec coryza contracté en mars. Puis des vomissements étaient apparus, des sensations pénibles dans la moitié gauche de la face, et des troubles de l'équilibration avec latéro-pulsion droite.

A l'examen, nous constatons un syndrome protubérantiel alterné, une hémiparéssie *droite* des membres avec exagération des réflexes, signe de Babinski, des troubles de sensibilité de la face du côté *gauche*, une paralysie de la VIᵉ paire *gauche* avec diplopie, sans stase papillaire de l'hypoacousie à droite, avec hyperexcitabilité labyrinthique constatée par le Dʳ Hautant. Les troubles de l'équilibration sont si accusés qu'ils rendent la marche, la station debout et même assise, impossibles.

La ponction lombaire montra une hypertension manifeste (non mesurée), sans éléments cytologiques, Wassermann négatif.

La malade fut traitée par la ponction lombaire, le mercure et l'iodure sans résultats. Aussi le 28 juin 1912, fis-je pratiquer une craniectomie décompressive latérale par le Professeur Lejars. Tous les symptômes, même les signes de compression du faisceau pyramidal, disparurent peu à peu, ainsi que les troubles de l'équilibration ; en septembre, cette femme reprenait ses occupations de marchande de légumes. Sa guérison s'est maintenue complète comme vous pouvez en juger, sa brèche cranienne ne la gêne pas, et la méninge dure ne bombe pas sous le cuir chevelu. A noter toutefois que cette femme a cessé d'être réglée peu après l'opération, à 43 ans, et qu'elle déclare avoir engraissé beaucoup. De quoi s'agissait-il dans ce cas ? Très vraisemblablement d'une *méningite séreuse localisée de l'angle ponto-cérébelleuse du côté droit* qui a provoqué une compression du nerf de la VIIIe paire droite, refoulé et comprimé la protubérance en causant la paralysie alterne, et comprimé le pédoncule cérébelleux.

Et pourquoi cette collection s'est-elle développée dans cette région ? La raison nous fut fournie par la suite par la malade, qui, comme cela arrive souvent, nous avait incomplètement renseignés. Surpris de voir persister l'hypoacousie avec quelques bourdonnements, nous l'avons soigneusement interrogée et elle s'est rappelée que vingt ans auparavant elle avait été traitée pour une otite dont elle avait beaucoup souffert, et il y a sept ans elle avait été reprise de douleurs dans l'oreille avec céphalée violente. Cette femme a donc un passé auriculaire qui explique qu'elle ait pu avoir une légère atteinte méningée, et à la suite de la grippe avec coryza en mars 1912, elle a fait une poussée de méningite séreuse irritative, laquelle a revêtu les allures d'une *néoplasie ponto-cérébelleuse*.

Vous voyez que la guérison complète s'est maintenue depuis neuf ans, et que la craniectomie a été suivie d'un heureux effet, puisque cette femme opérée avant qu'il y ait eu de la stase papillaire, a conservé l'intégrité absolue de sa vision.

A la même époque, j'observais un jeune homme de 15 ans qui se présentait avec une symptomatologie de *tumeur cérébelleuse* : céphalée progressive depuis trois mois, puis apparition de vomissements, étourdissements, vertiges, douleurs très vives dans la région occipito-cervicale, raideur de la nuque, signe de Kernig, titubation dans la marche, adiadococinésie, asynergie, réflexes tendineux très vifs avec double signe de Babinski, réflexes d'automatisme médullaire très prononcés, troubles de l'appareil vestibulaire (Dr Hautant). Pas de stase papillaire. Ponction lombaire : pression 30 cm. d'eau, pas d'éléments cellulaires, pas d'hyperalbuminose, Wassermann négatif. Voilà très brièvement résumé le tableau clinique.

M'appuyant sur l'intensité des phénomènes de réaction méningée, sur l'existence des troubles de l'appareil vestibulaire, l'absence de stase papillaire, la diffusion des signes de compression (compression bilatérale de la voie motrice et des voies cérébelleuses), je pensai qu'il s'agissait plutôt d'une méningite séreuse que d'une tumeur, d'autant plus que des renseignements recueillis, il résultait que deux ans auparavant, le jeune garçon avait présenté des symptômes rapportés à une méningite.

En raison de la progression rapide des troubles et surtout de l'apparition des phénomènes bulbaires graves (arythmmie, syncopes) au moindre mouvement, je fis pratiquer par le Professeur Lejars une trépanation décompressive pariétale, le 26 décembre 1912.

Le 20 janvier, le malade quittait l'hôpital complètement guéri. Il a fait son service militaire dans l'auxiliaire, pendant la guerre, et jouit aujour'd'hui d'une santé parfaite.

Voilà deux types représentant à mon avis *les formes les plus communes de la méningite séreuse basilaire, forme cérébelleuse, forme pontocérébelleuse.* Dans ces deux cas la symptomatologie a été très riche, la progressivité des symptômes de localisation, leur diffusion, l'absence de stase papillaire, la faible tension du L. C.-R., constituent les caractères les plus importants à retenir.

Il y a des formes plus discrètes dans ces méningites localisées ainsi que dans les diverses variétés de méningites séreuses.

* *

On pourrait multiplier, en effet, les *formes* de méningite séreuse suivant le *degré*, l'*acuité du processus* ou sa *chronicité*, suivant la *localisation*, la *prédominance de tel ou tel symptôme.*

Quincke a décrit des *formes frustes*, et avec lui, je ne saurais trop attirer votre attention sur ces formes discrètes dont les manifestations pourraient faire prévoir l'apparition ultérieure des accidents graves. Chez la plupart de nos malades nous avons pu retrouver des épisodes précurseurs. Ces formes discrètes se traduisent par des accès fréquents de céphalée durant quelques jours, un état nauséeux, avec constipation des bourdonnements d'oreille. Vient-on à faire examiner le fond de l'œil, on apprend que les veines sont légèrement dilatées, il y a une légère stase. La ponction lombaire soulage les malades.

Quincke a décrit ainsi une *forme migraineuse.* Il conviendra de s'entourer de toutes sortes de rénseignements fournis par la ponction lombaire, l'examen du sang au point de vue de l'urée, des épreuves biologiques, au point de vue des crises colloïdo-classiques, avant de conclure à une forme de migraine par hypertension.

Certains accès de *dépression à type mélancolique ou neurasthénique* avec céphalée, douleur musculaire, troubles visuels, vertiges, adynamie, peuvent être qualifiés de *forme asthénique* de l'hypertension, si la ponction lombaire révèle l'augmentation de pression. J'en dirai autant de certains *états mentaux*, et notamment certains états d'excitation périodiques que j'ai observés chez des sujets nettement hydrocéphales.

Il faut savoir aussi qu'il existe des formes *localisées unilatérales* d'hydrocéphalie que la ponction lombaire ne peut révéler, car la distension par le liquide céphalo-rachidien se limite à un ventricule ou à une partie des espaces arachnoïdiens en raison d'oblitérations des orifices de communication, d'adhérences ou de symphyses de l'aqueduc de Sylvius, par exemple.

Peut-être pourra-t-on distinguer une *forme infundibulaire* en rapport avec la distension du troisième ventricule où la somnolence et la polyurie constitueront les éléments caractéristiques.

***

L'évolution des méningites séreuses est très variable suivant la cause qui les a engendrées, l'étendue des lésions et surtout suivant les méthodes de thérapeutique mises en œuvre pour les combattre. Comme je vous l'indique dans les considérations préliminaires de cette leçon, ce qui cause l'embarras du médecin, c'est la bénignité fréquente de la symptomatologie au début. Aussi en présence de phénomènes aussi communs que la céphalée, des vomissements, un état vertigineux, quelques troubles auriculaires, n'est-on que trop porté à n'attacher que peu d'importance aux malaises signalés, alors qu'une ponction lombaire faite opportunément permettrait d'instituer un traitement nécessaire pour empêcher la progression des lésions, éviter le développement des altérations du nerf optique ou du nerf auditif, et le passage à la chronicité.

Chez les blessés du crâne, il n'est pas rare d'observer des accès légers transitoires d'hypertension céphalo-rachidienne, qu'une ponction fait disparaître, de même chez des sujets suspects de tuberculose ou des enfants ayant des stigmates hérédo-spécifiques. Les individus atteints antérieurement d'otites, de mastoïdite, de sinusite, devront être particulièrement surveillés lorsqu'ils présenteront quelques-uns des éléments du syndrome d'hypertension.

De même en cas de troubles de la vision sans cause reconnue on ne saurait trop recommander aux ophtalmologistes, ainsi que l'ont fait récemment Abadie, Dor, Jocqs au dernier congrès d'ophtalmologie (mai 1921) de penser à la possibilité d'une méningite séreuse qu'une décompression par ponction lombaire ou craniectomie arrêtera dans son évolution. Perrin et Leriche, à ce même congrès, ont montré que l'acuité visuelle pouvait être rendue complète à des *aveugles* dont on avait constaté la stase papillaire progressive, en pratiquant rapidement une craniectomie décompressive. Il s'agit de formes d'hypertension à marche aiguë par méningite séreuse, dans lesquelles une décision thérapeutique rapide interrompt brusquement le cours de la maladie. Je ne saurais trop attirer votre attention sur ces faits. J'en dirai autant de certaines formes de méningites séreuses se traduisant par des *accès périodiques* avec troubles mentaux ou crises convulsives comitiales, que la décompression améliore ou guérit.

Malheureusement ces cas ne sont pas assez connus et les asiles d'incurables ou d'aliénés nous offrent encore trop d'exemples d'infirmes (aveugles, sourds, sourds-muets, épileptiques, aliénés) à qui une intervention médico-chirurgicale aurait pu éviter facilement un état aussi misérable.

Le pronostic découle, dans les méningites séreuses, des détails dans lesquels je suis entré. Contrairement aux autres causes d'hypertension (tumeurs, méningites infectieuses ou tuberculeuses, abcès), la méningite séreuse primitive dans ses diverses variétés est essentiellement curable; il suffit de savoir la *dépister de bonne heure* pour la *traiter énergiquement* — il suffit d'avoir la ferme volonté de suivre ces malades et de convaincre ceux-ci de la nécessité pour eux d'être tenus en observation et en traitement. Dans certaines formes rémittentes, c'est là une besogne ingrate, sur laquelle j'ai déjà attiré votre attention quand je vous ai montré quelles difficultés j'avais rencontrées quand je rappelais à mes malades la nécessité de rester sous ma surveillance et de laisser renouveler des ponctions lombaires quand l'opportunité m'en apparaissait.

Malgré cette surveillance, et à plus forte raison quand la méningite séreuse n'a pas été dépistée, des *complications* d'un autre ordre que les altérations des nerfs, optique et auditif, doivent être présentes à l'esprit. Je crois nécessaire de revenir sur cette question peu connue des *complications glandulaires*, puisque, ainsi que je vous en ai fourni des exemples, le syndrome endocrinien peut occuper toute la scène et masquer le syndrome d'hypertension.

La succession des accidents est généralement la suivante, je le répète intentionnellement : apparition de phénomènes d'hypertension nets ou frustes ; secondairement, compression progressive de l'hypophyse, entraînant des troubles fonctionnels variables de l'équilibre glandulaire, variables parce que *suivant l'âge du sujet* et *l'état antérieur de ses glandes, les troubles de l'activité fonctionnelle revêtiront des aspects différents.* En effet, on verra se constituer, suivant des lois qui nous échappent, des phénomènes d'hyperfonction ou d'hypofonction des diverses glandes endocrines, et *peut-être aussi après une phase d'hyperfonction,* un *stade ultime d'épuisement fonctionnel* Quoiqu'il en soit du mécanisme, ces syndromes pluriglandulaires complexes se traduiront par l'obésité, les troubles génitaux (hypo ou hyperactivité génitale, aménorrhée), l'asthénie, la polyurie, le diabète. Il est possible aussi que dans certains cas, il s'agisse d'un syndrôme pluriglandulaire primitif dont les altérations des plexus choroïdes ne seraient qu'un des éléments, et que l'hydrocéphalie, au lieu d'être la cause *déchaînante* du déséquilibre endocrinien, n'en soit qu'une des manifestations, c'est là un point de vue très nouveau de la question sur lequel je n'ai pas d'expérience personnelle. Une observation récente de Sabrazès et Dupérié (1920) nous montre, en effet, dans un cas d'hydrocéphalie congénitale. la glande pituitaire normale et plutôt en état d'hyperfonction, tandis qu'il existe des altérations scléreuses des plexus choroïdes, du corps thyroïde et des ovaires en opposition avec l'hypertrophie du thymus, des parathyroïdes. Les lésions dès plexus choroïdes, causes de l'hydrocéphalie, étaient considérées par ces auteurs comme conditionnées par les mêmes éléments pathogéniques que les autres lésions glandulaires. Des faits de cet ordre s'accorderaient avec la conception de V. Monakow et de Kitabayashi, que je vous ai exposée, laquelle établit des connexions étroites entre les plexus choroïdes et les glandes endocrines.

Je ferai remarquer aussi, dans cet ordre d'idées, qu'il est très probable que le syndrome épiphysaire si curieux au point de vue des phénomènes anormaux de croissance et du développement génital précoce, qui a été établi sur *des faits de tumeurs de l'épiphyse chez l'enfant où l'hypertension est considérable*, n'a probablement qu'une symptomatologie d'emprunt, d'origine hypophysaire surtout, car les observations récentes d'atrophie ou d'absence de l'épiphyse ne reproduisent nullement cet aspect clinique.

De tout ce qui précède il résulte que vous devez vous attacher à dépister de bonne heure l'hypertension intracranienne et à la rapporter à sa véritable cause.

Dépister n'est pas œuvre méritoire, il suffit de penser à la grande fréquence de l'hypertension intracranienne et de la mettre en évidence par la *mesure* de la pression du liquide céphalo-rachidien et l'examen du fond de l'œil.

Diagnostiquer la cause de cette hypertension, voilà qui est plus délicat et souvent impossible.

S'il existe un traumatisme cranien dans le passé, des antécédents méningitiques, auriculaires ou oculaires, vous n'êtes pas excusable de méconnaître la méningite séreuse et de n'avoir pas cherché à démontrer son existence.

En l'absence de commémoratifs, recherchez les antécédents tuberculeux ou syphilitiques, voire même alcooliques, ce sont là les grands facteurs pathogéniques qui peuvent causer l'épendymite ou l'arachnoïdite. *Dans la pratique* vous vous attacherez surtout à démontrer l'existence de l'hypertension et vous discuterez ensuite si vous êtes en présence d'une méningite séreuse, d'une méningite infectieuse, d'une tuberculose méningée dont les variétés sont assez nombreuses, d'un abcès et surtout d'une tumeur cérébrale.

La ponction lombaire caractérisera histologiquement et bactériologiquement les *méningites infectieuses ou tuberculeuses.*

L'*abcès du cerveau* sera d'un diagnostic plus délicat. Les mêmes causes (infections générales ou locales, traumatisme cranien, suppurations nasale, auriculaire, oculaire) peuvent provoquer le développement d'abcès.

La ponction lombaire m'a montré dans les cas que j'ai observés un liquide dont la pression est peu élevée, souvent clair, parfois trouble, mais habituellement hyperalbumineux et assez riche en leucocytes. Ce sont là des caractères qui joints à l'existence de la fièvre à oscillations peuvent vous permettre d'écarter le diagnostic de méningite séreuse. Enfin bien souvent l'abcès est latent et se traduit simplement tout à coup par la céphalée, les convulsions, une allure dramatique des symptômes qui n'est guère le fait de la méningite séreuse. Je ne vous dissimulerai pas toutefois que le diagnostic ne peut bien souvent pas reposer sur une base solide.

Il en est de même pour les *tumeurs cérébrales.* En faveur de celles-ci, on peut faire valoir le développement lent, progressif des symptômes généraux, les signes de localisation à caractère objectif (hémiplégie, aphasie, paralysies oculaires, etc.), et *lentement aggravés*, la stase papillaire souvent plus précoce et plus prononcée, les crises d'épilepsie, la tension en général plus élevée du liquide céphalo-rachidien, la présence des cellules néoplasiques dans ce liquide si la tumeur est superficielle, la lymphocytose signalée par Dufour, et que j'ai étudiée avec Verdun; la teneur en albumine est diversement appréciée par les auteurs : Quincke croit que l'albumine est en plus forte proportion dans les méningites séreuses ; Oppenheim est d'un avis opposé et mes constatations confirment cette opinion.

Dans les méningites séreuses, les symptômes peuvent se développer beaucoup plus rapidement, ils peuvent se prolonger aussi sans modification appréciable de l'état général pendant un temps beaucoup plus long. Il est fréquent que des crises d'hypertension, se traduisant par une recrudescence des troubles fonctionnels et généraux, soient signalées dans le cours de l'affection. Les signes de localisation sont moins tenaces, moins progressifs.

Enfin, dans quelques cas, on a pu établir le diagnostic de tumeur méningée, du type ostéo-fibro sarcomateux par la radiographie.

Voilà, Messieurs, quelques indications, mais combien fragiles ! Je n'en veux pour preuve que le cas de cette malade que je vous présente chez qui le diagnostic de tumeur avait fini par s'imposer à mon esprit et qu'une thérapeutique opiniâtre a guérie, faisant la preuve de la nature bénigne de la maladie.

Cette femme, âgée aujourd'hui de 33 ans, avait 25 ans quand elle entra dans mon service, le 8 janvier 1913. Rien à retenir dans ses antécédents. Quatre mois auparavant, elle accuse une céphalée constante et progressive, des vomissements et des vertiges. Elle se présente à nous avec les allures d'une tumeur cérébelleuse : attitude soudée par la douleur céphalique réveillée au moindre mouvement, lenteur de la parole, troubles de l'équilibre, adiadococinésie. Réflexes normaux, un peu plus forts à droite. Rien du côté des yeux, pas de stase papillaire. Ponction lombaire : tension 33 cm., pas d'hyperalbuminose, pas de lymphocytose, Wassermann négatif dans le sang et le liquide céphalo-rachidien. Néanmoins nous instituons un traitement spécifique énergique tout en pratiquant quelques ponctions lombaires, mais en évacuant peu de liquide, redoutant les accidents de décompression.

Ce traitement resta inefficace : les symptômes s'accentuèrent peu à peu, céphalée atroce, vomissements, titubation, pas de signes de localisation cérébrale ou bulboprotubérantielle, mais un signe nouveau apparut, l'œdème de la papille, lequel joint à des troubles des réactions vestibulaires, mit hors de doute la progression de l'hypertension. Nous fîmes pratiquer une craniectomie décompressive pariétale le 28 janvier 1913. Pendant quelques jours la céphalée diminua ainsi que les vomissements ; mais au niveau de la brèche osseuse on constatait que la dure-mère tendue, bombait, et les battements encéphaliques n'étaient pas perçus, alors que chez les sujets décompressés et en voie d'amélioration on note plutôt une dépression du cuir chevelu au niveau de la perte de substance. Bientôt les troubles fonctionnels reprirent une intensité nouvelle, et les manifestations cérébelleuses s'accentuèrent. En mai, l'examen oculaire fait par M. Dupuy Dutemps signalait dans le fond de l'œil des papilles saillantes, œdémateuses, des artères grêles, et des veines saillantes sinueuses. On continua le traitement spécifique, on refit des ponctions lombaires. A la fin de mai, je résolus de pratiquer des ponctions intra-ventriculaires par la brèche osseuse. Je fis ainsi trois ponctions de 20 à 40 cmc. chaque fois. La pression intraventriculaire oscillait entre 30 et 38 cm. d'eau.

Dès lors une amélioration lente et progressive se produisit, la céphalée disparaît, les vomissements cessent, l'équilibre se rétablit. En septembre la malade quitta l'hôpital guérie.

Nous la revîmes en mai 1914 : elle avait repris ses occupations, et n'éprouvait plus de céphalée, l'inclinaison de la tête produisait seulement parfois des étourdissements. Les règles, qui s'étaient supprimées pendant la maladie, étaient revenues. L'examen ophtalmoscopique ne révélait plus aucune altération de la papille.

Actuellement, comme vous pouvez vous en rendre compte, cette femme est dans d'excellentes conditions. Elle vous dira toutefois qu'elle a beaucoup engraissé, mais elle n'éprouve plus aucun malaise. Elle a eu un enfant et sa grossesse et son accouchement ont été normaux. Au niveau de la perte de substance, il n'y a plus de saillie de la dure-mère et les battements encéphaliques sont perçus.

Je crois qu'il n'est pas possible de porter un autre diagnostic que celui d'hypertension intracranienne par méningite séreuse, de pseudo-tumeur cérébrale. Mais il faut reconnaître que si nous n'avions pas poursuivi opiniâtrément la cure de l'hypertension, les accidents dus à la compression auraient progressé et l'on aurait pu croire à l'existence d'une néoplasie cérébrale.

Un exemple aussi remarquable montre bien, sans que j'y insiste davantage, les heureux effets d'une thérapeutique médico-chirurgicale dans de tels cas.

A côté des tumeurs cérébrales, il faudra songer aussi à ces formes de *méningite tuberculeuse en plaques* (pachyméningite ou leptoméningite circonscrite) dont E. Flatau et Mlle Ziberlast-Zand ont repris récemment l'étude. Des céphalées opiniâtres, avec une certaine raideur de la nuque, des vomissements, de l'œdème papillaire, et de la névrite optique, de l'augmentation de pression du liquide céphalo-rachidien, tels sont les symptômes qui ont été notés par ces auteurs. Ils donnent comme signes différentiels la fréquence de petites poussées thermiques, la réaction de Pirquet positive, les convulsions cloniques ou les paralysies, signes de localisation, présentant des oscillations, des variations d'intensité ; dans le liquide céphalo-rachidien, l'albumine (globuline surtout) peut être abondante, la lymphocytose est fréquente : Hasselt a trouvé des bacilles tuberculeux.

Ces formes de méningite sont intermédiaires entre les méningites séreuses circonscrites des tuberculeux que nous avons mentionnées, et qui sont abacillaires, toxiniques ou infectieuses, reliquats surtout d'infections atténuées, et les méningites tuberculeuses diffuses chroniques ou plutôt méningo-encéphalomyélites, tuberculeuses à forme scléreuse ou scléro-caséeuse. Pour quelques auteurs, la distinction avec les méningites séreuses est impossible, car ces dernières seraient l'expression des tuberculoses guéries.

Je vous signalerai encore, pour mémoire, bien que le diagnostic ne puisse en être posé, ces *Hypertrophies cérébrales* décrites par Virchow, Obersteiner, Brouardel, Variot, et qu'à la suite de Reichardt on a étudiéesrécemment en Allemagne sous le nom de *Hirnschwellung* ; le cerveauprésentant un volume supérieur à celui de la boîte cranienne, des phénomènes de compression se produisent. Il s'agit là de cas exceptionnels.

Les formes *localisées, corticales,* de méningite séreuse peuvent être confondues avec les tubercules cérébraux, les tumeurs de la corticalité, les hémorrhagies cérébro-méningées. La constatation des mouvements cloniques, rythmiques, jointe aux signes généraux d'hypertension, la longue durée des accidents, seront des éléments diagnostiques importants. Dans l'encéphalite épidémique à forme myoclonique, la notion d'épidémicité guidera surtout le clinicien, mais l'évolution sera aussi plus rapide, la ponction lombaire révélera de l'hyperglycorachie, de l'hyperalbuminose et une lymphocytose, qui font défaut dans la méningite séreuse.

*
* *

Il ne conviendrait pas à un médecin de s'attarder d'ailleurs trop longtemps à ces subtilités de diagnostic. L'hypertension intracranienne est un fait : qu'elle soit due à une cause ou à une autre, elle constitue un danger, et parfois un danger immédiat ; il convient donc d'être résolu à la traiter, dès qu'elle est dépistée à quelques indices, ou reconnue à des symptômes avérés. Dans les cas où il existe le moindre doute, je n'hésite pas à le répéter, faites une ponction lombaire pour mesurer la pression du liquide et vous serez en droit de conduire alors votre thérapeutique d'une façon rationnelle.

Il y a des cas de guérison spontanée, cela n'est pas douteux. Flatau, dans son étude sur les réactions des méninges contre la tuberculose, estime que certaines méningites séreuses de nature bacillaire peuvent guérir par la diète, la climatothérapie, l'héliothérapie. Dans le même ordre d'idées si l'on soupçonne la syphilis, il n'est pas douteux qu'il faille instituer un traitement spécifique énergique. Vous vous rappelez que nous avons pris comme ligne de conduite dans nos cas d'imposer toujours à nos malades l'épreuve de traitement, mais il ne faut pas se contenter de cette thérapeutique médicale, il est nécessaire de traiter l'hypertension dès qu'elle est reconnue par les trois moyens de décompression que nous avons à notre disposition. La ponction lombaire d'abord : elle doit être répétée plusieurs fois, en se renseignant par la mesure de la pression sur les résultats obtenus. Elle sera toujours pratiquée dans la position horizontale et même légèrement déclive, les pieds étant placés un peu plus haut que le corps. Si la tension est élevée, la décompression ne devra être faite que lentement, goutte à goutte. Le malade restera étendu le restant de la journée, la tête basse. Après ces interventions, si la symptomatologie n'est pas modifiée, et surtout si la stase papillaire progresse (et il convient de l'étudier presque jour par jour dans certains cas), il ne faut pas hésiter à faire intervenir le chirurgien en conseillant une craniectomie décompressive, en enlevant un large volet osseux et sans ouvrir la dure-mère. Si l'on perçoit les fluctuations du liquide contenues dans les espaces sous-arachnoïdiens, ou même si l'on soupçonne la présence d'un kyste méningé, il ne faudra pas hésiter à ponctionner avec une fine aiguille pour soustraire une certaine quantité de ce liquide. Sinon on rabattra le lambeau cutané et l'on suturera le cuir chevelu. Je conseille en général de pratiquer une craniectomie pariétale, car c'est la partie du crâne où cette intervention est le mieux supportée et comporte le moins d'inconvénient pour l'avenir. De plus l'expérience m'a montré que même dans les cas où l'on soupçonne une localisation dans la région ponto-cérébelleuse ou cérébelleuse les résultats ont été favorables. Il ne serait d'ailleurs pas impossible, si l'on trouvait plus tard des signes de localisation tels qu'une seconde intervention fût indiquée sur une autre région du cerveau, de recourir à une nouvelle craniectomie avec ouverture de la dure-mère.

Dans les épendymites avec communication libre des espaces arachnoïdiens et dans les méningites séreuses arachnoïdiennes, cette craniectomie décompressive juge généralement la situation, l'hypertension cède et les accidents disparaissent ; on constate alors que la dure-mère cesse de bomber sous le cuir chevelu, et une légère dépression se produit au niveau de la brèche osseuse.

Si l'amélioration ne se produit pas ou est insuffisante, je conseille de pratiquer la ponction ventriculaire ou la ponction méningée, sous-dure-mérienne. La ponction ventriculaire que j'ai répétée bien des fois sans danger, et qui est une intervention entrée dans la pratique pour les hydrocéphalies de l'enfance, peut donner des résultats inespérés, comme le prouve le cas de ma dernière malade.

Dans les méningites, on peut dire que cette thérapeutique décompressive, si elle est pratiquée à temps, c'est-à-dire d'une façon précoce, doit amener la guérison complète. Les améliorations simples ou les guérisons incomplètes sont la conséquence des interventions trop tardives alors que des lésions méningées importantes sont déjà constituées et que les organes comprimés (nerfs, vaisseaux, hypophyse) ne peuvent retrouver leur intégrité antérieure.

Dans les tumeurs cérébrales, la décompression par craniectomie ne sera qu'une opération palliative ou préparatoire si l'on a des raisons d'intervenir plus tard d'une façon plus radicale. Elle soulagera le plus souvent le malade de sa céphalée pendant quelque temps et le débarrassera des vomissements.

En somme, en présence d'un sujet chez qui l'on a reconnu des signes d'hypertension intra-cranienne, dans l'incertitude où l'on peut se trouver sur la cause, tumeur, abcès, méningite tuberculeuse en plaques ou méningite séreuse simple (ventriculaire ou arachnoïdienne), il faut rechercher ce que donnera la décompression par la ponction lombaire prudente. Si les résultats de cette ponction sont insuffisants, si des troubles oculaires menaçants sont constatés, ne vous attardez pas à discuter le diagnostic, conseillez la craniectomie décompressive, opération bénigne avec la technique moderne que nous devons à de Martel ; tout en continuant le traitement médical, contrôlez toujours les résultats obtenus par l'examen ophtalmoscopique et la mesure de la pression du liquide céphalo-rachidien au manomètre.

Les résultats sont-ils incertains, complétez par la ponction ventriculaire ou méningée par la brèche cranienne votre œuvre de décompression.

J'espère vous avoir convaincus plus par les exemples que j'ai mis sous vos yeux que par mes paroles de la réalité de ces méningites séreuses que nous apprendrons encore à mieux connaître par la suite. Ce que nous en savons vous montre la nécessité d'un diagnostic précoce s'appuyant sur la ponction lombaire et l'examen oculaire dès que l'exploration clinique vous oriente vers le syndrome d'hypertension intracranienne. Le diagnostic de ce syndrome est-il posé, vous savez maintenant pourquoi il ne faut pas tarder à intervenir, vous connaissez les effets désastreux d'une thérapeutique hésitante, vous avez pu apprécier les résultats remarquables d'interventions rationnelles et nettement curatrices, contrôlés par les moyens d'investigation réellement scientifiques que nous possédons. Cette conclusion justifiera, je pense, à vos yeux, ces développements un peu longs que j'ai cru devoir donner à l'étude de cette partie de la clinique neuropathologique.

ERRATUM

Pages	50,	ligne	21 :	*lire*	Girard	*au lieu de*	Gérard
—	51	—	11	—	Monakoff	—	Monokott
—	51	—	26	—	gaines	—	ganes
—	55	—	1	—	Tarapani	—	Taraponi
					Brudzinski	—	Brindzuki
—	57	—	7	—	soit	—	soi
					Moure	—	Mouror
—	58	—	20	—	tumeur	—	tumeurs
—	60	—	2	—	pouvaient	—	pourraient
—	64	—	5	—	possible	—	passible
—	65	—	2	—	écouler	—	échapper
—	65	—	7	—	médullaire	—	du ventriculaire
			12	—	de quelques	—	des quelques
—	66	—	1	—	40 cm. d'eau	—	40 cm. cubes d'eau,
					et plus après		et plus après
—	73	—	26	—	celle des	—	celles des
—	75	—	19	—	alterné	—	alterué
—	75	—	20	—	hémiparésie	—	hémiparessie
—	75	—	23	—	papillaire, de	—	papillaire de
—	76	—	40	—	arythmie	—	arylhmmie
—	78	—	11	—	indiquais	—	indique
—	78	—	14	—	les vomissements	—	des vomissements

QUATRIÈME CONFÉRENCE

PAR

M. LE Dr GUSTAVE ROUSSY

Professeur agrégé à la Faculté de médecine,
Médecin de l'hospice Paul Brousse.

LES TROUBLES SENSITIFS D'ORIGINE CÉRÉBRALE

MESSIEURS,

Si les troubles moteurs d'origine cérébrale sont aujourd'hui bien connus et les syndromes moteurs hémiplégiques à type cérébral bien établis, il n'en est pas de même pour les troubles sensitifs cérébraux. Cette question est restée, en effet, pendant fort longtemps enveloppée de la plus grande obscurité. Cela tient en partie à ce que très souvent, les troubles sensitifs sont associés aux phénomènes moteurs et sont parfois dominés par eux, d'où la difficulté de les déceler. Cela tient aussi aux difficultés rencontrées dans l'appréciation clinique objective des troubles sensitifs qui exigent des recherches particulièrement minutieuses, et qui dépendent d'une série de facteurs individuels, relevant à la fois du médecin et du malade. On sait combien il est facile, au cours d'un interrogatoire, de suggestioner les sujets examinés, et combien l'appréciation de leurs troubles sensitifs est liée directement à leur degré de compréhension.

Quoi qu'il en soit, les progrès apportés dans les méthodes d'investigation clinique de la sensibilité, nous ont fourni une série d'acquisitions importantes qui, à l'heure actuelle, paraissent bien établies. Ces acquisitions sont dues à la collaboration de différents procédés mis en œuvre : la méthode anatomo-clinique, complétée par les techniques d'histologie fine et les recherches expérimentales pratiquées chez les animaux, en particulier chez les singes anthropoïdes, au moyen de l'excitation directe ou de la destruction d'un fragment du cortex.

Grâce à ces différentes méthodes, nous possédons à l'heure actuelle

une foule de documents importants relatifs aux localisations sensitives
cérébrales et aux voies centrales suivies par les sensibilités dans les
centres nerveux. De ces documents je ne retiendrai ici que les principaux traits saillants, ceux qui entrent plus directement dans mon sujet,
ceux qui, en somme, intéressent le clinicien.

C'est ainsi que nous aurons à étudier les deux grands syndromes
sensitifs cérébraux qui, à l'heure actuelle, occupent une place bien
définie dans le cadre nosographique : le *Syndrome thalamique de Dejerine et Roussy*, et le *Syndrome sensitif cortical* ou *Syndrome cortico-
pariétal*.

C'est à l'étude de ces deux syndromes que sera consacrée la plus
grande partie de cette leçon.

Il me semble nécessaire auparavant, sous une forme d'introduction
à l'étude des troubles sensitifs d'origine cérébrale, de vous rappeler
brièvement les données élémentaires de l'anatomie des voies sensitives
et de préciser quelques-uns des points utiles à connaître dans la recherche des troubles sensitifs chez les malades.

Données anatomiques.

Nous entrons en relation avec le monde extérieur au moyen de sensations diverses plus ou moins différenciées, qui sont transmises
par l'intermédiaire du système nerveux. La sensibilité est donc une
des fonctions primordiales de ce système, fonction dans laquelle l'appareil nerveux tout entier est mis à contribution.

L'étude de la sensibilité comprend celle de la *sensibilité générale* et
celle de la *sensibilité spéciale* ; cette dernière est fonction d'appareils
particuliers, sièges des sens de la vue, de l'ouïe, de l'odorat et du goût.
Je me limiterai ici, à l'étude de la sensibilité générale qui comprend
la *sensibilité objective* et la *sensibilité subjective*.

La première est révélée par l'action extérieure de tout agent mettant
en activité le système nerveux : la douleur à la piqûre, à la brûlure,
par exemple, sont des sensations perçues objectivement par le sujet ;
la recherche de ces troubles sensitifs objectifs donnent habituellement
des renseignements précis et sûrs.

Les sensations subjectives, au contraire, sont réveillées par les excitations intérieures venant spontanément irriter les centres ou les
terminaisons nerveuses ; les douleurs névralgiques, les engourdissements sont des sensations que le sujet perçoit spontanément, qu'il peut

décrire et analyser lui-même, mais qui échappent à toute méthode d'examen somatique ou de contrôle de la part du clinicien.

On comprendra donc pourquoi les renseignements fournis par l'étude de la sensibilité subjective sont moins sûrs que ceux fournis par l'étude de la sensibilité objective ; il faut en effet faire la part des différences de réactions personnelles qui varient à l'infini avec les sujets.

L'appareil sensitif, dans sa plus simple expression, est composé d'organes terminaux dits de réception, qui, au moyen de conducteurs nerveux, transmettent les excitations périphériques aux centres de réception médullaires ou corticaux. Il y a lieu par conséquent d'étudier : 1° les *organes de réception ;* 2° les *voies de transmission ;* 3° les *centres corticaux de réception.*

Une série de travaux récents sont venus modifier les données classiques anciennes sur la topographie des centres moteurs et sensitifs au niveau de corticalité cérébrale.

En effet, depuis les recherches de Fritsh et Hitzig (1870), et jusqu'à 1900, la plupart des neurologistes attribuaient, à la sensibilité et à la motricité, une même localisation corticale, comprenant la région rolandique (circonvolutions frontale et pariétale ascendantes, pieds des frontale et pariétale et lobule paracentral). On admettait cependant avec Charcot, Tripier et surtout Redlich, que la zone sensitive dépassait légèrement en arrière les limites de la zone motrice.

Cette doctrine classique fut contredite pour la première fois en 1901 par les recherches expérimentales de deux physiologistes anglais : Grünbaum et Sherrington. — Ils démontrèrent, en utilisant la méthode d'électrisation faradique uni-polaire, que chez les singes anthropoïdes, la circonvolution pariétale ascendante ne faisait pas partie de la zone motrice ; cette dernière s'étendant uniquement en avant du sillon de Rolando. ·

Ces idées, révolutionnaires à leur apparition, firent l'objet d'une série de travaux et d'expériences de contrôle, qui permirent en fin de compte l'établissement d'une doctrine nouvelle admise aujourd'hui. Celle-ci repose généralement sur une série de documents tirés de l'observation physiologique, de l'observation anatomo-clinique, et de l'observation histologique pure. L'intérêt qui ressort de ces recherches m'oblige à entrer ici dans quelques détails.

Les données fournies par Grünbaum et Sherrington dans l'expérimentation sur les singes, concordent avec celles obtenues par l'excitation corticale pratiquée chez l'homme au cours d'interventions chirurgicales. C'est ainsi que Horsley, puis Krause, Mills, Frazier, Lloyd, Cushing, au cours d'opérations faites sous anesthésie locale, ont pu constater, par excitation unipolaire du cortex de l'homme, que seule Fa. était excitable, alors que Pa. ne l'était pas.

Au point de vue anatomo-pathologique, l'examen des cas de lésion cérébrale en foyer, en particulier de foyers de ramollissement, n'avait donné jusqu'à ces toutes dernières années que des résultats fort imprécis et très discutables. Ceci se comprend aisément si l'on se rappelle que les circonvolutions péri-rolandiques dépendent d'un même territoire vasculaire, la deuxième branche de la sylvienne ; aussi, les foyers corticaux, même les plus limités, intéressent-ils à la fois ces deux circonvolutions, ou du moins, viennent-ils dans la profondeur sectionner les fibres de projection afférentes ou efférentes des circonvolutions post-rolandiques. Par l'étude des lésions cérébrales en foyer

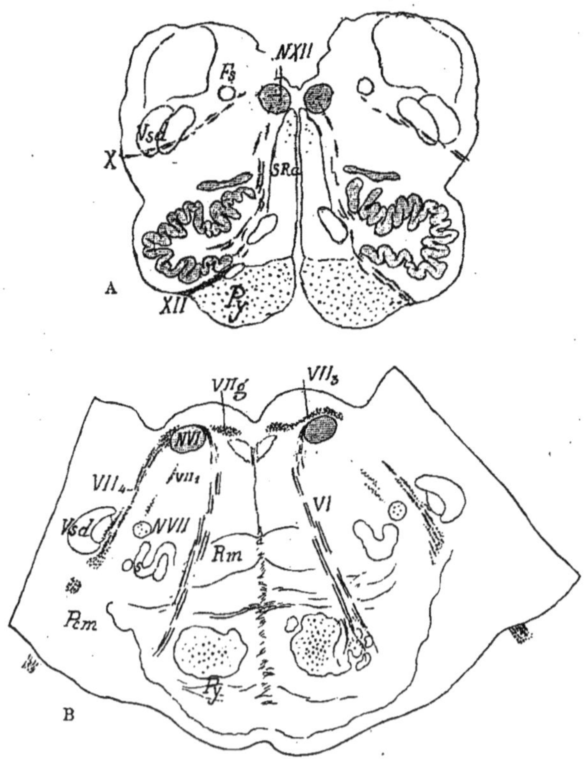

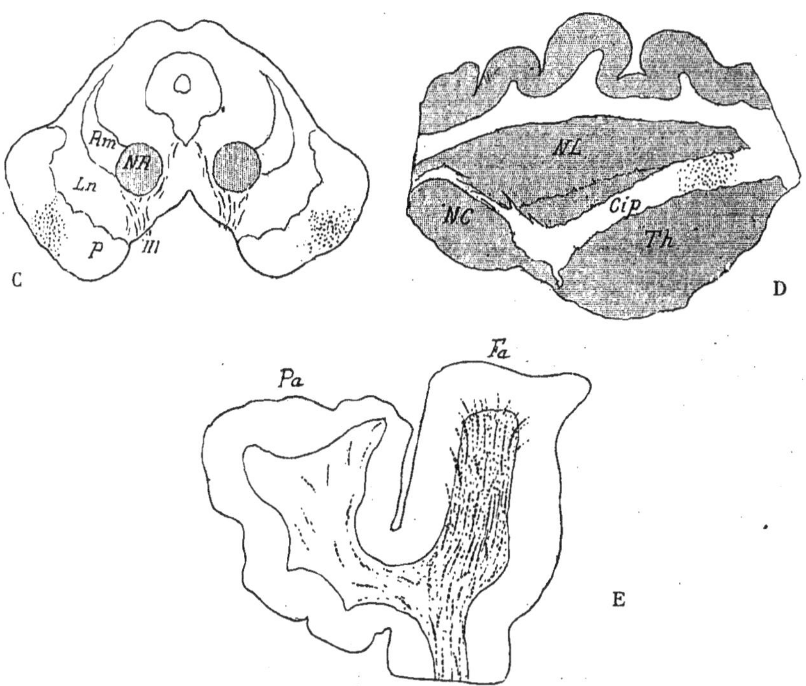

Fig. 1. — Dégénération de la voie pyramidale étudiée par la méthode de Marchi dans un cas de sclérose latérale amyotrophique. Bulbe (A), protubérance (B), pédoncule (C), capsule interne (D), et enfin circonvolution frontale et pariétale ascendantes (E). — A remarquer à ce niveau que presque toutes les fibres dégénérées sont placées dans la frontale ascendante (Fa). — (D'après Roussy et Rossi.)

on est ainsi dans l'impossibilité de faire une discrimination précise de ce qui appartient à l'une ou à l'autre des circonvolutions centrales péri-rolandiques.

Mais le grand nombre de blessures du cerveau observées durant la guerre est venu jeter un jour nouveau sur cette question, en nous apportant une foule de documents de la plus haute importance. Les blessures de guerre, celles par éclat d'obus notamment, sont parfois extrêmement limitées ; elles offrent donc, du fait qu'elles se font du dehors au dedans, la valeur de véritables expériences de physiologie, tout à fait comparables à celles que l'on détermine au moyen de la curette chez l'animal. L'étude des plaies de guerre du cerveau nous a permis ainsi de préciser la physiologie de l'écorce cérébrale et principalement de la substance grise, en raison de la limitation des lésions créées par les projectiles. Comme nous le verrons au cours de cette leçon, l'étude des blessures cérébrales est venue confirmer les notions apportées par les deux physiologistes anglais.

Au point de vue histologique, les recherches faites dans ces dernières années sur l'architectonie de l'écorce cérébrale viennent aussi plaider en faveur des idées nouvelles sur les localisations motrices corticales. Ces études auxquelles se sont attachés, particulièrement, Kolmer, Brodmann, Campbell, Roussy et Rossi, concordent à montrer que, pour ce qui est de la région rolandique en particulier, il existe entre Fa. et Pa. des différences des plus nettes, tant au point de vue du caractère des cellules elles-mêmes que de leurs fibres de projection.

On admet, aujourd'hui, que les grandes cellules pyramidales, ou cellules de Betz, constituent l'élément caractéristique de la région motrice. Aussi les a t-on appelées « cellules du type moteur ». Or, Brodmann a bien montré que la région rolandique est séparée par le sillon de Rolando en deux centres anatomiques absolument différents par leur architecture histologique ; l'antérieure correspondant à Fa. est caractérisée par la présence de cellules de Betz et le manque de couche granuleuse ; la postérieure, correspondant à Pa., est caractérisée par l'absence de cellules de Betz, et la présence d'une couche granuleuse. La limite entre ces deux centres est formée par le fond du sillon de Rolando, moins une étroite zone de passage qui présente le mélange des deux types structuraux. Le lobule paracentral, dans sa partie antérieure, répond au type cellulaire géant de Fa. et dans sa partie postérieure au type cellulaire de Pa. En somme, dans la pariétale ascendante proprement dite, pas p'us que dans la partie postérieure du lobule paracentral, il n'existe de cellules de Betz.

Enfin, l'étude des dégénérations secondaires au niveau de la corticalité poursuivies dans certaines maladies comme la sclérose latérale amyotrophique qui frappe uniquement le système moteur vient également apporter des arguments en faveur de cette nouvelle doctrine. Personnellement, j'ai eu l'occasion, il y a plusieurs années (1907), avec I. Rossi de (Milan), de reprendre cette question à l'occasion de trois cas de *sclérose latérale amyotrophique* étudiés par la méthode Marchi. dans le service du professeur Pierre Marie à Bicêtre. Dans ces trois cas, j'ai pu suivre la dégénération de la voie pyramidale de la moelle jusqu'au cortex à travers le bulbe, la protubéranee, le pédoncule et la capsule interne, et apporter ainsi une contribution anatomo-pathologique originale à l'étude des localisations motrices et sensitives corticales J'ai montré, en effet, que le principal contingent des fibres motrices de la voie pyramidale se rendait au niveau de Pa. et qu'un très petit nombre venait se perdre dans Fa., ce qui prouvait une fois de plus que Pa. ne participait que très faiblement à la constitution de la région motrice corticale.

En résumé, il ressort de ce que nous venons de voir, que la zone motrice comprend essentiellement les circonvolutions pré-rolandiques, c'est-à-dire la frontale ascendante, le pied des deux premières frontales et la plus grande partie de la paracentrale. La zone sensitive, presque uniquement post-rolandique, comprend la pariétale ascendante et le pied des deux premières pariétales.

Caractères généraux des troubles sensitifs cérébraux observés en cliniques.

Sans entrer ici dans les détails de la séméiologie des troubles sensitifs cérébraux, je tiens cependant à rappeler quels sont les différentes variétés de troubles sensitifs que l'on peut observer chez les malades atteints de lésions cérébrales et comment il faut les étudier. On recherche d'abord l'état des *sensibilités superficielles* C'est en premier lieu le tact, dans ses différentes modalités de perception, localisation et interprétation de la perception, distance minima de deux sensations simultanées, discrimination tactile. enfin temps de réaction. Ensuite on passe à l'étude des sensibilités à la douleur et à la température, avec présence ou non d'une association à type syringomyélique, etc. Enfin on y peut ajouter l'étude de la sensibilité électrique, qui n a d'ailleurs qu'une importance secondaire.

L'étude des *sensibilités profondes*, au contraire, est de la plus haute importance car, ainsi que nous le verrons. ce sont elles qui sont surtout intéressées dans les syndromes sensitifs cérébraux. On notera donc l'état de la sensibilité à la pression, de la sensibilité osseuse vibratoire au diapason, puis les différentes modalités du sens musculaire (notion de position des membres. mouvements actifs ou passifs, résistance à la pression et au poids). On examinera enfin la *perception stéréognostique*, c'est-à-dire la faculté que nous possédons de reconnaître par la palpation et sans le contrôle de la vue, la forme, la consistance, la nature physique des objets (identification primaire). Tous ces éléments réunis nous permettent, par un travail d'association cérébrale, de définir exactement par un nom l'objet que nous palpons.

Ces notions préliminaires rappelées, nous pouvons maintenant envisager l'étude *des syndromes sensitifs cérébraux*.

Les troubles sensitifs d'origine cérébrale se présentent habituellement en clinique sous deux types principaux : Tantôt ils sont associés aux troubles moteurs et font partie du cortège symptomatique de l'hémiplégie motrice classique ; parfois même ils peuvent n'exister que pendant la courte période qui suit l'ictus. Ces hémianesthésies d'origine cérébrale consécutives à l'attaque apoplectique ont été particulièrement étudiées par MM. Pierre Marie et Faure-Baulieu qui en ont bien montré les modalités cliniques. Mais dans ces cas il s'agit de troubles fugaces, habituellement passagers, qui durent au plus pendant quelques semaines et ne constituent pas de syndromes permanents.

Tantôt les troubles sensitifs d'origine cérébrale sont prédominants ou peuvent même exister en dehors de tout phénomène moteur. Ils sont alors persistants et définitifs ; ce sont eux qui doivent nous arrêter plus particulièrement. Ces troubles, ainsi que nous l'avons dit tout à l'heure, s'objectivent en clinique par deux grands syndromes cliniques : le *syndrome thalamique* et les *syndromes sensitifs corticaux* encore appelés *syndromes pariétaux*.

LE SYNDROME THALAMIQUE

Avant de faire l'étude analytique de ce syndrome, je ne saurais mieux faire, me semble-t-il, que de vous présenter deux malades hospitalisés dans mon service de l'hospice Paul Brousse à Villejuif. Tous deux présentent le type classique de ce que j'ai désigné, avec mon regretté maître Dejerine, sous le nom de *syndrome thalamique*.

I. Voici d'abord un homme âgé de 57 ans hospitalisé à l'Hospice Paul Brousse pour cécité double.

Les troubles actuels sont apparus en 1919 à la suite d'un ictus survenu sans perte de connaissance. On note en effet chez ce malade :

Des troubles sensitifs subjectifs, c'est-à-dire des douleurs qui furent particulièrement nettes dans les premiers temps et qui suivirent le début des accidents. A l'heure actuelle le malade éprouve des sensations de fourmillements, de lourdeur, d'engourdissement au niveau du membre supérieur gauche et de l'hémi-face du même côté.

La sensibilité objective au tact ne décèle pas de troubles appréciables de la localisation tactile. A la piqûre, il y a eu à un moment donné quelques erreurs de localisation qui actuellement ne sont plus appréciables. Par contre il existe chez cet homme un écartement marqué des cercles de Weber du côté atteint (2 cm. la pulpe du doigt).

Pour la température on note de l'hyperesthésie douloureuse au chaud à la face palmaire de la main gauche et quelques erreurs d'interprétation dans l'appréciation du chaud et du froid.

Les vibrations au diapason sont normales ainsi que la sensibilité à la pression.

Le malade présente de gros troubles du sens stéréognostique : identification primaire et secondaire complètement abolie ; le sens des attitudes passives est également aboli à la main du côté gauche alors qu'il y a seulement diminution de perception au niveau des orteils du pied gauche.

Les réflexes tendineux, exception faite pour le stylo-radial gauche qui est légèrement plus vif, sont égaux des deux côtés. Pas de clonus pyramidal Le réflexe plantaire se fait en flexion des deux côtés, les réflexes crémastériens sont normaux, les abdominaux un peu plus faibles à gauche.

Ce malade présente en outre des *mouvements choréo-atétosiques* particulièrement nets au niveau du membre supérieur gauche et surtout de la main et existant parfois au niveau du pied. De plus, il existe chez lui des troubles moteurs d'un ordre un peu particulier sur lesquels j'ai insisté récemment avec M. Cornil et que je ne ferai qu'énoncer ici : ce sont des phénomènes de syntonie d'automatisme apparaissant au niveau des membres supérieurs, pendant la marche et les mouvements automatiques. Au cours de la marche par exemple on voit à gauche lentement l'avant-bras se fléchir sur le bras, les doigts dans la paume et le bras se porter en adduction et élévation moyenne. Le membre inférieur fauche légèrement de la pointe, si bien que le malade marche absolument comme un hémiplégique moteur du côté gauche.

Les syntonies d'automatisme apparaissent très nettement aussi dans différents actes simples : se lever, se coucher. Il y a lieu de noter de plus que toutes les manœuvres classiques pour provoquer les syncinésies produisent le même effet.

Enfin le malade présente une hypertonie intentionnelle nette du membre supérieur gauche caractérisée par l'impossibilité de relâcher ses muscles au moment où on le lui demande (paratonie de Dupré) et parfois même par une contraction paradoxale de tous les muscles s'opposant au geste demandé.

Tous les faits précédents contrastent avec une hypotonie marquée du membre supérieur et du membre inférieur lorsque le relâchement a été obtenu. On constate, en effet, qu'e passivement on peut mettre en contact la face antérieure du bras et de l'avant-bras gauche alors qu'on observe un écartement de trois travers de doigt à droite.

La force musculaire est presque égale des deux côtés ; au dynamomètre, 22 à la main droite et 20 à la main gauche, le malade étant droitier.

L'incoordination ataxique est nette au membre supérieur gauche, mais il y a lieu de tenir compte de l'existence des mouvements athétosiques qui troublent l'appréciation de l'épreuve. Pas d'ataxie au membre inférieur dans l'épreuve du talon gauche porté sur le genou droit.

Troubles vaso-moteurs et thermiques. — La main gauche est généralement plus froide que la droite par exemple. Le 8 mai 1921, à 5 heures, pour une température ambiante de 21° on note à la face dorsale de la main droite 27°8 et 26° à la main gauche.

L'épreuve du bain froid à 16° donne des résultats qui mettent en valeur le déréglement de la régulation thermique : 15' après le bain froid on note en effet à la face dorsale de la main droite 29°8 et à la face dorsale de la main gauche 21°8.

II. Voici maintenant une femme âgée de 61 ans qui a fait deux ictus avec perte de connaissance.

A l'heure actuelle les *troubles sensitifs* consistent en une légère hyperesthésie à la piqûre qui est plus vivement sentie à droite qu'à gauche. Les cercles de Weber sont nettement élargis à la main ; on note un écartement de 3 cm. 1/2 à la face palmaire des doigts. La sensation de froid et surtout de chaleur réveille plutôt une sensation douloureuse à droite qu'à gauche ; il existe en outre chez cette malade de gros troubles de la sensibilité profonde : perte complète du sens stéréognostique et perte de la notion de position des membres.

Les réflexes tendineux sont vifs mais égaux des deux côtés pour les réflexes rotuliens et les achilléens ; le contra-latéral des adducteurs est plus vif à droite ; les réflexes cutanés sont tous normaux.

Cette malade présente, en plus, des *mouvements choréo-athétosiques* de la main et des doigts du côté droit. Ces mouvements irréguliers, arythmiques, consistent surtout en flexion et extension alternative du pouce sur les autres doigts ; puis en extension, flexion, abduction et adduction des quatre derniers doigts. L'avant-bras est lui aussi animé de mouvements d'extension de flexion sur le bras. Ces mouvements, assez lents, affectent plutôt le type athétosique que choréique.

L'ataxie est nette à droite, au membre inférieur comme au membre supérieur.

Comme chez notre premier malade, il existe ici des troubles moteurs d'ordre automatique tout à fait analogues à ceux précédemment décrits : syntonies d'automatisme particulièrement nettes dans la marche et contrastant avec une hypotonie à l'état de repos. Enfin notons que la force musculaire est égale des deux côtés. Cette malade présente encore des troubles vaso-moteurs et thermiques ; la main est plus froide que la main gauche : à la face dorsale de la main droite, 26° ; à la main gauche, 28°8.

L'épreuve du bain froid à 15° pendant 10' donne :

10' après   à la main droite : 16°2 ;
10' après : à la main gauche : 18°6 ;
30' après : à la main droite : 17°2 ;
30' après : à la main gauche : 19°9.

Une courbe représentant les températures axillaire droite et gauche, la température ambiante, prise deux fois par jour, montre l'instabilité thermique considérable de cette malade. D'une façon générale la température de l aisselle droite est de 1/2 degré au-dessous de l'aisselle gauche. Mais quelquefois la formule est inversée.

Ces deux malades présentent l'un et l'autre un type schématique de syndrome thalamique.

Ce syndrome est caractérisé, ainsi que je l'ai défini avec M. Dejerine en 1906, par les signes suivants :

1° *Une hémiplégie légère* habituellement sans contracture et *rapidement régressive.*

2° *Une hémianesthésie superficielle,* persistante, à caractère organique, pouvant être, dans certains cas, remplacée par de l'hyperesthésie cutanée, et s'accompagnant toujours de *troubles marqués et persistants des sensibilités profondes.*

3° *De l'hémiataxie légère* et de l'*astéréognosie* plus ou moins complète.

4° *Des douleurs vives du côté hémépligié*, persistantes, paroxystiques, souvent intolérables et ne cédant à aucun traitement analgésique.

5° *Des mouvements choréoathétosiques* dans les membres du côté paralysé.

Tels sont les différents symptomes qui, par leur réunion, permettent d'affirmer l'existence d'une lésion intéressant le thalamus.

Cette lésion est localisée en un point particulier de la couche optique ; elle intéresse le noyau externe dans sa partie postéro-externe, une partie des noyaux médian et interne, ainsi que le fragment correspondant de la capsule interne. Ce tableau symptomatique constitue, — disions-nous à cette époque, — par la réunion de ses différents signes, un nouveau syndrome qui doit prendre rang dans la nosologie : *le syndrome thalamique.*

Depuis cette époque, un grand nombre de cas semblables ont été publiés et sont venus confirmer entièrement nos recherches, si bien que le syndrome thalamique est aujourd'hui classique. Successivement Winkler et Van Londer d'Amsterdam, Haskowec (de Prague), Head et Gordon-Holmes en Angleterre, puis Mills en Amérique ont rapporté des cas de syndrome thalamique suivis d'autopsies.

Reprenons avec quelques détails l'étude analytique des principaux signes de ce syndrome.

Si j'en juge d'après ma propre expérience, sa fréquence n'est pas très grande. C'est tout au plus si, dans les grands services des hospices de vieillards où les hémiplégiques sont si nombreux, on compte deux, trois ou quatre malades atteints de syndrome thalamique. Le début se fait habituellement sans grand fracas, sans perte de connaissance, car il s'agit d'une lésion centrale n'atteignant pas la corticalité.

Les *troubles moteurs* en tant que troubles d'ordre paralytiques sont réduits au minimum : au début, très légère hémiparésie qui rapidement s'atténue pour disparaître même complètement. Quand ils existent, ils intéressent surtout la face sans s'accompagner de troubles de la mimique émotive, contrairement à l'opinion de Bechterew et Nothnagel. Le domaine du facial supérieur reste intact. La langue n'est pas déviée, mais elle peut l'avoir été au début, ainsi que le voile du palais. Le réflexe pharyngé est normal.

Les membres supérieurs ou inférieurs sont également fort peu touchés dans leur motilité et leur atteinte n'est que transitoire : mouvements actifs relativement conservés, hypotonicité et diminution de la force musculaire, absence de trépidation épileptoïde sont les signes habituels d'une hémiplégie légère ou en voie de régression. Les mouvements associés ou syncinétiques peuvent, dans certains cas, être particulièrement nets.

L'*hémichorée* et l'*hémiathétose* se retrouvent dans la plupart des observations. Ce n'est pas la grande hémichorée qu'on observe ici, mais de petits mouvements dans les extrémités des membres, localisés surtout au niveau des doigts et de la main. Tantôt ces mouvements revêtent le caractère désordonné de la chorée, tantôt ils prennent l'aspect lent et vermiculaire de l'athétose.

L'*hémitremblement* fait complètement défaut.

L'hémiataxie, enfin, est parmi les troubles moteurs un des signes les plus intéressants du syndrome thalamique.

L'ataxie des thalamiques varie dans son intensité suivant les cas, mais elle conserve toujours certains caractères qui lui appartiennent en propre, et la distinguent des ataxies d'origine médullaire ou périphérique ; elle est légère, limitée et n'atteint jamais le degré de la grande ataxie des tabétiques. Dans les différents mouvements que fait le malade, il y a une certaine gêne, une hésitation relevant de l'ataxie. Les malades peuvent cependant coordonner une succession de mouvements comme celle d'ouvrir les différents doigts de la main, l'un après l'autre, ce que ne peut faire un tabétique ataxique. Quand on commande aux malades de porter l'index au bout du nez, les yeux fermés, ils font des erreurs de localisation, hésitent souvent beaucoup ; mais, dans ces différents actes, le mouvement se ralentit avant d'arriver au but, les malades étant encore capables, sinon de diriger exactement le doigt sur un point donné, de régler tout au moins l'amplitude et la vitesse du mouvement. Il n'y a pas de grossières erreurs comme chez les tabétiques.

L'état des réflexes tendineux est intéressant à relever ; tantôt ils sont un peu exagérés, tantôt ils sont normaux et traduisent l'intégrité de la voie pyramidale.

Les *réflexes cutanés* (crémastérien, abdominal, épigastrique) ainsi que le réflexe plantaire sont normaux ou absents. L'absence du signe de Babinski notée dans la plupart des cas, malgré la dégénération pyramidale constatée souvent sur les coupes, mérite d'être soulignée. On peut, en effet, se demander s'il ne s'agit là que d'un fait dénotant le peu de participation de la voie motrice au syndrome thalamique ; ou encore, et c'est l'opinion qui nous paraît la plus vraisemblable, si la couche optique lésée n'intervient pas dans la production de ce phénomène en modifiant le régime de réaction normale de la voie pyramidale irritée.

Troubles sensitifs. Les troubles de la sensibilité prennent une importance capitale dans le tableau clinique que nous étudions, par leur intensité, leur constance, leur caractère et leur modalité : ce sont eux qui dominent la symptomatologie du syndrome thalamique.

La *sensibilité superficielle* est atteinte dans ses trois modalités : tact, douleur, température ; ce n'est pas d'une abolition complète des sensations périphériques qu'il s'agit, mais bien de modifications des impressions sensitives telles qu'on les rencontre dans les anesthésies cérébrales avec tous leurs caractères classiques. Nous ne ferons que les rappeler rapidement. L'anesthésie n'est jamais absolue comme dans les hémianesthésies hystériques ; prédominant à l'extrémité des membres, diminuant de la périphérie à la racine de ceux-ci, cette anesthésie dépasse légèrement la ligne médiane du corps sur le tronc et la face, empiétant d'un à deux centimètres sur le côté sain.

L'abolition ou la diminution de la sensibilité tactile, étudiée au pinceau de blaireau, peut intéresser la peau et les muqueuses. Pour la douleur et la température, la disparition n'est jamais absolue, comme du reste dans toute hémianesthésie cérébrale, quelle qu'en soit la cause.

Long d'abord.(1889), puis Brécy (1902), dans leurs thèses ont exposé complètement cette question des hémianesthésies organiques.

On sait que l'on a affaire à des modifications quantitatives et qualitatives de la sensibilité, dans les hémianesthésies organiques. Ce sont des perversions dans l'interprétation du lieu et du mode de la sensation, de la dysesthésie, de la topoanesthésie et de la topoanalgésie avec retard dans la perception des sensations et avec élargissement des cercles de Weber.

Ce sont les mêmes troubles sensitifs superficiels que nous rencontrerons dans le syndrome thalamique. Chez nos malades, il ne s'agit donc pas de modifications grossières de la sensibilité superficielle ; aussi faut-il, pour les déceler, procéder à leur recherche avec le plus grand soin.

Les *sensibilités profondes* sont beaucoup plus atteintes, et cela dans leurs différentes composantes : articulaire, musculaire, tendineuse, osseuse. On peut noter la diminution ou la disparition de la sensibilité osseusee vibratoire au diapason et là perte complète du sens musculaire.

La notion des mouvements actifs ou passifs est diminuée, parfois même abolie; la notion de résistance, de force également; celle du poids est nettement abolie du côté malade. La notion de position enfin ou sens des attitudes segmentaires est fortement touchée.

Il y a perte plus ou moins complète de la perception « stéréognostique » qui est toujours atteinte, mais à des degrés différents.

Parmi les troubles de la *sensibilité subjective* la présence de douleurs du côté hémiplégié est un fait très important à noter chez les malades atteints de lésion du thalamus.

On les retrouve dans la plupart des cas de syndrome thalamique publiés et dans ceux que j'ai moi-même étudiés, avec assez de fréquence, pour qu'on puisse admettre aujourd'hui que ces douleurs sont sous la dépendance de la lésion thalamique, ou de la destruction, avec irritation consécutive des fibres qui viennent s'arboriser dans sa portion ventrale. Ces douleurs, cependant, ne sont pas constantes. Elles peuvent manquer quelquefois, mais rappelons-nous que, pour apprécier des phénomènes subjectifs, comme les douleurs, il faut tenir compte du mode de réaction individuelle propre à chaque sujet ; c'est là en somme affaire d'équation personnelle.

Ces douleurs doivent être rangées dans le groupe des douleurs dites « d'origine centrale » signalées autrefois par Anton, Edinger, Golscheider, etc. Elles sont précoces dans leur apparition, qui peut se faire au début de l'hémiplégie, soit quelques mois après. Elles siègent non seulement dans les membres paralysés, mais aussi à la face et sur le tronc. A la face, elles occupent le front, la joue, l'orbite avec sensation d'arrachemeut de l'œil, le menton et l'oreille du côté malade. Au niveau des membres, elles ne se cantonnent pas avec prédilection dans les articulations, mais irradient dans toute la longueur des segments des membres, aussi bien au niveau des doigts et des orteils qu'à leur racine. On a beaucoup de peine à obtenir des malades une indication exacte sur la localisation de ces douleurs, en tant que siège superficiel ou profond. Une de nos malades nous répétait continuellement que ce qui l'empêchait de remuer la main gauche, de marcher, c'étaient les douleurs vives qu'elle éprouvait dans le bras et la jambe. Il s'agit en somme d'une impotence douloureuse. La plupart cependant insistent sur le fait qu'elles sont plutôt superficielles et que ce sont la peau et les plans cellulo-graisseux sous-jacents qui sont douloureux.

Quoi qu'il en soit, ces douleurs sont continues avec exacerbation paroxystique, arrachant parfois des cris aux malades, les empêchant de dormir ou les réveillant brusquement.

Les malades comparent leurs douleurs tantôt à des brûlures superficielles ou profondes, tantôt à des élancements, à des pressions violentes et douloureuses qu'on exercerait sur la peau, tantôt enfin à des coups de poignard. Ces phénomènes revêtent un caractère paroxystique ; entre les crises ce sont des fourmillements, des engourdissements dans les extrémités des membres et quelquefois au niveau de la face. Par certains de leurs caractères, ces douleurs ressemblent beaucoup aux causalgies dont nous avons vu de si nombreux exemples durant la guerre.

Notons enfin un caractère important : ces algies ne cèdent à aucun traitement analgésique interne ou externe, rien ne réussit à soulager les malades dont les souffrances sont parfois intolérables.

La douleur n'est pas simplement spontanée, elle est aussi, dans certains cas, provoquée par un simple attouchement de la peau avec le doigt. La piqûre, le contact du froid et du chaud, la pression, sont très désagréables, ces malades étant parfois très hyperesthésiques.

Organe des sens. 1° *Vue.* On ne note pas de troubles de la musculature interne ou externe de l'œil ; les pupilles sont normales et réagissent

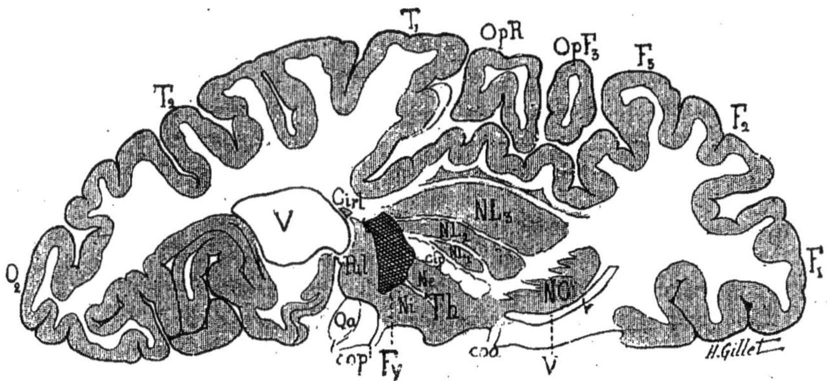

Fig 2. — Syndrome thalamique. (Obs. personnelle.) En Fi, foyer hémorragique. Celui-ci intéresse la couche optique à la partie supérieure du noyau externe (Ne), empiète en dedans sur le noyau interne (Ni) et en arrière sur le Pulvinar. En dehors, la lésion intéresse la partie postérieure du segment postérieur de la capsule interne (Cip), et plus en dehors encore, la partie postérieure du noyau lenticulaire (NL3, NL2).

normalement à l'accommodation. Dans un cas personel, nous avons observé de l'hémianopsie latérale homonyme, ce qui montre que la lésion a envahi la partie postérieure et inférieure du thalamus et sectionné les radiations thalamiques.

L'ouïe, l'odorat et le goût ne participent pas à la symptomatologie du syndrome thalamique.

Troubles vaso-moteurs et sécrétoires. — Il peut exister dans des cas d'hémiplégie par lésion de la couche optique, des troubles vaso-moteurs. Chez les deux malades qui sont devant vous, ces troubles sont particulièrement évidents. J'y ai particulièrement insisté en vous les présentant.

L'anatomie pathologique du syndrome thalamique, ainsi que nous avons pu l'établir personnellement, d'une part grâce à l'étude de coupes microscopiques sériées dans quatre cas de lésions de la couche optique, et d'autre part au moyen de recherches expérimentales, a montré qu'aux syndromes cliniques dont nous venons de donner la description correspond une lésion toujours identique à elle-même. Celle-ci occupe la partie postérieure de la couche optique dans presque toute sa hauteur. Il s'agit d'un foyer de ramollissement qui intéresse habituellement le *tiers postérieur et externe de la couche optique*. Ce foyer détruit la plus grande partie des noyaux externe et interne, empiète souvent sur le noyau médian en avant, sur le pulvinar en arrière. Presque toujours la lésion vient, en outre, sectionner la partie postérieure du segment postérieur de la capsule interne. Parfois même, en dehors, elle atteint la partie tout à fait postérieure du noyau lenticulaire.

La localisation du foyer de destruction est rarement limitée strictement à la couche optique elle-même ; ceci dépend de la distribution vasculaire de la région et rend le problème de l'interprétation physiologique des signes du syndrome thalamique assez difficile. Aussi n'est-ce que par l'étude de coupes microscopiques minutieusement sériées, et par l'expérimentation, que nous avons pu arriver à faire la part de ce qui relevait de la lésion thalamique et de ce qui revenait au contraire aux lésions accessoires, notamment à celle de la capsule interne.

Je ne ferai que rappeler brièvement les grands traits principaux de cette discussion, de façon à bien préciser devant vous quel est le rôle de la lésion du thalamus dans la production des différents symptômes. Pour cela je ne retiendrai que les trois points suivants :

1° La dissociation des phénomènes moteurs et sensitifs.

2° L'interprétation physiologique de ces troubles moteurs et sensitifs.

3° L'interprétation des mouvements choréo-athétosiques.

1° *La dissociation des phénomènes moteurs et sensitifs*, dans une hémiplégie d'origine cérébrale, est un des faits les plus saillants d'une lésion thalamique. Elle attire immédiatement l'attention et doit faire rechercher les autres signes du syndrome. Mais il faut savoir que cette dissociation entre les troubles moteurs et sensitifs n'est pas propre aux lésions thalamiques et qu'elle peut aussi se rencontrer dans les lésions corticales. Nous y reviendrons tout à l'heure, à propos des syndromes *pariétaux*.

2° *A quoi sont dus les troubles paralytiques et les troubles de la sensibilité dans le syndrome thalamique ?*

La cause des phénomènes paralytiques se conçoit d'elle-même : ils sont la conséquence d'une altération concomitante de la partie postérieure de la capsule interne, ainsi que nous l'avons observé dans trois de nos cas.

La lésion thalamique ne joue donc aucun rôle dans la production de ces troubles moteurs, ainsi que le prouvent les faits suivants :

1º Les troubles moteurs sont proportionnels à l'étendue de la lésion capsulaire ; plus celle-ci est marquée, plus ils sont prononcés, et inversement.

2º Ils ne sont pas proportionnels à l'étendue de la lésion thalamique.

3º Chez l'animal, une lésion expérimentale localisée dans le thalamus et respectant la capsule interne ne détermine pas de troubles paralytiques.

Quant aux troubles sensitifs, il est de toute évidence qu'ils sont sous la dépendance de la lésion thalamique.

Dejerine et Long, dans un mémoire consacré à l'étude de la localisation de l'hémianesthésie dite capsulaire, ont montré que les troubles de la sensibilité générale se rencontraient dans les lésions centrales des hémisphères dans deux conditions :

d'une part dans les cas de lésion thalamique détruisant les fibres terminales des voies sensitives du pédoncule et les fibres d'origine des neurones thalamo-corticaux ;

d'autre part, dans les cas où, le thalamus étant intact, les connexions avec la corticalité sensitivo-motrice sont plus ou moins détruites. Dans ce dernier cas, la lésion est toujours très étendue.

Dejerine et Roussy ont ensuite montré que lorsque la lésion siège dans le noyau externe (partie externe et postérieure), qu'elle empiète sur les noyaux interne et médian du thalamus, et qu'elle intéresse une partie des fibres du segment postérieur de la capsule interne, on trouve réalisé le tableau clinique du *Syndrome thalamique*.

Une telle lésion sectionne les neurones ascendants centripètes, voies centrales de la sensibilité générale, qui viennent toutes aboutir au thalamus ;

3º *Quelle est la cause des mouvements choréo-athétosiques* ?

Déjà dans notre mémoire de 1906, nous nous sommes demandés si les mouvements choréo-athétosiques que l'on observe si fréquemment dans le syndrome thalamique étaient sous la dépendance directe de la lésion de la couche optique. C'est là une question qui a été fort discutée et interprétée de façon très différente suivant les auteurs. Je rappellerai simplement ici qu'à l'opinion soutenue à l'étranger par les auteurs avec Hammond, Gowers, Nothnagel, Galvani qui attribuaient à la couche optique un rôle prédominant dans la production de ces mouvements, l'école française avec Charcot et Raymond avait opposé une théorie toute différente, en plaçant la lésion causale de ces troubles dans la capsule interne. Plus tard, Kahler et Pick, étendant cette dernière hypothèse, formulèrent une théorie qui fut également adoptée par beaucoup de neurologistes, à savoir que les troubles d'excitation post-hémiplégiques résultent d'une altération du faisceau pyramidal en un point quelconque de son trajet. Personnellement, je me suis autrefois rallié à l'opinion de Kahler et Pick, qui refusait à la couche optique le droit de jouer un rôle dans la production des mouvements choréo-athétosiques.

Or, à l'heure actuelle, à la faveur de travaux récents parus sur la physiologie du corps strié, je crois qu'il y a lieu de reprendre la question de l'interprétation des mouvements choréo-athétosiques dans le syndrome thalamique. C'est ce que nous avons fait tout dernièrement dans mon service avec mon élève Lucien Cornil, à propos des deux malades que je viens de vous montrer.

Ces deux malades présentent en effet — en plus des signes dont je vous ai parlé tout à l'heure appartenant en propre au syndrome thalamique, en plus aussi des mouvements choréo-athétosiques — des modifications importantes du tonus musculaire dont le caractère particulier nous permet de les désigner sous le nom de *syntonie d'automatisme*.

C'est au cours des mouvements d'automatisme comme la marche par exemple, qu'ils apparaissent. Le malade étant au repos, on constate une *hypotonie* manifeste du membre supérieur et inférieur du côté atteint, hypotonie qui se transforme en hypertonie dès qu'on demande au malade d'accomplir un mouvement automatique comme la marche. On voit alors l'avant-bras se fléchir sur le bras, la main sur l'avant-bras, la jambe s'étendre sur la cuisse ; si bien que lorsqu'on regarde le malade, il donne l'impression de marcher comme un hémi-plégique moteur contracturé ; or, ni chez l'un, ni chez l'autre de nos malades, il n'existe de contracture. Il faut ajouter que ces attitudes peuvent être provoquées, quoique moins facilement, par les différentes épreuves syncinétiques habituelles du côté sain.

Enfin, chez l'un de ces malades, chez l'homme, on note à l'état de repos, une *hypertonie intentionnelle* des plus nettes lorsqu'on lui demande de relâcher ses muscles.

Ces modifications importantes de la motilité automatique, sur lesquelles je viens d'insister, relèvent, nous le savons aujourd'hui, d'une lésion du corps strié, ainsi qu'il ressort d'une série de travaux récents dus en particulier à Modden, à Cecile et Oscar Vogt, à Ramsay-Hunt, à

Lhermitte et Cornil et surtout à Wilson qui, il y a peu de jours, vous exposait ici même les résultats de ses importants travaux sur le corps strié.

L'on est en droit de supposer, comme je l'ai fait avec L. Cornil, que chez nos malades, les phénomènes choréoathétosiques sont précisément dus à ce que le foyer de destruction intéresse une plus

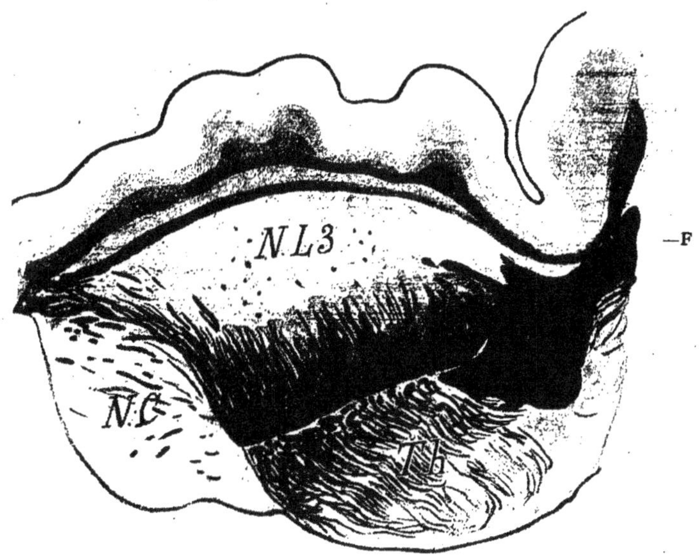

Fig. 3. — Cas. Jossaume (thèse Roussy 1907). Le foyer de destruction F occupe la partie postérieure de la couche optique (Th.) dont il détruit tout le tiers postérieur du noyau externe ; en dedans, il empiète sur le pulvinar ; en dehors, il sectionne la partie postérieure du segment postérieur et le segment rétro-lenticulaire de la capsule interne, et pousse une pointe dans la partie postérieure du noyau lenticulaire (NL3). Le noyau antérieur et le noyau interne du thalamus ne sont pas intéressés par la lésion.

ou moins grande partie de la queue du noyau lenticulaire. Bien entendu, il ne s'agit pour l'instant que d'une hypothèse que nous faisons avec toutes les réserves que comporte, en pareil cas, l'absence de vérification anatomique. Cependant, un coup d'œil jeté sur les figures ci-jointes (fig. 3 et 4) nous montre que dans les cas rapportés dans ma thèse (cas Joss..., cas Hud...) où il existait des mouvements choréoathétosiques très prononcés, la lésion intéressait le corps strié.

Formes cliniques. — A côté de cette forme type, le syndrome thalamique peut revêtir d'autres modalités cliniques ainsi que j'ai eu l'occasion de le démontrer personnellement, toujours à l'appui de cas vérifiés sur autopsie. En effet, tantôt l'on a affaire à la forme décrite ci-dessus, forme que l'on peut dénommer le *syndrome thala-mique type* ou *forme pure* de ce syndrome ; tantôt, au contraire, il s'agit de *formes associées ou mixtes* dans lesquelles les troubles paralytiques sont plus marqués, et revêtent le caractère de l'hémiplégie organique

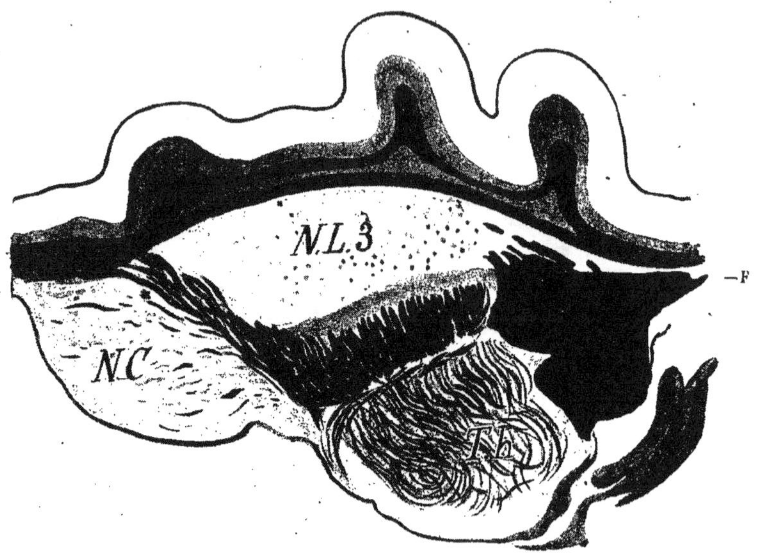

Fig. 4. — Cas Hudry (thèse Roussy 1907). Le foyer primitif, comme dans le cas précédent, détruit complètement la partie postérieure du noyau externe du thalamus (Th.) et vient plus en dedans intéresser le centre médian de Luys. En arrière, il empiète sur la partie antérieure du pulvinar. En dehors, il sectionne le segment postérieur de la capsule interne et vient léser, par ses ramifications, la partie postérieure du noyau lenticulaire (NL3).

spasmodique qui vient s'ajouter aux signes cliniques d'une lésion de la couche optique. C'est la *forme thalamo-pyramidale*.

Si l'interprétation que je vous donnais tout à l'heure à propos des mouvements choréo-athétosiques venait à être vérifiée anatomique-ment, on pourra également distinguer une *forme thalamo-striée du syndrome thalamique*, forme dans laquelle les mouvements choréo-athétosiques sont particulièrement évidents et prononcés.

Quant aux *formes sensitivo-sensorielles* décrites par certains auteurs, et notamment par Haskowec, je ne crois pas qu'il y ait des faits suffisam-ment probants pour en admettre l'existence. En effet, en serrant de très près la question des hémianesthésies sensorielles notées dans les hémianesthésies générales par lésion de la couche optique, que trouve-t-on ?

Au point de vue clinique, pour le goût, l'ouïe, et l'odorat, on observe parfois des altérations qui consistent plutôt en diminution qu'en abolition des sensibilités spéciales, et qui sont habituellement partielles et irrégulières. Parfois, la diminution de l'audition comme dans le cas de Winkler, peut être bilatérale. Mais ces symptômes disparaissent quelques mois après le début de la paralysie et ne font plus partie du tableau symptomatique. Or, on sait que c'est à partir de cette période, que le syndrome se présente, selon nous, avec toute sa pureté.

Pour la vue, ainsi que nous l'avons montré avec notre maître Dejerine, l'hémianopsie latérale homonyme peut s'associer au tableau du syndrome thalamique ; elle constitue alors un symptôme définitif.

Au point de vue anatomique, nos connaissances sur les connexions des voies centrales acoustiques, auditives et olfactives avec la couche optique, sont encore trop insuffisantes pour nous permettre de dire avec certitude, en présence d'hémianesthésie sensorielle au début du syndrome thalamique, que les fibres sensorielles sont lésées dans leur trajet intrathalamique, et non à leur passage au voisinage de la couche optique. La méthode anatomo-clinique n'a fourni encore à cet égard que des renseignements incomplets, étant donnée la représentation corticale bilatérale des sens de l'ouïe, de l'odorat et du goût qui explique les suppléances et les réparations rapides observées à la suite de lésion unilatérale. La présence de l'hémianopsie par contre s'explique facilement par l'extension du foyer thalamique en arrière et la destruction à ce niveau des fibres de projection des voies optiques (radiations de Gratiolet) ou du corps genouillé externe.

S'il est donc possible que le thalamus, en plus de ses fonctions de relai intra-hémisphérique des voies sensitives centrales, entre en connexion avec les voies sensorielles de l'ouïe, du goût et de l'odorat, le fait ne peut être considéré comme définitivement acquis.

De ces considérations cliniques et anatomiques, il résulte que le seul trouble sensoriel définitif que l'on puisse observer au cours du syndrome thalamique est l'*hémianopsie*. Mais il s'agit ici, comme nous l'avons dit ailleurs, d'un symptôme accessoire ne relevant pas directement de la lésion de la couche optique et ne faisant pas, à proprement parler, partie du syndrome thalamique.

LES SYNDROMES PARIÉTAUX

Les différentes modalités suivant lesquelles peuvent s'extérioriser en clinique des lésions limitées à la zone sensitive corticale du lobe pariétal nous sont particulièrement bien connues depuis la guerre. En effet, si avant 1914, certains auteurs comme Redlich, Monakov et Dejerine avaient eu l'occasion d'observer des faits tirés de l'observation clinique neurologique courante dans lesquels on avait pu porter le diagnostic de lésions limitées au lobe pariétal, c'est surtout depuis la guerre que les différents types du syndrome pariétal ont été bien établis. Et ceci se conçoit aisément puisque les blessures du cerveau, principalement les blessures par éclat d'obus créent des lésions cérébrales bien limitées, souvent très superficielles, réalisant en quelque sorte très exactement les expériences des physiologistes chez l'animal. M. Pierre Marie et ses élèves, Chatelin, Mme Athanassio Bénisty ont particulièrement contribué à l'étude clinique de ces blessures localisées de l'écorce cérébrale et de la zone rolandique.

Le **syndrome sensitif cortical,** décrit pour la première fois par Dejerine en 1914, est caractérisé par une intégrité complète ou presque complète de la sensibilité tactile, des sensibilités douloureuse et thermique avec conservation parfaite de la sensibilité osseuse ; au contraire, la discrimination tactile du sens des attitudes et du sens stéréognostique est complètement abolie. Ce syndrome devait trouver bien vite une solide confirmation dans une série d'observations de lésions isolées du lobe pariétal par blessure de guerre. En effet, à la première réunion de la Société de Neurologie qui suivit la déclaration de guerre, en décembre 1914, Dejerine et Mouzon présentaient deux cas de *syndrome sensitif cortical par blessure de guerre.*

A la séance suivante, en janvier 1915, je rapportais moi-même avec mon élève, M. Bertrand, une nouvelle observation tout à fait typique dont je vous demande la permission de rappeler ici très brièvement les principaux traits.

Il s'agit d'un soldat qui le 16 octobre 1914 est atteint d'une balle à la tête du côté gauche. Il tombe, mais se relève aussitôt pour aller se blottir un peu plus loin dans l'excavation formée par l'explosion d'un obus de 150 millimètres. Il attend la fin du tir pour repartir et rejoindre les lignes françaises.

Durant tout le trajet qu'il fait à pied depuis le lieu de l'accident (environ un kilomètre), et malgré une forte hémorragie au niveau de la plaie du cuir chevelu, il ne perd pas un instant connaissance. Arrivé au poste de secours, il a perdu l'usage de la parole et présente une hémiplégie droite avec un peu de surdité du côté gauche. Après un pansement sommaire, on l'évacue sur Sézanne où il reste peu de temps, puis à Bray-sur-Somme, où on lui rase la tête, on sonde la blessure et, après un badigeonnage à la teinture d'iode, on l'envoie à l'Hôtel-Dieu d'Alençon. Entré dans cet hôpital le 20 octobre, il y reste un mois et demi : la fièvre, la céphalée s'amendent rapidement ; le malade commence à parler 10 jours après l'accident ; le 20e jour après, il peut se servir de la main droite pour écrire.

A sa sortie de l'Hôtel-Dieu d'Alençon, il ne lui reste plus qu'une hémiplégie motrice caractérisée par une gêne fonctionnelle du bras et de la jambe droite et une très grande lenteur de la parole, il est même incapable de prononcer certains mots.

Après un court séjour à Toulouse, il est envoyé au Val de Grâce, où il entra le 18 janvier 1915.

A l'examen fait le 19 janvier, on remarque deux cicatrices du côté gauche du crâne, situées de part et d'autre du sillon de Rolando, déterminé par les procédés classiques. La cicatrice postérieure correspond à l'orifice d'entrée du projectile, l'antérieure, longue de 5 centimètres environ, est adhérente au niveau d'un sillon osseux.

Les troubles de la parole sont les suivants : le malade s'explique clairement, mais très lentement. Sa voix est traînante, mais sans achoppements. Il ne bredouille pas. Il trouve bien ses mots et les exprime nettement. Pourtant, certains mots longs et compliqués ou encore certaines phrases sont difficilement articulés. Le malade nous fait constater à ce propos que, pupille autrefois de l'Assistance publique, il fut un enfant retardataire et eut toujours de la difficulté à articuler certains mots plus ou moins compliqués Depuis le moment de sa blessure, les troubles de l'articulation sont améliorés ; la parole est beaucoup moins traînante qu'au premier jour. Il n'y a aucune altération de la faculté de langage : ni surdité, ni cécité verbale psychique, pas d'aphasie motrice.

Le malade se montre intelligent dans ses réponses ; il comprend parfaitemement toutes les questions posées.

Pas d'amnésie : il a même reconstitué à peu près complètement ses notes de guerre depuis le début de la campagne. Cependant, du 20 au 25 octobre le malade ne se rappelle plus de rien en dehors de son changement d'hôpital.

Le malade accuse une certaine torpeur intellectuelle qui n'existait pas avant. Il s'efforce de jouer au jeu de dames « pour se dégourdir », dit-il. Le jeu de cartes le fatigue très rapidement, il oublie vite les cartes tombées ; il ne peut lire longtemps.

Troubles de la motilité. — Il n'existe au repos aucuns mouvements anormaux ; pas de mouvements choréiques ou athétosiques. Pas de contracture musculaire, ni flaccidité anormale.

Mais on remarque une paralysie faciale droite à type central. La face est déviée du côté gauche, pas d'hépiphora. Orbiculaire intact. Commissure labiale droite abaissée et déviée. Pas de déviation de la langue. Pas de paralysie du voile du palais.

Au niveau des membres, on note une diminution légère de la force musculaire.

Malgré cette égalité apparente des deux côtés à l'examen clinique, le malade nous fait observer cependant qu'il se fatigue plus rapidement du membre inférieur droit que du gauche (par exemple quand il frotte un parquet). Rien de spécial dans la démarche du malade.

Réflectivité. — Réflexes cutanés normaux ; réflexe plantaire en flexion. Réflexes tendineux : du membre supérieur (réflexes du biceps, du triceps, des radiaux) normaux ; le réflexe rotulien est légèrement exagéré à droite. Pas de troubles sphinctériens.

Troubles de la sensibilité. — Sensibilité subjective : douleurs subjectives nulles. Pas de sensations anormales, paresthésiques ou autres.

Sensibilité tactile : hypoesthésie légère au niveau de la main et des doigts. Pas d'anesthésie proprement dite.

A droite, le malade localise mal ses sensations : il fait parfois des erreurs de 3 à 4 centimètres. Les cercles de Weber sont très élargis à droite, au niveau de l'extrémité du membre supérieur. Il faut un écartement de 10 à 15 millimètres au niveau de la pulpe des doigts pour obtenir la sensation de deux pointes, de 20 à 25 millimètres au niveau de la paume de la main.

La sensibilité à la température paraît égale des deux côtés.

Il existe de gros troubles de la sensibilité profonde au niveau du membre supérieur.

Astéréognosie à droite : le malade reconnaît difficilement la forme élémentaire des objets (boîte, sou, montre, etc). Non seulement il ne désigne pas l'objet, mais encore la forme elle-même lui reste souvent inconnue.

Le sens des attitudes passives et actives est très altéré au niveau des doigts. Aucun trouble de ce genre au niveau du poignet, du coude, ni du membre inférieur

Sensibilité à la pression : à droite, le malade apprécie mal les différences. Alors que du côté gauche il différencie des pressions de 0 fr. 50 et de 1 franc en argent, à droite il ne trouve aucune, différence entre deux pressions de 0 fr. 50 et de 2 fr. 50. Cette recherche est faite au niveau de la pulpe des doigts.

La pression des masses musculaires, biceps, triceps sural, est moins bien perçue à droite.

Pas d'ataxie : le malade trouve bien son nez, son genou avec le talon opposé.

La sensibilité osseuse au diapason au niveau des doigts, de l'olécrane, des styloïdes, du bassin, du fémur, du pied, est sensiblement égale des deux côtés. De temps en temps il semble que le malade sente mieux à droite, mais cette différence est vraiment peu sensible.

Troubles trophiques nuls.

L'examen radiographique montre un léger enfoncement de la calotte osseuse, sans corps étranger dans l'hémisphère cérébral.

En résumé, on note chez un soldat, à la suite d'une plaie par balle avec enfoncement de la calotte cranienne du côté gauche, une hémiplégie droite, surtout sensitive, caractérisée au bout de trois mois par :

De très légers troubles moteurs : hémiparésie faciale et brachiale; réflexe du gros orteil en flexion;

De légers troubles de la sensibilité superficielle au membre supérieur droit : hypoesthésie tactile;

Un écartement assez marqué des cercles de Weber, 10-15 millimètres pour la pulpe des doigts : 20-25 millimètres pour la paume de la main.

De gros troubles de la sensibilité profonde du membre supérieur droit : astéréognosie complète, perte du sens des attitudes et de la sensibilité à la pression au niveau de la main;

Absence de douleurs, d'hémitremblement ou d'hémichorée. Pas d'hémiataxie.

Si nous reprenons maintenant, très rapidement, les principaux signes du syndrome sensitif cortical, nous voyons qu'au début, on peut noter l'existence de troubles paralytiques, mais ceux-ci sont habituellement légers, fugaces et s'atténuent rapidement; parfois même, ils font complètement défaut. Il en est ainsi chez le malade de l'observation ci-dessus qui, blessé par balle au niveau de la région pariétale, put faire à pied plusieurs kilomètres dans les boyaux pour se rendre au poste de secours.

Si dans le syndrome sensitif cortical, les *troubles moteurs* sont au minimum, en tant que signes traduisant un déficit de la voie pyramidale, si les réflexes tendino-osseux sont habituellement peu vifs, si le signe de Babinski manque le plus souvent, ce n'est pas à dire qu'il n'existe pas d'impotence fonctionnelle des membres atteints. Mais celle-ci consiste en une incoordination des mouvements et relève des perturbations de la voie sensitive.

Les troubles sensitifs objectifs dominent donc le tableau ; ils consistent, dans les cas typiques, en une diminution légère ou même une conservation relative des sensibilités superficielles (tact, douleurs, température) et en une conservation (parfaite ou presque parfaite) de la sensibilité osseuse qui contraste avec une altération marquée du sens de discrimination tactile (écartement des cercles de Weber) du sens des attitudes et du sens stéréognostique (*astéréognosie*).

Dans l'hémiplégie sensitive d'origine corticale ou syndrome sensitif cortical, les *troubles sensitifs subjectifs* sont nuls ou peu apparents ; ce sont des fourmillements, des sensations paresthésiques, jamais des douleurs vraies. Il y a lieu de noter d'ailleurs la variabilité des troubles observés au cours des divers examens, signes auxquels Head attache de l'importance et qu'il considère comme caractéristiques des lésions du cortex. Souvent enfin, au syndrome sensitif cortical peut s'associer de l'*aphasie* (lorsque la lésion intéresse l'hémisphère gauche et empiète sur le lobe temporo-occipital) ou encore de l'*hémianopsie* par extension du foyer de destruction au lobe occipital.

Ce sont là des symptômes contingents très utiles, comme nous le verrons dans la discussion du diagnostic.

Les formes cliniques des syndromes pariétaux. — A côté de cette première forme type, on peut observer une série de modalités cliniques des syndromes pariétaux. Comme pour le syndrome thalamique les lésions pariétales sont tantôt simples et l'on a affaire à une *forme pure du syndrome pariétal*, tantôt, au contraire, les lésions empiètent plus ou moins sur les circonvolutions rolandiques et se traduisent par une *forme associée sensitivo-motrice*.

D'autres fois, les lésions du lobe pariétal sont suffisamment discrètes et limitées pour donner naissance, non plus à un syndrome frappant la totalité du corps d'un côté, mais bien à des formes localisées soit au niveau du membre supérieur, soit au niveau du membre inférieur. Ce sont les *formes partielles du syndrome pariétal*.

Monoplégie brachiale corticale. Aux membres supérieurs, les troubles sensitifs coïncident le plus souvent avec les troubles moteurs et consistent en troubles des sensibilités superficielles (anesthésie ou hypoesthésie tactile, douloureuse et thermique, troubles de la discrimination tactile) et profonde (perte du sens musculaire et du sens stéréognostique). Parfois même, les troubles sensitifs dominent le tableau clinique, réalisant des *monoplégies sensitives corticales, globales ou dissociées*, dans lesquelles les troubles de la sensibilité sont caractérisés par la présence de très légers troubles sensitifs superficiels avec perte de la discrimination tactile, du sens musculaire et du sens stéréognostique.

Lorsque le syndrome sensitif cortical est dissocié aux membres supérieurs, on peut observer une localisation élective des troubles sensitifs au niveau de la main ; c'est ce qu'avec M. Branche j'ai dénommé la *main sensitive corticale* ou *main pariétale*.

Voici le résumé de nos observations :

Dans le premier cas, blessure crânio-cérébrale pariétale droite en 1914, qui n'a entraîné que de légers troubles moteurs du côté gauche, d'ailleurs fugaces. En 1917, il n'existe aucun signe de perturbation de la voie motrice. Par contre, on note seulement au niveau de la main gauche, des troubles des sensibilités superficielles (anesthésie tactile, hypoesthésie douloureuse et thermique avec élargissemeut des cercles de Weber) et en plus de gros troubles des sensibilités profondes : perte de la notion de la position des doigts, du sens stéréognostique, de la sensibilité osseuse. Pas d'hémiataxie. On a donc affaire ici à une forme du syndrome sensitif cortical, localisée uniquement à la main.

Dans le deuxième cas, il s'agit d'une blessure cérébrale temporo-pariétale gauche, avec aphasie sensorielle en voie d'amélioration (blessure en janvier 1918) ; aucun signe d'hémiplégie motrice, mais présence à la main d'hypoesthésie tactile douloureuse et thermique, avec élargissement des cercles de Weber, ainsi que perte totale et absolue des sensibilités profondes et du sens stéréognostique. Comme dans le cas précédent, mais chez un blessé récent, le syndrome est strictement limité à la main.

Ces formes de syndrome sensitif cortical localisées presque uniquement au membre supérieur et ne persistant en fin de compte qu'au niveau de la main, réalisent un véritable type de « main sensitive corticale » et dénotent une lésion très limitée du lobe pariétal, que seules les blessures de guerre peuvent faire.

Les monoplégies crurales localisées au membre inférieur ou *monoplégies crurales* d'origine corticale sont beaucoup plus rarement observées que les monoplégies brachiales, dans la pathologie de guerre. On en a vu quelques cas, sous forme habituellement dissociée et localisée à la sphère du sciatique poplité externe. Ordinairement, il s'agit de reliquat d'une hémiplégie ou d'une paraplégie.

En effet, dans l'immense majorité des cas, la monoplégie crurale est bilatérale. Il s'agit alors de *paraplégie corticale* résultant d'une lésion du vertex atteignant les deux lobes para-centraux (centres des membres inférieurs) mais habituellement d'une façon inégale. Elles ont été assez fréquentes pendant la guerre et nous avons tous eu l'occasion d'en observer un certain nombre de cas. Ces paraplégies corticales, habituellement motrices, s'accompagnent souvent de phénomènes sensitifs et peuvent même quelquefois revêtir un type sensitif prédominant : *paraplégie sensitive*. Alors la topographie des troubles sensitifs peut revêtir aux membres inférieurs une topographie radiculaire. Quand les troubles sensitifs sont prédominants, ils donnent au tableau clinique un aspect spécial ainsi que j'ai eu l'occasion de l'observer chez trois malades avec MM. d'Œlsnitz et Cornil et réalisent le type de ce que nous avons appelé la *paraplégie corticale sensitivo-motrice avec ataxie*. Il existe dans ces cas une démarche spastique des membres inférieurs avec ataxie exagérée par la fermeture des yeux, du signe de Romberg, de la perte de la sensibilité osseuse, du sens musculaire et articulaire, du sens des attitudes.

L'*astéréognosie* persiste parfois seule et pendant très longtemps chez les blessés de la région pariétale, ainsi que l'ont bien montré MM. Pierre Marie et Chatelin, Villaret et Mme Bénisty.

A la suite d'essais de topographie cranienne cérébrale faits au moyen du procédé radiologique de P. Marie, Foix et Bertrand, Mme Bénisty a cru pouvoir fixer la localisation du *sens musculaire* et plus particulièrement du sens de *l'orientation dans l'espace*. Pour cet auteur, en effet, le sens de l'orientation dans l'espace pendant les mouvements actifs peut être lésé indépendamment du sens des attitudes. Ainsi la capacité de s'orienter dans l'espace étant un sens complexe, délicat et fragile, la lésion d'un de ses éléments quel qu'il soit, entraîne son altération, alors même que ses autres éléments sont indemnes. D'après Mme Bénisty, enfin, le sens des attitudes serait touché lorsque la brèche cranienne empiète sur le gyrus supramarginalis. Les lésions correspondant à la circonvolution pariétale supérieure et aux parties adjacentes de la pariétale ascendante donneraient lieu à des troubles du sens de l'orientation dans l'espace, mais avec conservation du sens des attitudes.

Ce sont là des vues très intéressantes, que je devais vous signaler, mais qui réclament, pour être acceptées, des vérifications anatomiques plus précises.

Pour terminer ce qui a trait aux syndromes pariétaux, il me reste à vous dire quelques mots d'une question extrêmement importante et sur laquelle nos auteure classiques, français tout au moins, ont insisté fort peu jusqu'ici : c'est l'existence *d'anesthésies à type longitudinal*, ou encore, si vous voulez, de la *distribution radiculaire des troubles sensitifs dans les lésions du lobe pariétal*. Ce fait était déjà connu avant la guerre à la suite des recherches de Modden (1893), de Bonhöffer, de Mills et Weissemburg (1906), travaux auxquels mon collègue et ami M. Lhermitte a consacré en 1909 une importante revue critique. J'ajoute

que les faits d'observation de guerre sont venus confirmer l'existence
possible d'une topographie à distribution sensitive radiculaire dans les
lésions corticales et qu'un certain nombre d'exemples en ont été publiés,
en France notamment, par Long et Ballivet, Roger et Aimes, Roussy et
Cornil, A. Bénisty.

Dans tous ces faits, il s'agit de troubles sensitifs distribués en bandes
longitudinales, qui rappellent la topographie des troubles sensitifs d'origine spinale, c'est-à-dire à systématisation radiculaire.

D'après Russel, Horsley, il y aurait pour le membre supérieur une
représentation sensitive corticale différente : pour la partie externe
moitié pré-axiale (sphère radiale C^5 C^6 C^7), pour la partie interne post-
axiale (sphère cubitale C^8 D^1).

Avant la guerre on discutait sur la question de savoir s'il s'agissait réellement là d'une topographie corticale ou si, au contraire, on n'avait pas
affaire à des lésions associées d'origine spinale. Il semble aujourd'hui que
l'on peut admettre sans conteste, ainsi que l'a rappelé tout dernièrement
un auteur italien M. Calligaris dans la *Revue Neurologique* (1920), que
les troubles sensitifs du type radiculaire peuvent se rencontrer au cours
des affections strictement limitées du cerveau, et ce caractère, nous le
verrons tout à l'heure, prend une réelle importance dans la discussion
du diagnostic différentiel du syndrome thalamique et des syndromes
pariétaux.

Diagnostic différentiel. — Je rappellerai, pour les éliminer, que
l'hystérie et les hémi-anesthésies d'origine spinale ne peuvent
guère être confondues avec les hémiplégies d'origine corticale.

En effet, dans l'hystérie, il est exceptionnel que l'ont ait affaire à des
phénomènes purement sensitifs, puisque l'hystérie, nous le savons,
tend bien plus volontiers à se manifester par des troubles apparents, comme les troubles moteurs. D'ailleurs, en pareil cas, les
signes minutieusement décrits par Babinski pour le diagnostic différentiel des hémiplégies organiques et hystériques permettront aisément
de faire le diagnostic.

De même, il est toujours facile de reconnaître l'existence d'une
hémiplégie sensitive d'origine spinale, puisqu'on retrouve là les signes
du syndrome de Brown-Sequard, c'est-à-dire l'hémiplégie motrice
du côté de la lésion et l'hémiplégie sensitive du côté opposé.

Passons maintenant au diagnostic différentiel des *hémianesthésies
d'origine corticale* avec celles résultant d'une lésion du rhombencéphale ou du bulbe. Les schémas ci-joints (fig. 5-9) montrent clairement

comment un foyer de destruction dans l'une ou l'autre partie du tronc encéphalique peut venir à la fois sectionner les fibres de projection motrices et sensitives et se caractériser cliniquement par un syndrome rappelant, sinon les formes pures, tout au moins les formes associées du syndrome thalamique ou du syndrome pariétal : c'est-à-dire par une hémiplégie avec un maximum de troubles sensitifs et un minimum de troubles paralytiques. Mais l'adjonction de signes nouveaux résultant des rapports étroits que contractent, dans ces régions, les grands faisceaux de projection moteurs ou sensitifs avec les origines des nerfs craniens viendra donner à ce complexus symptomatique une note topographique distinctive qui permettra de les reconnaître.

Dans les lésions *des tubercules quadrijumeaux*, on retrouvera les signes donnés comme caractéristiques des affections quadrigéminales. Ce sont, pour les *tubercules quadrijumeaux antérieurs*, des troubles et des paralysies visuelles, de la dilatation pupillaire uni ou bilatérale avec modification des réactions à la lumière et à l'accommodation, des troubles de la motilité des yeux dans les mouvements associés, tels que limitation des mouvements en haut et en bas ; ces paralysies musculaires ne sont jamais complètes. En plus des lésions oculaires, on observe également : de l'ataxie dynamique, de l'ataxie cérébelleuse et enfin des tremblements et des mouvements choréiformes. Dans les affections des *tubercules quadrijumeaux postérieurs*, on observe souvent de la diminution de l'acuité auditive.

Dans une observation de lésions en foyer des tubercules quadrijumeaux, rapportée par Raymond, on notait, comme dans le syndrome thalamique : de l'hémiparésie, de l'hémianesthésie superficielle et profonde très marquée, des mouvements athétosiques des doigts et un certain degré d'hémiataxie. Mais, en plus, il existait une paralysie des mouvements associés bilatéraux des globes oculaires et une ébauche du signe de de Graefe. La paralysie oculaire permet de différencier ce syndrome des syndromes thalamiques ou corticaux.

Pour le diagnostic des *affections protubérantielles*, on attachera évidemment quelque importance au fait que les troubles sont souvent bilatéraux, que l'hémiplégie est ordinairement plus grave que dans les lésions capsulaires (par lésions des voies motrices mésencéphaliques), qu'il peut exister des troubles de la mastication, etc. ; mais ce sont surtout les paralysies alternes et les paralysies d'association qui serviront à distinguer les affections pontiques des affections thalamiques.

Raymond et Cestan ont décrit le tableau clinique déterminé par une lésion de la partie supérieure de la calotte protubérantielle, sous le nom de *syndrome protubérantiel supérieur* (fig. 7). Nous retrouvons dans

Fig. 5-9. Schémas destinés à montrer la localisation des lésions dans les différents syndromes produits par un foyer sectionnant les voies sensitives centrales, dans leur trajet depuis le bulbe jusqu'à leur épanouissement dans le thalamus. (Fibres motrices en grisé pointillé ou en traits interrompus. Fibres sensitives en grisé serré ou en traits pleins.)

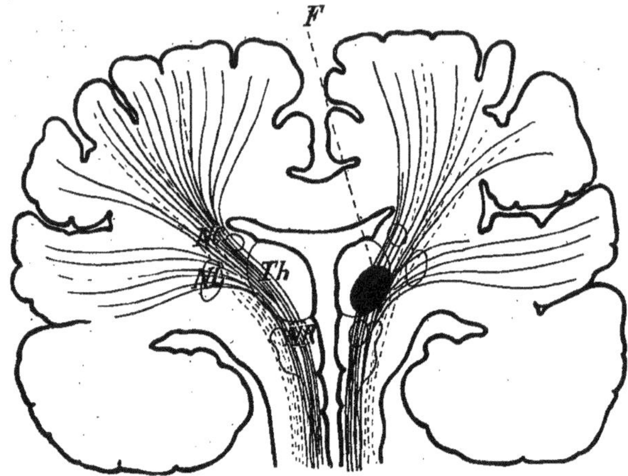

Syndrome thalamique.

Fig. 5. Le foyer (F) siège dans la partie centrale du thalamus, dans les noyaux externe et médian, et empiète légèrement sur le segment post. de la capsule interne. Il sectionne les fibres du Ruban de Reil à leur terminaison dans le thalamus.

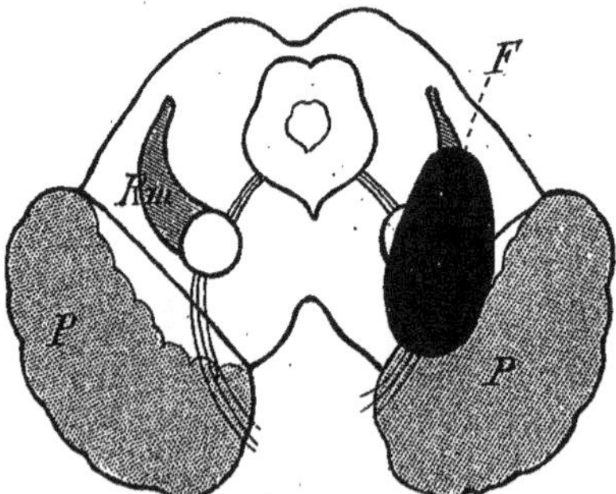

Syndrome pédonculaire (Weber).

Fig. 6. Dans a lésion du type classique. le foyer reste cantonné dans le pied du pédoncule (P) intéressant la voie pyramidale et les fibres radiculaires de la III° paire. Dans quelques cas, comme ici (F), il envahit la calotte, intéresse le Ruban de Reil et donne en clinique une paralysie alterne sensitivo-motrice avec strabisme externe du côté opposé.

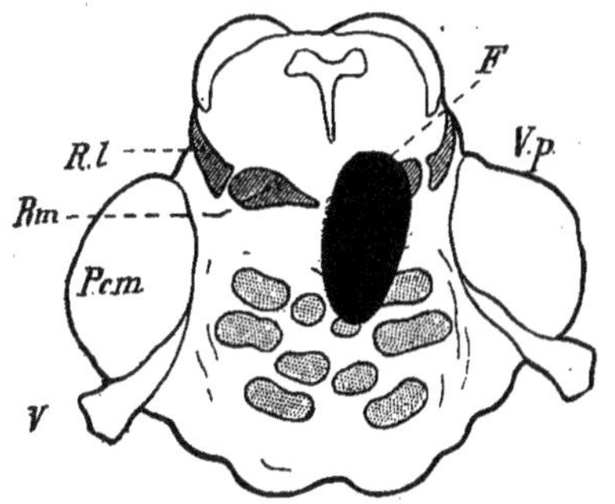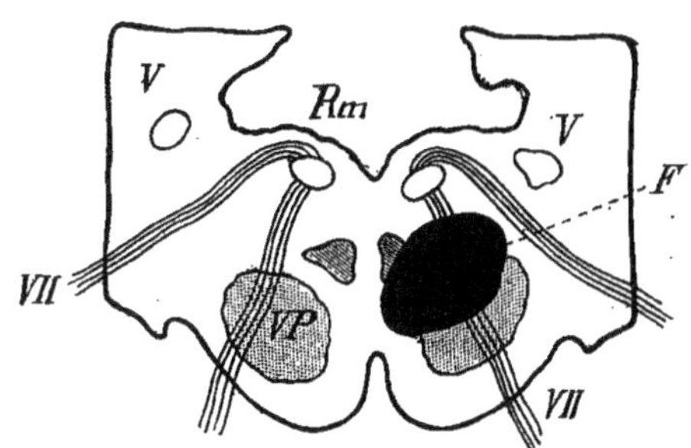

Syndrome protubérantiel supérieur.
(Raymond et Cestan.)

Fig. 7. Ici le foyer (F) intéresse surtout la voie sensitive, très peu les fibres de la voie motrice. De plus, placé entre le noyau du IV et du III, il sectionne leurs fibres radiculaires, d'où : hémiplégie légère, hémianesthésie prononcée, paralysie des mouvements associés bilatéraux des globes oculaires.

Syndrome protubérantiel inférieur.
(Millard-Gubler.)

Fig. 8. Dans la lésion habituelle, le foyer est plus inférieur ou ventral et sectionne les fibres pyramidales, les fibres du VI et quelquefois du VII. Ici le foyer (F), comme il arrive quelquefois, envahit le Ruban de Reil, donnant un type de paralysie alterne sensitivo-motrice avec strabisme interne et paralysie faciale opposée.

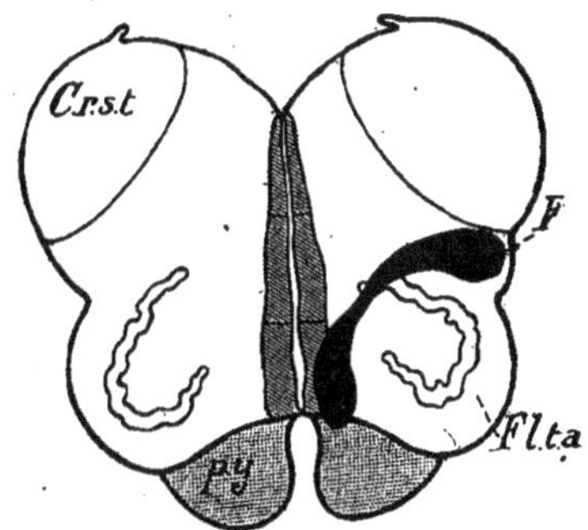

Syndrome bulbaire (Babinski et Nageotte).

Fig. 9. En réalité, il s'agissait dans ce cas de foyers multiples (4) que nous avons ici schématiquement réunis en une seule figure. Ces 4 foyers forment donc une lésion complexe (F) qui sectionne le faisceau latéral du bulbe (Flta) en respectant le cérébelleux ascendant ; il intéresse en outre le Ruban de Reil médian, quelques fibres de la pyramide, les nerfs mixtes et le faisceau longitudinal postérieur, la voie olivo-ciliaire, les fibres descendant du noyau de Deiters.

leur description plusieurs points communs avec le syndrome thalamique. La topographie des fibres du ruban de Reil médian et des voies sensitives de la calotte, ainsi que leurs rapports avec les autres faisceaux de projection, pouvaient d'ailleurs le faire prévoir. Ce syndrome est caractérisé par une hémiplégie peu marquée avec conservation de la force musculaire, de tous les mouvements spontanés et l'intégrité des réflexes tendineux et cutanés ; par une hémianesthésie superficielle et profonde avec fourmillements et parfois sensation pénible dans les membres atteints ; par de l'incoordination, des mouvements choréo-athétosiques, des tremblements statiques, de l'asynergie et de la dysarthrie. Mais, fait capital pour le diagnostic différentiel du syndrome protubérantiel supérieur, il existe toujours, dans ce dernier cas, une paralysie oculaire des mouvements associés de bilatéralité avec secousses nystagmiformes dans l'élévation ou l'abaissement des yeux. A l'examen ophtalmoscopique, on note quelquefois de la névrite optique œdémateuse.

Ce sont, d'une part, ces symptômes oculaires dénotant d'après Raymond et Cestan la présence d'une lésion extranucléaire dans la calotte, et d'autre part les vertiges, l'asynergie et la dysarthrie, traduisant l'atteinte des voies cérébelleuses protubérantielles, qui permettent de différencier du syndrome thalamique, le syndrome protubérantiel supérieur.

Les *syndromes pédonculaire et protubérantiel inférieur* sont bien connus, et leur différenciation d'avec les syndromes thalamiques ou pariétaux est aisée, grâce à la présence des ophtalmoplégies, de l'intensité des troubles paralytiques, de l'absence habituelle des troubles sensitifs.

Le syndrome pédonculaire (syndrome de Weber) (fig. 6), en effet, avec son hémiplégie croisée, son strabisme direct externe et l'intégrité de la sensibilité ne ressemble en rien au syndrome thalamique. Dans certains cas cependant, lorsque la lésion envahit la calotte pédonculaire, elle peut atteindre les fibres du ruban de Reil et s'accompagner d'hémianesthésie croisée (hémiplégie alterne sensitivo-motrice) d'hémiataxie, d'hémichorée ou enfin d'hémitremblement (syndrome de Bénédikt). Mais ici la présence de la paralysie de la troisième paire ne laisse aucun doute sur le siège de la lésion.

Le syndrome protubérantiel inférieur (syndrome de Millard-Gubler) (fig. 8) dans sa forme commune : hémiplégie avec paralysie du facial et du moteur oculaire externe du côté opposé, est également facile à reconnaître. Ici encore, comme dans le syndrome précédent, les troubles sensitifs peuvent s'associer aux troubles moteurs et donner lieu à une hémiplégie alterne sensitivo-motrice, avec quelquefois, phénomènes asynergiques et hémichorée. L'alternance des signes, à la face et au tronc, et la présence de paralysies oculaires, ne laissent aucun doute pour le diagnostic.

Nous ne ferons que signaler en passant, et sans nous y arrêter, le *syndrome bulbaire* de Babinski et Nageotte (fig. 9), dans lequel on observe, en plus d'une hémiplégie sensitivo-motrice croisée : de l'hémiasynergie, de la latéropulsion et du myosis du côté de la lésion. Ce syndrome bulbaire n'a vraiment rien de commun avec le syndrome thalamique.

Le diagnostic différentiel entre le *syndrome sensitif cortical* et le *syndrome thalamique* est beaucoup moins aisé.

Pour les lésions du cortex, l'absence de douleur et de mouvements choréo-athétosique, la présence possible de troubles sensitifs à topographie radiculaire et, lorsque les lésions siègent à gauche, la présence de l'aphasie permettront de faire le diagnostic.

Les difficultés de ce diagnostic différentiel ont incité les auteurs à rechercher dans les modalités des troubles sensitifs eux-mêmes des signes distinctifs permettant de faire la discrimination du siège des lésions dans le cortex ou la couche optique. MM. Head et Holmes ont poursuivi ces recherches sur un très grand nombre de malades et ont publié une série de travaux des plus intéressants, dont je voudrais très rapidement vous rappeler les traits principaux. D'après Head, un caractère différentiel important réside en ce que, dans les lésions corticales, les résultats de l'examen objectif de la sensibilité varient beaucoup suivant les moments, ce qui résulte du défaut d'attention et de jugement ainsi que de la fatigue extrêmement rapide que présentent les malades. Au contraire, dans les lésions thalamiques, les troubles sensitifs sont fixes et permanents. Monier-Vinard, au Congrès de Neurologie du Puy (1913), s'est fait le défenseur de la théorie de Head. J'ajouterai que personnellement, je n'ai retrouvé que très exceptionnellement cette fatigabilité d'une façon suffisamment nette pour permettre d'affirmer une lésion de l'écorce cérébrale.

De plus, Head admet que dans les lésions de la couche optique apparaît un facteur nouveau : la *tendance à réagir de façon excessive à toute excitation déplaisante ou plaisante.* C'est ce qu'il appelle la *sur-réaction.* Celle-ci apparaît évidente dans les réponses aux excitations déplaisantes, comme la piqûre, le chaud et le froid, dans l'exploration de la sensibilité viscérale (compression testiculaire) et encore dans les excitations un peu spéciales, comme le grattage, le frottement des poils et le chatouillement. Elle se manifeste aussi dans les réponses aux excitations agréables ; une excitation par une température moyenne donne une sensation particulièrement agréable. Enfin il y aurait dans les états affectifs et émotifs, une manière d'être et surtout une manière de réagir particulière du côté atteint, chez les malades atteints de lésion thalamique. Comme les excitations mécaniques, thermiques, etc., l'émotion, les états psychiques de plaisir, de réconfort, provoquent dans la moitié malade du corps des manifestations spéciales. Certains malades de Head notamment étaient incapables d'entendre de la musique : l'un de ces malades ne pouvait aller à l'église parce qu'il ne pouvait « supporter les hymnes de son côté malade », et son fils disait que pendant les chants, il frottait continuellement sa main malade. Un autre malade, assistant au service funèbre du roi Edouard VII, est pris, aussitôt que le chœur chante, d'une horrible sensation du côté malade et la jambe tordue se met à trembler. « Les chants comiques laissent les malades indifférents alors que les chants tristes produisent un effet violent. »

Dans les lésions corticales, au contraire, l'excitation tactile donne des sensations irrégulières, et comme nous l'avons vu, une fatigabilité extrêmement rapide. La douleur et la température sont en général normales ; quelquefois la discrimination est moins complète qu'à l'état normal ; une température de 40° par exemple, est appréciée comme plus chaude qu'une température de 45°. La discrimination tactile est fortement altérée ; elle peut être ou non associée aux autres troubles de la sensibilité superficielle. Enfin pour les sensibilités profondes et le sens stéréognostique, Head a pu confirmer les travaux de ses prédécesseurs.

Pour apprécier l'activité essentielle du centre thalamique, Head s'appuie sur les conclusions de Hughlings Jackson relative à l'augmentation du tonus, augmentation que ce dernier auteur attribue à l'activité des centres sous-corticaux délivrés du contrôle cortical. Il admet comme loi qu'aucune lésion destructive ne peut produire un effet positif direct, et adaptant cette loi aux lésions de la couche optique, il suppose qu'au moyen des voies cortico-thalamiques s'exerce un contrôle du cortex sur le thalamus. Qu'une lésion vienne interrompre ces connexions, le thalamus, privé du contrôle cérébral, est placé dans un état particulier de suractivité permanente.

J'ai cru intéressant de rappeler les récents travaux de Head qui ouvrent des horizons très nouveaux sur la physiologie du thalamus quoique ces recherches, du plus haut intérêt, demandent à être vérifiées par des examens anatomiques.

Messieurs,

Il ressort des notions que je viens de vous exposer, et qui viennent d'être récemment appuyées par les faits d'observation tirés de la guerre, que les lésions cérébrales intéressant uniquement ou essentiellement les voies sensitives peuvent s'extérioriser en clinique par deux grands syndromes : le syndrome thalamique et le syndrome pariétal. L'un et l'autre sont étayés à l'heure actuelle sur des bases anatomo-pathologiques suffisamment solides pour qu'il soit légitime de leur faire une place dans le cadre nosographique.

D'autre part, et en se plaçant sur le terrain anatomique et physiologique, on peut admettre qu'il existe dans le cerveau deux masses grises ou centres sensitifs, au niveau desquels les impulsions afférentes évoquent cet état particulier que nous appelons *sensations*. Ces deux masses grises sont le thalamus et le cortex du lobe pariétal.

Le thalamus représente, ainsi que nous avons personnellement contribué à l'établir, un *centre terminal* pour un certain nombre de modalités sensitives, puisque c'est à son niveau que se fait le relai de toutes les voies sensitives montant de la moelle à travers le bulbe, la protubérance et les pédoncules.

De plus, il semble logique d'admettre avec Head que le thalamus constitue aussi un *centre d'élaboration* de certaines impulsions sensitives, impulsions d'ordre secondaire, élémentaire, soumis au contrôle des centres supérieurs.

Ceux-ci sont placés au niveau de la corticalité du lobe pariétal, et c'est là que s'établit le contrôle conscient des impulsions sensitives : la fixation de l'attention, la faculté de discrimination élective.

Si, pour terminer, on s'élève davantage dans la conception et l'interprétation de la physiologie générale des sensations et du mouvement, si on rapproche les données exposées ci-dessus sur les centres sensitifs de celles récemment acquises sur les centres moteurs du cerveau, on est tout naturellement conduit à établir un parallèle entre ces deux grands types de fonctions motrices et sensitives dans leurs rapports avec les noyaux gris centraux d'une part et la corticalité cérébrale d'autre part.

En effet, nous savons à l'heure actuelle, grâce aux travaux récents de Modden, de Cécile et Oscar Vogt, de Ramsay Hunt, de Lhermitte et Cornil entre autres, que les corps striés (noyau caudé et noyau lenticulaire) représentent les centres des mouvements automatiques, c'est-à-dire de la marche, des mouvements de défense, de la déglutition, de la phonation, etc.. en somme de tous ces mouvements qui ne sont pas placés sous le contrôle de la conscience, alors que la frontale ascendante et la région motrice de l'écorce sont le siège des centres moteurs volontaires.

Il est même permis, à l'heure actuelle, semble-t-il, de considérer la couche optique — masse grise centrale adjacente au corps strié — comme le centre des sensations primaires, élémentaires, dont la discrimination élective et le perfectionnement vont se faire au niveau du lobe pariétal.

Ainsi s'éclairent de plus en plus le rôle des noyaux gris centraux dont l'observation anatomo-clinique, appuyée sur l'étude ontogénique et phylogénique, nous permet de saisir toute l'importance physiologique.

GEORGES GUILLAIN

Professeur agrégé de la Faculté de Médecine de Paris, Médecin de l Hôpital
de la Charité, Membre de l'Académie de Médecine.

LES LÉSIONS TRAUMATIQUES DE LA MOELLE ÉPINIÈRE

Messieurs,

Le sujet de cette conférence me paraît tout particulièrement intéressant au point de vue de la clinique neurologique, de la
physiologie générale du système nerveux et de la thérapeutique.
Quelle que soit l'orientation future de votre carrière médicale ou chirurgicale, vous aurez l'occasion d'observer des traumatismes rachidiens,
vous devrez déterminer l'existence éventuelle d'une lésion médullaire,
le siège de celle-ci, son pronostic ; ce sont des questions qui se posent
chaque jour dans les expertises d'accident du travail. Au point de vue
de la physiologie générale du système nerveux, les lésions traumatiques de la moelle réalisent de véritables expériences de physiologie
chez l'homme ; la guerre européenne, et cette constatation trop réelle
est navrante, a multiplié de telles lésions, les neurologistes ont eu un
champ d'étude très vaste, trop vaste, à explorer, ils ont poursuivi en
France et dans tous les autres pays belligérants des travaux multiples
sur le tonus, les réflexes tendineux et cutanés, les réflexes d'automatisme médullaires, somme toute sur les questions les plus captivantes
de la neurologie moderne. Au point de vue de la thérapeutique, je vous
montrerai combien doit être intime la collaboration du chirurgien et du
neurologiste pour poser des indications opératoires rationnelles dans
les cas de traumatisme médullaire ; une telle collaboration est d'une
importance primordiale pour les blessés.

J'utiliserai, pour vous exposer cette question des lésions traumatiques
de la moelle, d'une part les travaux des neurologistes, d'autre part une
documentation très riche que nous avons recueillie avec M. J.-A. Barré,

professeur à la Faculté de Médecine de l'Université de Strasbourg, mon collaborateur durant la guerre au Centre Neurologique de la VIᵉ Armée.

Je n'ai ni la prétention, ni la possibilité, de vous faire, dans cette unique conférence, une étude complète des lésions traumatiques de la moelle ; je vous synthétiserai les points de la question qui me paraissent importants ou nouveaux, j'éviterai les discussions théoriques et doctrinales, les spéculations douteuses, désirant rester, pour vous être plus utile, sur le terrain neurologique pratique.

*
* *

Les causes des lésions traumatiques de la moelle sont nombreuses. Souvent il s'agit d'un traumatisme rachidien violent par chute d'un lieu plus ou moins élevé, d'un traumatisme par éboulement ; dans ces cas, une fracture ou une luxation du rachis ne sont pas rares. Ailleurs, il s'agit d'une plaie de la moelle par coup de couteau, cette pathogénie est assez souvent constatée dans les observations de syndrome de Brown. Sequard. Les blessures par armes à feu sont parmi les causes les plus fréquentes des lésions traumatiques de la moelle, blessures par balles de fusil, éclat d'obus, schrapnell en temps de guerre, blessures par balle de browning ou de tout autre revolver en temps de paix. A ce sujet, je ne voudrais pas vous laisser croire qu'il existe une neurologie du temps de guerre différente de la neurologie du temps de paix. La neurologie du temps de guerre et la neurologie du temps de paix étudient les mêmes lésions, les mêmes symptômes, les mêmes traitements, et je puis vous en donner un exemple immédiat. Deux des malades que je vous ai amenés, et qui sont actuellement en traitement dans mon service de l'Hôpital de la Charité, sont deux blessés de la moelle, dont l'un a reçu une balle de browning au cours d'une rixe nocturne, dont l'autre a fait une tentative de suicide avec un revolver de même nature ; or, ces deux blessés du temps de paix sont, au point de vue de la clinique neurologique, absolument semblables à ceux que j'ai si souvent examinés durant la guerre.

Vous n'observerez qu'exceptionnellement des lésions traumatiques de la moelle intéressant les trois premiers segments cervicaux, alors que vous observerez des lésions de tous les autres segments cervicaux, dorsaux ou lombaires ; c'est qu'en effet les blessures des trois premiers segments cervicaux juxta-bulbaires entraînent presque toujours la mort immédiate ou presque immédiate.

Je vous signale aussi que presque toutes les blessures de la moelle par armes à feu, à part quelques cas rares, ont leur porte d'entrée dans la région dorsale, parfois aussi dans la région latérale du tronc et du cou. Il est exceptionnel de voir des lésions de la moelle dont la porte d'entrée est à la partie antérieure du thorax ou de l'abdomen. Ce fait s'explique très bien. Un projectile à porte d'entrée antérieure, avant d'atteindre la moelle, lèse préalablement l'estomac, l'intestin, le foie, la rate, le médiastin, le cœur, les gros vaisseaux ; de telles blessures sont par elles-mêmes souvent mortelles.

Je n'ai pas l'intention d'insister spécialement sur l'anatomie pathologique des lésions médullaires traumatiques ; toutefois quelques notions me paraissent indispensables à vous faire connaître pour la compréhension de la symptomatologie.

Les lésions du rachis, dans les cas de traumatisme simple, peuvent consister en fractures ou luxations. Dans les cas de plaies de la moelle par armes à feu, balles ou éclats d'obus, les lésions rachidiennes sont très variables. La vertèbre est souvent fracturée, il existe soit un simple orifice, soit des esquilles multiples, et ces esquilles peuvent être projetées dans le tissu médullaire lui-même. Les hémorrhagies sont souvent abondantes, extra-dure-mériennes, sous-arachnoïdiennes, intra-médullaires. La moelle peut être sectionnée partiellement ou totalement.

La section totale de la moelle, sur laquelle on a beaucoup écrit, est infiniment plus rare qu'on ne l'a dit. Durant la guerre, nombre de blessés de la moelle paraplégiques étaient évacués avec une fiche spécifiant: « Plaie par éclat d'obus, section de la moelle »; la plupart d'entre eux, en réalité, n'avaient aucune section de la moelle ; vous devez éviter ces diagnostics simplistes et erronés. Je puis d'ailleurs vous donner à ce sujet quelques précisions. En 1916, au Centre Neurologique de la VIᵉ Armée, durant la grande offensive de la Somme, nous avons, M. J.-A. Barré et moi, reçu 225 cas de plaies de la moelle, 138 autopsies ont été faites ; sur ces 138 autopsies, nous n'avons observé que 15 cas de section totale médullaire vraie. En 1917, durant une offensive dans les Flandres, j'ai observé à l'Hôpital de Zuydcoote, à l'Ambulance automobile chirurgicale dirigée par mon ami Pierre Duval, 20 cas de lésions médullaires ; sur 8 autopsies faites, je n'ai constaté qu'un seul cas de section médullaire totale vraie. Si j'insiste sur ce point, c'est que certains auteurs semblent considérer la section médullaire complète, comme étant très fréquente ; or je suis surpris de constater que, dans un très grand nombre des cas publiés, il n'y a pas d'autopsie ; le diagnostic de section complète de la moelle a été fait par les seuls symptômes cliniques. Je considère qu'un cas de section complète vraie de la moelle est un cas où l'autopsie permet de constater un segment supérieur et un segment inférieur séparés l'un de l'autre par l'intervalle de un ou plusieurs centimètres. Je fais certaines réserves sur les cas dits de section de la moelle à la suite de luxation du rachis, cas où la moelle n'est pas interrompue, où il existe encore une cicatrice scléreuse entre les deux fragments ; on ne sait pas si la section, dite complète parce qu'on ne trouve pas à l'examen anatomique de fibres nerveuses dans le tissu cicatriciel, n'a pas été une section tardive due à cette sclérose progressive. Cette discussion, Messieurs, peut vous paraître un peu oiseuse, mais l'étude des symptômes de la section médullaire totale est d'une telle importance au point de vue de la physiologie générale de la moelle que les réserves que j'ai faites me paraissent s'imposer. Je me permettrai d'ajouter que, durant la guerre, nous avons, avec M. J.-A. Barré, apporté la relation de 17 cas de section anatomique complète vraie de la moelle ; cette statistique est, je le crois, la plus importante qui ait été donnée dans la littérature neurologique.

Si la section anatomique totale vraie de la moelle est relativement rare, la section physiologique par hémorrhagie, myélomalacie, est infiniment plus fréquente.

Dans les cas de section médullaire récente, vous constaterez souvent la persistance d'un pont méningé dure-mérien, vous noterez l'écartement des deux fragments, vous remarquerez la présence de myélomalacie, d'hémorrhagies péri-jacentes, et vous spécifierez avec soin, dans les autopsies, les lésions des racines, leur arrachement éventuel. Lorsque l'autopsie est faite à une phase tardive, il existe fréquemment de la pachyméningite scléro-lipomateuse, les fragments médullaires supérieurs et inférieurs dans la zone adjacente à la section sont sclérosés. J'attirerai votre attention sur ce point que, dans nombre de cas de sections médullaires totales publiés dans la littérature médicale, il s'agit de compressions très accentuées par des vertèbres luxées, la moelle alors n'est pas anatomiquement interrompue, il existe une cicatrice scléreuse dans laquelle la méthode de Bielschowsky ne permet pas de reconnaître des fibres nerveuses. Souvent, dans les foyers de myélomalacie cicatricielle des lésions traumatiques médullaires, on trouve des vestiges de cylindres-axes, des corps granuleux, des vaisseaux scléreux, hyalins.

Nous avons insisté, M. J.-A. Barré et moi-même, sur les lésions qui peuvent exister dans la moelle à distance du traumatisme, lésions d'hématomyélie ou de myélomalacie, qu'il est très important de connaître, car elles expliquent certains signes cliniques. M. Lhermitte a pu étudier histologiquement ces lésions à distance dans les sections ou lésions médullaires graves. Il a vu, dans le segment supérieur, les foyers d'hémorrhagie et de nécrose et une lésion qu'il décrit sous le nom de « dégénération primitive aiguë traumatique des fibres à myéline » ; cette lésion est constituée par des altérations du cylindre-axe, lequel présente des sphères de dimensions colossales, par la désintégration de la gaine de myéline, la formation de corps granuleux, l'augmentation du réseau névroglique ; on voit aussi des cellules de névroglie amiboïdes avec des prolongements protoplasmiques qui enlacent les gaines myéliniques en voie de désintégration. Les altérations histologiques du segment inférieur de la moelle décrites par M. Lhermitte se caractérisent aussi par la dégénérescence primitive aiguë des fibres à myéline, par la sclérose névroglique, par des lésions nécrotiques avec transformation possible en cavités syringomyéliques indépendantes de l'épendyme et ne possédant pas de revêtement épithélial. Certains auteurs ont constaté des lésions de cellules radiculaires antérieures caractérisées par la tuméfaction du protoplasma avec noyau excentrique, chromolyse, dégénérescence vacuolaire ; M. Lhermitte considère les lésions cellulaires comme discrètes, il a noté la surcharge pigmentaire, l'état poussiéreux du cytoplasme, la disparition du noyau, la raréfaction des neurofibrilles.

Chez les sujets ayant survécu à des lésions traumatiques anciennes de la moelle, nombre d'auteurs, MM. Leyden, Oppenheim et Siemerling, Babinski et Zachariades, Marinesco, Pierre Marie et Foix, Claude et Lhermitte, ont décrit des altérations des nerfs périphériques, qui siègent spécialement sur les branches du nerf sciatique et, en particulier, sur le nerf sciatique poplité externe.

A l'autopsie de ces lésions médullaires traumatiques, on peut voir aussi des méningites séreuses, qui ont une importance au point de vue anatomo-clinique. M. Foerster (de Breslau) a étudié ces faits au Congrès des médecins neurologistes allemands tenu à Leipzig en septembre 1920, où les lésions traumatiques de la moelle ont fait le sujet d'une discussion générale. Il me paraît d'ailleurs intéressant de constater que les observations faites par les neurologistes allemands durant la guerre ont été semblables à celles faites par les neurologistes des pays alliés.

Je voudrais encore attirer votre attention sur certaines lésions anatomo-pathologiques très spéciales, ce sont les lésions intra-médullaires créées par le simple passage d'un projectile à une certaine distance de la moelle, sans que la dure-mère ait été atteinte; nous avons, avec M. J.-A. Barré, observé 15 cas mortels de cette variété de lésions traumatiques de la moelle. On constate souvent alors des lésions rachidiennes, dont les principales sont : 1° une fracture des apophyses épineuses ou des lames vertébrales à leur base; 2° la formation d'un véritable tunnel dans un corps vertébral. La dure-mère reste absolument intacte. La lésion médullaire prédominante dans toutes nos autopsies fut l'hématomyélie. Celle-ci peut être pure et isolée, sans aucune autre altération visible macroscopiquement, sans aucune modification de consistance du parenchyme médullaire; parfois elle est associée à des lésions de nécrose aiguë et de myélomalacie. Dans certains cas l'hématomyélie est minime; dans d'autres elle s'étend sur plusieurs segments, un, deux, quatre, six et même onze segments. En largeur, elle affecte des étendues très variées, mais intéresse rarement la tranche entière d'un des segments lésés. Parfois, alors qu'elle semble se terminer à un niveau donné, l'examen des segments sus ou sous-jacents montre qu'il existe un nouveau foyer sans rapport de continuité avec le premier et situé même du côté opposé. Ces foyers d'hématomyélie peuvent siéger soit dans la substance grise, soit dans la substance blanche, contrairement à ce que l'on observe dans l'hématomyélie spontanée ou l'hématomyélie de décompression. Lorsque la survie a été assez longue, une partie de la zone hémorrhagique se ramollit. Plusieurs fois nous avons constaté, avec M. J.-A. Barré, de véritables kystes à parois épaissies, de véritables cavités. A côté des lésions d'hématomyélie, on peut voir des lésions de nécrose médullaire aiguë.

Nous avons noté, dans plusieurs cas, en plus de l'hématomyélie, une hémorrhagie extra-médullaire assez abondante se présentant sous la forme d'un caillot volumineux fixé sur la moelle, recouvrant l'une ou l'autre de ses faces, ou lui formant une gaine complète. Enfin nous avons constaté parfois l'existence d'adhérences, serrées ou résistantes, ou molles et lâches, unissant la dure-mère à la moelle, formant une sorte de symphyse en anneau, qui pouvait empêcher toute communication du liquide céphalo-rachidien entre les étages sus et sous-jacents.

.L'existence de ces hématomyélies traumatiques sans lésions de la dure-mère est absolument indiscutable. Leur pathogénie dépend sans doute de modifications de la pression intra-rachidienne qui fait éclater les vaisseaux. Je vous rappellerai d'ailleurs que l'on peut observer dans l'encéphale des lésions hémorrhagiques plus ou moins profondes, consécutivement à des fractures, à des fissures osseuses, ou même à de simples contusions craniennes sans lésions de la dure-mère.

MM. Claude et Lhermitte ont apporté une contribution intéressante et utile à l'étude des lésions histologiques des commotions médullaires directes ; ces auteurs ont constaté, ainsi que MM. Henneberg, Borchardt, Arbrey Mussen, des lésions nombreuses et diverses : foyers de nécrose insulaire de la substance blanche et grise ; myélomalacie pure avec disparition des éléments nerveux, corps granuleux névrogliques bourrés de granulations lipoïdiques, dilatation des gaines périvasculaires remplies de corps granuleux. Ils ont retrouvé aussi cette lésion de dégénération primaire aiguë des fibres à myéline déjà signalée par MM. Schiefferdecker, Strumpell, Bruns, Schmaus, Hartmann, Obersteiner, A. Jakob ; la dégénérescence se limite le plus souvent au territoire marginal de la moelle ; le tissu spinal a un aspect réticulé par suite de la distension des mailles de la névroglie, au sein des vacuoles on voit des cylindres-axes, les uns grêles, les autres volumineux, énormes (corpuscules hyalins de Schmaus) sur les coupes longitudinales des renflements du cylindre-axe atteignent quarante ou cinquante fois le volume du cylindre-axe normal et se continuent avec une fibre plus ou moins altérée. Une autre lésion visible est l'augmentation de la fibre tronçonnée en plusieurs segments pelotonnés sur eux-mêmes. Certaines cellules névrogliques se multiplient et forment de véritables myélophages névrogliques. MM. Claude et Lhermitte attirent l'attention sur les altérations du canal de l'épendyme; ce canal peut être aplati, dilaté, rompu, obstrué de corps granuleux ou de coagulats albumineux. On s'explique ainsi très bien la possibilité de ces syringomyélies post-traumatiques, sur lesquelles j'ai insisté, il y a 20 ans, dans une thèse de cette Faculté faite sous l inspiration de M. Pierre Marie, dont j'avais alors le grand honneur d'être l'interne.

Je ne voudrais pas oublier de vous signaler aussi, dans ces commotions médullaires, les altérations histologiques éventuelles des racines rachidiennes, sur lesquelles MM Schmaus, Hartmann, Kirschgasser ont insisté : cylindres-axes variqueux, rompus ; gaines de Schwann dilatées, remplies de débris de myéline osmiophiles et soudanophiles.

Il est intéressant de remarquer que les lésions commotionnelles expérimentales chez les animaux sont semblables à celles décrites en anatomie pathologique humaine. MM Schmaus, Bikeles, Kirchgasser, Gudden, Marinesco, Stcherbach et Jakob, plus récemment MM. Roussy,

Lhermitte et Cornil, ont, à la suite de traumatismes directs et indirects chez l'animal, constaté des lésions des fibres et des cellules nerveuses, des foyers de nécrose, la dégénération primaire aiguë des fibres à myéline ; les lésions hémorrhagiques ont été exceptionnellement notées.

Une question anatomo-pathologique très intéressante et très important mérite d'être soulevée : la régénération des fibres nerveuses dans la moelle et les racines rachidiennes est-elle possible ? Flourens, Brown-Séquard, Masius et Van Lair admettaient la régénération du tissu nerveux en général et de la moelle en particulier ; Vulpian faisait des réserves sur la régénération de la moelle. Il semble résulter d'expériences multiples contemporaines, que je ne puis vous exposer aujourd'hui, que la régénération anatomique de la moelle est possible, mais incomplète, limitée, désordonnée. MM. Roussy et Lhermitte ont repris récemment l'étude histologique de cette question avec les imprégnations à l'argent, la méthode de Bielschowsky sur bloc, ils ont vu des fibres néoformées dans les cicatrices médullaires, ils admettent la régénération des racines postérieures, mais insistent sur l'inertie régénératrice des fibres des différents faisceaux de la moelle. J'ai cru intéressant de vous mentionner ces faits, car ils montrent sur quelles bases anatomiques et expérimentales fragiles s'appuie la conception de la suture médullaire dans les cas de sections traumatiques complètes de la moelle.

⁂

Les symptômes des lésions traumatiques de la moelle sont, vous le comprenez sans nul doute, très variables suivant l'étendue et la profondeur des lésions et aussi suivant leur siège. Il ne m'est certes pas possible d'étudier avec vous en détail toutes les formes cliniques susceptibles d'être observées, je vous schématiserai cependant les principales d'entre elles. Je prendrai tout d'abord pour type de description les lésions traumatiques sérieuses de la région dorsale par armes à feu, et, à ce propos, je vous montrerai comment on examine de tels malades, quels sont les principes et les méthodes de ces examens ; il vous sera très facile ultérieurement avec ces principes de vous orienter parmi les cas individuels.

Un sujet qui reçoit une balle de fusil ou un éclat d'obus ou une balle de browning, comme le blessé que je vous ai amené, a en général la sensation d'un coup violent, « d'avoir les reins brisés », « d'être coupé en deux », suivant des expressions souvent répétées ; il tombe à terre, incapable de se relever. Les grandes douleurs primitives sont rares et s'observent surtout dans les lésions incomplètes de la moelle par esquilles osseuses compressives ou dans les lésions irritatives radiculaires, spécialement au niveau des racines cervicales ou lombo-sacrées. Les grands blessés, qui ont une section anatomique ou physiologique de la moelle, souffrent peu ou pas, et il y a lieu de remarquer que la plupart d'entre eux ne perdent pas connaissance et sont, au début, dans un état de shock relativement peu accentué.

La paraplégie est en général complète ; aucun mouvement n'est possible de flexion et d'extension des orteils, de flexion et d'extension du pied sur la jambe, de la jambe sur la cuisse, de la cuisse sur le bassin, aucun mouvement d'abduction et d'adduction de ces différents segments.

Il est utile d'avoir des précisions sur le tonus. Pour cela, vous noterez l'état des contours fermes ou affaissés des muscles, leur consistance, l'attitude d'ensemble du membre, l'angle spontané du pied sur les jambes, des orteils sur les pieds, l'amplitude des mouvements passifs des divers segments des membres les uns sur les autres, l'étendue de l'abaissement provoqué de la rotule. Il est classique de répéter, à la suite de H. Jackson et de Bastian, que la transsection spinale complète abolit le tonus ; nous avons montré, avec M. J.-A. Barré, que cette opinion ne pouvait être admise dans son intégralité. Le tonus musculaire, dans les premiers jours ou la première semaine, n'est pas aboli, du moins dans tous les cas, les muscles conservent leur morphologie et leur consistance ; mais, rapidement, l'amyotrophie apparaît et une diminution de la consistance du muscle très appréciable est constatable. Les modifications de la tonicité ressortissent pour une grande part aux altérations anatomiques des muscles, spécialement à l'atrophie musculaire.

La contractilité neuro-musculaire au marteau percuteur se conserve longtemps très bonne, elle ne diminue que dans les phases tardives et peut même augmenter passagèrement.

Vous devrez étudier méthodiquement chez ces blessés de la moelle : 1° les réflexes tendineux ; 2° les réflexes cutanés ; 3° les réflexes dits de défense ou d'automatisme médullaire ; 4° les réflexes sympathiques pilomoteurs. L'étude des réflexes est de la plus grande importance dans la sémiologie médullaire.

Les réflexes tendineux ou périostés des membres inférieurs, que l'on recherche habituellement, sont : le réflexe rotulien (L. 2, 3, 4), le réflexe des adducteurs (L. 2, 3, 4), le réflexe achilléen (L. 5, S. 1, 2). Nous avons décrit, avec M. J.-A. Barré, trois autres réflexes des membres inférieurs ;

le réflexe médio-plantaire (L. 5. S. 1, 2), qui amène la flexion plantaire du pied ; le réflexe tibio-fémoral postérieur (L. 4, 5, S. 1), qui détermine la contraction du droit interne, du demi-tendineux et du demi-membraneux ; le réflexe péronéo-fémoral postérieur (L. 5, S. 1, 2), qui détermine la contraction du biceps fémoral. Ces réflexes normaux ont une très réelle importance pour le déterminisme de certaines lésions segmentaires ou radiculaires lombo-sacrées.

Aux membres supérieurs, les réflexes utiles à rechercher sont : le réflexe stylo-radial (C. 5, 6), le réflexe cubito-pronateur (C. 6, 7, 8 D. 1), le réflexe bicipital (C. 4, 5, 6), le réflexe tricipital (C. 6, 7, 8), le réflexe des fléchisseurs (C. 8, D. 1).

Dans les lésions traumatiques de la moelle, au début, les réflexes tendineux et périostés sont en général abolis. Dans les cas de section complète de la moelle, que nous avons observés aux armées, et dont la survie ne dépassa pas quelques semaines, l'abolition des réflexes fut la règle. M. Sherrington, chez divers animaux, a vu, après section médullaire totale, la réapparition plus ou moins tardive des réflexes tendineux ; la même constatation a été faite chez l'homme par MM. Henry Head et George Riddoch, Claude, Lhermitte, Roussy, lorsque la survie des sujets a été assez longue.

Les principaux réflexes cutanés qu'il faut rechercher sont : le réflexe cutané plantaire (L. 5, S. 1, 2), le réflexe crémastérien (L. 1, 2), les réflexes cutanés abdominaux supérieur, moyen et inférieur (D. 6 à D. 1 2), le réflexe fessier (L. 4, 5, S. 1), le réflexe bulbo-caverneux (S. 3), le réflexe anal (S. 5, 6).

Dans les cas de section médullaire totale, que nous avons relatés avec M. J.-A. Barré, 16 fois sur 17, le réflexe cutané plantaire se manifesta par la flexion du gros et des petits orteils dès le premier jour. M. et Mme Dejerine et M. Mouzon ont noté le même phénomène. Aussi avons-nous pu dire, avec M. J.-A. Barré, qu'au cas de destruction complète et brusque de l'axe médullaire dans la région dorsale, le réflexe cutané plantaire garde le sens qu'on lui connaît chez l'homme normal, qu'il se fait en flexion. On doit ajouter que ce réflexe n'est pas tout à fait semblable au réflexe physiologique, son type est nettement anormal ; il se fait lentement, le gros orteil s'infléchit sans brusquerie, progressivement, régulièrement, effectue un déplacement parfois faible, mais souvent très ample, commence après un temps de latence qui est variable et souvent beaucoup plus considérable que chez l'homme sain, garde un temps appréciable son attitude en flexion et présente, pendant le retour à sa position initiale, la même lenteur que pendant la flexion.

Pendant la courte survie de nos blessés, le réflexe cutané plantaire garda sa forme en flexion, son intensité décrut aux approches de la mort, et, au moment de l'agonie, il faisait le plus souvent défaut.

Le réflexe cutané plantaire, dans les lésions médullaires traumatiques, peut se présenter sous d'autres modalités. Souvent ce réflexe est complètement aboli ; dans d'autres cas, l'excitation de la plante du pied amène la flexion franche du gros orteil alors que les petits orteils restent immobiles ; parfois le gros orteil se fléchit alors que les petits orteils s'étendent. Le réflexe cutané plantaire en extension est exceptionnel à la première phase des lésions traumatiques destructives graves de la moelle, et je persiste à penser, avec M. J.-A. Barré, malgré quelques affirmations contraires, que le réflexe cutané plantaire en extension, observé dans les premiers jours d'une lésion traumatique médullaire, permet d'affimer qu'il n'existe pas de section anatomique ou physiologique de la moelle.

Le réflexe crémastérien superficiel et profond est souvent conservé dans les lésions médullaires traumatiques. Dès 1916, nous notions, avec M. J.-A. Barré, que, chez certains blessés, l'excitation cutanée fémorale déterminait comme seule réaction visible, après un temps perdu notable, une série de contractions vermiculaires provoquant un plissement d'une ou des deux moitiés du scrotum ; nous notions aussi que la recherche du réflexe crémastérien provoque parfois l'érection et aussi une petite miction. Ces phénomènes ont été signalés, à propos de l'automatisme médullaire, par MM. Henry Head et George Riddoch.

Les réflexes cutanés abdominaux sont beaucoup plus souvent abolis que le réflexe crémastérien. Il convient d'ailleurs de remarquer que la recherche de ces réflexes abdominaux est souvent très difficile chez ces malades à cause de la distension de la vessie et du météorisme abdominal.

Vous pourrez lire dans la littérature médicale que, dans les cas de section médullaire totale, il existe une première phase que l'on a appelée la phase de shock où les réflexes tendineux et cutanés sont tous abolis. En ce qui concerne les réflexes tendineux, le fait est exact, mais je ne saurais admettre la même conclusion pour les réflexes cutanés. M. J.-A. Barré et moi avons vu, dans nos cas de section médullaire totale, la conservation des réflexes cutanés dans des examens pratiqués quelques heures après la blessure.

Les réflexes dits de défense ou réflexes d'automatisme médullaire ont été étudiés depuis longtemps chez les animaux et, si j'en avais le temps, je vous rappellerais les expériences de Haller, de Goltz, de Tarchanoff, de Vulpian, et les expériences plus récentes et suggestives de M. Sherrington sur les singes, les chats, les chiens dits « spinaux », c'est-à-dire sur les animaux décapités maintenus en vie, et dont la moelle conserve des fonctions réflexes multiples. L'étude des réflexes d'automatisme médullaire en clinique humaine a été commencée, il y a longtemps, par Ollivier (d'Angers), Charcot, Vulpian, elle a été poursuivie, plus récemment, par MM. Pierre Marie et Foix, Babinski, André-Thomas. Quand on recherche, dans les premiers jours d'une section médullaire totale, les réflexes de défense, soit par le pincement de la peau de la région dorsale du pied, ainsi que l'a conseillé M. Babinski, soit par l'hyperflexion des orteils, suivant la manœuvre de MM. Pierre Marie et Foix, on ne provoque généralement pas de réflexes d'automatisme médullaire, ou du moins ils sont très faibles et très localisés, mais par contre l'excitation cutanée plantaire provoque facilement ces réflexes ; la plante du pied paraît la région d'élection pour déclancher, peut-on dire, les réflexes dits de défense ou mieux les réactions réflexes diffusées. A la première phase des plaies de la moelle, on ne voit pas le phénomène des allongeurs, ni les mouvements rappelant le « stepping reflex » de M. Sherrington.

Les réflexes pilomoteurs sympathiques décrits par MM. Langley, Sherrington, Anderson, ont été étudiés, durant ces dernières années, dans les lésions médullaires par M. André-Thomas. Je vous rappellerai que les centres sympathiques qui conditionnent les réflexes pilomoteurs sont localisés dans les segments médullaires D^1 D^2 D^3 pour la face, le cou, la partie supérieure du thorax, dans les segments D^4 D^5 D^6 D^7 pour le membre supérieur, dans les segments D^9 D^{10} D^{11} D^{12} L^1 pour le membre inférieur. MM. Langley et André-Thomas ont insisté sur ce fait qu'un même segment spinal innerve plusieurs ganglions sympathiques ; aussi, dans une section totale de la moelle, la réaction pilomotrice descendante peut dépasser la limite supérieure de l'anesthésie sur l'étendue de deux ou trois territoires sensitifs spinaux. M. André-Thomas remarque que, pour la même raison, la limite supérieure du réflexe pilomoteur de défense peut s'élever au-dessus de la limite de l'anesthésie. M. André-Thomas a tiré de ses examens des conclusions intéressantes et pratiques. Ainsi l'absence de réaction pilomotrice aux membres inférieurs par excitation cervicale prouve que la section médullaire se trouve au-dessus des centres pilo-moteurs des membres inférieurs, c'est-à-dire au-dessus du 9e segment dorsal ; dans une section de la moelle lombaire, la réaction pilomotrice descendante sera généralisée à tout le tégument, puisque la section est au-dessous des centres pilomoteurs. Dans une lésion de la queue de cheval, M. André-Thomas a constaté que la réaction pilomotrice est généralisée, car d'une part les centres pilomoteurs sont intacts, d'autre part les filets sympathiques rejoignent les troncs nerveux de la queue de cheval à leur sortie des trous de conjugaison en suivant la chaîne sympathique, c'est-à-dire par un trajet extra-rachidien.

L'étude des réflexes pilomoteurs est sans nul doute très intéressante et souvent instructive, mais il est regrettable que les réactions soient parfois inconstantes, difficiles à provoquer, et d'une interprétation, dans certains cas, très délicate.

Les troubles de la sensibilité douloureuse subjective manquent chez la plupart des blessés de la moelle, à l'exception toutefois de ceux qui ont des plaies incomplètes avec esquilles osseuses fixées dans les cordons postérieurs ou dans la substance grise et de ceux qui présentent des lésions radiculaires compressives.

Certains sujets, bien que complètement anesthésiques, ont des sensations dans leurs membres paralysés ; on peut assimiler ces sensations aux illusions des amputés.

L'anesthésie tactile et douloureuse, dans les lésions médullaires traumatiques graves, est le plus souvent absolue, totale. La limite supérieure de l'anesthésie est figurée soit par une ligne horizontale, soit beaucoup plus souvent par une ligne festonnée ; la hauteur de l'anesthésie à droite et à gauche n'est pas toujours symétrique, mais peut différer d'un ou plusieurs segments. Parfois, au-dessus de la zone anesthésiée, est une petite zone segmentaire d'hyperesthésie, parfois au contraire une petite zone segmentaire d'hypoesthésie ; l'existence de ces zones permet d'apprécier l'état des premiers segments médullaires sus-jacents à la lésion. Dans les sections médullaires totales, on ne constate pas la conservation de la sensibilité dans les zones sacrées, ainsi que l'ont vu MM. Babinski, Jarkowski et Barré dans certains cas de compression médullaire.

Les limites de la zone de thermoanesthésie peuvent être au même niveau que la zone d'anesthésie totale, elle peut-être au-dessus de celle-ci, et, dans ce cas, il faut penser, ainsi que nous l'avons dit avec M. J.-A. Barré, à une hématomyélie sus-jacente à la lésion ; les examens nécropsiques nous ont permis de vérifier le fait.

La sensibilité vibratoire peut avoir les mêmes limites que l'anesthésie tactile ou au contraire que l'anesthésie thermique, elle peut avoir des limites totalement différentes. La baresthésie a, pour ainsi dire, toujours des limites plus basses que la sensibilité tactile ou vibratoire.

Dans les cas de section médullaire totale, la sensibilité viscérale est souvent conservée, cette conservation de la sensibilité propre des viscères semble dépendre du sympathique.

L'atrophie musculaire, dans les cas de blessures de la moelle, est parfois extrêmement rapide ; cette amyotrophie tient à deux causes : aux troubles médullaires et aux troubles de la nutrition générale.

L'examen électrique des nerfs et des muscles des membres inférieurs montre ordinairement, au début, une conservation parfaite de l'excitabilité faradique et galvanique. Dans deux ou trois cas seulement nous avons constaté, avec M. Strohl, une abolition complète de l'excitabilité faradique et galvanique des nerfs et des muscles dès les premiers jours, les muscles des membres inférieurs étant incapables de se contracter même avec des courants forts de 25 à 30 milliampères ; cette inexcitabilité précoce des nerfs et des muscles dans certaines plaies de la moelle est difficilement explicable. Par contre, on comprend fort bien que, chez les blessés qui survivent plusieurs semaines, on puisse constater, sur les muscles qui s'atrophient, les différentes modalités d'une réaction de dégénérescence totale ou partielle ou seulement une hypoexcitabilité progressive.

La rétention d'urines est la règle dans les plaies de la moelle ; on n'observe presque jamais l'incontinence, sinon l'incontinence par regorgement. Parfois le spasme du sphincter est très prononcé, le sondage alors est très difficile et oblige à l'emploi de sondes rigides et même de sondes métalliques.

L'incontinence des matières est plus fréquente que la rétention ; cette dernière parfois est très opiniâtre et nécessite des purgations répétées, des lavements, des massages abdominaux ; malgré ces procédés, il arrive que l'exonération rectale ne soit que très difficilement obtenue.

Le priapisme est rare en dehors des premières heures, mais la verge est fréquemment en demi-érection molle.

Les grands œdèmes des membres paralysés sont exceptionnels dans les blessures de la moelle se terminant par la mort en quelques semaines, contrairement à ce que l'on observe dans les paraplégies chroniques.

La température des membres paralysés est souvent très élevée, surtout dans les blessures de la moelle cervicale ; l'asymétrie thermique est très nette dans les lésions de l'hémi-moelle de cette région. Dans les sections médullaires totales, nous avons noté, avec M. J.-A. Barré, que les membres inférieurs ont presque toujours une température élevée qui croît progressivement vers les pieds ordinairement brûlants ; la répartition de la température affecte donc un type inverse du type normal.

Parfois, dans les lésions incomplètes de la moelle, on observe de l'hypo-
thermie appréciable des membres paralysés. Dans quelques cas on
remarque, à la limite supérieure de la zone d'anesthésie, une zone segmentaire où le refroidissement de la peau est sensible ; ce signe du
refroidissement a été signalé par M. J.-A. Barré dans des cas de compression médullaire et peut avoir une valeur sémiologique pour fixer la
limite supérieure de celle-ci.

Les réflexes vaso-moteurs sont faciles à provoquer dans les lésions
médullaires et sont même exagérés, ainsi qu'on peut le constater par le
procédé de la raie rouge ; je vous rappellerai que Gergens et Weber ont
noté la persistance du tonus vasculaire après l'ablation du système nerveux central. On peut, en étudiant l'étendue de ces troubles vaso-moteurs provoqués, acquérir des notions sur la hauteur de la lésion spinale.

Dans les lésions de la moelle dorsale inférieure, MM. J.-A. Barré et
R. Schrapf ont attiré l'attention sur certains troubles sympathiques des
membres supérieurs, qui se traduisent par de l'hyperthermie, des sensations d'engourdissement et de fourmillement, de la faiblesse des doigts
et de la main. Ces troubles s'expliquent très bien, car les centres sympathiques vaso-moteurs des membres supérieurs descendent dans la
moelle jusqu'aux 8e et 9e segments dorsaux. Il est important de connaître
l'existence de ces troubles vaso-moteurs des membres supérieurs dans
les lésions dorsales de la moelle, car il ne faudrait pas croire, lorsqu'on
les constate, à une lésion cervicale surajoutée.

Horsley a remarqué que la sudation était abolie dans les cas de section
spinale, et que le niveau où s'arrête la sudation est en rapport avec le
segment médullaire détruit.

Les troubles trophiques se manifestent par des taches rouges aux
orteils, aux malléoles, aux talons, à la face externe et interne des genoux,
aux trochanters, aux endroits de pression, mais peuvent exister même
sur des membres enveloppés d'ouate et soustraits à toute pression. Parfois, spécialement aux genoux, les taches ont un aspect urticarien ou
même phlycténulaire rappelant une brûlure. Les escarres sacrées et
trochantériennes, malgré des soins minutieux et une propreté rigoureuse, ne peuvent pas toujours être évitées.

Si vous parcourez, Messieurs, les Traités de neurologie français et
étrangers les plus complets et les plus documentés, vous constaterez
que la description des symptômes généraux des plaies de la moelle, des
symptômes sympathiques viscéraux, est pour ainsi dire nulle. Nous
avons apporté, croyons-nous, avec M. J.-A. Barré, quelques précisions
sur ce point.

Au début, durant les premiers jours, le blessé qui a reçu un traumatisme de la moelle, se sent relativement bien; il mange souvent avec appétit et présente à peine, dans certains cas, si l'on fait abstraction du syndrome paralytique, l'aspect d'un grand blessé. Deux signes sont presque constants dès le début : la soif extrêmement vive et l'insomnie, sans douleur aucune d'ailleurs. Dans les cas graves, à une phase ultérieure plus ou moins tardive, l'appétit cesse, l'amaigrissement est rapide, la somnolence presque constante.

La température se présente sous différents types. Chez les blessés qui meurent rapidement en quelques jours, l'hyperthermie est très accentuée, c'est ce qu'on observe souvent dans les plaies de la région cervicale. Chez les blessés qui survivent durant quelques semaines, on constate des poussées fébriles oscillatoires, et, dans les derniers jours, l'hyperthermie est souvent très élevée. Dans les lésions médullaires traumatiques par chute ou contusion, spécialement dans les cas légers, la température peut rester presque normale.

Le pouls est régulier et la tachycardie en rapport inconstant avec la température ; dans certains cas de lésions de la moelle cervicale, on peut voir des températures très élevées avec un pouls relativement lent. Souvent l'ascension du pouls précède l'ascension thermique terminale. La tension artérielle, prise au bras, est normale au début, elle baisse progressivement à mesure que l'état grave s'accentue.

Les troubles respiratoires sont rares, à l'exception des cas où le nerf phrénique est intéressé et de ceux où se manifestent des complications infectieuses pulmonaires. Le hoquet cependant est souvent constaté. Nous avons attiré l'attention, avec M. J.-A. Barré, sur certains symptômes péritonéaux très spéciaux. Au début des plaies de la moelle, durant les premiers jours, il n'est pas très rare d'observer un véritable syndrome péritonéal avec météorisme, arrêt des gaz et des matières, douleurs, hoquet, nausées et vomissements verdâtres. Ce syndrome péritonéal est tellement net chez certains blessés qu'on est tenté de se demander s'il n'existe pas une vraie péritonite traumatique. Il semble que ce péritonisme soit souvent causé par de petites hémorrhagies péri-vésicales et intra-péritonéales, déterminées par une vaso-dilatation générale abdominale sous la dépendance de troubles du sympathique. Dans les autopsies, nous avons vu ces péritonites hémorrhagiques qui sont indépendantes de tout traumatisme local par projectile. Ce syndrome péritonéal du début des plaies de la moelle, qui n'a jamais été décrit, mérite d'être connu pour éviter une intervention opératoire sur l'abdomen, laquelle serait sans utilité et même nuisible.

Dans quelques cas, on constate de la diarrhée noire, foncée. Ce mélæna tient aussi à la dilatation vasculaire abdominale par troubles du sympathique.

Le foie paraît habituellement normal ou simplement congestionné. La rate est souvent augmentée de volume, hypercongestive.

Les troubles urinaires méritent une mention spéciale. Je vous ai signalé la rétention constante des urines. Les urines émises par sondage sont en général en quantité normale. Nous avons remarqué, avec M. J.-A. Barré, chez les grands traumatisés de la moelle, dans de nombreux cas, une hyperazoturie souvent considérable (40, 50, 60, 70 gr. d'urée par jour), malgré une alimentation restreinte ; il s'agit là d'un signe de dénutrition très particulier qui, à notre connaissance, n'a pas été signalé. Par contre, les chlorures sont souvent à des chiffres extrêmement bas, ce qui tient à une alimentation hypochlorurée plutôt qu'à un trouble de la sécrétion rénale ou à une rétention tissulaire. L'hématurie est un signe urinaire fréquemment précoce, on la constate parfois au premier cathétérisme avec une sonde molle ; elle est indépendante de tout traumatisme par le sondage, elle précède toute infection locale, elle ne s'explique pas par la rétention pure, mais elle est due à la vasodilatation de la vessie avec hémorrhagies de sa muqueuse ; cette ectasie vasculaire vésicale est très remarquable sur les pièces d'autopsie. Au point de vue pathogénique, l'hématurie reconnaît des causes semblables au mélæna intestinal L'hématurie est souvent persistante et abondante, il s'agit parfois de sang presque pur ; il existe de ce fait une cause d'anémie rapide. La pyurie, que l'on peut observer, s'explique fort bien par l'infection locale, souvent presque fatale.

Les troubles de la nutrition générale, chez les blessés graves de la moelle. s'extériorisent par un amaigrissement et une cachexie rapides. Cet amaigrissement en une semaine est plus considérable que celui observé dans les maladies infectieuses les plus sérieuses. Toutefois le blessé, qui se cachectise, conserve une euphorie singulière jusqu'à la mort Contrairement à de nombreux autres blessés, les blessés de la moelle n'ont pas la notion de la gravité de leur blessure, ils ne se plaignent pas, ne manifestent pas la moindre inquiétude. Peut-être l'absence habituelle de douleurs est-elle une des causes de cet état mental vraiment très particulier.

Les plaies vraies de la moelle, j'insiste encore sur l'opposition qui s'impose entre les plaies de la moelle et les plaies simples du rachis avec parfois symptômes de compression médullaire ou radiculaire, sont extrêmement graves. La plupart des blessés, ayant une section complète de la moelle avec écartement de plusieurs centimètres entre les fragments, succombent dans les premières semaines. En dehors des infections urinaires, broncho-pulmonaires, méningées, la principale cause de la mort, dans les sections médullaires ou les lésions médullaires graves, est la cachexie progressive, qui se traduit par un amaigrissement considérable, la fonte de tous les tissus en quelques jours. Cette cachexie progressive est due à ce que l'assimilation ne se fait plus. Dans les plaies hautes de la moelle le sympathique est intéressé, toute l'innervation du tube digestif, des viscères, des glandes vasculaires sanguines abdominales est troublée. Les blessés de la moelle meurent souvent avec un véritable syndrome d'anémie, avec une somnolence et une soif inextinguible, comme dans les grandes hémorrhagies internes. Ces blessés médullaires ont une vaso-dilatation considérable de tout l'abdomen, tandis qu'à la partie supérieure du corps, il existe une véritable anémie, et le système nerveux participe à cette anémie. Beaucoup d'entre eux meurent brusquement, de syncope bulbaire.

.
. .

Chez les blessés graves de la moelle, ayant présenté un syndrome de section physiologique, qui survivent, on peut observer des signes cliniques nouveaux traduisant l'automatisme médullaire. Ces phénomènes, analogues à ceux constatés par M. Sherrington dans ses recherches physiologiques expérimentales sur les animaux « spinaux », sont d'un très réel intérêt; ils ont été spécialement étudiés par MM. Henry Head et George Riddoch, Roussy, Lhermitte. Marinesco.

L'on peut voir, chez ces blessés médullaires, réapparaître le tonus musculaire dans les muscles fléchisseurs du pied et de la jambe, le quadriceps, les jumeaux, les adducteurs. Il ne me paraît pas opportun de vous mentionner les discussions physiologiques actuelles sur le mécanisme de l'hypertonie, sur la différenciation du tonus myoplasmatique (contractile tonus de Langelaan) dépendant de l'innervation cérébro-spinale, et du tonus sarcoplasmatique (plastic tonus de Langelaan) dépendant de l'innervation sympathique. Il vous suffit de connaître le phénomène clinique.

Les réflexes tendineux peuvent se constater de nouveau. M George Riddoch a noté la réapparition du réflexe rotulien du 21ᵉ au 53ᵉ jour après la section médullaire ; MM. Farquard Buzzard, Claude et Lhermitte signalent des faits semblables. Je vous rappellerai que M. Sherrington a montré cette réapparition des réflexes tendineux chez les chiens et chez les singes après section spinale ; MM. André-Thomas et Jumentié ont même provoqué un réflexe contro-latéral des adducteurs chez un singe le troisième jour après une section expérimentale.

M. Lhermitte et d'autres auteurs ont signalé l'existence du réflexe cutané plantaire en extension.

Des mouvements automatiques volontaires se voient chez ces sujets : mouvements de flexion et d'extension, mouvements d'adduction avec extension. Il est important de ne pas confondre ces mouvements automatiques avec des mouvements volontaires.

Les réflexes dits de défense ou d'automatisme médullaire peuvent exister très tôt. Dans des cas de section de la moelle, nous avons vu que de tels mouvements réflexes pouvaient se constater très précocement après excitation de la plante du pied.

MM. Henry Head et George Riddoch, dans de très beaux mémoires parus dans le *Brain* en novembre 1917, ont étudié longuement les réflexes d'automatisme médullaire de triple flexion et d'extension, et ce réflexe en masse, le « Maas reflex », qui se traduit, après excitation de la peau des membres inférieurs ou de la paroi abdominale, par une flexion des membres inférieurs, l'évacuation de la vessie et la sudation.

M. Lhermitte, dans un cas, le sujet étant placé dans le décubitus latéral, a constaté que l'excitation de la face postérieure de la cuisse déterminait l'extension directe du membre excité et en même temps la flexion du membre opposé, c'est le réflexe de flexion croisée.

Ces mouvements réflexes d'automatisme médullaire dans les lésions traumatiques graves de la moelle, dans le syndrome de section anatomique et physiologique, sont très intéressants à connaître au point de vue de la physiologie générale du système nerveux, mais il ne faut pas croire, et j'insiste sur ce point pour vous éviter des erreurs d'interprétation, que les mouvements d'automatisme médullaire ne se constatent que dans les sections médullaires totales. MM. Henry Head et George Riddoch, qui ont incontestablement apporté la documentation la plus complète sur ce sujet, ont intitulé leur mémoire : *The automatic bladder, excessive sweating and some other reflex conditions in gross injuries of the spinal cord* ; ces auteurs, vous le voyez, parlent de lésions graves de la moelle et non uniquement de section médullaire totale. D'autre part, je vous rappellerai que les réflexes dits de défense ou d'automatisme médullaire se constatent avec le maximum de netteté et d'énergie dans les compressions de la moelle, dans la paraplégie du type en flexion de Babinski, dans des affections du névraxe où la moelle n'est pas sectionnée. Il ne faut pas oublier ces réalités cliniques et conclure, comme on l'a fait trop souvent, que la constatation clinique de mouvements réflexes dits de défense ou d'automatisme médullaire avait pour corollaire anatomo-pathologique une section de la moelle.

Les réflexes pilomoteurs de défense peuvent être exagérés ; on ·peut les provoquer par la piqûre, l'application d'un linge mouillé ou de glace, par la mobilisation d'un membre. Ces réflexes pilomoteurs de défense permettent d'apprécier l'état du tronçon de la chaîne sympathique située au-dessous de la section ou de la lésion spinale.

MM. Henry Head et George Riddoch ont insisté sur l'automatisme vésical, sur les mictions spontanées, qui apparaissent à la suite d'excitations superficielles ou profondes des membres anesthésiés ; ils ont vu que la destruction de toute la moelle lombo-sacrée n'abolit pas les fonctions automatiques de la vessie. Une condition apparaît indispensable pour que le mécanisme des sphincters puisse agir, c'est l'absence d'infection vésicale.

L'automatisme génital se caractérise par des érections spontanées et des érections provoquées par des excitations cutanées et génitales. M. George Riddoch a vu que l'excitation du gland et du périnée chez ces sujets anesthésiques pouvait être suivie de contraction des muscles de la paroi abdominale et des· cuisses et d'éjaculation consécutive, c'est ce qu'il désigne sous le nom de « coït réflexe ».

On peut constater, dans les segments paralysés, une exagération de la sudation. Les crises d'hyperhidrose peuvent être provoquées par des excitations périphériques comme le grattage de la plante du pied ou de l'abdomen, l'injection de liquide· dans la vessie. MM. Henry Head et George Riddoch font remarquer qu'une des causes fréquentes de l'exagération de la sudation est la réplétion de la vessie, car la sudation cesse après sondage.

Chez ces paraplégiques on observe souvent des œdèmes, tantôt peu accentués, tantôt véritablement considérables. Mme Dejerine et M. Ceillier remarquent que parfois on peut faire le diagnostic du siège de la lésion spinale par la hauteur à laquelle remonte l'œdème. M. Lhermitte pense que ces œdèmes sont d'origine vasculaire locale, la stase veineuse étant provoquée par des lésions phlébitiques sténosantes ou l'affaissement des veines résultant de la flaccidité des tissus. Cette pathogénie peut s'appliquer à certains cas spéciaux, mais il me semble, comme à la plupart des auteurs, que ces œdèmes sont en général une conséquence de troubles vaso-moteurs.

Mme Dejerine et M. Regnard ont signalé, chez des blessés atteints de

lésions de la moelle dorso-lombaire et de la queue de cheval, des
troubles visuels et papillaires consistant en atrophie papillaire surtout
marquée dans le segment temporal avec diminution de l'acuité visuelle,
rétrécissement du champ visuel et diminution considérable du réflexe
pupillaire à la lumière, consistant aussi en troubles oculo-pupillaires
d'ordre irritatif avec ébauche de syndrome basedowien. Mme Dejerine
et M. Regnard pensent que ces phénomènes optico-pupillaires sont
dus à une atteinte irritative des fibres vaso-motrices de la rétine et de
l'iris dans le tronçon médullaire sus-lésionnel.

Mme Dejerine et M. André Ceillier ont décrit, chez les paraplégiques,
des lésions osseuses spéciales qu'ils ont dénommées les para-ostéo-
arthropathies des paraplégiques ; il s'agit de néo-formations osseuses
plus ou moins exubérantes sans altérations osseuses du squelette. Ces
auteurs ont trouvé ces lésions 79 fois sur 160 paraplégiques, soit dans
49,37 % des cas. Les néo-formations osseuses se constatent entre le
bassin et les genoux, les genoux étant leur siège d'élection ; parfois
chez le même sujet on trouve cinq ou six foyers d'ossification. Ces
productions osseuses ne s'accompagnent pas de rougeur et d'inflammation de la peau, ni de circulation collatérale, elles sont reconnues par
l'inspection, la palpation, le toucher rectal, la radiographie qui montre
d'ailleurs l'intégrité morphologique du squelette ; elles apparaissent
dès les premières semaines qui suivent la blessure et atteignent en
quelques mois leur volume définitif. Au point de vue anatomo-pathologique, ces néo-formations osseuses sont caractérisées par de véritables bourgeons osseux limitant des espaces remplis de moelle osseuse
vasculaire ; on voit sur les coupes des ostéoblastes, des canaux de
Havers ; les ossifications pathologiques sont entourées d'un tissu
fibreux hyperplasié très vasculaire, avec suffusions et îlots hémorrhagiques, qui les sépare des fibres musculaires avec lesquelles n'existe
jamais de connexion directe. Mme Dejerine et M. Ceillier ont fait
remarquer que ces para-ostéo-arthropathies ne sont observées qu'exceptionnellement dans les lésions partielles de la moelle avec paraplégie
spasmodique et conservation de la sensibilité superficielle et profonde,
elles sont observées presque toujours dans des cas de lésions médullaires
transverses avec syndrome d'interruption physiologique. Mme Dejerine
et M. Ceillier pensent que ces néo-formations osseuses sont influencées
par un état d'irritation de la colonne sympathique intermédio-latérale
dans le segment médullaire sus lésionnel ; ils voient des analogies
entre ces lésions osseuses des paraplégiques et les arthropathies des
tabétiques et des syringomyéliques, et supposent que l'œdème et la

congestion jouent un rôle important dans leur développement. Comme le disent ces auteurs, la lésion médullaire joue un rôle non seulement en troublant le trophisme du tissu conjonctif, mais encore indirectement en amenant l'œdème et la congestion, qui sont nécessaires à la création d'un milieu ossifiable et qui prédisposent aux petites ruptures vasculaires et aux suffusions sanguines, point de départ vraisemblable de l'ossification hétéro-plastique du tissu conjonctif.

Tels sont, Messieurs, les différents symptômes que l'on peut observer chez les paraplégiques à la phase dite de l'automatisme médullaire. A cette phase succède, au bout d'un temps plus ou moins long, une phase dite terminale où les phénomènes d'automatisme disparaissent ; les blessés meurent par suite de complications multiples, que je vous synthétiserai dans quelques instants en vous parlant de l'avenir des blessés de la moelle.

J'ai étudié spécialement jusqu'ici les syndromes d'interruption anatomique ou physiologique de la moelle, la symptomatologie des lésions graves. La symptomatologie des sections incomplètes, des lésions en foyer, est variable. Dans ces cas, au début, la paraplégie est totale avec abolition des réflexes tendineux, mais les réflexes cutanés plantaires peuvent être d'un type différent d'un côté à l'autre, peuvent prendre d'emblée le type en extension ; les réflexes dits de défense ou d'automatisme médullaires sont souvent précoces, ils sont obtenus d'ailleurs spécialement par l'excitation cutanée plantaire. L'étude de la sensibilité est particulièrement utile pour reconnaître les lésions en foyer. Dans les cas de section médullaire complète, toutes les sensibilités sont abolies ; dans les sections incomplètes. la sensibilité est conservée sur telle ou telle partie du territoire paraplégique. Le plus souvent, c'est la sensibilité tactile ou douloureuse qui subsiste, mais elle peut être conservée sous tous ses modes. Parfois, c'est seulement dans les zones sacrées péri-génitales ou à la plante des pieds que la sensibilité persiste. La sensibilité profonde est parfois la seule conservée, souvent localisée seulement aux pieds, dont les déplacements passifs sont interprétés correctement. Nous avons signalé, avec M. J.-A. Barré, que la manœuvre de Lasègue, pratiquée suivant la méthode classique, peut donner des renseignements importants. Cette manœuvre peut rester douloureuse, même quand il y a anesthésie complète sur tout le territoire des membres inférieurs ; elle constitue alors le seul signe du caractère incomplet des lésions médullaires.

J'ajouterai que les lésions incomplètes de la moelle, les lésions en foyer, se traduisent souvent assez rapidement par un syndrome de paraplégie spasmodique.

Je ne crois pas utile d'étudier en détail avec vous toutes les formes cliniques qui peuvent être créées par les plaies de la moelle, par les commotions spinales traumatiques, par les commotions par éclatement d'obus sans plaie extérieure. On a décrit des formes quadriplégiques, paraplégiques, paraparétiques, hémiplégiques, monoplégiques, cérébello-spasmodiques, amyotrophiques, etc. On pourrait, d'ailleurs, vous le comprenez, multiplier facilement toutes ces formes cliniques, en envisageant la prédominance de tel ou tel symptôme.

Parmi les formes cliniques importantes des lésions traumatiques de la moelle, je vous mentionnerai spécialement : le syndrome de Brown-Séquard et le syndrome de l'hémisection transversale postérieure.

Le syndrome de Brown-Séquard, d'après le schéma classique, se traduit par les symptômes suivants. On observe du côté de la lésion : une paralysie complète des mouvements volontaires ; l'abolition ou la diminution des sensibilités profondes (osseuse, ostéo-articulaire) ; l'hyperesthésie au tact et à la température assez fugace ; une bande d'anesthésie au niveau de la section traduisant l'atteinte des racines rachidiennes par le traumatisme ; une abolition à la phase de début des réflexes tendineux, ceux-ci s'exagérant ensuite. D'autre part, on observe, du côté opposé à la lésion : une anesthésie complète pour les sensibilités tactile, douloureuse, thermique avec intégrité complète du sens musculaire et des sensibilités profondes ; l'intégrité de la motilité, de la réflectivité tendineuse et cutanée ; la présence de réflexes de défense.

A ce schéma classique du syndrome de Brown-Séquard, j'apporterai quelques correctifs. Il est fréquent d'observer un réflexe cutané plantaire en extension des deux côtés ; il est fréquent d'observer du côté anesthésié seulement de l'anesthésie thermique, car la sensibilité tactile trouve facilement des voies de suppléance intra-médullaires ; j'ai constaté plusieurs fois les troubles de la sensibilité osseuse du côté de l'anesthésie tactile et thermique et non du côté de la lésion, comme le signale M. Dejerine. D'autre part, si MM. Babinski et Jarkowski ont vu les réflexes dits de défense du côté anesthésié, j'ai noté aussi le phénomène inverse, c'est-à-dire les réflexes dits de défense être uniquement ou plus facilement provocables du côté de la paralysie spasmodique.

Le syndrome de Brown-Séquard dans les traumatismes de la moelle a un pronostic relativement favorable, je n'ai constaté aucun cas mortel soit chez les blessés observés durant la guerre, soit chez ceux que j'ai traités dans mes différents services hospitaliers de Paris.

Le syndrome de l'hémisection transversale postérieure de la moelle a été bien décrit par MM. Roussy et Lhermitte. La lésion intéresse les cordons postérieurs et la partie postérieure des cordons latéraux (faisceau pyramidal croisé, faisceau cérébelleux dorsal, faisceau fondamental), les cornes postérieures.

Les troubles moteurs se traduisent par une paraplégie avec abolition des réflexes tendineux et cutanés, paraplégie qui ultérieurement devient spasmodique Les troubles sensitifs sont ceux décrits par M. Dejerine sous le nom de syndrome des fibres radiculaires longues des cordons postérieurs, ils se caractérisent par l'abolition ou l'extrême diminution des sensibilités profondes (sens des attitudes segmentaires, sensibilité à la pression ou baresthésie, sensibilité osseuse au diapason ou pallesthésie, sens des localisations, notion de poids, sens de la discrimination tactile ou appréciation des distances tactiles par les cercles de Weber), la conservation plus ou moins parfaite des sensibilités tactile, douloureuse et thermique. MM. Roussy et Lhermitte font remarquer que, dans le syndrome de l'hémisection transversale postérieure, les troubles sensitifs ne sont pas toujours aussi simples et schématiques, car les lésions atteignent le faisceau fondamental latéral, voie de transmission des impressions de chaud et de froid ; aussi, le plus souvent, on constate au début une anesthésie presque complète, puis la sensibilité se restaure en partie, et, à la phase tardive, seules demeurent abolies les sensations osseuses, articulaires, musculaires et l'appréciation des distances tactiles. J'ajouterai que, dans le syndrome de l'hémisection transversale postérieure, on observe de l'ataxie et de l'asynergie des mouvements.

*
* *

Je n'ai pas l'intention de vous spécifier la symptomatologie des lésions traumatiques de chaque segment de la moelle ; une telle description nosologique serait fastidieuse et sans intérêt, car je serais obligé de vous rappeler des notions anatomiques et physiologiques tout à fait classiques, qui vous sont sans nul doute familières. Toutefois, il me paraît indispensable de vous apporter quelques précisions sur les lésions traumatiques de la queue de cheval.

Vous n'ignorez pas que l extrémité inférieure de la moelle s'arrête à la partie moyenne du corps de la deuxième vertèbre lombaire et que la gaine dure-mérienne qui contient les racines lombaires et sacrées descend jusqu'au niveau de la 2ᵉ vertèbre sacrée C'est dans cette région, comprise entre l'extrémité inférieure de la moelle d'une part et l'extrémité inférieure du cul-de-sac dural d'autre part, que sont situés les nerfs de la queue de cheval.

Durant la guerre, sur 225 cas de lésions traumatiques de la moelle, nous avons observé, avec M. J.-A. Barré, 22 cas de lésions de la queue de cheval, et sept de ces blessés sont morts. Les blessures de la queue de cheval sont incontestablement moins graves que les blessures de la moelle, mais il ne faudrait pas croire à un pronostic du début trop favorable, car notre statistique donne une mortalité de 31,8 0/0. Certains neurologistes ont formulé, au sujet des blessures de la queue de cheval, des conclusions trop optimistes, ce qui tient, me semble-t-il, à ce qu'ils ont fait abstraction des blessés morts dans la zone des armées et par conséquent non évacués.

Le tableau clinique des blessures de la queue de cheval diffère de celui des plaies de la moelle épinière et présente des particularités qui méritent d'être précisées.

Les lésions de la queue de cheval par projectiles d'armes à feu se traduisent, immédiatement après la blessure, par des douleurs et des phénomènes paralytiques.

Les douleurs sont variables dans leur modalité ; les blessés accusent des sensations de « jambes coupées », de « jambes broyées », de « courants électriques allant des reins jusqu'aux pieds ». Ces douleurs sont généralisées à la face antérieure ou postérieure d'un ou des deux membres, elles sont fréquemment atroces, se présentent parfois sous formes de crises paroxystiques à type lancinant souvent nocturnes, elles s'atténuent chez nombre de blessés dans les jours qui suivent le traumatisme.

Les phénomènes paralytiques se caractérisent par une paralysie complète ou incomplète ou par une simple faiblesse des membres ; l'intensité des troubles paralytiques ou leur étendue est variable suivant les racines atteintes. Les troubles de la motilité dans les lésions de la queue de cheval régressent souvent rapidement. L'évolution des progrès de la motilité volontaire se fait du segment rhizomélique du membre au segment ectromélique ; les mouvements de la racine du membre s'améliorent d'abord, les mouvements des orteils sont les derniers à revenir.

L'hypotonie musculaire est généralement plus marquée aux muscles du mollet qu'à ceux des cuisses. L'atrophie musculaire est, dans certains

·cas, très caractéristique par sa rapidité et son importance, spécialement au niveau des muscles innervés par le sciatique. L'examen électrique des muscles montre souvent des modifications de l'excitabilité électrique, particulièrement des muscles innervés par le sciatique.

Les réflexes tendineux sont abolis dans la zone paralysée, spécialement le réflexe achilléen et les trois autres réflexes que nous avons décrits avec M. J.-A. Barré : le réflexe médio-plantaire, le réflexe tibio-fémoral postérieur et le réflexe péronéo-fémoral postérieur. Les réflexes rotuliens sont parfois aussi abolis durant un temps plus ou moins long dans les cas de lésions hautes. Dans les lésions sacrées basses, les réflexes achilléen et médio-plantaire restent normaux, les troubles sphinctériens et les modifications de la sensibilité de la région du périnée, du scrotum et de l'anus, sont alors les symptômes primordiaux. L'étude des réflexes du membre inférieur est extrêmement importante pour préciser le diagnostic de la hauteur de la lésion. Le réflexe cutané plantaire est le plus souvent aboli. Les réflexes dits de défense sont habituellement nuls, mais, quand il existe une infection méningée, ces réflexes peuvent être très vifs avec mouvement de retrait du membre.

Je vous ai signalé déjà les douleurs et les troubles de la sensibilité subjective et spontanée. Les troubles de la sensibilité objective et provoquée sont utiles à préciser, dans certains cas, par la manœuvre de Lasègue, qui est toujours très douloureuse. Les troubles de la sensibilité objective permettent de déterminer les zones radiculaires atteintes ; dans les lésions des racines sacrées inférieures, la zone anesthésique est limitée au niveau des organes génitaux, du périnée, de la région anale. L'anesthésie, dans les lésions de la queue de cheval, atteint tous les modes de la sensibilité, mais surtout la sensibilité superficielle ; elle se constate parfois uniquement dans le territoire de quelques racines lombaires ou sacrées, et éventuellement d'un seul côté. Dans certains cas, il existe une simple hyperesthésie ou hyperalgésie. La régression des troubles sensitifs est souvent plus lente que celle des troubles moteurs.

Les troubles sphinctériens s'observent chez presque tous les sujets atteints de lésions de la queue de cheval. La rétention d'urine existe au début ; ultérieurement on peut constater soit de l'incontinence, soit des mictions volontaires normales ou presque normales. La rétention ou l'incontinence des matières s'observent avec une égale fréquence, le réflexe anal est souvent aboli.

Les troubles circulatoires et thermiques sont différents de ceux observés dans les plaies de la moelle épinière. Dans les lésions graves de la moelle, on note souvent l'inversion de la régulation thermique normale et une élévation très marquée de la température des membres. Dans les lésions de la queue de cheval, il n'existe généralement pas d'inversion de la répartition thermique, c'est-à-dire que la température est plus élevée aux cuisses qu'aux pieds, mais on constate souvent une diminution marquée de la température par rapport à la normale.

Les troubles observés à la suite des lésions de la queue de cheval s'améliorent fréquemment et dans l'ordre suivant : récupération motrice, atténuation des douleurs, modifications favorables des troubles sphinctériens. L'amélioration d'ailleurs peut affecter d'autres types ; elle débute souvent très précocement, le deuxième ou le troisième jour, progresse d'abord rapidement, puis ensuite très lentement. Le pronostic des lésions de la queue de cheval paraît relativement favorable, mais on ne peut faire abstraction cependant de la gravité du début, qui tient principalement aux complications méningées.

*
* *

Il ne me paraît pas inutile, dans un aperçu synthétique, d'envisager avec vous quel est l'avenir des lésions traumatiques de la moelle. On peut dire, à un point de vue général, que le pronostic des lésions médullaires fermées est, dans l'ensemble, moins grave que celui des plaies vraies de la moelle par balle, éclat d'obus, shrapnell.

Le pronostic des plaies vraies de la moelle à leur première phase est extrêmement grave, la mortalité dans les premières semaines est extrêmement élevée. En 1916 et 1917, dans des Centres neurologiques à la VIe et à la Ire armée, j'ai vu 245 blessés vrais de la moelle, 146 sont morts et 99 seulement ont pu être évacués sur l'arrière ; j'ai appris d'ailleurs qu'un certain nombre de ces blessés évacués ont succombé ultérieurement dans des hôpitaux du territoire. En faisant abstraction de la mortalité des blessés évacués, que je ne puis préciser avec exactitude, la mortalité précoce aux armées des blessés médullaires dans ma statistique est de 59,5 0/0. J'ajouterai que cette mortalité très élevée a été observée chez des blessés, qui toujours ont été examinés, dès le début, avec le concours du chirurgien et du neurologiste, et auxquels les soins les plus minutieux et les plus méthodiques ont été donnés par un personnel nombreux d'infirmières compétentes, pour éviter dans la mesure du possible les complications urinaires, pulmonaires et cutanées. Le pourcentage de mortalité précoce des blessés médullaires dans les armées alliées a été à peu près semblable à celui que j'ai signalé plus haut, et j'ai trouvé des constatations identiques dans la littérature allemande pour les armées de l'Allemagne et de l'Autriche.

La section anatomique totale de la moelle par projectile de guerre comporte presque toujours un pronostic fatal dans les premiers jours ou les premières semaines ; les observations de M. et Mme Dejerine, de M. Roussy, de MM. Claude et Lhermitte, de MM. Henry Head et George Riddoch, où la survie a été assez longue, après une section médullaire totale, sont très instructives, mais sont trop peu nombreuses pour infirmer le pronostic exceptionnellement grave de la section médullaire totale. Je voudrais savoir si actuellement, trois ans après la fin de la guerre, il existe encore des blessés ayant une section médullaire totale et qui survivent. J'ai l'impression que le nombre de tels blessés doit être bien minime.

Les lésions médullaires, sans section totale, présentent une gravité de pronostic moindre, mais un grand nombre de ces blessés, qui survivent, restent de grands infirmes, des paraplégiques définitifs. Certains sont des paraplégiques confinés au lit avec des escarres, des œdèmes, des infections urinaires ; d'autres, dont les lésions ont rétrocédé, conservent la possibilité de certains mouvements, peuvent marcher avec des béquilles. Le pronostic des paraplégies spasmodiques est au point de vue fonctionnel moins grave que celui des paraplégies flasques avec amyotrophies. L'on comprend que la possibilité de l'amélioration dépend de l'étendue ou de la profondeur des lésions du névraxe, spécialement des lésions des cellules nerveuses des cornes antérieures et des lésions des voies motrices descendantes pyramidales ou parapyramidales.

Une remarque paraît intéressante, c'est la gravité moindre du pronostic des lésions qui n'intéressent qu'une moitié de la moelle. Nous avons déjà dit, avec M. J.-A. Barré, que tous les cas de syndrome de Brown-Séquard, que nous avons observés aux armées, ont pu être évacués dans des conditions favorables, et une tendance très nette à l'amélioration s'était manifestée avant que ces blessés ne quittent les formations de la zone des armées. J'ai fait cette même constatation dans deux cas de syndrome de Brown-Séquard traumatiques observés depuis la guerre. Les hémisections transverses postérieures de la moelle, sur lesquelles M. Roussy a attiré l'attention, s'améliorent de même dans un grand nombre de cas

Des symptômes paralytiques, en apparence graves les premiers jours, symptômes dus à des lésions compressives, peuvent s'amender assez rapidement. Il y a dans ces faits de compression médullaire simple un type clinique important à connaître. Un hématorachis, une hémorrhagie sous-arachnoïdienne périmédullaire, peuvent déterminer des paralysies qui rétrocèdent ensuite. Cette guérison n'est possible que si la moelle n'a pas été détruite, même partiellement, par le projectile, car, ainsi que je vous l'ai rappelé, la régénération des fibres médullaires sectionnées ou des cellules radiculaires motrices ne se fait pas. J'ajouterai cependant que je suis convaincu que des suppléances peuvent se créer dans la conduction médullaire, spécialement dans la conduction des sensibilités.

Certains symptômes observés dans les plaies de la moelle, et qui paraissent inquiétants au début, peuvent rétrocéder, ce sont les phénomènes d'irritation radiculaire en rapport le plus souvent avec des compressions hématiques ou osseuses. Il est certain que, dans ces cas, l'ablation des esquilles comprimant les racines peut faire cesser les douleurs parfois si pénibles de ces blessés.

Le pronostic des lésions traumatiques de la moelle suivant la hauteur des lésions comporte certains enseignements. Les lésions des premiers segments cervicaux par balle ou éclat d'obus ne paraissent pas permettre la survie, en raison sans doute des altérations traumatiques commotionnelles bulbaires concomitantes. Il est évident, sans qu'il soit utile d'insister sur ce point, que les lésions de la moelle cervicale inférieure, ayant pour conséquence une quadriplégie, sont fonctionnellement plus graves qu'une lésion de la moelle dorsale ayant pour conséquence une paraplégie ; je parle des cas où les lésions sont suffisamment destructives et profondes pour entraîner des symptômes de déficit permanents, car différents auteurs, M. Pierre Marie et Mme Bénisty, MM. Claude, Lhermitte, Roussy et L. Cornil, ont signalé des cas de paraplégie cervicale susceptibles d'amélioration ; cette éventualité se produit d'ailleurs principalement dans les commotions médullaires, elle est infiniment plus rare quand le projectile dans son trajet a lésé directement la moelle.

Je vous ai déjà dit, et je le répète volontiers, que le pronostic des lésions de la queue de cheval est moins sérieux que celui des lésions de la moelle ; d'ailleurs la pathologie de la queue de cheval est une pathologie radiculaire.

Je vous ai signalé, au cours de cette conférence, qu'on pouvait observer des paraplégies chez des blessés dont le projectile avait atteint le rachis sans intéresser la dure-mère ; ces paraplégies, ainsi que nous l'a démontré, avec M. J.-A. Barré, l'étude de 15 autopsies, sont dues à des hématomyélies ou à des myélomalacies qui intéressent souvent plu-

sieurs segments de l'axe nerveux. Le pronostic de ces lésions est parfois très grave, car elles peuvent avoir pour conséquence le syndrome
de section totale de la moelle avec mort rapide ; dans d'autres cas les
symptômes s'améliorent, et le pronostic des hématomyélies sans lésions
de la dure-mère est meilleur que celui des altérations médullaires destructives par projectiles ayant traversé la dure-mère.

Le pronostic global des lésions médullaires traumatiques est incontestablement très sérieux ; les facteurs de gravité sont en effet multiples.

Je regrette de ne pouvoir étudier avec vous, dans leurs détails, toutes
les complications éventuelles des plaies de la moelle, car cette étude
comporterait à elle seule une conférence entière. Il me suffira de vous
rappeler qu'on peut, dans les lésions traumatiques de la moelle, envisager : 1° la gravité du début, due aux complications méningées, pulmonaires, rénales, aux troubles de l'innervation sympathique des viscères abdominaux et des glandes à sécrétion interne, à la cachexie par
défaut d'assimilation, à l'anémie bulbaire ; 2° la gravité dans les mois
qui suivent la blessure, gravité qui provient des escarres, des infections
urinaires, des broncho-pneumonies, de la déchéance de l'organisme
favorisant toutes les maladies infectieuses ; 3° la gravité tardive au
point de vue social pour les paraplégiques qui survivent, car, en raison
de leurs troubles moteurs, ils restent souvent de grands infirmes.

*
* *

L'étude détaillée, que j'ai poursuivie avec vous, de la symptomatologie clinique des lésions traumatiques de la moelle me permettra
d'être bref sur le diagnostic ; je désirerais toutefois vous rappeler
certaines notions qui vous permettront de reconnaître vraisemblablement si vous êtes en présence d'un sujet atteint d'une section complète de la moelle, d'une section incomplète, d'une hématomyélie, d'une
compression.

La section anatomique complète de la moelle est, ainsi que je vous
l'ai spécifié, relativement rare, mais la section physiologique est plus
fréquente. Par section physiologique je veux dire que, sans que la
moelle épinière soit séparée en deux tronçons, le tissu nerveux qui
subsiste est tellement lésé ou inhibé par le traumatisme qu'il peut
être considéré, au point de vue fonctionnel, comme inexistant.

Nous avons synthétisé, avec M. J.-A. Barré, dans les lignes suivantes,
les signes observés à la première phase d'une paraplégie par destruc-

tion brusque et totale de la moelle : « Paraplégie motrice complète ; abolition de la sensibilité sous tous ses modes ; tonicité normale au début ; abolition des réflexes tendineux ; conservation ordinaire du réflexe cutané plantaire en flexion ; subsistance fréquente du réflexe crémastérien, plus rare des réflexes cutanés abdominaux ; abolition complète (dans les 3/4 des cas) des réflexes dits de défense observés à la manière classique ; existence dans plus de la moitié des cas des réactions réflexes diffusées par excitation de la plante du pied ; contraction permanente du sphincter vésical ; inversion de la répartition thermique sur les membres paralysés ». A une phase plus tardive, le syndrome d'interruption physiologique peut se modifier par l'existence des phénomènes dits d'automatisme médullaire, mais l'abolition absolue de toutes les sensibilités tactile, douloureuse, thermique, vibratoire, persiste.

Dans les syndromes de section médullaire incomplète, la sensibilité est souvent conservée sur un certain territoire cutané même très limité (la zone sacrée par exemple ou la plante du pied), la manœuvre de Lasègue provoque parfois de la douleur, la notion de certaines attitudes segmentaires peut être interprétée correctement.

J'ajouterai que l'existence d'un réflexe cutané plantaire en extension, dans les premières heures ou les premiers jours d'une lésion traumatique de la moelle, doit faire écarter le diagnostic d'une section complète et laisser supposer plutôt une lésion en foyer, une hématomyélie, une commotion ou une compression médullaire. C'est ce qui nous a fait dire, avec M. J.-A. Barré, qu'il valait beaucoup mieux, au point de vue du pronostic, constater, chez un blessé récent de la moelle, le réflexe cutané plantaire en extension plutôt que le réflexe en flexion ou le réflexe aboli.

L'hématomyélie, que l'on observe à la suite des traumatismes par projectiles d'armes à feu, se caractérise souvent par une paraplégie flasque complète avec, fréquemment, atteinte de toutes les sensibilités, contrairement à ce que l'on observe dans les hématomyélies spontanées où la dissociation syringomyélique est un symptôme habituel. Ce fait s'explique, car, comme nous l'avons dit avec M. J.-A. Barré, les hématomyélies spontanées siègent en général dans l'axe gris central, tandis que les hématomyélies traumatiques par blessures d'armes à feu intéressent fréquemment un segment médullaire dans la presque totalité de sa substance blanche et grise ; de plus, l'hématomyélie, même localisée, coexiste souvent dans ces cas avec une myélomalacie. Nous avons attiré l'attention, avec M. J.-A. Barré, sur un signe qui permet le dia-

gnostic de ces hématomyélies ; ce signe consiste en ce que, au-dessus
de la zone cutanée complètement anesthésiée, on peut, sur un ou plusieurs segments, constater une dissociation syringomyélique. Cette
particularité symptomatique est due à ce que l'épanchement sanguin
a une tendance, à sa limite supérieure, à fuser en hauteur dans l'axe
gris et le canal central, et l'on retrouve ainsi la symptomatologie
des hématomyélies classiques. Cette particularité de la dissociation
syringomyélique de la sensibilité, sur un ou plusieurs segments cutanés
sus-jacents à un syndrome de section anatomique ou physiologique,
peut permettre de reconnaître les petites hématomyélies, qui coexistent
si fréquemment avec les autres lésions médullaires destructives. J'ajouterai que les hématomyélies traumatiques s'accompagnent presque toujours de suffusions sanguines dans l'espace arachnoïdo-pie-mérien,
suffusions que l'on peut reconnaître par la ponction lombaire. Toutefois
je vous conseille de ne pas faire de ponctions lombaires trop précoces
chez ces sujets, car les ponctions lombaires, ainsi que je l'ai écrit bien
souvent, sont loin d'être toujours inoffensives dans le cas de lésions
médullaires aiguës congestives ou hémorrhagiques. Si certaines hématomyélies traumatiques ont un pronostic grave, vous ne devez pas
ignorer que, dans les cas où l'hématomyélie est peu étendue en hauteur
et en largeur, la paraplégie peut s'améliorer et même guérir presque
complètement, mais on observe souvent durant longtemps le réflexe
cutané plantaire en extension.

Il vous sera extrêmement difficile, en présence d'un traumatisé de la
moelle, de spécifier qu'il existe des lésions de commotion médullaire
simple sans hématomyélie. Je ne vous conseille pas d'affirmer par les
seuls symptômes cliniques que vous êtes en présence de nécrose aiguë,
de dégénération simple des fibres à myéline ; ne cherchez pas des précisions incontrôlables, des finesses de diagnostic excessives.

Dans les cas de compression médullaire, les douleurs radiculaires
sont fréquentes et intenses, il existe des zones d'hyperesthésie, la paraplégie est souvent incomplète, vous constaterez le plus habituellement
la surréflectivité tendineuse avec clonus du pied, le réflexe cutané plantaire prendra le type en extension, les réflexes dits de défense ou d'automatisme médullaire seront précoces et souvent très accentués. Il faut
d'ailleurs ne pas ignorer que la compression médullaire traumatique
s'accompagne fréquemment de lésions intra-médullaires, qui s'extériorisent en clinique par leur symptomatologie spéciale.

Il est souvent important de pouvoir diagnostiquer l'étendue en hauteur d'une lésion médullaire traumatique plus ou moins ancienne.

La limite supérieure de la lésion peut être déterminée par la topographie de la zone d'anesthésie, que vous comparerez avec les schémas classiques, et par la topographie de la paralysie motrice. Dans les lésions de la moelle dorsale, on peut arriver à certaines précisions par l'étude méthodique des segments musculaires paralysés de la paroi abdominale ; M. J.-A. Barré et M. André-Thomas ont particulièrement insisté sur ces examens. Je vous rappelle aussi, au sujet des troubles de la sensibilité, qu'une zone de dissociation syringomyélique sus-jacente à une zone d'anesthésie complète indique une lésion hématomyélique ou myélomalacique de la substance grise ou des cordons latéraux ; dans d'autres cas, vous observerez une bande d'hyperesthésie douloureuse au-dessus de la zone d'anesthésie, elle démontrera l'existence d'une lésion radiculaire.

La limite inférieure de la lésion est plus difficile à fixer. Vous n'ignorez certes pas que, dans les paraplégies par compression, la zone des réflexes de défense n'atteint pas la limite de l'anesthésie, et MM. Babinski et Jarkowski ont spécifié, à ce sujet, que la distance comprise entre la limite de l'anesthésie et la limite de la zone des réflexes de défense correspondait à la hauteur de la compression spinale. M. André-Thomas pense qu'il serait plus prudent d'envisager le territoire cutané compris entre la ligne d'anesthésie et la limite de la zone des réflexes de défense comme correspondant non pas à la hauteur du segment comprimé, mais plutôt à l'ensemble des lésions spinales, lésions de compression et lésions à distance.

Dans les paraplégies par blessures de guerre, nous avons montré, avec M. J.-A. Barré, combien les réflexes dits de défense étaient variables ; nous avons vu que, contrairement à ce que l'on observe dans les compressions médullaires, ces réflexes n'étaient souvent et longtemps provocables que par l'excitation cutanée plantaire ; aussi sera-t-il parfois bien difficile de fixer une topographie lésionnelle médullaire avec l'étude de ces réflexes de défense. M. André-Thomas pense que, lorsque la zone provocatrice des réflexes de défense s'étend, il est vraisemblable que sa limite supérieure, quand elle devient fixe, indique la limite inférieure de la lésion spinale ; M. J.-A. Barré et M. André-Thomas conseillent très justement, dans les lésions de la moelle dorsale, d'étudier méthodiquement les muscles de la paroi abdominale ; la détermination du segment musculaire le plus élevé du muscle grand droit de l'abdomen ou des muscles obliques, qui se contracte pendant les réflexes de défense, peut contribuer à fixer la limite inférieure des lésions spinales et radiculaires.

Lorsque vous aurez précisé la zone comprise entre la limite inférieure de la contraction volontaire et la limite supérieure de la contraction des réflexes dits de défense, c'est-à-dire, somme toute, la zone supposée innervée par le segment médullaire lésionnel, il sera utile d'étudier les réactions électriques des muscles de cette zone pour déterminer si les lésions centrales sont destructives et profondes.

Tous ces examens seront très importants, spécialement dans les cas où l'opportunité d'une intervention chirurgicale sera discutable.

*
* *

Le traitement des lésions médullaires traumatiques nécessite, ainsi que je vous le disais, la collaboration du neurologiste et du chirurgien.

Dans les cas de lésions traumatiques fermées, je fais allusion aux fractures et luxations du rachis sans plaie extérieure, l'examen radiographique sera toujours utile, mais l'intervention chirurgicale précoce et rapide ne s'impose pas.

Dans les plaies de la moelle par projectiles de guerre et aussi par coup de couteau, et je vous rappellerai que la pointe du couteau est souvent cassée, une exploration chirurgicale rapide est utile ; l'orifice d'entrée dorsale doit être débridé, la plaie désinfectée, le squelette osseux examiné. Les esquilles osseuses qui compriment doivent être enlevées, ainsi que les fragments de vêtements, les corps étrangers, les projectiles superficiels souvent restés au niveau des vertèbres. De grands lavages au sérum salé physiologique chaud doivent être faits, avec une faible pression, pour ramener les corps étrangers, pour nettoyer dans son ensemble la blessure. Il ne faut pas user d'antiseptiques dans ces plaies au fond desquelles sont la dure-mère, souvent ouverte, et le tissu médullaire, d'une extrême sensibilité à toute action nocive. J'ajouterai la nécessité d'opérer dans des salles d'opérations surchauffées, car le tissu nerveux est sensible au refroidissement. Il ne faut explorer le fond de ces plaies, où la moelle peut être à nu, qu'avec la plus extrême douceur et ne jamais tamponner fortement.

J'ai fait remarquer, avec M. J.-A. Barré, que les blessés de la moelle supportaient mal l'anesthésie par le chloroforme, l'éther, le protoxyde d'azote, et que, en dehors de toute action chirurgicale sérieuse sur la moelle elle-même, l'opération simplement exploratrice, faite chez ces blessés quelques heures ou deux à trois jours après le traumatisme, amenait souvent une aggravation de l'état général et même la mort rapide. Nous nous sommes demandé si, par suite des troubles viscéraux, sur lesquels nous avons insisté, l'anesthésie générale chez ces blessés ne créait pas une intoxication rapide, et si l'anesthésie locale n'était pas de beaucoup préférable, lorsqu'elle est possible.

Lorsque l'opération exploratrice aura permis de constater une fracture de la partie postérieure ou latérale de la vertèbre, que les esquilles auront été soulevées et enlevées, et que la dure-mère apparaîtra non ouverte, il ne faut sous aucun prétexte l'ouvrir, car l'ouverture de la dure-mère aggrave toujours le pronostic opératoire. Lorsque la dure-mère est ouverte, soit par le projectile lui-même, soit par des fragments osseux fracturés, et que le tissu médullaire apparaît en bouillie au fond de la plaie, le lavage prolongé au sérum physiologique chaud à faible pression est le seul traitement rationnel. La suture de la moelle paraît absolument illusoire d'après les données acquises de l'anatomie et de la physiologie pathologiques.

La question de l'ablation des projectiles dans les plaies de la moelle mérite d'être discutée. Quand le projectile, repéré par la radiographie, se trouve en arrière ou sur les côtés de la moelle, il faut, au cours de l'intervention, l'extraire. Si le projectile est intra-médullaire, la même règle s'impose ; dans ce cas, en effet, la dure-mère est ouverte, la moelle apparaît au fond de la plaie, l'ablation du projectile ne complique aucunement l'intervention et ne peut qu'être utile, en supprimant une cause d'infection ou de méningite. Des préceptes thérapeutiques analogues s'appliquent, bien entendu, au cas d'un fragment de couteau intrarachidien ; j'en voyais un exemple tout récemment dans mon service de l'Hôpital de la Charité. Lorsque le projectile a traversé la moelle et a déterminé une section peut-être incomplète, que ce projectile se trouve en avant de la moelle, dans un corps vertébral par exemple, l'ablation chirurgicale est tout à fait inopportune, car on est assuré alors d'occasionner des lésions supplémentaires, qui font souvent d'une section incomplète une section complète.

Le traitement dit médical des plaies de la moelle a une grande importance, car il permet d'éviter nombre de complications.

Ces blessés paraplégiques doivent être maintenus dans un état de propreté absolue ; il faut pour cela des infirmières d'un dévouement de tous les instants, car il est incontestable que les multiples soins nécessaires sont extrêmement délicats.

Les blessés de la moelle seront couchés soit sur des lits mécaniques spéciaux, permettant les pansements et les nettoyages, sans mobilisation du rachis, soit, à leur défaut, sur des matelas d'air. L'usage des ronds de caoutchouc, que l'on met souvent à la région fessière, doit être très surveillé, car ceux-ci sont parfois traumatisants.

L'incontinence des matières est une des causes des escarres sacrées sur laquelle MM. Pierre Marie et Roussy ont très justement insisté. Il faut donc éviter, dans la mesure du possible, l'infection de la peau par le contact des matières, et pour cela faire des lavages locaux à l'eau savonneuse et à l'alcool un grand nombre de fois par jour ; après assè-chement minutieux, la région sera poudrée avec de la poudre de talc stérilisée. Toutefois, malgré tous les soins locaux, les escarres peuvent se développer ; celles-ci peuvent être traitées par des lavages avec une solution de permanganate de potasse, d'eau oxygénée, d'arséno-benzol, de bleu de méthylène ; les divers baumes antiseptiques pourront rendre de grands services, ainsi que les poudres comme l'ectogan ; les applications d'air chaud peuvent aussi agir favorable-ment. Les autres régions exposées aux escarres, comme les talons, les malléoles, les genoux, seront isolées par des couches ouatées pour éviter tout traumatisme.

Les soins vésicaux doivent être mis au premier plan. Presque tous les blessés de la moelle doivent être sondés ; les sondages doivent être pratiqués quatre à cinq fois par jour environ, à des heures régu-lières, soit avec des sondes molles de Nélaton, soit avec des sondes en gomme droites ou à bout coudé ; je crois inutile d'insister sur l'asepsie de ces sondes Dans les cas si fréquents d'hématurie, il y a intérêt à laisser une sonde à demeure, à faire des lavages de la vessie avec de l'eau bouillie chaude. Lorsque les urines sont purulentes, les lavages vésicaux sont également d'une grande utilité, il est recommandable de laisser dans la vessie, à la fin du lavage, de l'huile goméno-lée. MM. Claude et Lhermitte, chez des blessés très infectés, ont obtenu des résultats favorables par la cystostomie sus-pubienne. Je crois qu'il ne faut pas, dans un but d'antisepsie urinaire, prescrire à trop hautes doses et trop longtemps l'urotropine, car ce médicament peut augmenter la tendance déjà trop facile aux héma-turies.

Pour éviter, dans la mesure du possible, les complications pulmo-naires, les blessés de la moelle doivent être changés souvent de posi-tion, quand l'état de la blessure et du squelette le permet ; les soins antiseptiques des muqueuses nasale, buccale et pharyngienne seront donnés plusieurs fois par jour.

Je crois inutile d'insister sur les indications thérapeutiques spéciales qui peuvent être tirées de l'état général, de l'état du cœur, de la tension artérielle, etc.

Je viens d'envisager spécialement le traitement de la première phase des lésions traumatiques de la moelle. Ultérieurement, lorsque les symptômes paraplégiques s'amélioreront, les massages, la mobilisation, la mécanothérapie, l'hydrothérapie peuvent être utiles. L'électrothérapie, dans certains cas, et spécialement dans certaines lésions de la queue de cheval, aura ses indications. Je vous rappellerai aussi que certains paraplégiques, qui ont perdu l'usage de leurs membres inférieurs, peuvent reprendre une vie sociale extérieure au moyen de voitures spéciales actionnées par les membres supérieurs.

A la phase tardive des lésions médullaires traumatiques, quelques indications chirurgicales peuvent être encore envisagées, et C. A. Elsberg les précisait récemment. Une intervention chirurgicale peut être utile, par exemple, dans certains cas de rétrécissement du canal médullaire par luxation ou cal exubérant. Ailleurs la laminectomie avec section des racines postérieures, suivant la méthode de Foerster, peut donner des résultats favorables chez certains sujets, dont la spasmodicité est telle que la marche est impossible. Autre exemple : lorsqu'un ancien traumatisé de la moelle conserve des douleurs extrêmement intenses au niveau ou au voisinage de la partie supérieure de la lésion, que ces douleurs ne cèdent pas à l'immobilisation, une laminectomie décompressive avec section des racines postérieures peut être conseillée.

Vous voyez, Messieurs, et je pourrais multiplier ces cas cliniques, combien la collaboration du neurologiste et du chirurgien est précieuse et indispensable.

* *

Avant d'achever cette conférence sur les lésions traumatiques de la moelle, je voudrais, Messieurs, une fois encore, insister sur la gravité de leur pronostic. Je n'ignore certes pas que certaines lésions médullaires s'améliorent, que des lésions de la moelle cervicale réputées incurables ont guéri, que certains traumatisés de la moelle ont pu durant la guerre retourner au front ; mais, si l'on ne considère pas seulement les exceptions, si l'on fait abstraction des lésions commotionnelles bénignes pour n'envisager que les lésions médullaires destructives vraies, il apparaît d'une absolue évidence que la majorité des lésions médullaires traumatiques laissent des séquelles tardives et permanentes. A ce point de vue, une opposition s'impose entre les lésions traumatiques de l'encéphale et les lésions traumatiques de la moelle. La guerre européenne nous a montré que les lésions de l'encéphale avaient souvent un pronostic éloigné moins grave qu'on ne le supposait ; il ne me paraît pas que semblable constatation optimiste puisse être faite pour les plaies de la moelle épinière.

SIXIÈME CONFÉRENCE

PAR

J. LHERMITTE

médecin de l'hospice Paul Brousse.

L'ENCÉPHALITE LÉTHARGIQUE

MESSIEURS,

Il est assurément peu de questions médicales qui soient plus d'actualité que l'encéphalite léthargique ou épidémique. En dépit du nombre considérable de travaux suscités par le développement extensif des épidémies qui, depuis l'hiver 1916-1917, se sont abattues sur l'Europe, le problème de la maladie demeure toujours vivant. Cela tient, en grande partie, aux transformations incessantes du tableau symptomatique de cette affection et de son extrême polymorphisme.

S'il est, en effet, une maladie déroutante par la variabilité et la richesse de son expression clinique, c'est, sans conteste, l'encéphalite épidémique. Capable de se plier aux masques les plus divers, l'encéphalite est susceptible de mutations telles qu'elle peut simuler la plupart des maladies du système nerveux et imiter au moins dans leurs grandes lignes un grand nombre de syndromes psychiatriques.

Une étude complète de l'encéphalite exigerait donc de passer en revue presque toute la neuropathologie et une partie de la psychiatrie. Ma tâche est plus modeste et le temps m'étant mesuré je me bornerai à vous exposer les acquisitions anatomiques, cliniques, microbiologiques et expérimentales les plus définitives et les plus nouvelles.

Il semble que tout ait été dit sur cette singulière affection dont l'apparition suscita tant de controverses en raison du mystère dont s'entouraient ses premières manifestations. Ne l'a-t-on pas appelée la *mysterious disease*, l'*X disease* ?

Grâce aux recherches nombreuses qui furent suscitées par les nombreuses épidémies de ces dernières années, nos connaissances relatives à cette variété d'encéphalite ont singulièrement gagné en richesse et en précision.

Historique et épidémiologie.

Lorsqu'on fait l'historique d'une question médicale, il est de tradition de remonter, par le canal de Galien, d'Aretée, de Paracelse, jusqu'au père de la médecine : Hippocrate. En réalité, la recherche d'une paternité aussi reculée semble, pour ce qui est de l'encéphalite léthargique, quelque peu hasardeuse. Certes, Hippocrate et Galien connaissaient le léthargos, les léthargies fébriles ; mais qui pourrait assurer que ces grands ancêtres ne confondaient pas sous une dénomination commune non seulement les narcolepsies psycho-névropathiques, mais aussi les comas toxiques, les apoplexies, les ictus de l'encéphalomalacie ?

Si l'on veut s'en tenir à un terrain solide, il appert avec évidence, que la première observation en date remonte à Albrecht de Hildesheim. En 1695, cet auteur publia un travail intitulé : *De febre lethargica in strabismus utriusque oculi desinente*, dans lequel figure un cas de l'affection qui doit nous occuper. Il s'agit d'une jeune fille de vingt ans qui, à la suite d'une fièvre, de céphalée, resta endormie pendant onze jours ; à son réveil, on constata un « strabisme horrible ».

Quelques années plus tard, ce n'est plus d'une observation dont s'enrichit la littérature médicale, mais d'une série de faits groupés par Biermer sous le titre de maladie du sommeil (Schlaf-krankheit). Ici encore, s'associaient la somnolence, le sommeil profond et les paralysies oculaires. Cette épidémie de Tubingue rappelle incontestablement, par ses caractères séméiologiques, la première épidémie française de 1918.

Il fallait attendre jusqu'en 1875 pour que nous fussent révélées les lésions fondamentales de la maladie. A cette date, dans un mémoire justement célèbre, Gayet établit que les symptômes de cette curieuse affection trouvent leur origine dans des lésions inflammatoires groupées autour du IIIe ventricule et de l'aqueduc sylvien. Ce n'est qu'en 1881, que Wernicke fixait les traits essentiels de l'affection qu'il devait appeler la polio-encéphalite supérieure aiguë hémorragique, affection dont la plupart des exemples rapportés par Wernicke et les auteurs qui suivirent, peuvent être aujourd'hui identifiés avec les cas d'encéphalite épidémique.

De l'épidémie de Tubingue, en 1713, on peut rapprocher l'apparition, en 1887, dans certains cantons suisses, d'une maladie un peu déroutante par sa physionomie clinique et que, jusqu'à plus ample informé, les neurologistes appelaient maladie Gerlier, pour rappeler le nom de l'auteur auquel on en doit la meilleure description.

La maladie de Gerlier se présente sous une apparence quelque peu protéiforme et l'on en a décrit trois types fondamentaux : celui de l'homme ivre, celui de l'endormi, celui de l'homme aveugle. Bien que nous ne soyons pas fixés sur la nature des lésions de la maladie de Gerlier, il y a tout lieu de penser que celle-ci n'est en réalité que la juxtaposition de formes frustes de l'encéphalite épidémique.

En 1889-1890, une maladie non moins mystérieuse se développait dans le nord de l'Italie, en Croatie, en Vénétie Julienne : la nona. Par sa symptomatologie, son évolution déroutante, tantôt aboutissant à une complète guérison, tantôt à la terminaison fatale, la nona apparaissait tout à fait en dehors du cadre de la pathologie classique. Devant un polymorphisme aussi déconcertant, certains médecins déclarèrent que la nona n'était que l'expression d'une névrose collective ayant plus d'un trait commun avec l'hystérie. Les observations rapportées par Ebstein, Tranju, Braun, Halloger, Hammerschlag, Uthoff, le mémoire critique de Longuet, vinrent attester, il est vrai, que tout n'était pas fable dans la « legenda della nona », mais la nature même de la maladie ne fut pas éclaircie. A la lumière des faits que nous apportèrent les épidémies auxquelles nous venons d'assister, il est facile de retrouver dans la nona un grand nombre de caractères typiques de l'encéphalite léthargique.

C'est pendant l'hiver 1916-1917, qu'à Vienne (Autriche), apparurent les premiers cas de la maladie qui devait s'étendre non seulement à l'Europe centrale, mais à la France, à tout le bassin méditerranéen, à l'Australie. En raison de la fréquence de l'hypersomnie et des caractères inflammatoires des lésions encéphaliques qu'il constatait, M. C. von Economo donnait à l'affection les termes, qui devaient faire fortune, d'encéphalite léthargique. Aux premiers faits rapportés par Economo, s'en ajoutèrent rapidement de nombreux publiés par Pribram, Schlesinger, Redlich. Puis le mal s'étendit, presque en même temps, en France, en Angleterre et en Australie ; mais avec cette particularité, sur laquelle on n'a pas assez insisté, que les caractères cliniques de la maladie différaient sensiblement.

La première épidémie autrichienne s'affirmait par un syndrome méningé discret, mais net, ainsi que l'attestaient et l'hyperalbuminose et la pléiocytose du liquide céphalo-rachidien, des paralysies oculaires extrinsèques, de la narcolepsie, du délire, de la catatonie, une fièvre légère ou tenace, la mortalité atteignait 50 p. 100.

Un an après, c'est-à-dire à la fin de l'année 1917, apparaissait en Australie (Queensland et Nouvelle-Galles du Sud) une épidémie qui dérouta les premiers médecins qui en étudièrent les premières manifestations.

Aussi l'appela-t-on « la mysterious disease ». Cette maladie débutait par de la fièvre, des convulsions, s'accompagnait d'hypersomnie et son pronostic était des plus graves. Nous verrons plus loin, comment MM. Cleland et Alfred Campbell en réussirent la reproduction expérimentale. Il semble que ce n'est qu'au cours de l'hiver 1917-1918 que se manifestèrent, dans la région londonienne, les premiers cas se rapportant à l'encéphalite épidémique. Ceux-ci, à l'exemple des faits d'Australie, parurent singuliers, et les premiers observateurs (Harris, Hall) pensèrent au botulisme et à l'intoxication par des viandes avariées. Les traits cliniques de l'affection s'écartaient sensiblement de ceux qui caractérisaient les épidémies de Vienne et d'Australie, car les phénomènes les plus saillants consistaient en paralysies oculaires extrinsèques et intrinsèques avec conservation fréquente des réflexes pupillaires, en rigidité musculaire généralisée (catatonie) accompagnée de stupeur (epidemic stupor).

L'épidémie française, dont les premiers méfaits furent rapportés par M. Netter, M. Chauffard et Mlle Bernard, M. Sainton, MM. Lhermitte et Saint-Martin, présenta plusieurs points cliniques communs avec l'épidémie viennoise. Ici comme là, les paralysies oculaires sont de règle, ainsi que le sommeil pathologique, mais ce qui différencie très nettement les deux épidémies, c'est que, dans celle de Vienne, l'encéphalite s'accompagnait d'un syndrome méningé tandis que celui-ci était complètement absent dans l'épidémie française.

Ce n'est que dans l'hiver 1918-1919 que l'encéphalite se révéla en Allemagne où elle sévit avec grande intensité dans certaines villes : Hambourg, Kiel, Munich. A Kiel, l'affection ne comportait aucun méningé, tandis que les troubles psychopathiques, l'agitation, les secousses choréiques étaient au premier plan (Siemerling et Rheinardt) ; à Hambourg, les troubles mentaux font défaut, tandis que la catatonie pseudoparkinsonienne est fréquemment retrouvée (Nonne) ; à Munich, ce sont les formes « tabétiques » qui frappent l'attention (Naef).

L'Italie avait été, jusqu'en 1919, à peu près épargnée par le fléau ;

cependant, quelques cas sporadiques avaient été signalés par MM. Molinari, Ascoli, Dragotti. Mais il faut arriver à l'hiver 1919-1920 pour voir se multiplier dans toute l'Italie du Nord, le Tyrol, la Vénétie Julienne (ancien territoire de la nona), les cas les plus typiques d'encéphalite léthargique. De nombreux auteurs : MM. Sabatini, Galeri, Aggero Fornara, Maggioto, Montovani, Tombolato, Guigni, Modena, en publient des observations caractéristiques. Le délire marque l'invasion de la maladie, associé en général à l'insomnie et aux secousses myocloniques ou choréiques ; plus tard seulement apparaissent et l'hypersomnie et les paralysies oculaires. Les auteurs italiens signalent, en outre, que fréquemment aux symptômes nerveux s'associent de l'angine, de la laryngite ou de l'herpès.

Les manifestations de l'épidémie française de 1918, malgré leur gravité, étaient demeurées assez limitées ; la maladie prit une importance et une extension infiniment plus grandes pendant l'hiver 1919-1920 et, fait plus curieux, changea presque complètement de physionomie.

L'hypersomnie, loin d'être un des symptômes dominants, dans nombre de cas fit défaut, les paralysies oculaires demeurèrent extrêmement fréquentes, mais leur époque d'apparition fut retardée. Au contraire, les mouvements myocloniques choréiques ou athétosiques, par leur importance et leur signification, purent être placés au premier plan du tableau symptomatique (Pierre Marie et Gabrielle Lévy, Sicard et Kudelski). Dans le même temps que celui où se développait dans toute la France l'épidémie d'encéphalite, la maladie qui semblait éteinte en Autriche se rallumait avec une intensité accrue. Après qu'un vent du sud eut fait rage dans toute l'Autriche, apparurent en Bohême, en Tyrol, en Autriche supérieure et en basse Autriche, en Bavière même, de très nombreux cas d'encéphalite épidémique, mais très différents dans leur expression clinique et leur évolution des faits de la précédente épidémie. Ce furent surtout les formes algiques, les formes délirantes, les formes myocloniques et choréiques, qui frappaient par leur fréquence et leur gravité. Dans un grand nombre de cas, les secousses myocloniques se localisaient à l'abdomen et au diaphragme ; et très justement, M. Economo fait remarquer la parenté de cette forme d'encéphalite épidémique attestée par d'autres manifestations avec l'épidémie de hoquet qui sévit l'année précédente dans la région viennoise.

Il semble hors de doute, et les faits rapportés cette année par plusieurs auteurs français en sont des témoignages, que l'encéphalite léthargique peut se traduire exclusivement par un hoquet persistant.

Le virus de l'encéphalite épidémique ne demeura point cantonné en Europe ; déjà nous avons indiqué qu'en 1917 il avait envahi la partie orientale de l'Australie ; en 1919 et 1920, le germe fit son apparition dans l'Italie du Nord puis infesta tout le littoral méditerranéen. MM. Ardin-Delteil et Raynaud, M. Crespin, décrivent les formes ophtalmoplégiques et les formes choréiques, en Algérie ; M. Valassopoulo retrouve l'encéphalite ophtalmoplégique et hypersomnique en Egypte ; enfin tout récemment M. Constantinescu relatait plusieurs faits d'encéphalite observés en Roumanie.

Enfin, l'hiver dernier, apparut à Paris et dans la région parisienne, une épidémie de hoquet qui bientôt s'étendit en province, reproduisant tous les traits de l'épidémie de *singultus* décrite pour la première fois par M. C. Economo. De pronostic extrêmement bénin dans l'immense majorité des cas, le hoquet révéla de la manière la plus certaine son origine encéphalitique en se compliquant parfois, soit de phénomènes oculo-léthargiques, soit de myoclonies, soit enfin de mouvements choréo-athétosiques. Rien ne nous assure que le génie de l'encéphalite qui, nous venons de le voir, marque d'une empreinte si personnelle chacune des épidémies qu'il fait éclore, ait parachevé le cycle de ses transformations, et, tout récemment, j'apprenais qu'en Italie venaient d'apparaître une série de cas d'apparence assez troublante et caractérisés surtout par des vertiges. Sans qu'il soit possible dès aujourd'hui de préjuger le développement de cette épidémie et de préciser sa nature, il est impossible de ne pas être frappé par la ressemblance qu'affecte ce vertige épidémique avec la « maladie de Gerlier ».

Telles furent les grandes épidémies qui fleurirent en Europe surtout pendant ces dernières années et dont nous retrouvons des exemples sous les traits de la maladie du sommeil à Tubingue en 1713, de la maladie de Gerlier en Suisse en 1887, de la nona en Italie en 1889-1890. Pendant les périodes intercalaires, si les faits d'encéphalite sont moins nombreux, du moins il est très aisé d'en retrouver des exemples à l'état sporadique relatés dans la littérature médicale. Nous pourrions citer les observations de Thomsen, Kojewinkof Boedeker, Guinon et Parmentier, Jacobeus, Schule, Oppenheim et Cassirer, Zingerlé, E. Moniz, parmi beaucoup d'autres. Ils témoignent que si, en dehors des périodes d'épidémie, le virus a perdu une grande partie de sa virulence, il n'est pas complètement éteint et que son retour à l'activité est toujours à craindre. Ce sont précisément ces cas sporadiques qui assurent à la maladie sa pérennité et la diffusion du germe pathogène. A cette course du flambeau pathologique, malades et porteurs sont les participants.

*
* *

Forme mésocéphalique de l'encéphalite épidémique.

Encéphalite ophtalmoplégique avec narcolepsie.

En général, l'encéphalite léthargique s'annonce par quelques frissons, un malaise général, quelques retentissements douloureux dans les membres, de la rachialgie. Assez souvent, pendant les quelques jours qui précèdent l'apparition des symptômes graves, le malade accuse des phénomènes angineux ou laryngés.

A la période d'état, les symptômes cardinaux sont constitués par les troubles oculaires, l'hypersomnie, les paralysies, les perturbations du tonus musculaire et les phénomènes généraux.

A) *Les troubles oculaires.*

Tous les auteurs s'accordent sur leur extrême fréquence. Selon MM. Achard et Netter, les troubles oculaires surviennent dans 75 0/0 des cas, mais M. de Lapersonne pense que leur fréquence est encore plus considérable. Pour qui sait combien les perturbations oculaires peuvent être légères et fugaces, l'opinion défendue par M. de Lapersonne apparaîtra comme la plus conforme à la vérité.

Si les perturbations qui frappent la musculature extrinsèque et intrinsèque s'avèrent comme de beaucoup les plus saisissantes, il n'en va pas qu'elles soient exclusives. Aussi passerons-nous successivement en revue les modifications de l'appareil sensoriel de l'œil (rétine et nerf optique), celles de la musculature inervée par le système cérébro-spinal, enfin les troubles apportés aux fonctions du système nerveux organique des globes oculaires.

a) *Le nerf optique et la rétine.* — En dehors des périodes pendant lesquelles la somnolence ou la torpeur interdisent d'interroger les fonctions du nerf optique, il semble, dans la majorité des cas, que l'acuité visuelle demeure sensiblement normale. Cependant, il arrive parfois que la vision est brusquement obscurcie, même supprimée, sans que rien ait pu faire prévoir l'imminence de cette amblyopie ou de cette amaurose. MM. Carnot et Netter ont observé assez fréquemment l'amblyopie et M. Cl. Vincent a rapporté deux faits d'amaurose. Nous avons nous-même observé chez une malade atteinte d'encéphalite à évolution prolongée une amblyopie récidivante. Amblyopie ou amaurose présentent, en effet, ce caractère de n'être pas permanentes et de ne s'accompagner, en règle générale, d'aucune modification du fond de l'œil. Ainsi que Wernike l'avait relevé, le début de l'encéphalite peut être marqué par l'apparition de phosphènes. Nous mentionnerons enfin que MM. Reverchon et Worms ont relaté, dans un fait, la survenance du syndrome de la migraine ophtalmique.

Dans la plupart des descriptions françaises et étrangères de l'encéphalite épidémique, les auteurs font ressortir l'intégrité du fond de l'œil. Et cependant la lecture d'assez nombreuses observations montre que cette opinion est trop exclusive.

Goldscheider autrefois avait noté la proéminence de la papille ; dans les épidémies plus récentes, M. Economo révèle, dans un cas, une décoloration de la région temporale de la papille, et dans un autre fait, une atrophie papillaire consécutive à une névrite rétro-bulbaire ; M. Terrien constate de l'hyperhémie papillaire ; M. Sachs, une inflammation légère de la papille ; MM. Reverchon et Worms, un état à bords flous, surélevés, les veines rétiniennes sont tortueuses. Enfin MM. Froment et Gardère observent une double papillite avec petites hémorragies.

L'ensemble très concordant des faits que nous venons de mentionner nous incite donc à restreindre la valeur absolue de la règle de l'intégrité de la papille et à admettre que l'examen ophtalmoscopique peut révéler certaines modifications de la région papillaire. Est-ce à dire toutefois que la véritable stase papillaire puisse reconnaître comme origine l'encéphalite léthargique en dehors de toute lésion surajoutée. Il nous semble que la preuve n'en a point encore été apportée. Dans une observation récente publiée par M. Urbantschitsch, nous trouvons, par exemple, une stase papillaire bilatérale coïncidant avec une paralysie de la VIe paire et l'hypersomnie ; mais dans ce fait, survint une suppuration de l'oreille moyenne pour laquelle une intervention fut nécessaire, et rien ne démontre qu'au processus de l'encéphalite, si tant est qu'il ait existé, ne s'est pas joint un processus d'inflammation méningée ou peut-être une thrombose du sinus caverneux.

b) *Trijumeau oculaire*. — Dans la règle, la sensibilité des globes est parfaitement conservée et les réflexes de conjonctive non modifiés. Oppenheim et Cassirer relèvent seulement, dans un cas, un retard du réflexe au clignement et Thomsen signale la survenance de douleurs oculaires spontanées.

c) *Appareil musculaire extrinsèque* (innervation cérébro-spinale). Ainsi que nous y avons déjà insisté, les paralysies oculaires constituent un des symptômes cardinaux et essentiels de la maladie. Lorsqu'ils font défaut pendant toute la durée de l'encéphalite, l'identité de celle-ci avec l'encéphalite léthargique peut être discutée. Certes, nous n'entendons pas dire que l'encéphalite épidémique ne puisse évoluer sans manifestations ophtalmoplégiques, certaines observations indiscutales témoigneraient du contraire, mais les derniers faits apparaissent d'une saisissante rareté.

Parmi les paralysies oculaires, une des plus fréquentes est, sans conteste, le ptosis. Unilatérale, ou bilatérale, la chute de la paupière atteint rarement l'intensité de celle que provoque la paralysie complète de l'oculo-moteur commun. En général, le ptosis est incomplet, parétique plutôt que paralytique, et ne s'accompagne pas d'attitude compensatrice de la tête et de contraction durable des muscles frontaux. Dans d'autres faits, qui ne sont pas exceptionnels, la chute de la paupière n'est pas due à une parésie du releveur, mais à un abaissement de son tonus, ainsi que l'ont montré MM. Litvack, Morax et Bollack. Au repos, le bord inférieur de la paupière recouvre la moitié de l'iris, tandis que ce dernier est largement découvert, si on commande au sujet de relever les paupières. Il s'agit, on le voit, d'un trouble de la statique musculaire. Enfin, dans un certain nombre de cas, ce qui frappe, c'est que la chute de la paupière ne se produit qu'au cours ou à la fin de la journée. Tandis qu'au réveil, la paupière découvre largement la pupille, vers le soir, celle-ci apparaît plus ou moins recouverte par le bord palpébral. Ce phénomène, tout à fait superposable au ptosis de fatigue du syndrome d'Erb Goldflam, reconnaît le même mécanisme et n'est que l'expression d'un état myoténique limité aux releveurs.

Qu'il s'agisse d'un ptosis parétique ou paralytique, d'un ptosis hypotonique ou d'un ptosis myasthénique, la chute de la paupière peut se manifester exclusivement d'un seul côté et même apparaître comme l'unique témoin de l'encéphalite. (Lesné.)

Les paralysies des droits ne sont pas moins fréquentes. Elles s'affirment par un symptôme subjectif que l'on retrouve dans le passé ou dans le présent de l'immense majorité des malades : la diplopie; elles frappent non seulement les observateurs compétents, mais l'entourage des patients, par l'attitude anormale des globes : le strabisme. Strabisme convergent ou divergent, avec diplopie homonyme ou croisée, tels sont, parmi les symptômes oculaires, les plus saisissants, les plus constants et aussi, très fréquemment, les plus précoces.

Les droits supérieur et inférieur peuvent être également paralysés ou parésiés, et si leur atteinte n'est pas aussi souvent mentionnée que celle des droits externe ou interne, la raison en est que les troubles qu'elle détermine sont moins apparents.

Très généralement, les paralysies de la musculaire extrinsèque atteignent tantôt un muscle, tantôt un autre, frappant irrégulièrement l'œil droit et l'œil gauche et, ainsi que nous l'avons montré avec M. de Saint-Martin, apparaissent dissociées, parcellaires et parfois migratrices, traduisant ainsi exactement la marche capricieuse et serpigineuse du processus inflammatoire mésocéphalique.

Dans certains cas cependant, et M. de Lapersonne, MM. Morax et Bollack en ont relevé des exemples, la paralysie frappe un seul nerf (iii\ :superscript: e paire, vi\ :superscript: e paire) exclusivement et complètement.

Parfois aussi, mais les faits de ce genre sont heureusement exceptionnels, l'ophtalmoplégie externe est complète; les yeux figés dans leurs orbites, les paupières tombantes, le front ridé par la contracture compensatrice des sourciliers et des frontaux, les malades présentent l'expression du facies d'Hutchinson (Guinon et Parmentier).

Les paralysies parcellaires, dissociées, que nous venons de rappeler, ne sont pas les seules que l'on puisse observer dans l'encéphalite épidémique. Déjà, en 1881, Wernicke soutenait cette opinion, que, toutes les paralysies oculaires dans la polio-encéphalite supérieure aiguë étaient des paralysies associées, des paralysies de fonction, tandis qu'Oppenheim et Cassirer dans leur travail classique sur les encéphalites aiguës, affirmaient qu'à côté des paralysies de fonctions existaient des paralysies dissociées d'origine nucléaire. La question s'est posée, au cours des récentes épidémies d'encéphalite, dans les mêmes termes. Selon MM. Morax et Bollack, la plupart des troubles de la musculature extrinsèque ne sont pas assimilables à des troubles élémentaires, mais reconnaissent un mécanisme plus complexe. Reprenant l'idée de Wernicke, ces auteurs pensent que dans la majorité des cas, il s'agit, dans l'encéphalite léthargique, de paralysies associées.

Déjà, en 1918, M. Morax, chez un malade de M. Sainton, avait fait remarquer que la paralysie oculaire s'accompagnait d'une diplopie paradoxale; dans le regard à droite, la diplopie était croisée; dans le regard à gauche, elle était homonyme avec même écartement des images.

Incontestablement, les faits de ce genre, qui ont été rapportés avec la précision désirable, attestent que le processus de l'encéphalite peut provoquer des troubles complexes de la synergie oculaire, mais nous ne croyons pas que ceux-ci puissent être rangés dans le cadre des paralysies associées, *stricto sensu*.

Est-ce à dire que les paralysies associées légitimes ne puissent être déterminées par l'encéphalite épidémique! Rien ne saurait être plus loin de notre pensée. Nous faisons seulement remarquer que les paralysies complexes, traduisant une perturbation de la synergie musculaire des globes oculaires, ne peuvent pas être considérées, *ipso facto*, comme des paralysies de fonction.

Lorsque celles-ci existent, leur expression la plus complète tient dans la déviation conjuguée des yeux, d'une part (paralysie du dextrogyre ou du lévogyre), la paralysie conjuguée des droits supérieurs ou des droits inférieurs (paralysie de la fonction d'élévation ou d'abaissement du regard), enfin dans la paralysie conjuguée des droits internes (paralysie de la convergence), d'autre part.

Tous ces types de paralysies associées ont été retrouvés au cours de l'encéphalite : déviation conjuguée latérale des yeux (Cantonnet, Economo); paralysie du regard en haut ou en bas (Morax et Bollack, Boedekee, Dor, Aubineau); paralysie de la convergence (Morax et Bollack).

Fait à remarquer. le plus souvent, au cours de ces paralysies, la diplopie est atypique, tantôt homonyme, tantôt croisée, suivant l'expression du regard.

De plus, comme y ont insisté M. Patry (de Genève), MM. Lacroix et Pesme, cette diplopie est intermittente, variable, tout comme les paralysies nucléaires que nous avons étudiées plus haut.

M. Bollack, dans un travail récent, nous a fourni une base d'approximation de la fréquence respective de ces diverses formes de paralysies associées. Sur un total de 28 cas, M. Bollack a observé 8 fois des troubles de la convergence, 13 fois des troubles des mouvements associés avec parallélisme des axes, 7 fois des perturbations des mouvements associés d'élévation et d'abaissement.

Nous avons mentionné, à propos du ptosis, l'existence d'une parésie transitoire du releveur palpébral apparaissant vers la fin de la journée et tout à fait superposable au ptosis myasthénique ; un semblable phénomène a été relevé par M. Bériel (de Lyon) sur la musculature du globe oculaire. Lorsqu'on fait fixer le regard du malade dans une position extrême, on constate que, plus ou moins rapidement, les muscles associés se fatiguent et que, malgré les efforts du sujet, les globes reviennent à la position moyenne de repos.

Cette manifestation d'ordre myasthénique demande à être cherchée et apparaît comme l'équivalent, l'ébauche de la paralysie associée au regard.

Dans d'assez nombreux faits, la parésie ou la paralysie extrinsèques font défaut, mais sont remplacées par des secousses nystagmiformes. Celles-ci, qui ont été décrites il y a longtemps par MM. Oppenheim et

Cassirer, ont été retrouvées plus récemment par MM. Economo, Morax et Bollack, Reverchon et Worms.

Partant de cette constatation que, très fréquemment, les troubles de la motilité des globes oculaires portaient sur les mouvements associés ou sur la synergie fonctionnelle des différents noyaux oculo-moteurs, MM. Bollack et Halphen ont voulu déterminer les modifications que présentent les réactions vestibulo-oculaires normales. Ces auteurs ont étudié successivement le nystagmus provoqué par l'excitation mécanique des canaux semi-circulaires (centrifugation) et le nystagmus provoqué par l'excitation calorique des mêmes canaux semi-circulaires.

MM. Bollack et Halphen ont ainsi constaté que dans 6 cas, 5 fois le nystagmus provoqué par les excitations caloriques ou mécaniques du vestibule était modifié. Dans 3 cas, il était aboli, dans 2 cas affaibli.

Afin de préciser plus exactement le déficit fonctionnel des faisceaux qui réunissent l'appareil central vestibulaire (N. de Deiters, N. de Bechterew) et les noyaux des oculo-moteurs, MM. Bollack et Halphen ont excité isolément les canaux semi-circulaires horizontaux (épreuve de la centrifugation en position verticale de la tête et les canaux semi-circulaires verticaux (même épreuve en positioncouchée), et ces auteurs ont relevé chez un malade atteint de paralysie associée des abaisseurs, la conservation du nystagmus normal par l'excitation des canaux semi-circulaires horizontaux contrastant avec l'affaiblissement du nystagmus provoqué par l'excitation des canaux verticaux.

L'évolution des paralysies extrinsèques de l'œil est assez variable. Dans la règle, les paralysies dissociées nucléaires ou associées supra ou internucléaires rétrocèdent et finissent par disparaître complètement; les perturbations des mouvements associés persistent plus longtemps que celles qui sont dues aux altérations primitives de noyaux oculo-moteurs.

Si, donc, dans la majorité des faits, la *restitutio ad integrum* est l'aboutissant des troubles oculo-moteurs extrinsèques, il est des cas cependant, ainsi que nous l'avons montré avec M. de Saint-Martin, où les paralysies, après une phase de régression, demeurent stationnaires et ne montrent plus aucune tendance au retour vers la normale. MM. Reverchon et Worms ont relevé des faits semblables aux nôtres

d) *Musculature intrinsèque innervée par le système nerveux de la vie organique (sympathique, autonome).* De toutes les manifestations oculaires et peut-être de tous les symptômes de l'encéphalite léthargique, le phénomène le plus constant est la parésie ou la paralysie du muscle ciliaire, laquelle se traduit par l'affaiblissement ou la perte de l'accommodation. Celle-ci constitue une manifestation tellement saisissante, qu'elle avait impressionné les premiers observateurs anglais de l'encéphalite, lesquels, en raison de la grande ressemblance de ce symptôme avec les troubles de l'accommodation du botulisme, avaient pensé que l'encéphalite n'était qu'une manifestation de la toxi-infection botulinique. Mais cette paralysie ou cette paralysie du muscle ciliaire ne doit pas seulement être constatée, il importe d'en mesurer la profondeur, ainsi que l'a fait remarquer M. de Lapersonne, si l'on veut éviter de grossières erreurs.

Outre le muscle ciliaire, la musculature de l'iris apparaît dans nombre de cas profondément touchée.

Très généralement, l'anisocorie est le phénomène le plus saillant et contraste avec l'intégrité du réflexe photo-moteur et la contraction irienne associée à l'accommodation et à la convergence.

Les modifications apportées par l'encéphalite épidémique dans la réflectivité irienne et la contraction associée du sphincter à l'accommodation-convergence sont encore, à l'heure présente, sujets de discussion. Ce que nous savons de science certaine, c'est que, très souvent, la contraction pupillaire associée à l'accommodation-convergence est diminuée, tandis que le réflexe photo-moteur est parfaitement conservé.

D'après M. Bollack, cette dissociation des mouvements de l'iris se manifesterait seulement lorsque le mouvement de convergence est lui-même paralysé.

Il est évident, et les faits rapportés par M. Bollack en sont la démonstration, que, en raison des rapports étroits qui unissent les noyaux moteurs des droits internes et les centres iridoconstricteurs, l'atteinte des premiers doit s'accompagner fréquemment de la perte du mouvement pupillaire associé à la convergence qui fait défaut et nous ajoutons à l'accommodation qui, elle aussi, très fréquemment, apparaît affaiblie ou abolie ; mais nous ne croyons pas que la paralysie de la convergence soit l'unique facteur déterminant de l'abolition de la contraction irienne à l'accommodation-convergence.

La dissociation inverse, c'est-à-dire l'abolition du réflexe photo-moteur contrastant avec la conservation du mouvement pupillaire associé (signe d'Argyll-Robertson) peut-elle être comptée comme un symptôme de l'encéphalite épidémique ? Tel est le problème que nous devons nous poser. Avec M. de Saint-Martin, nous avons déjà discuté le fait rapporté par MM. Lortat-Jacob et Hallez et montré qu'il ne s'agissait pas là d'encéphalite épidémique, mais d'encéphalopathie syphilitique. La stase papillaire bilatérale, la réaction positive de Bordet-Wassermann, le signe de Robertson qui était présent, nous apparaissent ici comme les témoins de l'atteinte du système nerveux par le virus spécifique.

Après l'étude que nous avons faite des premières épidémies, nous étions portés à rejeter complètement hors du cadre de l'encéphalite léthargique le signe de Robertson. Depuis, les nombreuses observations rapportées par les auteurs allemands (Worms, Economo) et italien (Guido Sala) dans lesquelles est expressément noté le signe de Robertson, la négation que nous aurions portée nous semble plus hasardeuse. Et si, aujourd'hui, on ne peut affirmer que le signe de Robertson appartient réellement à la séméiologie de l'encéphalite épidémique, il serait, croyons-nous, téméraire de le rejeter complètement.

Ce qui semble beaucoup plus certain, c'est que, à supposer que la dissociation de la contractilité irienne type Robertson puisse être provoquée exclusivement par l'encéphalite, du moins le signe de Robertson n'apparaît pas avec les mêmes caractères que dans la syphilis du névraxe (méningo-myélite, méningo-encéphalite, tabes, paralysie générale). Dans l'encéphalite, la dissociation fonctionnelle de l'iris est temporaire, fugace, transitoire ; dans les processus syphilitiques, le signe de Robertson établi ne rétrocède jamais, et lorsqu'il disparaît, c'est que la pupille est devenue complètement rigide par l'abolition de la contraction pupillaire associée à l'accommodation-convergence. Ajoutons enfin, que, à la différence du tabes ou de la paralysie générale, l'encéphalite épidémique ne détermine jamais la déformation pupillaire, non plus que le myosis aussi intense que dans la syphilis.

L'inégalité pupillaire que nous avons signalée est-elle due à une excitation du dilatateur pupillaire, ou à une parésie du constricteur ? Voici un problème que, fatalement, on est amené à se poser, mais que, malheureusement, il nous est impossible de résoudre, car nous manquons de documents. C'est en vain que nous avons cherché dans la littérature médicale des faits se rapportant à l'action des substances sympathicotropiques et vagotropiques sur la musculature oculaire dans l'encéphalite léthargique. Dans un cas, M. Rieux et Mme Marcarian-Porcher ont constaté que l'instillation d'un demi-milligramme d'atropine a suffi pour faire complètement disparaître le myosis.

Bien qu'il soit loin d'être démontré que l'exophtalmie provoquée par l'excitation du sympathique cervical soit liée à l'hypertonie du muscle de Muller, nous devons rappeler que dans une observation classique d'Eisenlohr, la polio-encéphalite supérieure aiguë s'était accompagnée d'exophtalmie.

B. — *Troubles du sommeil.*

Outre les paralysies oculaires, le symptôme fondamental de la maladie, puisqu'il est un des termes de sa dénomination, est l'hypersomnie. Tout de même que l'ophtalmoplégie, le symptôme narcolepsie ne revêt pas toujours la même physionomie. Cependant les caractères du sommeil pathologique de l'« encéphalite léthargique » sont tels qu'ils permettent de le différencier des états soporeux avec lesquels il pourrait être confondu.

L'apparition de l'hypersomnie précédant ou suivant le développement de l'ophtalmoplégie a frappé tous les observateurs. Mais, soit que l'analyse de cette manifestation ait été faite imparfaitement, soit que l'on ait recouvert le sommeil de qualificatifs impropres, il est certain que ce symptôme semble avoir perdu, à la lecture de certaines observations, une grande partie de sa netteté. Aussi avant d'essayer d'en dépeindre les traits les plus caractéristiques nous paraît-il indispensable de dire d'abord ce qu'il n'est pas. Il sera beaucoup plus aisé ensuite de montrer ce qu'il est.

Dire que l'hypersomnie doit être rigoureusement séparée du coma est une vérité d'évidence telle qu'il peut paraître paradoxal ou vain de le rappeler et encore plus d'y insister. Et cependant, dans certaines observations, le sommeil semble être confondu avec la perte complète du mouvement et du sentiment : non seulement la conscience est abolie, mais les malades insensibles à toute excitation extérieure, présentent un relâchement des sphincters. Devant un tel tableau clinique il est difficile de se déprendre de l'idée qu'il s'agit moins ici d'un état narcoleptique que d'un vulgaire coma. Certes, ce n'est pas à dire qu'il soit toujours aisé de distinguer le sommeil profond du coma véritable, et il peut se présenter plus d'un cas embarrassant. Les anciens le savaient bien qui reliaient le sommeil pathologique au coma profond, au carus par toute une série d'états intermédiaires désignés du nom de sopor, de cataphore, de catoche. Cependant, les cas extrêmes de la série mis à part, dans l'immense majorité des faits, l'hypersomnie vraie se différencie très aisément du coma. Plongé dans le coma, nous le répétons, le sujet, insensible à toute excitation sensitive ou sensorielle, présente à peine quelques mouvements réflexes élémentaires et ne peut être tiré de cet état : dans le sommeil, au contraire, si profond qu'il soit, le dormeur répond aux excitations extérieures ; fortement secoué ou pincé il se réveille au moins pendant quelques instants et répond aux questions qui lui sont posées. Enfin, l'état de sommeil permet l'accomplissement de certaines fonctions organiques : l'évacuation régulière des réservoirs, la mastication et la déglutition, parfois même la marche.

Si le sommeil pathologique dont s'accompagne l'encéphalite léthargique doit être distrait du cadre des comas, il ne doit pas moins ne pas être confondu avec la stupeur, comme l'ont fait certains auteurs anglais qui ont donné à l'affection qui nous occupe la dénomination de stupeur épidémique. Si la stupeur est, en effet, un état caractérisé par la suspension complète de toute activité extérieure, il n'en va pas que les malades qui en sont atteints aient perdu toute activité psychique et toute conscience.

Bien au contraire, car, le plus souvent, l'esprit du sujet en état de stupeur et dont la physionomie immobile semble peu expressive, concentré sur lui-même, apparaît dominé par l'activité automatique du drame intérieur dont il est tout ensemble le théâtre et l'acteur.

Dans un bon nombre de travaux sur « l'encéphalite léthargique », les auteurs décrivent les troubles cérébraux sous les termes de torpeur, d'obnubilation psychiques. Ces termes créent ici une déplorable confusion et contribuent pour une part à déformer la physionomie réelle de « l'encéphalite léthargique ». Aussi force nous est d'y insister une fois de plus. La torpeur cérébrale, l'obnubilation, la confusion mentales ne peuvent, en aucune manière, être confondues avec le sommeil pathologique. Ainsi que nous y avons insisté, la torpeur, l'obnubilation sont des états qui laissent au sujet une conscience obscure, mais réelle du monde extérieur ; les notions de temps, d'espace, pour imprécis et imparfaits qu'ils puissent être, ne sont pas abolis comme dans le sommeil.

Coma, torpeur, obnubilation, stupeur ne possèdent pas, on vient de le voir, une identique ni même une analogue signification ; en aucune manière ils ne sauraient s'appliquer aux phénomènes caractéristiques de l'encéphalite léthargique que, muni des notions que nous venons de rappeler, il nous est possible maintenant d'aborder.

Quels sont donc les caractères de l'hypersomnie de l'encéphalite léthargique ?

A l'aide de mots différents, la plupart des auteurs expriment le même fait : la survenance brusque, précoce d'un sommeil profond, invincible. La crise narcoleptique préludant ou non à l'ophtalmoplégie, urvient très souvent comme première manifestation de la maladie.

Sans raison le malade éprouve une invincible envie de dormir ; il ressent des picotements dans les yeux, une lassitude générale, bientôt les paupières s'abaissent d'elles-mêmes devant les globes oculaires et le sommeil survient complet, profond. Pendant le sommeil, le pouls et la respiration sont normaux, le sujet parfaitement calme ne paraît pas tourmenté par des rêves. De fortes excitations cutanées ou profondes provoquent assez facilement le réveil. Le malade entr'ouvre péniblement les paupières et regarde d'un air hébété, un peu absent. Malgré cette apparence il peut répondre correctement aux questions ; mais bientôt le sommeil reparaît plus impérieux et, dès que toute stimulation a cessé, le sujet s'y plonge à nouveau.

Telle est la crise narcoleptique typique, de moyenne intensité, elle dure de quelques minutes à plusieurs heures. Dans les cas où elle est plus discrète, le sujet, malgré son intense appétit de sommeil, peut s'y soustraire. Il en était ainsi chez une de nos malades, institutrice fort intelligente, qui parvenait à continuer son cours malgré les fréquentes envies de dormir qui la prenaient plusieurs fois pendant l'après-midi.

Il est à remarquer que les malades, malgré l'intense envie de dormir qu'ils éprouvent et qui le plus souvent les terrasse, ne présentent aucune appétence pour le sommeil. Ils ont au plus haut degré l'appétit du sommeil, sans éprouver, au contraire, le désir de dormir.

En général, l'attaque narcoleptique n'est pas si soudaine que le sujet ne puisse lui résister, au moins quelques instants, pendant lesquels il utilise les moyens de défense qu'il juge le mieux appropriés. Tantôt il s'étend sur un lit, s'assied dans un fauteuil, cédant au besoin de dormir, tantôt il se pique. se pince, marche activement pour essayer de chasser le sommeil qui tend à l'accabler.

Après avoir présenté plusieurs accès légers de narcolepsie, ou parfois d'emblée, une crise d'hypersomnie plus profonde survient qui plonge le sujet dans un sommeil qui se prolonge pendant plusieurs heures, quelquefois plusieurs jours, exceptionnellement plusieurs semaines. Mais, que la crise se prolonge plus ou moins longtemps, les caractères de l'hypersomnie ne se modifient pas notablement. Dans la résolution complète le malade n'offre aucune déformation des traits ; si les membres peuvent être déplacés dans tous les sens sans que le sujet s'en émeuve, le tonus musculaire n'est pas modifié. Si l'on entr'ouvre les paupières, les pupilles apparaissent légèrement portées en haut comme dans le sommeil naturel. Mais, beaucoup plus souvent, à cette phase d'hypersomnie prononcée, des globes oculaires laissent voir une

déviation en rapport avec l'intensité et la localisation de l'ophtalmoplégie.

Malgré la profondeur du sommeil, il reste possible de tirer le malade
de son anéantissement psychique ; mais à peine réveillé il se rendort
ou se montre incapable de soutenir un interrogatoire précis. Parfois,
c'est à peine s'il peut ouvrir complètement les paupières ; si on essaie de
l'alimenter on constate que la mastication et la déglutition s'effectuent
normalement. Les fonctions de la vie de relation demeurent complètement suspendues, les fonctions organiques persistent. Cet état a pu se
prolonger, dans certains cas rares, pendant plusieurs semaines et
aboutir soit à un réveil progressif, soit à un anéantissement complet
des fonctions cérébrales, au véritable coma avec incontinence des
réservoirs et formation d'escarres sacrées, trochantériennes, talonnières,
et même parfois des membres supérieurs.

Il est peu d'auteurs qui semblent s'être demandé comment s'effectuait
le sommeil naturel dans l'encéphalite léthargique. Aussi l'indication
que nous fournit M. Bassoe est-elle instructive. D'après cet auteur,
certains malades, tout en conservant un aspect endormi, ont, en fait, de
l'insomnie. Pour notre part, nous avons remarqué que, chez nos
malades, la survenance de l'hypersomnie pendant le jour ne modifiait
pas sensiblement la régularité du sommeil nocturne. Sommeil physiologique et sommeil pathologique coexistaient sans se mêler ni, en apparence, s'influencer notablement. Chez une malade présentant une
forme sévère d'encéphalite léthargique typique, lorsque le sommeil
pathologique qui avait marqué la phase de début s'évanouit, l'insomnie
nocturne apparut quelques jours. Il faut ajouter qu'à cette époque de la
maladie, la température atteignait 39° et que la malade présentait une
excitation psychique très discrète.

Cette excitation psychique ou psycho-motrice, nous la trouvons mentionnée dans de nombreuses observations, alternant ou non avec l'hypersomnie. Elle s'associe souvent à un délire doux et tranquille, de nature
confusionnelle et hallucinatoire. Et ceci n'a pas lieu de surprendre,
puisque nous savons depuis les travaux de Régis et de M. Klippel
entre autres, l'étroit degré de parenté qui unit les délires confusionnels et les phénomènes du rêve. Dans le rêve normal comme dans
l'onirisme pathologique, c'est le même déroulement d'images qui
projette sa fantasmagorie troublante sur la conscience endormie, la
même absence de critique, la même incohérence, le même défaut d'éton-
nement de l'esprit devant l'apparition des phénomènes les plus inattendus et les plus déconcertants.

Intimement liées au sommeil pathologique par leur nature et leur mécanisme, les manifestations délirantes fréquemment relevées au cours de « l'encéphalite léthargique » ne doivent pas, à notre sens, être séparées au point de vue sémiologique. Et s'il nous était permis de faire un vœu ce serait pour demander que l'on cherchât davantage les manifestations de l'onirisme dans les faits d'hypersomnie par encéphalite, convaincu que nous sommes qu'on les trouverait encore plus souvent.

Comme dans tous les états confusionnels c'est surtout à la faveur de la nuit qu'apparaissent variées et incohérentes les images du rêve, images presque exclusivement visuelles, traînant après elles le cortège des réactions motrices que l'on connaît. Parfois, ce déroulement d'images oniriques s'effectue à la faveur non pas du sommeil, mais d'un simple assoupissement. Et une malade nous disait cette phrase caractéristique : « C'est très curieux, lorsque vient la nuit, je vois un tas de choses qui passent devant ma vue comme un cinématographe. »

Ainsi que je vous le rappelais il y a un instant, la fonction hypnique peut être perturbée dans l'encéphalite épidémique soit par excès, soit par défaut, et si, dans la plupart des faits, l'hypersomnie prédomine, les récentes épidémies nous ont fait connaître les formes très curieuses de la maladie dont un des caractères les plus marquants est précisément l'insomnie. Insomnie tenace, absolue, durant des jours et parfois des mois, insomnie accompagnée souvent d'un perpétuel besoin de déplacement qui n'est pas sans rappeler celui qu'il est si fréquent d'observer dans la maladie de Parkinson. Il faut ajouter que les formes agrypniques de l'encéphalite peuvent aussi bien que les formes léthargiques s'accompagner de troubles mentaux.

C. — *Perturbations de l'appareil musculaire volontaire.*

Ces perturbations apparaissent de la plus grande fréquence et portent sur le tonus, la force musculaire, la coordination.

Si le tonus musculaire peut être troublé par défaut (asthénie, hypotonie), beaucoup plus fréquemment il est troublé par excès, soit qu'il s'agisse de contractures légitimes à localisation monoplégique, hémiplégique ou généralisée, soit qu'il s'agisse de rigidité à type parkinsonien. L'existence de la catatonie dans l'encéphalite léthargique s'est révélée fréquente dans la première épidémie anglaise (1917-1918), puis dans les épidémies allemande et française de 1919-1920. C'est par elle que le malade prend cette attitude soudée ou figée, que son visage devient inexpressif et glacé, que les mouvements actifs et passifs sont lents et difficiles. Lorsque à cette rigidité catatonique, se joint le tremblement des membres supérieurs, le tableau du parkinsonisme est réalisé.

L'encéphalite léthargique ne s'accompagne pas volontiers de paralysies des membres très prononcées et durables ; ce qui est fréquent, ce sont les monoplégies ou les hémiplégies frustes disparaissant aussi vite qu'elles sont venues et ne laissant après elles que d'insignifiantes séquelles.

Dans de nombreuses observations, l'encéphalite s'accuse par des convulsions à type jacksonien ou par des crises d'épilepsie généralisées (Guillain).

Si les troubles par déficit moteur sont assez rares ou discrets, les perturbations de la coordination des mouvements sont beaucoup plus fréquentes, qu'il s'agisse d'ataxie ou surtout d'asynergie cérébelleuse (Lhermitte et Saint-Martin).

Enfin il n'est pas exceptionnel que les membres où siège cette incoordination présentent des mouvements involontaires à caractère choréique ou athétosique.

Ainsi que tous les observateurs l'ont remarqué, de tous les nerfs craniens, les oculo-moteurs sont de beaucoup les plus atteints ; c'est laisser entendre que, en dehors des IIIe, IVe et VIe paires, d'autres nerfs craniens peuvent être intéressés par le processus de l'encéphalite. La paralysie ou la parésie de la VIIe paire est relativement fréquente (Sainton, Lhermitte et Saint-Martin) et, fait à remarquer, se présente avec les mêmes caractères sémiologiques et évolutifs que les paralysies de la IIIe paire. Ici comme là, la paralysie est dissociée, parcellaire, extenso-progressive. L'atteinte de la VIIe paire s'accuse par un ensemble de symptômes d'origine cochléaire et vestibulaire : bruits subjectifs, hypo-acousie, perte des réactions vestibulaires, parfois surdité (Vincent) ; celle de la IXe paire par l'agueusie (Sainton), celles des Xe et XIe paires par des paralysies vélopalatines, laryngées (Combemale et Duhot, Mouriquand et Sanerot), parfois par une paralysie labio-glossolaryngée ; celle de l'hypoglosse enfin par une parésie de la langue accompagnée de trémulation fibrillaire.

D. — *Réactions méningées.*

Nous avons insisté dans le résumé sémiologique que nous avons donné des différentes épidémies sur la variabilité de la symptomatologie méningée s'affirmant ici, et là, au contraire, faisant complètement défaut.

Lors des épidémies de Vienne (1910-1917), Economo insistait sur la présence de ce qu'il appelait le « méningisme » et qui n'est autre qu'une réaction méningée plus ou moins franche. Si les symptômes méningés manquaient absolument, lors de la première épidémie française de 1918, ils furent, dans nombre de cas, très apparents dans l'épidémie de 1919-1920. Non seulement la souffrance des méninges s'affirme par les signes classiques de Kerning, de Brudzinski, la raideur du tronc et de la nuque, etc., mais elle est attestée par les réactions souvent très intenses du liquide céphalo-rachidien (Castaigne, Achard).

E. — *Liquide céphalo-rachidien.*

Lors de la première épidémie française (1918), l'absence de modifications du liquide cérébro-spinal avait fait considérer celle-ci comme une indication sémiologique importante en faveur de l'encéphalite épidémique. Le développement de l'épidémie de 1919-1920 vint modifier complètement cette manière de voir. En effet, dans de très nombreux cas d'encéphalite authentique, le liquide céphalo-rachidien, soustrait par ponction lombaire, contenait une forte proportion d'albumine et des éléments figurés, lymphocytes pour la plupart. Déja Economo et nombre d'auteurs anglais, MM. Barsal, Burger et Focquet, Stern, Tucker, avaient montré que le liquide céphalo-rachidien pouvait présenter et de l'hyperalbuminose et de la pléicytose, mais c'est surtout grâce aux travaux de MM. Netter, P. Marie, Courmont, Achard, Claude, Pic et Bonamour, Sicard, que les caractères chimiques et cytologiques du liquide céphalo-rachidien purent être précisés. A l'heure actuelle, l'existence de l'hyperalbuminose ni celle de la pléicytose ne peuvent être discutées. Mais ce qui apparaît comme particulier à l'encéphalite, c'est, d'une part, que le taux de l'albumine du liquide céphalo-rachidien n'est nullement proportionnel à la quantité d'éléments figurés et, d'autre part, le fait que la réaction cytologique, contrairement à celle des méningites tuberculeuses, décroît à mesure que se poursuit l'évolution de la maladie.

Ce défaut de parallélisme entre l'albuminose et la pléicytose peut être accusé au point d'être une véritable dissociation albumino-cytologique, tantôt en faveur de l'albumine tantôt et le plus souvent en faveur des éléments figurés.

En outre, M. Dopter, M. Netter, MM. Sicard et Kudelski ont révélé une teneur anormale en sucre du liquide céphalo-rachidien ; hyperglycorachie allant de pair avec une hyperglycémie, opposant ainsi de la manière la plus nette l'encéphalite léthargique et les méningopathies aiguës. Ajoutons que MM. Brasker, Calwell, Coombe, ont constaté, mêlées à des polynucléaires, des petits cocci-gram-positifs identifiables au diplocoque de Wiesner.

Quant à la tension céphalo-rachidienne, M. Boveri à récemment montré que dans 50 p. 100 des cas celle-ci était augmentée, mais dans des proportions relativement modérées.

F. — *Troubles de la sensibilité*.

Si, objectivement, les troubles de la sensibilité apparaissent souvent un peu incertains, ils n'en existent pas moins et peuvent parfois prendre le pas sur les autres symptômes. Fréquentes dans les formes d'encéphalite caractérisées par la survenance de myoclonies, les douleurs peuvent atteindre une intensité telle qu'elle poussé les malheureux malades à des crises de désespoir redoutables par la tendance aux résolutions extrêmes, parfois au suicide dont elles s'accompagnent. Douleurs térébrantes, sensations de broiement profond, ces algies se limitent souvent, soit à la moitié du corps, soit aux extrémités, soit enfin à des territoires radiculaires et présentent tous les caractères des « douleurs centrales ». Comme les algies sympathiques, elles apparaissent et s'évanouissent sans qu'aucune cause en apparence soit intervenue et, à l'exemple de celles-ci, elles peuvent s'associer à des phénomènes de répercussivité étudiés à nouveau par M. A. Thomas. Chez une de nos malades, par exemple, l'imminence de la crise douloureuse était annoncée par l'apparition d'une sensation pénible limitée à une cicatrice de la cuisse, vestige d'un abcès de fixation.

Des algies nous devons rapprocher les paresthésies, les dysesthésies curieuses dont se plaignent parfois les malades atteints d'encéphalite : sensations bizarres de sable dans les mains, de fourmillements, d'engourdissement. sensations parfois si étranges que le sujet ne peut les définir ni même les comparer avec une autre sensation connue. Avec M. H. Collin nous avons observé, dans plusieurs faits, la survenance d'un prurit excessif généralisé à tout le corps et, selon toute apparence, plus accentué dans les régions pileuses ; à tel degré que nous avons vu plusieurs sujets la poitrine labourée de coups d'ongles et de grattages furieux, les aisselles et la région pubienne littéralement épilées en raison des démangeaisons dont ces régions étaient le siège.

Je vous rappellerai aussi les quelques faits observés en particulier par M. Sainton et dans lesquels l'encéphalite s'est accompagnée d'hyperalgésie extrême et généralisée. Un simple frôlement suffit dans les cas de ce genre pour déterminer une violente réaction douloureuse.

Ce phénomène me paraît intéressant à relever non seulement au point de vue sémiologique mais aussi à cause de sa parenté clinique avec le signe Kérandel de la maladie du sommeil des nègres.

G. — *Réflectivité*.

Les réflexes cutanés sont assez variables, souvent affaiblis, quelquefois abolis ; le réflexe plantaire s'effectue dans de nombreux cas en extension et le signe de Babinski peut être le seul témoin de l'atteinte de la voie pyramidale (Widal).

Pour ce qui est des réflexes tendineux, dans les formes de moyenne intensité, ils sont le plus souvent légèrement exaltés, d'autres fois affaiblis ou suspendus. Tout de même que pour les symptômes d'ordre moteur, la caractéristique des modifications des réflexes est d'être essentiellement variables et changeants. (Guillain.)

H. — *Sphincters*.

Les troubles sphinctériens ne sont point exceptionnels dans l'encéphalite épidémique, mais ils apparaissent surtout dans les formes sévères, où l'hypersomnie se prolonge, devient de plus en plus profonde et aboutit au coma.

I. — *Système nerveux de la vie organique*. — *Symptômes sympathicotoniques*. — Les manifestations indiquant un état d'éréthisme du sympathique sont beaucoup plus fréquentes que celles que l'on peut rapporter à la vagotonie. Les phénomènes sympathicotoniques consistent en hyperidrose généralisée (Nonne) ou localisée à la face (Kennedy, Khoury, Crebbels, Russel), en poussées de rougeur subite en alternatives de vaso-dilatation et de vaso-constriction, en exophtalmie (Eisenlohr en tachycardie, en kyperthermie (Economo), en polyurie (4 litres 1/2 à 5 litres 1/2 en 24 heures). (Dopter, Briand et Rouquier, Lapporte et Rouzaud) en glycosurie avec hyperglycémie (Economo).

J. — *Symptômes vagotoniques*.

Le plus important est la sialorrhée sur laquelle M. Netter a insisté, sialorrhée accompagnée de gonflement des parotides et de modifications histologiques des glandes salivaires. Nous signalerons sans nous y arrêter, bien que la question mérite une longue étude, les spasmes de l'intestin, que M. Massari a pu observer dans cinq cas et qui conduisirent dans un fait à une intervention chirurgicale. Celle-ci montra un intestin contracté et pâle en plusieurs régions. Nous avons nous-même avec notre confrère Aguinet, observé un fait du même ordre, chez une malade que nous suivions depuis plus de six mois. Dans ce cas, l'encéphalite débuta par des phénomènes abdominaux qui firent penser à une appendicite pour laquelle la malade fut opérée ; plus tard, apparurent la diplopie, l'amblyopie transitoire, les secousses myocloniques.

Réflexe oculo-cardiaque. — L'étude du réflexe de Dagrini-Aschner ne fournit guère d'indications sur l'état des fonctions sympathiques ou autonomes. Selon M. Litvack, ce réflexe serait d'autant plus net que l'hypersomnie serait plus prononcée ; pour MM. P. Marie et Bouttier, M. Achard, il serait souvent aboli à la période d'état et tardivement exagéré sans que ces modifications commandent aucun pronostic fâcheux.

K. — *Symptômes généraux.*

Certains indiquent le retentissement de l'infection sur divers appareils, d'autres ne sont que l'accompagnement obligé de toute pyrexie. Aux premiers se rattachent l'angine du début, les poussées d'arthrite, la synovite (Claude et Dufour), la splénomégalie, l'herpès labial ou facial (Economo), le purpura : aux seconds l'état saburral des voies digestives, la constipation, l'anorexie, l'asthénie.

L. — *Réactions humorales et sanguines.*

L'étude du sang montre, dans la règle, une hyperleucocytose avec polynucléose ; l'éosinophilie apparaît au moment de la convalescence. Selon MM. Laporte et Rouzaud, le sérum sanguin contiendrait une quantité anormale d'azote, de glucose et de cholestérine complètement indépendante de la rétention rénale.

De nombreuses tentatives furent faites dans le but de trouver dans le sang, le germe de l'encéphalite, mais tous ces essais furent vains et constamment les hémocultures demeurèrent négatives. Ajoutons que la réaction de Bordet-Wassermann est toujours négative dans les cas purs d'encéphalite léthargique ; lorsque la réaction est positive, elle témoigne d'une imprégnation syphilitique, mais n'indique nullement que le virus spécifique soit en action sur le système nerveux et n'exclut pas l'hypothèse d'une encéphalite épidémique légitime.

FORMES CLINIQUES

A. — *Forme foudroyante sidérante, hypertoxique.*

Très bien vue par C. Economo cette variété de l'encéphalite léthargique n'a fait en France qu'une apparition tardive pendant l'hiver

1919-1920 et nous avons pu en voir plusieurs exemples caractéristiques avec M. H. Colin à l'asile de Villejuif. Le tableau clinique qui en est l'expression est des plus saisissants et laisse à tous ceux qui en ont été les témoins une impression très pénible, exagérée encore par l'impuissance de nos moyens thérapeutiques.

Le début en est brutal et l'invasion soudaine marquée par une réaction fébrile ; puis surviennent les troubles psychiques à type d'excitation psychomotrice. Non seulement la léthargie fait défaut mais l'insomnie est fréquente ; à cette époque l'on observe souvent une inégalité pupillaire accompagnée parfois de modifications légères de la réflectivité irienne.

Puis rapidement, l'agitation du malade augmente d'intensité, le désordre des mouvements et de l'esprit est complet. En proie à un délire extrêmement actif, les malades sont plongés, le jour comme la nuit, dans un état d'agitation extrême. Bien souvent les moyens de contention doivent être employés pour protéger et l'entourage du sujet et celui-ci lui-même contre les excès de sa fureur. Sans cesse le malade se retourne sur sa couche, enlève ses couvertures, quelquefois les lacère. Son visage vultueux et, dans certains cas, semé de vésicules d'herpès exprime la terreur ou la colère ; les mâchoires serrées grincent, enfin les membres sont dans une perpétuelle agitation. Comme je vous l'ai déjà indiqué, il est de tels malades qui poursuivis de sensations intenses de prurit se griffent, se labourent littéralement les téguments du thorax et s'arrachent les poils des aisselles et du pubis.

Au bout de quelques jours, la température toujours très élevée et oscillant entre 39° et 40° s'abaisse légèrement, le délire est moins actif, la somnolence apparaît, somnolence de mauvais aloi car elle prélude à l'apparition du coma terminal. Le pronostic de cette forme foudroyante est, en effet, des plus graves, et, dans l'immense majorité des cas, la maladie se termine en quelques jours par la mort.

B. — *Formes prolongées.*

Bien que celles-ci aient probablement existé de tout temps, il faut reconnaître que c'est grâce à l'étude des dernières épidémies que nous en connaissons aujourd'hui les principaux caractères.

Il n'entre pas, Messieurs, dans ma pensée de les passer toutes en revue, le temps ne le permet pas, et d'ailleurs dans une très prochaine conférence M. Souques vous parlera longuement des formes prolongées de l'encéphalite léthargique à type parkinsonien et catatonique. Je désire seulement m'arrêter sur les manifestations si particulières de certaines formes de la maladie, manifestations qui ont été décrites dans tous leurs détails par M. Pierre Marie et Mlle Gabrielle Lévy sous les termes de syndrome excito-moteur tardif. Survenant soit comme manifestation primitive et prolongée de l'infection encéphalitique, soit à titre de manifestation tardive et traînante de l a maladie, le syndrome de Pierre Marie et G. Lévy se caractérise non seulement par des troubles très particuliers des mouvements volontaires et l'apparition de mouvements spontanés involontaires, mais encore par une série de petits signes contingents mais dont l'association ne laisse pas d'être significative.

Parmi ces derniers je relèverai, à la phase de début, la raideur douloureuse de la nuque, le trismus accompagné de grincements de dents, les spasmes faciaux, la sialorrhée, les sensations de constriction pharyngoglottiques, les bâillements avec pandiculations, le hoquet, les vomissements ; puis, à une phase plus tardive, les poussées fluxionnaires dans les articulations, les algies à type musculaire ou névritique, l'hyperalgésie cutanée.

L'une des formes les plus instructives du syndrome excito-moteur de P. Marie et J. Lévy est, sans conteste, la forme choréique. Limitée à un seul côté ou généralisée, l'agitation choréique s'apparente bien avec le désordre musculaire de la chorée de Sydenham ; cependant cette agitation y apparaît moins désordonnée et répond à un cycle morphologique rythmique, lequel se renouvelle sensiblement identique. Dans certains cas, le désordre musculaire représente la forme classique de chorée salutante rythmique.

Voici deux malades hospitalisés à la Salpêtrière dans le service de M. le Professeur P. Marie et dont les observations très complètes m'ont été très obligeamment communiquées par Mlle Gabrielle Lévy et qui témoignent mieux que toute description des caractères très spéciaux dont s'entoure l'agitation choréiforme.

Le premier sujet, homme de 29 ans, a été frappé en janvier 1920 d'encéphalite léthargique à forme insomnique puis léthargique. L'épisode aigu dura deux mois. Tout semblait terminé lorsque, en mars 1920, apparurent des mouvements spontanés involontaires dans le bras et la jambe gauches à type de chorée.

Comme vous le voyez, cette agitation musculaire persiste aujourd'hui avec une grande intensité malgré le temps écoulé (15 mois) depuis son éclosion. J'ajoute que cette gesticulation choréique continue et rythmique s'est accompagnée pendant un an d'insomnie complète.

Chez cette autre malade âgée de 30 ans, le début de la maladie remonte au mois de décembre 1919 et fut caractérisé par de la céphalée, de la diplopie et une somnolence si prononcée qu'il lui arrivait de s'endormir en marchant. En février 1920, survinrent des mouvements involontaires dans la jambe gauche puis le pied droit, en même temps que s'installait l'insomnie.

Après différents incidents, une amélioration survint, mais actuellement, cette malade présente encore des mouvements choréiques rythmés auxquels participent les muscles de l'hémi-face gauche et le membre supérieur homo-latéral. J'ajoute que dans le quadriceps gauche sont apparues des secousses myocloniques, lesquelles ont été très nettement calmées par le bromhydrate de cicutine tandis que les mouvements choréiques n'ont été nullement influencés par cette médication.

Le désordre musculaire à forme d'oscillations bradycinétiques s'oppose au précédent. Il ne s'agit plus ici de mouvements choréiformes mais de déplacements d'un ou de plusieurs membres lents, réguliers, rythmiques. A l'exemple des paralysies qui, nous l'avons montré, peuvent être migratrices, ces phénomènes bradycinétiques peuvent disparaître dans les membres primitivement atteints pour envahir les membres jusque-là épargnés.

Le temps n'est pas encore venu qui nous autorise à préjuger l'avenir réservé aux sujets qui ont été frappés par le syndrome excito-moteur dont je viens de vous rappeler les traits les plus significatifs ; mais nous connaissons malheureusement trop les rechutes auxquelles demeurent exposés les encéphalitiques incomplètement guéris pour ne pas faire à propos du pronostic des mouvements involontaires rythmiques ou désordonnés des encéphalitiques les plus grandes réserves.

La forme pseudo-bulbaire de l'encéphalite léthargique apparaît jusqu'ici comme une exceptionnelle rareté, et si je vous la signale d'après les descriptions anatomiques qu'en a donné Economo, c'est qu'elle est le meilleur témoignage de la plasticité symptomatique de la maladie capable de déterminer, dans le même temps, chez deux sujets soit un syndrome choréique, soit un syndrome de pseudo-paralysie bulbaire.

Avant d'en terminer avec l'étude des formes prolongées de l'encéphalite, je ne puis résister au désir de vous dire deux mots au sujet des formes chroniques avec hyperthermie, car elles sont, autant que j'en peux juger, beaucoup moins connues. La fièvre est, vous le savez, une manifestation très fréquente et à laquelle bien peu de sujets échappent, mais assez rapidement le pouls reprend sa cadence normale et en même temps que la température s'abaisse au voisinage du niveau physiologique. Dans certains cas, malgré l'amélioration évidente de l'état général et la sédation des troubles du système nerveux, la température demeure obstinément fixée à un niveau plus ou moins élevé mais toujours au-dessus du niveau physiologique. Nous suivons depuis près de deux ans une malade qui, à la suite d'une encéphalite à forme algo-choréique, conserve malgré tous les traitements une température qui oscille entre 38,5 et 39,5, atteignant parfois 40°. Il n'est pas besoin d'ajouter que dans les faits de cet ordre les investigations les plus poussées ne laissent jamais découvrir la moindre apparence d'un foyer infectieux. Cette hyperthermie nous apparaît avec la plus claire évidence comme d'origine centrale et en rapport avec les lésions causées dans la région du ventricule moyen et la région hypothalamique par le virus de l'encéphalite léthargique.

C. *Formes spinales de l'encéphalite épidémique.*

A la vérité les termes que nous employons ici jurent d'être associés ; c'est que, moins bien que la maladie, en effet, le langage médical se prête à de semblables adaptations. Quoi qu'il en soit, au reste, l'essentiel n'est-il pas de s'entendre ? Par formes spéciales ou formes basses, (Bériel) nous comprenons les syndromes provoqués par la localisation sur la moelle épinière et le bulbe rachidien de l'agent pathogène de l'encéphalite. Ainsi que nous l'ont appris les récentes manifestations épidémiques de l'encéphalite, les syndromes spinaux peuvent revêtir des types très variés. Tantôt la maladie s'affirme par la survenance d'une hémiplégie ou d'une monoplégie, tantôt son expression la plus saisissante consiste dans les myoclonies accompagnées ou non de douleurs souvent à type radiculaire. A ce propos, je ne puis que vous rappeler ces clonies limitées soit au diaphragme, soit aux muscles de l'abdomen (Reilly), soit au complexus musculaire phréno-glottique, soit enfin à la musculature des membres. très complètement étudiées par M. Sicard et qui peuvent être rapprochées de cette variété de chorée décrite en 1846 par Dubini sous les termes de chorée électrique.

De même que dans ces localisations encéphaliques, le virus de la maladie peut manifester dans la moelle une vitalité persistante et donner lieu à des formes prolongées parmi lesquelles la forme amyotrophique étudiée récemment par M. Stieffer, M. Froment, est peut-être la plus saisissante.

ANATOMIE PATHOLOGIQUE

Les modifications que l'on peut reconnaître à l'examen microscopique, encore qu'intéressantes, ne nous renseignent qu'assez incomplètement sur les altérations réelles que fait apparaître l'étude histologique. En général, ce qui frappe, c'est l'état congestif de l'encéphale tout entier, y compris les circonvolutions cérébrales. Celles-ci ont pris une teinte livide ou hortensia, sur laquelle tranchent, de-ci de-là, quelques taches plus sombres d'hémorragie miliaire. Parfois, les méninges participent au processus phlegmasique et les lepto-méninges peuvent même prendre l'apparence opalescente qui caractérise les inflammations méningées. Mais les lésions caractéristiques de l'encéphalite ne se révèlent vraiment qu'à la section du tronc cérébral. Sur la coupe des pédoncules cérébraux (mésocéphale), la région de la calotte, intermédiaire entre le pied du pédoncule et de la région tubercules quadrijumeaux, apparaît piquetée de plaques rouges, irrégulièrement découpées, témoignages de l'irruption du sang hors des vaisseaux. Ce piqueté hémorragique se poursuit, d'une part, vers les ganglions centraux (couche optique et corps strié), vers la protubérance et le bulbe rachidien d'autre part.

Etude microscopique.

Dans d'assez nombreux cas, mais non dans tous, les lepto-méninges et surtout la pie-mère présentent d'indiscutables lésions ; non seulement tout l'appareil vasculaire se montre dilaté à l'extrême, parfois jusqu'à la rupture de capillaires, mais les vaisseaux sont entourés de manchons de cellules diapédésées ou multipliées *in situ* sur la nature desquelles nous reviendrons.

Les lésions essentielles, celles qui sont à la base du criterium anatomique de la maladie, siègent, ainsi que permettait de le prévoir l'examen à l'œil nu, dans le mésocéphale et toute la région juxta-épendymaire (IIIe et IVe ventricules, aqueduc de Sylvius). Ici, trois lésions élémentaires sont à considérer : l'infiltration péri-vasculaire, les nodules infectieux indépendants des vaisseaux, les phénomènes de régression et de destruction des cellules nerveuses.

1º *Les infiltrations périvasculaires*.

Elles ne font jamais défaut dans la substance grise du mésocéphale. Dans les gaines dilatées de Virchow-Robin qui entourent de toutes parts la tunique musculaire des vaisseaux, s'accumulent une série d'éléments qui ont été analysés avec une minutieuse précision par MM. Economo, Marinesco, Pierre Marie et Trétiakoff, Bériel en particulier. Les plus nombreux sont les éléments mononucléaires à type de lymphocyte, c'est-à-dire à noyau foncé serti d'une très mince bordure protoplasmatique, d'autres sont les plasmocytes (cellules plasmatiques d'Unna) reconnaissables à leur noyau en rayon de roue et à leur protoplasme basophile, d'autres des cellules plus volumineuses à noyau clair, semé de granulations de chromatine et entouré d'un protoplasme aux contours irréguliers : les polyblastes, d'autres enfin des polynucléaires neutrophiles. Dans les cas à évolution assez prolongée, apparaissent, mêlées aux éléments précédents, des cellules chargées de granulations graisseuses, les corps granuleux de Glüge, témoins de la destruction du parenchyme nerveux. Tous ces éléments forment ainsi un manchon plus ou moins épais, lequel dissocie la gaine adventitielle et l'infiltre en la dissociant en lames feuilletées.

L'origine de ces cellules ne semble pas être univoque ; et si certaines comme les polynucléaires sont issues manifestement du torrent circulatoire par diapédèse, les lymphocytes, les plasmocytes paraissent, pour une grande part, nées sur place aux dépens du tissu conjonctif enflammé. Quant aux polyblastes, cette dernière origine peut seule leur être attribuée.

Nombre de vaisseaux qui présentent ou non cette infiltration cellulaire de leur adventice ont celle-ci remplie d'hématies extravasées. On pourrait supposer, *à priori*, que cette issue des globules rouges est en rapport avec la rupture plus ou moins large des parois vasculaires, mais il semble que celle-ci ne soit point obligée.

C. Economo, qui a étudié ce point particulier, a montré, en effet, que l'extravasation des hématies pouvait s'effectuer exclusivement par le processus de diapédèse. Cet auteur a fait remarquer, en outre, que les infiltrations périvasculaires si apparentes dans la substance grise, cessaient brusquement lorsque les vaisseaux abordaient la substance blanche, ce qui indiquerait l'électivité du processus de l'encéphalite pour les centres gris. En réalité, cette opinion défendue par Economo est trop exclusive et l'on peut voir des lésions vasculaires inflammatoires en pleine substance blanche comme, par exemple, dans le pied du pédoncule, mais il est certain que les modifications de la charpente conjonctivo-vasculaire sont beaucoup plus marquées dans la substance grise.

Plusieurs histologistes avaient relevé l'existence de thromboses veineuses coexistant avec les lésions que nous venons de rappeler ; mais, tout récemment, M. V. Monakow y a de nouveau insisté, et cet auteur y attache une importance toute particulière.

Pour le neurologiste de Zurich, l'oblitération des veines ne se limiterait pas à l'intérieur du mésocéphale, mais frapperait aussi les gros troncs qui forment le polygone veineux de la base de l'encéphale. L'oblitération thrombosique des branches de ce dernier et des collatérales qui s'y abouchent retentirait, par l'obstacle qu'elle apporte au retour du sang, sur la nutrition des éléments du mésocéphale et tiendrait ainsi un grand rôle dans le déterminisme des symptômes morbides.

2° *Les foyers infectieux indépendants des vaisseaux.*

Il est assez fréquent que les éléments cellulaires infiltrés dans les parois des vaisseaux ne s'y cantonnent pas strictement et débordent dans le parenchyme nerveux en y émigrant. Mais, en dehors de ces foyers extensifs d'origine vasculaire, il en est d'autres qui sont complètement indépendants de toute connexion vasculaire. Ces foyers sont formés par l'accumulation dans la substance grise du mésocéphale des ganglions basilaires (thalamus et corps strié) de la protubérance et du bulbe parfois, d'éléments identiques à ceux qui dissocient les parois vasculaires. C'est-à-dire qu'on y trouve, mêlés en proportions variées, des lymphocytes, des polyblastes au noyau réniforme, des cellules plasmatiques. De plus, puisqu'il s'agit de nodules inflammatoires, on y constate des éléments traduisant la réaction du tissu nerveux, c'est-à-dire des cellules névrogliques à type amiboïde. M. Economo a signalé, en outre, la présence de nodules infectieux, différents des précédents et constitués par l'accumulation de polynucléaires formant ainsi un véritable abcès en miniature.

3° *La neuronophagie.*

Si, dans un grand nombre de cas, les cellules nerveuses, situées au sein de la substance grise traversée par de nombreux vaisseaux infiltrés d'éléments cellulaires, n'apparaissent que peu altérées et présentent seulement des modifications de leur structure protoplasmique, il n'en va pas toujours ainsi, et parfois les lésions dont elles sont atteintes sont de la plus haute gravité, puisqu'elles aboutissent à la destruction complète de la cellule et à sa phagocytose. C'est à de telles lésions que s'applique le terme de neuronophagie ou de « neurocytophagie ». Réduites de volume, largement échancrées par les éléments qui les pressent, les cellules nerveuses apparaissent difficilement reconnaissables, recouvertes souvent d'un amas cellulaire. Celui-ci comprend des cellules névrogliques satellites, des cellules névrogliques amiboïdes, des polyblastes et parfois des polynucléaires.

Topographie des lésions.

Ainsi que nous l'avons indiqué plus haut, c'est incontestablement dans la région mésocéphalique juxta-sylvienne que se montrent à leur maximum les lésions inflammatoires de l'encéphalite épidémique. Selon MM. Pierre Marie et Trétiakoff, le *locus niger* constituerait de tout le mésocéphale, la zone où se concentreraient avec le plus de constance et d'intensité, les méfaits anatomiques de l'encéphale. Indiscutable pour un très grand nombre de faits, la règle établie par ces auteurs demande, croyons-nous, quelque tempérament. En effet, il existe des cas, et nous en avons personnellement observé dans lesquels, si le *locus niger* est intéressé, il l'est beaucoup moins que la région de la calotte pédonculaire. Lorsque le *locus niger* est gravement lésé, ses éléments subissent la transformation hyaline ; les grains de pigments, dont, à l'état normal, les cellules de cette région sont bourrées, disparaissent par phagocytose. Parfois ces éléments subissent la dégénérescence graisseuse. MM P. Marie et Trétiakoff, dans d'importants travaux, ont montré que les cellules des noyaux des oculo-moteurs pouvaient, elles aussi, subir le processus de la phagocytose et être, en grande partie, complètement résorbées C'est à ces lésions nucléaires que très vraisemblablement doit être rapportée la dégénération wallérienne des fibres radiculaires du moteur oculaire commun constatée par MM. P. Marie et Trétiakoff.

Il est dans le système nerveux central un amas de cellules dont la pigmentation est très analogue à celle du *locus niger*, le *locus coeruleus* situé au voisinage des noyaux de l'abducens. D'après MM. P. Marie et Trétiakoff le *locus coeruleus* serait sensiblement respecté. Dans deux cas d'encéphalite typique, nous avons observé au contraire des lésions extrêmement accusées de ces noyaux pigmentés, lésions en tout semblables à celles du *locus niger*. Dans le mésocéphale, les lésions ne se bornent pas à l'appareil vasculo-conjonctif, aux cellules nerveuses et névrogliques, mais elles frappent aussi les cylindres-axes MM P. Marie et Trétiakoff ont, en effet, décrit les altérations fines des fibrilles nerveuses ; boules de trajet, boules avec appareil réticulé à l'extrémité des fibres rompues.

Dans le rhombencéphale, les lésions les plus saisissantes consistent dans la neuronophagie et l'infiltration vasculaire.

Il en est de même pour ce qui est des ganglions centraux et particulièrement de la couche optique Le cervelet montre, tout au contraire, une résistance considérable à l'extension du processus morbide. Dans l'immense majorité des cas, cet organe ne laisse reconnaître aucune lésion. Cependant nous devons ajouter que M. Economo a retrouvé, dans un cas, un foyer inflammatoirc siégeant dans un noyau dentelé.

L'étude des épidémies les plus récentes a montré que les lésions de l'encéphalite pouvaient ne pas se limiter à l'encéphale et frapper la moelle épinière elle-même. MM. Souques et Bertrand, Harvier, Bériel surtout, auquel nous devons une très intéressante étude sur les « formes basses » de la maladie, ont montré que les lésions de même type que celles de l'encéphale s'accusaient surtout sur les cornes postérieures, les méninges et parfois les ganglions rachidiens. Ceux-ci sont le siège d'une infiltration de cellules mononucléaires, analogue à celle qui caractérise le zona.

Nos connaissances relatives aux modifications dont le système sympathique peut être le siège sont beaucoup plus rudimentaires. M. Guido Sala a cependant fait voir que le ganglion ciliaire pouvait ne pas être ménagé. Les cellules qui le constituent ont perdu leur réticulum neurofibrillaire et leur cytoplasme est bourré de granulations lipoïdes, témoins indiscutables d'une dégénérescence protoplasmique.

PHYSIOLOGIE PATHOLOGIQUE

La topographie des lésions de l'encéphalite épidémique, leur diffusion parfois extrême, la marche serpigineuse du processus rendent un compte exact de la symptomatologie de l'affection, de la richesse de ses manifestations, ainsi que de leur allure souvent déconcertante. Sans chercher à donner ici la raison de tous les phénomènes cliniques auxquels peut donner lieu le développement de l'encéphalite nous voudrions montrer comment peuvent être expliquées les principales manifestations de la maladie, celles précisément dont la physiologie pathologique présente le plus d'intérêt.

Et d'abord des troubles oculaires. Ceux-ci, nous l'avons montré, sont de différents ordres et, si certaines paralysies peuvent être rangées dans le groupe des paralysies nucléaires, il en est d'autres dont la pathogénie apparaît plus complexe. Ce sont celles qui portent non pas sur des muscles isolés, mais sur une fonction et que l'on désigne, depuis les travaux de Parinaud et Sauvineau, par les termes de paralysie supra-nucléaire.

Les altérations que nombre d'anatomistes ont retrouvées dans les noyaux des oculo-moteurs et dans les fibres radiculaires qui en dérivent, sont assez explicatives par elles-mêmes pour n'avoir pas besoin de commentaire. Bornant leur atteinte au cytoplasme des cellules nucléaires, ces altérations régressives et curables donnent la raison de l'évolution de ces paralysies « nucléaires ». Mais s'agit-il toujours, dans les faits qualifiés de paralysies supranucléaires, d'authentiques paralysies de cet ordre, c'est-à-dire de paralysies conditionnées par l'atteinte des faisceaux cortico-nucléaires ou des centres dits supranucléaires, à supposer que ces derniers puissent être parfaitement identifiés ? Tel est le problème qui se pose en premier lieu. Il ne nous le semble pas ; et nombre de paralysies « associées » ou « complexes » nous paraissent devoir être comprises moins comme des paralysies supranucléaires que comme des paralysies « internucléaires ». Par ce terme, il faut entendre les troubles de la motilité extrinsèque dont la raison anatomique est à chercher dans les importants faisceaux d'union et d'association des noyaux oculo-moteurs (IIIe, VIe, V paires).

Les plus importants de ces faisceaux sont d'une part, le faisceau longitudinal postérieur dont les fibres issues du noyau de Deiters et du noyau de Darkschtewich se groupent pour former l'épaisse bandelette qui flanque la face ventrale des noyaux oculo-moteurs et, d'autre part, le faisceau longitudinal dorsal de Schütz qui, plus mince, court à la face dorsale de ces noyaux. Or, nous l'avons vu, le processus de l'encéphalite atteint le plus souvent son maximum d'intensité dans la région juxa-sylvienne, point de passage des faisceaux que nous venons de mentionner. L'atteinte de ceux-ci, soit par le processus inflammatoire, soit par l'œdème, doit provoquer, de toute évidence, des perturbations profondes dans la statique et la dynamique des globes oculaires, perturbations qui rendent parfaitement compte des paralysies associées complexes si souvent observées.

Trouble fonctionnel des faisceaux d'association internucléaire déterminant des perturbations variables et capricieuses de la synergie des muscles extrinsèques, telle nous paraît être, en dernière analyse, le mécanisme anatomique d'un grand nombre de paralysies associées. Mais, si nous disons d'un grand nombre, c'est que nous ne pensons pas que toutes ces paralysies trouvent dans ce mécanisme physio-pathologique une explication suffisante. Il ne paraît pas douteux, en effet, qu'il existe, au cours de l'encéphalite épidémique, de très authentiques paralysies de fonction. Nous n'en voulons pour preuves que les faits dûment constatés de déviation conjuguée des yeux. Pour celles-ci, il est indispensable d'admettre soit une atteinte des faisceaux oculogyres, soit une lésion de leurs centres corticaux. A l'heure actuelle, les documents anatomiques nous font défaut pour préciser l'une ou l'autre de ces déterminations du processus encéphalitique. Celles-ci ne sauraient d'ailleurs être exclusives en raison de la diffusion des lésions de l'encéphalite, lesquelles, nous l'avons montré, ne ménagent point le cortex cérébral.

Bien que l'accord ne soit pas fait au sujet de la délimitation des centres photo-moteurs et accommodateurs qui commandent la motilité du muscle ciliaire et du sphinctérien, il semble toutefois que la situation de ces derniers est très proche des noyaux de la 3ᵉ paire. Certains anatomistes, à l'exemple d'Edinger, de Muller (1920), peuvent même être comptés parmi les tenants de l'ancienne théorie selon laquelle les fibres du système autonome de la 3ᵉ paire reconnaissent leur origine dans les noyaux à petites cellules décrits par Edinger et Westphal.

Quoi qu'il en soit de ce dernier point, il n'est pas contestable que la proximité des centres du sphincter de l'iris, du muscle ciliaire et des noyaux oculo-moteurs explique clairement l'association fréquente des paralysies oculaires extrinsèques avec la perte du mouvement associé de l'iris à l'accommodation-convergence ou la parésie, ou la paralysie de l'accommodation.

La dissociation des troubles de la motilité ciliaire (accommodation) et de la motilité irienne montre combien le processus anatomique de l'encéphalite peut localiser ses effets à un groupe cellulaire ou à plusieurs groupes cellulaires pour lesquels il manifeste une si frappante affinité. Le centre de l'accommodation peut être rangé au premier rang de ces derniers.

Nous l'avons indiqué, il semble bien, à la lecture de nombreux travaux, que le signe de Robertson authentique puisse, à titre épisodique, apparaître au cours de l'encéphalite léthargique. Il ne nous est pas possible de tenter ici un essai d'interprétation complète de ce phénomène qui a déjà suscité tant de recherches et a soulevé tant de discussions passionnées. Nous ferons remarquer seulement que, au moins dans certains cas, l'altération du tractus optique (nerf optique, bandelette, centre quadrigéminal) peut, à elle seule, rendre compte de l'abolition du réflexe photo-moteur contrastant avec la conservation de la contractilité irienne à l'accommodation et à la convergence. Le fait que, dans les cas de ce genre, les perceptions lumineuses ne sont pas abolies ne saurait, croyons-nous, être tenu pour un argument décisif, car l'étude de la réflectivité en général montre que, très souvent, les contractions musculaires dites réflexes sont abolies alors qu'on ne relève aucun trouble des perceptions. M. Guido Sala, admettant la théorie de Marina si brillamment défendue par M. Lafont, pense que les lésions qu'il a découvertes dans les ganglions ciliaires expliquent l'apparition du signe de Robertson dans l'encéphalite épidémique. Le fait n'est pas impossible, mais ne saurait être tenu pour démontré en raison de la diffusion du processus morbide, sur lequel nous avons longuement insisté. Si l'on se souvient que la région des tubercules quadrijumeaux antérieurs présente parfois d'importantes lésions inflammatoires et que, d'autre part, dans de suggestives expériences chez le singe, Karplus et Kreidl ont montré que la division sagittale de la région quadrigéminale était capable, à elle seule, de faire apparaître le signe de Robertson, le problème de la dissociation de la contractilité irienne à l'accommodation-convergence et aux excitations lumineuses (réflexe photo-moteur) ne saurait être aujourd'hui définitivement résolu.

Il en est de même de l'hypersomnie. Cependant, depuis que Mauthner a montré les relations intimes qui unissent la fonction hypnique avec la fonction oculaire envisagée dans son sens le plus large, tous les faits anatomo-cliniques concordent pour faire admettre l'existence dans le mésocéphale ou le diencéphale (région du 3e ventricule), un centre de la fonction hypnique. Non seulement, en effet, les processus inflammatoires comme celui de l'encéphalite qui se déroulent dans la région des centres oculo-moteurs, mais les processus néoplasiques comptent parmi leurs plus saisissantes manifestations, l'hypersomnie. Comme nous l'avons montré avec M. H. Claude, celle-ci apparaît comme un élément fondamental du symptôme infundibulaire. On sait aussi que les tumeurs de l'hypophyse qui conduisent au symptôme de l'acromégalie s'accompagnent souvent d'hypersomnie, et M. Salmon (de Florence), dans un très important travail, a défendu cette thèse que l'apparition, au cours des maladies de l'encéphale, du sommeil pathologique était lié à une exagération ou à un trouble de la sécrétion de l'hypophyse. Il était donc intéressant de se demander si, d'accord avec la théorie de M Salmon, l'encéphalite léthargique ne comportait pas de retentissement hypophysaire qui puisse donner la raison de l'hypersomnie. Les recherches de MM. P. Marie et Trétiakoff, en montrant dans plusieurs faits d'encéphalite avec hypersomnie l'intégrité de l'hypophyse, sont venus ruiner la théorie de M. Salmon.

Les perturbations des mouvements des membres trouvent une explication plus claire et plus simple que celles dont nous venons d'étudier le mécanisme. Les monoplégies, les hémiplégies fugaces et incomplètes traduisent la participation des faisceaux corticospinaux au processus encéphalitique, les troubles de l'équilibre, l'asynergie, l'ataxie, de la souffrance des voies cérébelleuses lésées en général dans leur traversée mésocéphalique, la rigidité musculaire, la catatonie impliquant l'atteinte du système strié tout de même que certains mouvements involontaires à type de chorée ou d'athétose. Quant aux modifications du psychisme, elles expriment fidèlement les modifications anatomiques que nombre d'auteurs ont constatées dans le cortex cérébral.

MICROBIOLOGIE ET PATHOLOGIE EXPÉRIMENTALES

Les premiers auteurs anglais qui observèrent le début de l'épidémie d'encéphalite léthargique pensèrent, on s'en souvient, en raison des troubles oculaires si particuliers dont s'accompagnait cette maladie, à une intoxication par des viandes avariées ou à la toxi-infection due au *bacillus botulinus*. Mais rapidement les faits obligèrent à renoncer à cette hypothèse.

C. Economo, le premier, constata, dans les infiltrats méningés de l'encéphale des sujets ayant succombé à l'encéphalite, des petites granulations fortement colorées et pensa que c'était peut-être là des micro-organismes pathogènes.

Pour résoudre ce problème, M. Von Wiesner, en 1917, injecta 0 cc. 2 de bouillie cérébrale et médullaire provenant de sujets morts d'encéphalite à un singe (Macacus Rhesus). L'injection fut faite après trépanation temporaire en évitant de léser l'encéphale. Pendant les cinq premières heures, l'animal ne montra aucun symptôme anormal, puis la somnolence apparut. Les yeux mi-clos, l'animal semblait dormir, un appel le réveillait, mais aussitôt après, il retombait dans sa torpeur. On ne relevait aucune raideur de la nuque, mais une paresse du membre postérieur droit. La démarche était traînante. Plus tard, survinrent des troubles de la déglutition, et, quarante-six heures après le moment de l'inoculation, la mort survint.

A l'autopsie, M. V. Wiesner constatait une encéphalite hémorragique prédominant dans la substance grise du cortex et des ganglions basilaires, nette encore dans le myélencéphale. Des lésions inflammatoires étaient reconnaissables dans la moelle et les leptoméninges.

Dans une deuxième expérience, M. Wiesner injecta au singe de la bouillie cérébrale préalablement filtrée sur porcelaine Berckfeld : le résultat fut complètement négatif.

L'injection dans le péritoine du cobaye de bouillie cérébrale non filtrée produisit rapidement (après 20 h.) une péritonite hémorragique.

De ces expériences, M. Wiesner conclut que le virus de l'encéphalite siège bien, comme on pouvait le supposer, *à priori*, dans le cerveau, que ce virus appartient non pas au groupe des virus dits filtrants, comme ceux de la grippe ou de la poliomyélite aiguë, mais au groupe des virus non filtrants, qu'enfin ce virus s'affirme comme nettement hémorragipare.

Recherchant, après Economo, l'agent figuré dans l'encéphale des malades ayant succombé à la maladie, V. Wiesner constata l'existence d'un diplocoque prenant le gram, de forme ovale, allongée ou arrondie, cultivant sur bouillon glucosé en anaérobie et plus lentement sur agar glucosé. Dans les coupes de l'encéphale, ce diplocoque se rencontrerait surtout dans les mailles œdémateuses du tissu sous-arachnoïdien.

En raison de ses caractères morphologiques et de ses affinités tinctoriales, V. Wiesner proposa de la désigner du terme de diplocoque pléomorphe gram-positif.

En 1918, étudiant dans le laboratoire de W. Mott, à Londres, l'anatomie pathologique de l'encéphalite, M. Marinesco put facilement retrouver le germe identifié par V. Wiesner ; à Marburg, M. Fornet fit les mêmes constatations.

Poursuivant ses recherches sur le virus de l'encéphalite, V. Wiesner injecta dans le cerveau du cercopithèque une culture pure de diplostreptocoque. L'animal présenta de l'asthénie accompagnée de somnolence et le douzième jour fut sacrifié. Dans le myélencéphale, apparaissaient des taches hémorragiques caractéristiques de la forme légère de l'encéphalite épidémique.

Le virus de l'encéphalite fut cultivé en Angleterre par Sir Rose Bradford, Bashford et Wilson, et en Amérique par MM. Israel Strauss, Loewe, et Hirschfeld sur le milieu de Noguchi (tissus-ascite). On ne saurait douter que les auteurs américains aient cultivé le véritable virus de l'encéphalite, car l'injection du liquide de culture au singe et au lapin provoque presque à coup sûr la maladie.

Ces derniers auteurs montrèrent, en outre, que conformément aux premières expériences de V. Wiesner, l'injection de bouillie cérébrale d'un sujet ayant succombé à l'encéphalite provoque, chez le singe et je lapin, une maladie qui anatomiquement et cliniquement semble identique à l'encéphalite épidémique. Mais, contrairement aux expérimentateurs viennois, MM. Strauss, Loewe et Hirschfeld constatèrent que la filtration sur bougie de porcelaine de l'émulsion d'encéphale contaminé ne privait pas le filtrat de son pouvoir virulent.

Les auteurs américains concluent donc que le virus de l'encéphalite épidémique analogue au virus de la grippe et de la poliomyélite est un virus filtrant.

MM. Strauss et Loewe ne s'en tinrent pas aux résultats de ces premières expériences et recherchèrent quelle pouvait être, chez l'homme, la porte d'entrée du virus. Et ils constatèrent ce fait capital que l'injection au lapin du filtrat des sécrétions naso-pharyngées des sujets atteints d'encéphalite provoquait la maladie expérimentale. Il semble donc que nous soyons en droit de conclure que, tout de même que le virus de la poliomyélite, le virus de l'encéphalite pénètre dans l'organisme par la muqueuse du rhino-pharynx.

Enfin MM. Strauss et Loewe purent, par passages successifs, réaliser un virus fixe analogue au virus fixe de la rage.

Virus filtrant, traversant les filtres les plus fins comme la bougie Berkfeld, il semblait que le germe de l'encéphalite défiait les objectifs microscopiques les plus puissants ; cependant, MM. Strauss et Loewe ont pu récemment obtenir la coloration de grains ponctiformes, diplocoques en chaînettes ou isolés mais de dimensions inférieures à celles du diplocoque pléomorphe de V. Wiesner. Les diplocoque de Strauss et Loewe se colorent par le bleu de Leffler et le mélange de Giemsa.

Il eût été étrange que la découverte du germe pathogène de l'encéphalite léthargique ne suscitât pas des recherches en vue de la neutralisation de ce virus et de l'immunisation des sujets contre cette maladie si redoutable.

Poursuivant leurs travaux, MM. Strauss et Loewe ont pu établir que l'adjonction de sérum de convalescent au bouillon de culture du virus provoquait la neutralisation de celui-ci. Et, d'autre part, que l'injection sous-durale de culture provoque, chez le macaque, une immunisation active contre une dose nouvelle de virus.

Plus récemment, MM. Harvier et Levaditi, dans une série de recherches parfaitement suivies et coordonnées, ont pu confirmer dans leur ensemble les faits expérimentaux établis par les auteurs américains. Non seulement MM. Harvier et Levaditi purent reproduire, chez le lapin, l'encéphalite léthargique, mais ils réalisèrent par passage un virus fixe auquel sont sensibles et les singes inférieurs et le lapin; lesquels, on le sait, ne sont pas toujours réceptifs au virus humain.

La maladie expérimentale déterminée par l'inoculation de virus fixe semble avoir une fixité saisissante. Après une incubation se prolongeant de 4 à 6 jours, surviennent la torpeur, des tremblements, des myoclonies, des crises d'épilepsie, enfin le sommeil profond qui clôt la scène morbide ; le pronostic est fatal.

MM. Harvier et Levaditi concluent également de leurs recherches, à la filtrabilité du virus ; cependant, ces auteurs mentionnent ce fait intéressant que la filtration diminue l'activité de la culture. D'où l'on peut inférer que, très vraisemblablement, une partie des germes demeure emprisonnée dans le filtre.

Enfin MM. Harvier et Levaditi recherchant l'action des différentes substances bactéricides sur le virus de l'encéphalite, constatèrent que le virus mélangé à la glycérine apparaissait plus actif que le virus frais, comme si le tissu cérébral possédait une action empêchante relative vis-à-vis du virus.

Si l'inoculation intra-cérébrale demeure le procédé le plus sûr pour déterminer la maladie expérimentale, ce procédé n'est pas exclusif, et MM. Harvier et Levaditi ont démontré que l'injection du virus dans le globe oculaire, dans les nerfs périphériques, était parfaitement suffisante pour provoquer l'infection de l'animal, singe ou lapin, en expérience.

Pour ce qui est de la voie nasale, les expérimentateurs français ont observé que la muqueuse nasale saine constituait une solide barrière contre l'infection, mais que si cette muqueuse était lésée ou irritée, par exemple, par une goutte d'huile de croton, elle se laissait aisément traverser par le virus, lequel, par les voies lymphatiques, gagne facilement les centres encéphaliques.

De tout cet ensemble de faits expérimentaux si concordants, nous pouvons conclure, Messieurs, que l'encéphalite épidémique est une maladie provoquée par la fixation et le développement dans les centres nerveux cérébro-spinaux d'un virus filtrant au moins en grande partie, virus que neutralise le sérum de convalescent et dont la porte d'entrée principale dans l'organisme humain est le carrefour rhino-pharyngé.

Muni de documents aussi précis sur la biologie du germe pathogène de l'encéphalite épidémique, il est à penser que dans un avenir prochain en dériveront des sanctions thérapeutiques.

A l'heure actuelle, en effet, le traitement de l'encéphalite demeure un des plus incertains, basé qu'il est sur un empirisme parfois discutable. Quel mode de traitement n'a-t-on pas essayé qui n'ait donné en apparence quelques succès et surtout de nombreux et d'incontestables échecs depuis l'abcès de fixation jusqu'aux injections intraveineuses de métaux colloïdaux et de composés arsénicaux ? Le médicament qui nous a personnellement donné les résultats les moins décevants est encore la formine employée en injections intra-veineuses, ainsi que nous l'avons proposé avec M. de Saint-Martin, en 1918, associée, dans les cas graves, au drainage du liquide céphalorachidien. Mais ce n'est là, nous le répétons, qu'une thérapeutique toute provisoire, et c'est avec la plus ferme espérance que nous attendons des recherches prochaines un traitement de l'encéphalite, scientifique et efficace.

SEPTIÈME CONFÉRENCE

PAR

A. SOUQUES

Médecin de l'Hospice de la Salpêtrière,
Membre de l'Académie de médecine.

LÉSIONS ET CAUSES DE LA PARALYSIE AGITANTE ; SES RAPPORTS AVEC LE SYNDROME PARKINSONIEN POST-ENCÉPHALO-LÉTHARGIQUE

MESSIEURS,

Il y a un peu plus d'un siècle que Parkinson a décrit la maladie qui porte son nom, et il y a soixante ans que Charcot et Vulpian ont tracé de la paralysie agitante une description symptomatique presque achevée. Cependant, nous ignorons encore le substratum anatomique et la cause de cette mystérieuse affection. Les recherches anatomo-pathologiques de ces dernières années ont pourtant tenté de résoudre l'énigme, en essayant de localiser la lésion de la paralysie agitante au niveau des régions striée, sous-optique et pédonculaire. D'autre part, l'épidémie récente d'encéphalite léthargique, en créant de toutes pièce une floraison de syndromes parkinsoniens, a appelé l'attention sur le rôle des infections dans l'étiologie de la paralysie agitante. Les travaux qui ont surgi de tous les côtés me semblent avoir jeté quelques clartés sur ce sujet. Mais l'énigme est loin d'être résolue, et la question des lésions et des causes de la maladie de Parkinson est encore toute remplie d'obscurités et d'incertitudes. Je me bornerai à exposer l'état actuel de nos connaissances sur ces deux points, et je terminerai par l'étude des rapports de la paralysie agitante avec l'encéphalite dite léthargique.

Les travaux tout récents de J. Ramsay Hunt et de Trétiakoff ayant placé le siège de la paralysie agitante soit dans le *globus pallidus*, soit dans le *locus niger*, il est indispensable de rappeler brièvement l'anatomie du corps strié, ses connexions avec les organes voisins, et sa physiologie.

Les livres classiques nous enseignent que le *corps strié* se divise en deux parties : le *noyau caudé* et le *noyau lenticulaire* ; que ce dernier se subdivise à son tour en trois segments : l'un, externe, qui forme le *putamen*, les deux autres, internes, qui dans leur ensemble composent le *globus pallidus*. Eh bien, il faut faire table rase de ces notions classiques. Cette division et cette subdivision sont artificielles. En réalité, le *corps strié* se compose de deux parties, distinctes par l'embryologie et la structure : l'une, constituée par le *globus pallidus* ; l'autre, par le *putamen et le noyau caudé réunis*.

L'anatomie comparée montre que le globus pallidus apparaît dans la série animale bien avant le putamen et le noyau caudé. Tandis que ceux-ci n'apparaissent que chez les reptiles, le premier est déjà très développé chez les poissons. Pour cette raison, R. Hunt donne au globus pallidus le nom de *paleostriatum*, et au putamen et au noyau caudé celui de *neostriatum*. Ces deux termes correspondent le premier au *pallidum*, le second au *striatum* de O. et C. Vogt.

Distincts par l'anatomie comparée, le paleostriatum et le neostriatum le sont encore par la structure cellulaire, comme l'ont montré les travaux de M. et Mme Dejerine, de C. et O. Vogt, de Kinnier Wilson, de J. Ramsay Hunt. Le globus pallidus renferme une seule espèce de cellules nerveuses : volumineuses, fusiformes ou multipolaires, à grand cylindraxe, répondant au type I de Golgi, semblables à celles de la zone motrice de l'écorce cérébrale et des cornes antérieures de la moelle. Le putamen et le noyau caudé renferment, au contraire, deux espèces de cellules : les unes, de beaucoup les plus nombreuses petites, étoilées ou polygonales, à court cylindraxe, répondant au type II de Golgi ; les autres, assez rares, semblables à celles du globus pallidus, appartenant au type I de Golgi, et formant avec celles du globus pallidus le *système pallidal* de R. Hunt.

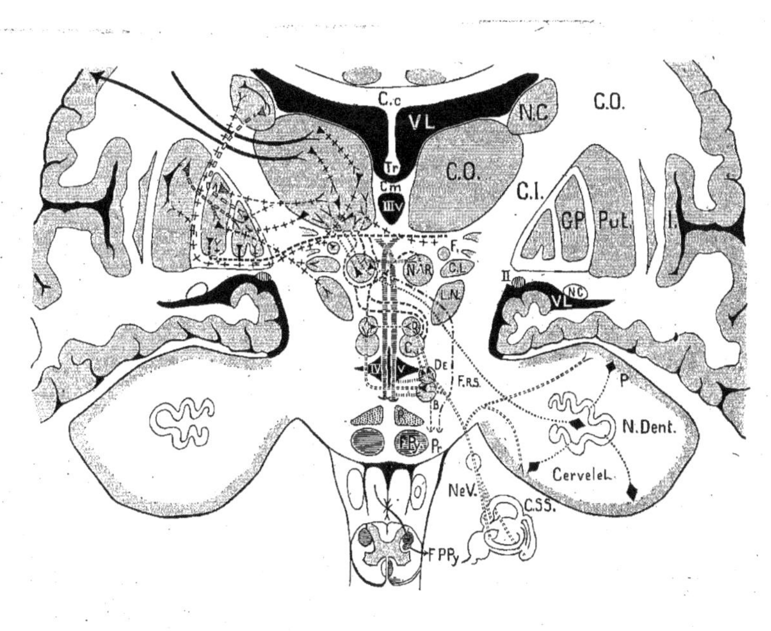

C.c
VL
N.C
C.O.
Tr
C.O.
Cm
C.I.
IIIv
GP
Put.
I.
F.
N.R
C.I.
II
L.N
VL
NC
IV
De
F.R.S.
P
B
N.Dent.
P.
Cervelet
NeV.
C.S.S.
F PP.y

Les petites cellules du neostriatum ou striatum forment des *neurones d'association*; leurs courts cylindraxes constituent des faisceaux de fibres qui réunissent les cellules du putamen et du noyau caudé à celles du globus pallidus. Pour certains auteurs, pour Probst en particulier, quelques-unes de ces fibres traverseraient la capsule interne et se rendraient au thalamus et à la région hypothalamique. Pour Kinnier Wilson, il n'en serait rien; toutes s'arrêteraient au globus pallidus. En somme, le striatum n'émet que des fibres d'association qui l'unissent exclusivement au pallidum.

Il n'en est pas de même du paleostriatum ou pallidum. Ses grandes cellules, avec leur long cylindraxe, constituent des *neurones de projection*, qui forment cinq *faisceaux efférents*, unissant le pallidum aux organes voisins, à savoir :

1º Le *faisceau pallido-thalamique*, qui aboutit à la partie antéro-interne du thalamus;

2º Le *faisceau pallido-luysien*, qui va au corps de Luys ;

3º Le *faisceau pallido-rubrique*, qui se rend au noyau rouge;

4º Le *faisceau pallido-nigrique*, qui se termine dans le locus niger;

5º Le *faisceau pallido-tegmentaire*, spécialement étudié par O. et C. Vogt, qui aboutit au noyau de Darkewitch.

Il est à remarquer que quelques fibres de ces divers faisceaux passent dans les centres sous-optiques du côté opposé.

D'autre part, le corps strié dans son ensemble reçoit des fibres afférentes, à savoir un *faisceau afférent* qui lui vient de la couche optique. Après la destruction du thalamus, on a pu suivre, en effet, les dégénérations secondaires dans le pallidum et dans le striatum

Il importe de souligner que la couche optique est le seul organe qui envoie des fibres au corps strié. Ni le système pyramidal (écorce motrice et faisceau moteur), ni le cervelet, ni le ruban de Reil, ni les noyaux hypothalamiques ne lui en envoient. Ces divers organes n'entrent en rapport avec lui qu'*indirectement*, par l'intermédiaire de la couche optique et du faisceau afférent que je viens de signaler. De telle sorte que les rapports incontestables qui existent entre ces divers organes, d'une part, et le corps strié, d'autre part, se font par l'intermédiaire de ce faisceau afférent.

Ainsi le noyau caudé et le putamen sont reliés directement au globus pallidus par les neurones d'association. D'autre part, le pallidum directement par ses faisceaux efférents, et le striatum indirectement, par leur intermédiaire, sont reliés à la couche optique et aux noyaux sous-optiques, et, par ces noyaux, à la *voie motrice extra-pyramidale*. On donne ce nom à une voie découverte par von Monakow chez les animaux et encore mal connue chez l'homme. Elle est constituée par le *faisceau rubro-spinal* qui naît du noyau rouge, passe du côté opposé par la décussation de Forel et descend jusqu'à la moelle sacrée, dans le cordon latéral de la moelle, à côté du faisceau pyramidal.

Toutes ces connexions sont faciles à voir, sur le schéma ci-joint. Je dois ce schéma à l'extrême obligeance de M. Ch. Chatelin qui l'a construit d'après les travaux les plus récents. Je tiens à le remercier de m'avoir permis de le reproduire ici.

Nos connaissances sur la structure cellulaire et sur les connexions du corps strié nous viennent et de l'histologie normale et de l'étude des dégénérations tant pathologiques qu'expérimentales. K. Wilson, en produisant des lésions du corps strié chez le singe, a pu étudier les dégénérations secondaires et suivre les fibres dégénérées jusque dans le thalamus et les noyaux sous-optiques, mais il n'a pu les suivre plus loin.

Du point de vue anatomique, le corps strié apparaît comme un système complet, ayant un centre cellulaire, une voie afférente qui vient de la couche optique et le met en rapport avec le cerveau, le cervelet, le faisceau sensitif, etc., et des voies efférentes qui le relient aux organes sous-optiques et, par l'intermédiaire de ceux-ci, à la voie motrice extra-pyramidale.

On n'a guère pu se faire une idée nette des fonctions, c'est-à-dire de la physiologie du corps strié, que par la méthode anatomo-clinique. En effet, sa situation profonde et l'impossibilité de l'atteindre isolément rendent contestables les conclusions tirées de l'expérimentation seule. Au contraire, en rapprochant les lésions striées, trouvées à l'autopsie, des signes observés pendant la vie, on devait obtenir des données intéressantes. En fait, la méthode anatomo-clinique a démontré la fonction motrice du corps strié. Cette fonction motrice, la structure histologique de ce corps la laissait prévoir. Nous avons vu, en effet, que le corps strié renfermait des cellules semblables à celles de l'écorce motrice cérébrale et des cornes antérieures de la moelle.

Or, Malone affirme, et cela est plus que probable, qu'à une similitude de morphologie correspond une similitude de fonction. A l'autopsie de malades ayant présenté, pendant la vie, des troubles moteurs : rigidité musculaire, tremblement, chorée, athétose, on a trouvé des lésions du corps strié. Il était logique d'en inférer que le corps strié est un centre *modérateur* du tonus, et un centre *inhibiteur* des mouvements involontaires, rythmiques ou arythmiques. Ce sont bien là des fonctions motrices, encore qu'elles diffèrent de la motricité volontaire qu'on a tendance, dans le langage courant, à considérer comme la seule forme du mouvement. Outre qu'il y a des mouvements purement involontaires, on sait que les mouvements volontaires s'accompagnent eux-mêmes de mouvements associés, de mouvements d'ensemble, d'harmonie motrice, qui jouent dans la vie de relation un rôle très important.

Le corps strié est donc un centre moteur, ou sensitivo-moteur ; par ses fibres afférentes, il reçoit des incitations du cerveau, du cervelet, de la périphérie ; il les élabore et les renvoie transformées à la moelle et aux muscles par l'intermédiaire de ses fibres efférentes et de la voie motrice extra-pyramidale.

Il est vrai qu'à l'autopsie de sujets atteints, pendant leur vie, de mouvements involontaires, on n'a pas toujours trouvé de lésions striées, et qu'on a relevé, d'autre part, des altérations du corps strié chez des sujets qui, de leur vivant, n'avaient pas présenté de troubles morbides. Ces faits négatifs ont jeté le discrédit sur la valeur des faits positifs. Je dois dire que certains de ces faits négatifs sont déjà anciens, et qu'ils n'ont pas été étudiés au moyen des méthodes histologiques modernes. Pour ce motif, je ne pense pas qu'ils puissent infirmer gravement, ni les résultats obtenus par les méthodes les plus récentes, ni la valeur des faits positifs.

Donc, à l'état normal, le corps strié modère le tonus musculaire et maintient les muscles au repos, puisque, quand il est détruit, il y a rigidité musculaire et agitation des muscles. Je me demande si on ne pourrait pas, en synthétisant, réduire les fonctions du corps strié à un rôle modérateur du tonus, et toutes les conséquences de sa destruction à l'*hypertonie*. Celle-ci serait *tonique*, et se traduirait alors par une rigidité musculaire permanente, ou *clonique* et, dans ce cas, engendrerait des mouvements intermittents, rythmiques comme le tremblement, ou arythmiques comme la choréo-athétose. Le tremblement et la choréo-athétose pourraient être considérés comme une espèce de rigidité clonique, et la rigidité musculaire permanente comme une espèce de tremblement tétanisé. On trouverait là la simple différence qui existe entre le tétanos et les secousses isolées des muscles. On pourrait même faire dépendre de l'hypertonie la perte des mouvements automatiques et associés qu'on rencontre dans la maladie de Parkinson, et que je préfère appeler la *perte des mouvements d'ensemble* ou de l'*harmonie motrice*. Je sais bien que cette perte de l'harmonie motrice peut se voir au début de la paralysie agitante, alors que l'hypertonie ne paraît pas encore appréciable. Mais il est difficile d'apprécier le début de l'hypertonie ; celle-ci peut exister déjà et, sans être appréciable cliniquement, être suffisante pour diminuer ou abolir les mouvements associés.

Par quelle voie le corps strié, pour exercer sa fonction motrice, agit-il sur les centres sous-jacents et sur le système musculaire ? Par la voie nerveuse, évidemment. Mais ce n'est pas en empruntant la voie pyramidale, puisque nous avons vu qu'il n'a pas de relations avec elle. C'est par ses neurones de projection qu'il entre en rapport avec les formations de la région sous-optique (noyau rouge, corps de Luys, locus niger, etc.), qui d'après Malone renferment des cellules motrices, et par leur intermédiaire avec le faisceau rubro-spinal, et, par suite, avec la moelle et les muscles. Je dois ajouter qu'il règne dans ce chapitre de l'anatomie et de la physiologie de la voie motrice extra-pyramidale humaine une grande incertitude.

Il est probable qu'il y a dans le corps strié, comme dans l'écorce cérébrale motrice, des localisations pour chaque membre et pour chaque trouble du mouvement, et que le siège des lésions régit la distribution de l'hypertonie et des mouvements involontaires, et détermine les symptômes différentiels qui distinguent les syndromes striés les uns des autres. Ramsay Hunt affirme que le paléostrié a une pathologie différente du néostrié. La paralysie agitante dépendrait d'une lésion des grandes cellules du système pallidal et la choréo-athétose serait produite par la lésion des petites cellules du néostrié. Les lésions de ces deux systèmes de cellules amèneraient la maladie de Wilson et la pseudo-sclérose de Westphal-Strümpell. Ainsi le pallidum et le striatum auraient non seulement une embryologie et une structure, mais encore des fonctions et une pathologie différentes. Il importe de déclarer qu'il y a encore là bien des problèmes à élucider et bien des obscurités à dissiper. Tout cela est un peu schématique. Dans la pratique, la discrimination n'est pas toujours facile, certains symptômes étant communs à plusieurs syndromes striés.

D'après Ramsay Hunt, le globus pallidus constitue le noyau moteur du corps strié et joue, par rapport au système moteur extra-pyramidal, un rôle identique à celui que joue le centre moteur cortical par rapport au système pyramidal. Il exerce un contrôle sur les neurones extra-pyramidaux. Sa destruction amènerait la paralysie agitante (hypertonie, tremblement, perte des mouvements harmoniques).

Le corps strié est un centre moteur, mais il n'est probablement pas le seul dans la région opto-striée. Il est vraisemblable qu'il y en a d'autres dans la région sous-optique. Que sont, à cet égard, le noyau rouge, le locus niger, pour ne pas parler d'autres formations ? Nous ne sommes pas bien fixés sur ce chapitre, et il faut s'aventurer avec prudence sur le domaine des fonctions motrices sous-corticales. Quelle est l'influence que l'écorce cérébrale exerce sur le corps strié et sur les centres sous-optiques? Exerce-t-elle, à l'état normal, une influence modératrice? Le corps strié, libéré de cette influence, agit-il sans frein ni entraves ?

Si le corps strié et les noyaux sous-optiques sont des centres moteurs, ils doivent être aussi des centres vaso-moteurs. La fréquence des troubles sympathiques : chaleurs, sueurs, sialorrhée, œdèmes, au cours de la paralysie agitante, exige l'existence de centres sympathiques dans la région, quelle qu'elle soit, où siège la lésion anatomique de cette affection Brouver place ces centres dans le noyau caudé, Trétiakoff dans le locus niger. Pour défendre cette hypothèse, ce dernier se fonde sur les analogies de structure que Marinesco a signalées entre les cellules du locus niger et celles des ganglions sympathiques

Le corps strié doit aussi être un centre émotif important. Pagano, en excitant le noyau caudé, a pu provoquer des troubles émotifs. On sait du reste que l'émotivité est perturbée dans les lésions du noyau caudé et du noyau lenticulaire. Il est superflu de rappeler ici le rire et le pleurer spasmodiques dans les paralysies pseudo-bulbaires. .

*
* *

Ces considérations sur l'anatomie et la physiologie du corps strié et de la région sous-optique permettent d'aborder avec avantage l'étude des lésions de la paralysie agitante.

On a cherché ces lésions dans les muscles. P. Blocq, ayant constaté l'existence d'altérations musculaires dans la maladie de Parkinson, les considéra comme spéciales, primitives, et fit de cette affection une myopathie, voisine de la maladie de Thomsen. Or, ce sont là des altérations inconstantes, secondaires et banales sur lesquelles il est inutile d'insister.

De nombreux auteurs, ayant trouvé des lésions dans les glandes endocrines : la thyr ïde, les parathyroïdes, en particulier, ont vu là le substratum anatomique de la paralysie agitante et regardé celle-ci comme la conséquence d'une intoxication endocrinienne. Un argument thérapeutique, à savoir l'amélioration des symptômes parkinsoniens par l'opothérapie, plaiderait en faveur de cette manière de voir. En réalité, il s'agit là de lésions banales et inconstantes ; et l'opothérapie n'a pas donné de résultats satisfaisants Si bien que la théorie endocrinienne ne repose sur aucun fondement solide. M. G. Roussy, qui avait défendu la théorie parathyroïdienne, vient de l'abandonner, à une des dernières séances de la Société de Neurologie. Si la paralysie agitante relevait d'une intoxication endocrinienne, il faudrait, pour concevoir les syndromes parkinsoniens unilatéraux, que cette intoxication portât ses effets sur un hémisphère cérébral. Et ceci n'aurait rien d'invraisemblable. Mais comment comprendre qu'un tel poison, circulant dans le sang pendant des années, pût limiter ses effets à un hémisphère ? Pour le comprendre, il faudrait admettre dans cet hémisphère l'existence préalable d'une lésion attirant et fixant ce poison. Dans ces conditions, cette lésion nerveuse préalable suffirait à elle seule pour expliquer les syndromes parkinsoniens « monoplégiques » ou « hémiplégiques ». Nous ignorons, du reste, le rôle de l'hyperactivité parathyroïdienne, et il n'est guère vraisemblable que cette hyperactivité puisse déterminer un syndrome parkinsonien. D'autre part, son hypoactivité, telle que celle qui résulte, par exemple, de la parathyroïdectomie, n'a jamais provoqué de paralysie agitante.

Bref, ce n'est ni dans les muscles ni dans les glandes endocrines que siège la lésion de la maladie de Parkinson. Tout porte à croire qu'elle est située dans le système nerveux central. Il n'est guère de partie du névraxe où on n'ait cherché à la placer, mais peu à peu ce siège s'est circonscrit pour se fixer aux régions opto-striée, sous-optique et pédonculaire.

Il y a, dans la littérature médicale, quelques observations anciennes de syndrome parkinsonien, dues à Leyden, Boucher, Béchet, Mendel, Blocq et Marinesco, Dutil, Leroux et où, à l'autopsie, on trouva une tumeur de la couche optique ou du pédoncule cérébral.

Ces faits devaient attirer l'attention vers les régions du mésocéphale et des ganglions centraux. A défaut de faits nouveaux, on commença par formuler des hypothèses. « Une lésion du locus niger, écrit Brissaud, pourrait bien être le substratum anatomique de la maladie de Parkinson. » Un peu plus tard, G. Maillard invoque une lésion du noyau rouge. Les faits nouveaux vinrent à leur tour. En 1908, Jelgersma note une atrophie nette du noyau lenticulaire, de l'anse et de son noyau, des champs de Forel, du noyau latéral du thalamus et du corps de Luys-Lewy, qui a examiné histologiquement un grand nombre de cas de paralysie agitante, situe la lésion dans le noyau lenticulaire, dans les noyaux des anses lenticulaire et pédonculaire, et dans le noyau du sympathique bulbaire ; il relève la dégénération des cellules nerveuses du putamen et du globus pallidus. Manschot constate des altérations analogues. Auer et Mac Cough signalent, dans deux cas de maladie de Parkinson, un état criblé du noyau lenticulaire, du thalamus, de la région sous-thalamique, de la capsule interne, et notent la diminution de volume des fibres radiaires du globus pallidus et de la couche médullaire externe.

Il s'agit jusque-là de lésions très diffuses. Les recherches de Ramsay Hunt, de Trétiakoff, de O. et C. Vogt, qu'il me reste à exposer, ont ouvert une ère nouvelle, en serrant le problème de plus près et en localisant plus étroitement la lésion de la paralysie agitante.

R. Hunt la localise au système pallidal. Les cellules nerveuses de ce système sont considérablement diminuées de nombre, et celles qui n'ont pas disparu offrent des degrés divers d'atrophie. Ces lésions atteignent systématiquement et exclusivement les grandes cellules motrices du système pallidal. Ce seraient des lésions d'ordre abiotrophique, c'est-à-dire dues à une faiblesse primitive d'un système de neurones. Les cellules névrogliques sont légèrement augmentées de nombre, pour remplacer les neurones moteurs disparus ou atrophiés, mais les fibres de la névroglie ne sont pas multipliées. Bien entendu, et par voie de conséquence, les faisceaux efférents subissent une diminution évidente de leurs fibres constitutives. Les centres sous-thalamiques ne seraient pas lésés, à l'exception du réseau médullaire du corps de Luys qui semble un peu diminué. Enfin, les vaisseaux striés, s'ils sont par points légèrement épaissis, ne sont pas oblitérés.

Ces altérations des cellules nerveuses ne se rencontreraient que dans le système pallidal. Il s'agirait d'une atrophie dégénérative progressive de ce système, qui relèverait vraisemblablement d'une intoxication élective inconnue, et qui, par ses caractères, ressemblerait à celle de la sclérose latérale amyotrophique, tenant comme celle-ci à la vulnérabilité des neurones moteurs.

Contrairement à l'opinion de Ramsay Hunt, qui localise le substratum anatomique de la paralysie agitante dans le système pallidal du corps strié, Trétiakoff le situe exclusivement dans le locus niger. Ses recherches, faites dans le laboratoire de Pierre Marie, portent sur neuf cas de paralysie agitante bilatérale et un cas de paralysie agitante unilatérale. Dans ces dix cas, il a trouvé des lésions du locus niger : bilatérales dans les neuf premiers, unilatérales, et du côté opposé au syndrome clinique, dans le dernier. Il s'agissait de lésions atrophiques et dégénératives des cellules nerveuses, survenant sans cause connue. Ces résultats constants ont conduit cet observateur à penser qu'il existe des rapports intimes entre les lésions du locus niger et la maladie de Parkinson et à supposer « qu'il s'agit probablement de relation de cause à effet ». Il fait en outre remarquer que l'absence de « cas contradictoires où le locus niger serait atteint sans que surviennent des troubles toniques » corrobore l'importance des faits positifs. Des altérations identiques de siège et d'aspect ont été retrouvées depuis par Souques et Trétiakoff dans trois cas.

L'opinion de Ramsay Hunt est en désaccord avec celle de Trétiakoff. Mais ce dernier fait observer que ce désaccord s'atténue, si on songe que la terminaison de l'anse lenticulaire est inconnue, et qu'on ignore le sort des fibres de son extrémité postérieure, lesquelles se perdent dans le locus niger et dans le noyau rouge. D'autre part, on peut trouver un terrain d'entente, en invoquant l'avis de Mirto, qui considère le locus niger comme un groupe cellulaire détaché du globus pallidus, au cours du développement phylogénétique.

A la dernière réunion annuelle de la Société de Neurologie, MM. Lhermitte, Foix, Wilson, sont revenus sur ce sujet, M. Lhermitte en se rattachant à la théorie de R. Hunt, M. Foix à celle de Trétiakoff, M. Kinnier Wilson en déniant au corps strié et au locus niger tout rôle dans la paralysie agitante et en se demandant si le noyau rouge ne pourrait pas être mis en cause.

Jusqu'ici, il n'a été question que de *lésions microscopiques*. Il faut maintenant mentionner l'existence de *lésions macroscopiques* : état criblé, lacunes, désintégration périvasculaire, foyers d'hémorrhagie ou de ramollissement, constatés dans le corps strié, à l'autopsie d'un certain nombre de paralytiques agitants. O. et C. Vogt ont trouvé, dans plusieurs cas de maladie de Parkinson, une atrophie du noyau caudé et des lésions en foyer du corps strié, prédominant dans le striatum, quand le tremblement était le signe clinique principal, et dans le pallidum, quand la rigidité musculaire l'emportait sur le tremblement. Partisans de l'origine striée de la paralysie agitante, ils ne pensent pas cependant que sa lésion soit aussi étroitement élective que l'admet R. Hunt.

Il ressort de cet exposé anatomo-pathologique, d'abord que le substratum anatomique de la paralysie agitante semble situé dans les régions striées et sous-optiques, mais que sa localisation précise n'est pas encore fixée ; ensuite, que la lésion n'est pas univoque : qu'elle peut être microscopique ou macroscopique, qu'il peut s'agir soit de dégénération atrophique progressive, soit de lésions en foyers tels que ramollissements, lacunes, et même de tumeurs. De telle sorte que la paralysie agitante apparaît, du point de vue anatomo-pathologique, non comme une entité morbide, mais bien comme un syndrome causé par des lésions qui seraient différentes par leur nature, mais identiques par leur siège.

Quoiqu'il en soit, les lésions constatées dans la maladie de Parkinson permettent de rayer cette maladie du cadre des *névroses*. Les partisans de sa nature névrosique se fondaient sur l'absence de substratum et sur son début à la suite d'une émotion. Or, aujourd'hui, bien que le siège de son substratum anatomique ne soit pas encore étroitement localisé, il existe des travaux intéressants qui font entrevoir la solution de ce problème. Et, d'autre part, le début brusque de la paralysie agitante, à la suite d'une émotion, n'est rien moins que démontré, ainsi que nous le verrons plus loin. Aujourd'hui la maladie de Parkinson doit être considérée comme une affection *organique*, dont les lésions, qui sont fines et microscopiques, ont échappé longtemps aux yeux des observateurs.

En dernière analyse, cette affection peut être regardée comme une *maladie du tonus*. Les centres du tonus ne peuvent exister que dans les cellules motrices, le tonus musculaire étant un réflexe permanent dont les fibres sensitivo-sensorielles constituent les voies centripètes et les fibres motrices les voies centrifuges. Il y a des centres du tonus dans les cornes antérieures de la moelle, dans les centres gris mésocéphaliques, dans les ganglions gris centraux, dans l'écorce cérébrale. Les centres les plus importants du tonus siègent incontestablement dans le cerveau, comme le prouvent les effets expérimentaux et pathologiques qui suivent les sections complètes de la moelle cervicale.

L'écorce cérébrale en constitue le centre primordial. Mais il faut, avec Paulow, Sherrington, van Gehuchten, etc., en admettre d'importants dans les ganglions gris centraux. L'incertitude règne, il est vrai, sur leur nombre et leur siège précis. Quoi qu'il en soit, quand ces centres sont détruits, l'hypertonie survient, et avec elle, la rigidité, le tremblement, la perte des mouvements associés, c'est-à-dire les symptômes primordiaux de la paralysie agitante.

*
* *

La cause la plus souvent invoquée par les malades est l'émotion. Il importe, à cet égard, de distinguer les *émotions aiguës* des *émotions chroniques*.

Pour ce qui concerne ces dernières, il est impossible d'établir une relation de causalité entre les peines morales prolongées et la paralysie agitante. C'est au cours de longs chagrins, durant des années : deux, cinq, dix ans, et même davantage, que la maladie apparaîtrait sournoisement. Comment démontrer leur influence étiologique ? Du reste, les médecins négligent, à dessein, le rôle des émotions chroniques et ne s'attachent guère qu'à celui des émotions aiguës, brusques et vives par définition. Les cas cités semblent, de prime abord, démonstratifs, tant l'effet paraît suivre de près la cause.

Je me suis attaché, depuis une vingtaine d'années, à faire une enquête sur le rôle étiologique de ces émotions vives et brusques. J'ai dû laisser de côté les exemples rapportés par les classiques, parce qu'il est impossible d'avoir des éléments suffisants d'appréciation, tout contrôle rétrospectif faisant défaut. En effet, le temps écoulé entre l'émotion et l'apparition du tremblement, — car il faut remarquer qu'il s'agit toujours de tremblement, — n'est pas indiqué avec précision. Les auteurs se sont fondés sur le récit des malades ou de l'entourage, c'est-à-dire sur des souvenirs souvent lointains et vagues, sans assez se méfier de la tendance des hommes à attribuer aux émotions une influence étiologique exclusive ou primordiale. J'ai vu attribuer aux émotions des syndromes parkinsoniens manifestement consécutifs à l'encéphalite léthargique. Les faits observés personnellement, à cet égard, ont plus de valeur. J'en ai étudié 150. Or, j'ai pu me convaincre qu'il n'y avait aucune relation de causalité entre l'émotion et le début de la maladie de Parkinson. Tantôt le début était bien réellement postérieur à l'émotion, mais il s'était écoulé un si long temps entre l'émotion invoquée et l'apparition de la maladie que d'autres causes avaient pu intervenir, dans l'intervalle. Tantôt, en dépit du récit des malades, ce début était antérieur à l'émotion.

On incrimine les émotions vives pour deux motifs. D'abord parce que l'émotion fait trembler les sujets normaux. Cela est incontesté. Mais il s'agit alors de tremblement généralisé et transitoire, qui disparaît complètement au bout de quelques minutes ou de quelques heures. On conçoit mal un tremblement émotif limité à un seul membre ; si, à la rigueur, on pouvait le concevoir, on ne voit pas pourquoi, sans émotion nouvelle, il se propagerait, au bout de quelques mois, ou de quelques années, au membre homologue, puis au côté opposé. Ensuite, parce que les émotions paraissent avoir une influence sur les névroses et que la paralysie agitante a été pendant très longtemps considérée comme une névrose.

J'ai souvent demandé à des médecins qui, pendant la dernière guerre, avaient passé plusieurs années dans les tranchées, s'ils avaient observé des tremblements parkinsoniens, et je n'ai obtenu que des réponses négatives. Ils avaient vu cependant arriver aux postes de secours des

soldats terrifiés par des bombardements effroyables, des attaques ino-
pinées, des scènes épouvantables. J'ai vu, de mon côté, de nombreux
paralytiques agitants qui incriminaient, comme cause, un bombardement ; après une enquête minutieuse, j'ai pu me convaincre que ce
bombardement n'était pour rien dans le déterminisme de la maladie.
Je ne sache, du reste, pas que le nombre des cas de maladie de
Parkinson ait augmenté notablement pendant la guerre, ce qui aurait
dû être, si l'émotion était à sa base. La vérité, c'est que les émotions,
en faisant trembler, peuvent révéler, en l'exagérant momentanément,
un tremblement jusque-là passé inaperçu, ou bien frapper assez l'esprit
pour que le sujet attribue à l'émotion un tremblement survenu bien
longtemps après la frayeur et indépendant de celle-ci. Il est à remarquer
que tous les sujets qui attribuent leur maladie à une émotion n'ont pas
eu de tremblement émotif, consécutivement à la peur. Il est également
à remarquer que, au début, et pendant une phase assez longue, le
tremblement parkinsonien est si léger et si fugace qu'il passe inaperçu du patient.

On a parlé et on parle toujours d'épidémies de paralysie agitante,
dans les villes assiégées et bombardées, et, à cet égard, on cite partout
la ville de Strasbourg soumise, en 1870, pendant un mois, à un bombardement quotidien. Or, en vérité, cette soi-disant épidémie
de paralysie agitante, rapportée : quand ? en 1873, par qui ? par
un auteur allemand, Kohts, se borne à trois cas de maladie de Parkinson.

En somme, en dehors de quelques cas difficiles à éclaircir et permettant d'invoquer une coïncidence possible, j'ai pu me convaincre qu'il
n'y avait aucune relation de cause à effet entre l'émotion vive et brusque
et le début de la paralysie agitante.

Il n'y en a pas davantage entre ce dernier et les *traumatismes*. Certains
auteurs supposent que le traumatisme agit plus par choc moral que par
choc physique. Dans ce cas, il s'agit d'émotion et je n'y reviens pas.
Mais il n'est pas impossible qu'un traumatisme puisse déterminer une
commotion, une lésion cérébrale, dans la région qu'on croit être le
siège de la paralysie agitante. Si elle existe, l'origine traumatique
doit être exceptionnelle et difficile à établir. K. Mendel, qui relate
douze exemples personnels de paralysie agitante traumatique, ne s'y
rattache que dans l'impossibilité de trouver une autre cause ; il admet,
en outre, la nécessité, non seulement d'un terrain prédisposé et d'un
âge déterminé, mais encore d'un long laps de temps entre le traumatisme et le début de la paralysie agitante, conditions qui, à mon sens,

enlèvent à celui-là toute valeur. J'ai vu, pendant la guerre, et longtemps après la blessure, des centaines de traumatismes craniens ; je n'ai pas trouvé un seul cas de maladie de Parkinson consécutif.

Que faut-il penser des cas où le traumatisme n'ébranle pas le cerveau et se borne à léser les nerfs périphériques ? Charcot en cite un exemple. Une femme se fait une contusion à la cuisse ; quelque temps après, survient une vive douleur du sciatique et le membre se met à trembler ; plus tard, le tremblement devint permanent et se généralisa. Hammond relate deux cas analogues. Demange, Boucher ont vu un panaris survenir à la suite d'une blessure et, quelques mois après, un tremblement parkinsonien commencer par la main blessée, avant de se généraliser. J'ai observé moi-même deux faits analogues. Mais ces observations sont, à la vérité, trop exceptionnelles pour entraîner la conviction. Je crois qu'il s'agit là de simples coïncidences. Parmi plus de mille blessures ou contusions des nerfs périphériques, que j'ai eu l'occasion de voir pendant la guerre, et longtemps après la blessure, je n'ai pas observé un seul cas de tremblement parkinsonien.

Je citerai, pour mémoire, le rôle attribué au surmenage local et au froid. Comme l'émotion, le froid fait trembler ; comme elle, il peut exagérer momentanément un tremblement antérieur passé inaperçu, ou bien frapper rétrospectivement l'esprit du sujet.

Une cause qui a joui, et qui jouit encore d'une grande faveur, est *l'artériosclérose cérébrale*. Si son rôle a été exagéré, il ne semble pas devoir être toujours rejeté. La paralysie agitante débute généralement dans la seconde moitié de la vie et elle évolue progressivement, ce qui cadre avec le début et l'évolution progressive de l'artériosclérose. D'autre part, on trouve souvent aux autopsies, chez les gens d'un certain âge, de l'athérome cérébral, au niveau de l'hexagone de Willis, d'où partent les artères striées qui vont irriguer le siège supposé de la maladie de Parkinson. On peut admettre que l'athérome, diminuant le calibre et la souplesse de ces artères, amène l'ischémie des régions striées et, par suite, la dégénération lente de leurs cellules nerveuses. Mais l'artériosclérose est une lésion très commune. Elle est bien difficile à invoquer dans la paralysie agitante des jeunes sujets et des enfants. D'autre part, de nombreux auteurs, R. Hunt et Trétiakoff n'ont pas trouvé d'altérations notables dans les artères striées et pédonculaires. J'ajouterai que, d'après les recherches de MM. Sicard et G. Guillain, les parkinsoniens ne présentent pas d'hypertension artérielle. Il est vrai qu'on pourrait admettre l'existence d'une artériosclérose limitée à l'encéphale, et incapable d'élever la tension générale des artères. On ne saurait donc

accepter, pour ces diverses raisons, cette conclusion de G. Maillard :
« La maladie de Parkinson est due à des altérations de nature artério-
scléreuse, atteignant essentiellement le centre mésocéphalique d'équilibre statique. » Mais ce n'est pas une raison pour éliminer l'artériosclérose cérébrale de l'étiologie de la paralysie agitante. D'autant que,
dans certains cas, les altérations artérielles paraissent bien en cause. Je
fais allusion aux paralysies agitantes déterminées par des lésions en
foyer : lacunes, ramollissements, hémorrhagies des régions striées, rappelées plus haut.

J'arrive aux causes qui me paraissent le mieux établies, aux *infections*
et aux *intoxications*. Il a fallu l'épidémie récente d'encéphalite léthargique, qui a créé de nombreux syndromes parkinsoniens, pour que
l'attention fût attirée sur le rôle étiologique des maladies infectieuses.
Jusque-là, les cas de maladie de Parkinson consécutifs à une infection
étaient ou ignorés ou systématiquement négligés. Et pourtant il existait
dans la littérature médicale des faits significatifs. Dès 1846, Romberg
publiait un cas de paralysie agitante consécutif au *paludisme*. Leroux,
en 1880, en citait un de même origine. Crespin, Bernhardt en rappor-
taient, survenus à la suite de la *rougeole* ; Vesselle et Rouvillois, à la
suite du *rhumatisme articulaire aigu*. En 1893, Gowers affirmait que la
maladie de Parkinson pouvait relever de la *dysentérie* et de la *fièvre
typhoïde*. Parmi tous ces faits, j'en rappellerai deux qui me paraissent
très suggestifs. Lannois a observé un enfant de douze ans qui, un an
après une rougeole, présentait un syndrome parkinsonien, et qui, six
ans plus tard, avait une paralysie agitante typique avec rigidité, tremblement, sensation permanente de chaleur et sueurs exagérées. L'observation de Franck-R. Fry est encore plus probante : un homme de
trente-sept ans, à la quatrième semaine d'une fièvre typhoïde, fut pris
d'un tremblement parkinsonien, qui envahit peu à peu les deux
membres supérieurs, puis les deux inférieurs. Trois ans après, il
offrait, dit l'auteur, « tous les signes de la paralysie agitante ». L'*encéphalite léthargique* a déterminé, depuis trois ou quatre ans, un très grand
nombre de syndromes parkinsoniens. J'en ai observé, pour mon
compte, vingt-six cas. La plupart viennent d'être publiés dans la très
remarquable thèse de mon interne, M. H. Ernst. Je vais revenir tout
à l'heure sur ce sujet.

En 1899, Dana a beaucoup insisté sur le rôle étiologique des infec-
tions et des intoxications. Pour lui, la majorité des cas de maladie de
Parkinson reconnaît comme origine une infection ou une intoxication.
L'infection ou l'intoxication altère les cellules nerveuses qui dégénèrent

lentement. Mais, malgré cette dégénération, elles peuvent suffire à leur tâche pendant de longues années, pendant cinq, dix, quinze ans. Un jour vient cependant où ces cellules altérées finissent par mourir, et c'est alors que la paralysie agitante apparaît. L'intoxication le plus souvent en cause pour Dana n'est autre que l'*arthritisme*. Il faut avouer que l'arthritisme constitue une intoxication vague et que, d'une manière générale, l'action des intoxications, qu'elles soient endogènes ou exogènes, n'est pas facile à prouver. Mais l'idée n'en reste pas moins intéressante, et je tenais à la souligner.

Parmi les infections chroniques, on a parlé de la *syphilis*. On a fait valoir la coexistence possible du tabes et de la paralysie agitante. Cette coexistence n'est pas niable ; j'ai eu l'occasion d'en observer deux ou trois exemples. Wertheim Salomonson a pensé que ces faits pouvaient constituer une maladie spéciale, qu'il a appelée la *tromoparalysie tabétiforme*. Mais les cas cités de paralysie agitante et de tabes coexistant sont trop rares, d'une part, et ces deux affections trop communes, d'autre part, pour qu'on puisse, à mon avis, voir dans leur coexistence autre chose qu'une coïncidence, qu'une association morbide. Tout au plus, est-il permis de supposer qu'elles ont, dans ces cas, une cause commune : la syphilis. Je ne pense pas, du reste, que la syphilis soit une cause fréquente de la maladie de Parkinson. Chez vingt paralytiques agitants classiques que j'ai ponctionnés, le liquide céphalo-rachidien a toujours été normal, sauf chez un seul, du point de vue des éléments cellulaires et de l'albumine ; chez tous, sauf chez un seul, la réaction de Bordet-Wassermann a été négative dans le sang et le liquide céphalo-rachidien.

Ceci étant dit, il faut reconnaître qu'il est très souvent impossible de découvrir la cause déterminante de la paralysie agitante. Il est le plus souvent impossible de lui retrouver une origine infectieuse, à moins qu'on ne veuille accepter les longues échéances de Dana. A la lueur des notions nouvelles, il serait intéressant de faire une enquête étiologique dans les hospices pour voir si, chez quelques paralytiques agitants, il ne serait pas possible de retrouver à leur maladie une origine infectieuse, une encéphalite léthargique, par exemple. On aurait plus de chance de trouver quelques faits positifs chez les parkinsoniens vivants que dans les observations publiées par les anciens auteurs. Mais ne pas retrouver une origine infectieuse ne veut pas dire qu'une infection n'a pas existé. Nombreux sont les cas de chorée vulgaire où on ne retrouve pas une infection à l'origine, et cependant la chorée de Sydenham est regardée comme une séquelle d'infection.

*
* *

L'encéphalite léthargique a déterminé, depuis trois ans, un très grand nombre de syndromes parkinsoniens. Dans tous les pays, on a été frappé de la ressemblance qu'ils présentaient avec la maladie de Parkinson. En Amérique, on signale leur ressemblance absolue avec cette maladie. En Angleterre, il en est de même. « Si ce n'était le début fébrile, dit Bramwell, on pourrait confondre absolument avec la maladie de Parkinson ». Wilson déclare qu'un cas observé par lui offre tous les symptômes « de la paralysie agitante typique ». Ailleurs, on fait les mêmes remarques. Mais on ne discute pas la question de savoir si ces syndromes parkinsoniens postencéphalo-léthargiques doivent entrer dans le cadre de la maladie de Parkinson.

En France, cette question a été et est fortement agitée. Les avis, émis avec des réserves, sont divisés. J'ai pris personnellement parti, en avançant que le syndrome parkinsonien postencéphalitique pouvait aboutir à la maladie de Parkinson, autrement dit que l'encéphalite léthargique pouvait être une des causes de la paralysie agitante. Les lésions de cette encéphalite, bien que diffuses, siègent surtout au niveau des ganglions centraux et du mésocéphale. Or, c'est précisément à ce niveau que les recherches les plus récentes localisent le substratum anatomique de la maladie de Parkinson. Si les lésions de l'encéphalite léthargique sont légères et réparables, le syndrome sera passager, curable et répondra à ce qu'on a appelé le « parkinsonisme ». C'est à ces faits qu'on devrait, à mon sens, réserver ce terme. Si elles sont graves et irréparables, elles détermineront une véritable maladie de Parkinson.

Donc tantôt le syndrome parkinsonien postencéphalitique guérit avec l'encéphalite ou peu après elle, et on ne saurait parler de paralysie agitante. Tantôt l'encéphalite guérit, tandis que le syndrome parkinsonien persiste et évolue pour son compte propre. C'est le seul cas que je veuille envisager ici, dans ses rapports avec la maladie de Parkinson. On a pu objecter qu'il s'agit peut-être encore là d'une encéphalite devenue chronique, et non d'une séquelle proprement dite. Dans certains faits, en l'absence d'un critérium bactériologique ou humoral, qui manque encore et qui permettrait de dire si l'encéphalite est ou non guérie, il est prudent de faire des réserves. Mais, dans les faits que j'ai en vue, l'encéphalite est guérie, et il s'agit bien de séquelles. Chez les onze malades que j'ai amenés ici, le syndrome parkinsonien est une véritable séquelle : chez l'un d'eux, l'encéphalite remonte à trois ans ; chez les dix autres, à au moins quinze mois. Chez tous, l'encéphalite n'a duré apparemment que quelques semaines.

Personne ne conteste l'apparition fréquente d'un syndrome parkinsonien au cours ou à la suite de l'encéphalite léthargique. Mais les opinions diffèrent sur les rapports qu'il peut présenter avec la maladie de Parkinson. Est-il nosographiquement distinct de la paralysie agitante ? Ou bien doit-on le confondre avec cette affection, l'encéphalite léthargique devenant alors une cause de la maladie de Parkinson ? Sur quels caractères se fonde-t-on pour admettre l'une ou l'autre opinion ? La première opinion est défendue par de nombreux observateurs : M. Pierre Marie et Mlle G. Lévy, MM. Lhermitte, Barré et Reys, Cruchet, Hesnard, Christiansen, etc., qui sont dualistes.

Le syndrome parkinsonien post-encéphalitique et la paralysie agitante ont les mêmes symptômes primordiaux : rigidité musculaire, tremblement, perte de l'harmonie motrice, et les mêmes symptômes secondaires : troubles vaso-moteurs, etc... Dans les deux, même intégrité de la sensibilité objective, des réflexes et de l'état intellectuel.

Voyons quels sont les arguments qui ont été donnés pour séparer les deux affections et quelle est leur valeur.

Le syndrome parkinsonien postencéphalitique est précédé, dit-on, par une maladie infectieuse, et la maladie de Parkinson ne l'est pas. C'est vrai, en règle générale. Cependant, la paralysie agitante peut survenir au cours ou à la suite d'une maladie infectieuse : rougeole, fièvre typhoïde, rhumatisme, paludisme, etc. J'en ai cité des exemples. D'autre part, la notion infectieuse pourrait bien passer quelquefois inaperçue dans le syndrome parkinsonien postencéphalitique. On a remarqué que ce syndrome survient surtout à la suite d'encéphalites bénignes. M. Pierre Marie et Mlle G. Lévy l'ont même observé à la suite d'encéphalites frustes. Il y a des formes ambulatoires, dans lesquelles la fièvre fait défaut, et où les symptômes sont si légers qu'ils sont méconnus, de telle sorte qu'il serait bien difficile, dans un cas de syndrome parkinsonien de cette origine, de retrouver la notion infectieuse. Il n'est pas illogique de supposer que quelques cas de paralysie agitante dus à une semblable origine ont pu être ignorés, dans leur cause.

En somme, il y a des cas de maladie de Parkinson qui ont eu une origine infectieuse, et probablement des cas de syndrome parkinsonien postencéphalitique où l'encéphalite a passé inaperçue.

L'âge, dit-on, serait différent dans les deux affections : le syndrome postencéphalitique se voit surtout dans la première moitié de la vie, et la paralysie agitante après quarante ans. C'est encore vrai, en général. Dans la majorité des cas, le syndrome postencéphalo-léthargique se voit chez des jeunes, mais cette règle souffre de nombreuses exceptions. En ajoutant vingt-six cas personnels à trente-quatre recueillis dans la littérature par mon interne, M. Ernst, je trouve les chiffres suivants :

> De 1 à 10 ans, 1 cas ;
> De 18 à 20 ans, 10 cas ;
> De 20 à 30 ans, 14 cas ;
> De 30 à 40 ans, 12 cas ;
> De 40 à 50 ans, 13 cas ;
> De 50 à 60 ans, 7 cas ;
> De 60 à 70 ans, 3 cas.

Dans les deux tiers des cas, le début s'est fait avant quarante ans. Mais, dans un tiers, il s'est fait plus tard, et, dans trois cas, au-dessus de soixante ans. D'autre part, s'il est incontestable que la maladie de Parkinson débute le plus souvent après la quarantaine, il n'est pas exceptionnel de la voir apparaître avant quarante ans, et de la voir survenir même chez des enfants. La paralysie agitante a été étudiée chez l'enfant, bien avant qu'il ne fût question d'encéphalite léthargique. La thèse de Rouvillois intitulée : *La paralysie agitante chez les jeunes sujets*, est de 1899. Je ferai remarquer, à ce propos, que le premier travail de Ramsay Hunt, antérieur à l'encéphalite léthargique, dans lequel il a localisé la lésion de cette affection dans le système pallidal, concerne des jeunes sujets. Le caractère différentiel, basé sur l'âge, n'a donc pas grande valeur.

On a dit que le syndrome postencéphalitique s'installe plus vite que la paralysie agitante et se généralise plus rapidement aux quatre membres. Cela est incontestable, d'une manière générale. Mais les cas ne sont pas rares où son installation et sa généralisation sont lentes. Dans le tiers des cas que j'ai observés personnellement, le syndrome date de plus d'un an et il est encore limité à un côté du corps ou même à un seul membre. D'autre part, on voit des cas de paralysie agitante qui se généralisent en six mois et même en moins de temps.

On a dit que la rigidité musculaire était le signe prédominant et qu'elle débutait par la face, dans le syndrome postencéphalo-léthargique. Cela est très commun, mais cela n'est pas constant. Dans un tiers des cas observés par moi, le tremblement l'emporte sur la rigidité, et il s'en faut que celle-ci débute toujours par la face. Parmi les malades que je présente, il y en a qui n'ont pas la face rigide. D'autre part, il n'est pas exceptionnel de trouver des maladies de Parkinson dans lesquelles la rigidité musculaire est le signe prédominant, non, seulement au début, mais encore pendant toute la durée de la maladie. Il y a longtemps que Charcot a insisté sur ce point. Quant à la prédominance à la face, c'est encore un signe de la paralysie agitante classique ; c'est dans la paralysie agitante classique que le facies parkinsonien a été jadis décrit avec un grand luxe de détails.

Le caractère du tremblement peut-il servir de signe différentiel ? Dans la paralysie agitante, le tremblement se fait au repos ; dans le syndrome postencéphalitique, il se ferait ou s'exagérerait à propos des mouvements volontaires. Mais on voit des syndromes postencéphalitiques où le tremblement n'existe qu'au repos, et on voit, d'autre part, des paralytiques agitants classiques chez lesquels le tremblement apparaît ou s'exagère à propos des mouvements volontaires. Vulpian affirmait que les mouvements ordinaires exagéraient, au début, le tremblement de la paralysie agitante. Gowers et d'autres observateurs ont cité des observations où les mouvements volontaires faisaient apparaître ou exagéraient le tremblement, en lui donnant parfois l'allure de celui de la sclérose en plaques. J'ai vu moi-même un certain nombre de cas de cet ordre. Ramsay Hunt a particulièrement insisté sur ce sujet, à propos de la paralysie agitante juvénile, en montrant que, chez les jeunes, le tremblement, au début, est souvent intense, violent, exagéré par les mouvements, et qu'il s'atténue peu à peu pour prendre l'aspect de celui de la maladie de Parkinson.

On a signalé l'existence de mouvements involontaires, tels que secousses spasmodiques des muscles du visage, tremblement et fibrillation de la langue, gêne de la mastication et de l ouverture de la bouche, comme propre aux syndromes parkinsoniens postencéphalitiques. En réalité, ces phénomènes sont loin d'être constants dans ces syndromes. Et on peut les retrouver dans certaines observations anciennes de Boucher, de Béchet, de Maillard, concernant la paralysie agitante Je rappellerai, à ce propos, ce passage de Paul Richer, écrit en 1895 : « En examinant de près chaque muscle, on le voit animé de petites vibrations. On voit sa surface parcourue de fines ondulations qui sont évidemment dues aux contractions isolées et successives des fibrilles musculaires. Ces contractions que j'appellerai *parcellaires*, pour les distinguer des contractions fibrillaires qu'on observe dans les muscles en voie d'atrophie, sont indépendantes du tremblement dont elles n'ont pas le rythme. »

Les troubles oculaires, si communs dans le syndrome postencépha-

litique, fourniraient-ils un caractère différentiel ? En aucune façon.
MM. Pierre Marie et Barré, en 1910, avaient signalé des troubles oculaires dans la maladie de Parkinson. Il y a trois semaines, MM. Barré
et Reys, d'une part, M. Velter, d'autre part, sont revenus sur ce
sujet. Dans les deux affections, ce sont les mêmes troubles, et ces
troubles sont constants ; ils ne diffèrent que par leur rapidité d'installation, leur intensité et leur durée ; ils sont plus brutaux d'apparition,
moins fugaces et plus intenses dans le syndrome parkinsonien postencéphalo-léthargique que dans la paralysie agitante.

De même, les troubles vaso-moteurs se retrouvent dans les deux
affections ; j'en dirai autant des douleurs, autant du besoin de déplacement. M. Sicard, à la dernière réunion annuelle de la Société de Neurologie, a décrit une *forme acathisique* du syndrome postencéphalitique, en avançant que le cas d'acathisie étudié jadis par Hasco-
vec, qui a créé ce nom, relevait de l'encéphalite léthargique. Je ne sais
s'il y a lieu de décrire à part une forme acathisique de ce syndrome
parkinsonien. Mais le besoin de déplacement fait partie de toutes les
descriptions de la maladie de Parkinson, et l'impossibilité, pour
certains paralytiques agitants, de rester longtemps assis est bien
connue. Je l'ai observée plusieurs fois ; hier encore, j'examinais un
paralytique agitant qui ne cessait de se lever de sa chaise. Sur la
remarque que je lui en fis, il me déclara que c'était un besoin impérieux
pour lui, et que, s'il n'avait pas été à l'hôpital, en posture de consultant,
il se serait levé bien plus souvent. Du reste, cette acathisie
parkinsonienne est classique. Il me suffira de rappeler le chambellan
dont parle Trousseau, qui, devant l'empereur, ne pouvait rester assis,
se levait sans cesse et marchait dans la pièce, tout en s'excusant de cette
faute d'étiquette. L'acathisie, à mon avis, rapproche donc, au lieu de
les écarter, le syndrome postencéphalitique et la paralysie agitante.

J'en dirai autant de certains caractères différentiels invoqués, à la
dernière réunion annuelle de la Société de Neurologie, par M. Cruchet
et par M. Hesnard qui distinguent ces deux affections, en se fondant sur
un certain nombre de traits qui appartiendraient aux syndromes postencéphalitiques : à savoir l'aspect soudé, la lenteur accentuée des
mouvements, la difficulté initiale de ces mouvements, l'épuisement rapide, l'engourdissement, etc., désignés, dans la région bordelaise, sous le
nom imagé de « viscosité motrice », le contraste entre la difficulté des
mouvements volontaires délicats et la facilité de certains autres, le
jeune âge des malades, le tremblement intentionnel, l'absence de troubles psychiques, les modifications du liquide céphalo-rachidien, la

régression des symptômes, etc. Mais tous ces caractères ne sont pas constants dans le syndrome postencéphalitique, et on peut les retrouver dans la maladie de Parkinson. Dans la paralysie agitante, l'aspect soudé, la lenteur des mouvements volontaires, la difficulté initiale de ces mouvements, l'épuisement rapide sont classiques. Le contraste entre la difficulté de certains mouvements et la facilité de certains autres a été décrit, en 1911, par Tilney, dans la maladie de Parkinson, sous le nom de *progression métadromique*. Je crois, par parenthèse, que le terme de *kinésie paradoxale* s'appliquerait mieux à la généralité des cas de ce genre. Quant aux modifications du liquide céphalo-rachidien, signalées par M. Cruchet et par M. Belarmino Rodriguez, je dois déclarer que je n'ai pas constaté de telles modifications dans les treize cas que j'ai examinés sous ce rapport. MM. Georges Guillain et Léchelle ont également ment toujours trouvé normal le liquide céphalo-rachidien. Comment expliquer ce désaccord ? Il est possible que les modifications en question relèvent de l'encéphalite léthargique et non du syndrome parkinsonien, et qu'elles tiennent à l'époque, rapprochée ou non du début, où l'examen a été pratiqué. Dans les cas que j'ai observés, le liquide céphalo-rachidien a été trouvé aussi normal que dans la maladie de Parkinson typique.

Y a-t-il, dans l'état mental de ces deux affections, des caractères différentiels qui permettent de les séparer ? Je ne le pense pas. En dehors des modifications de l'humeur et du caractère, l'inertie psychique, l'indifférence, le manque d'initiative, que certains observateurs considèrent comme propres aux syndromes parkinsoniens postencéphaliques, tiennent peut-être plus à l'encéphalite léthargique et à la diffusion de ses lésions qu'au syndrome parkinsonien lui-même. Et puis, n'a-t-on pas signalé des troubles semblables dans la maladie de Parkinson ? Du reste, dans les deux affections, tout le monde s'accorde sur l'absence de troubles intellectuels proprement dits : démentiels ou vésaniques.

J'ajouterai que, dans le syndrome postencéphalitique comme dans la paralysie agitante, on constate le phénomène de la *trochlée dentelée*, de Negro, la micrographie (J. Froment et E. Bériel), l'identité de l'inscription graphique des réflexes (H. Claude), l'identité de la chronaxie (Bourguignon et Laignel-Lavastine), la même action favorable de la scopolamine.

L'examen des symptômes différentiels indiqués par les observateurs ne permet donc pas d'établir une distinction nosographique entre le syndrome parkinsonien postencéphalo-léthargique et la paralysie agitante. Dans les deux affections, on observe les mêmes symptômes ; il n'y a que des différences de fréquence et de degré

Y a-t-il, dans leur évolution, des caractères qui permettent de les distinguer ? Une réponse catégorique est impossible, pour le présent. La maladie de Parkinson est connue depuis un siècle ; on sait qu'elle évolue d'une façon lente et progressive, et qu'elle ne guérit jamais. Or, nous ne connaissons les syndromes parkinsoniens postencéphalitiques que depuis trois ans ; nous ne pouvons pas savoir encore comment ils se termineront. Le temps seul peut donc trancher cette question. Nous ne pouvons donc faire, en ce moment, que des suppositions plus ou moins plausibles.

Jusqu'ici, les syndromes parkinsoniens postencéphalitiques peuvent se diviser en trois catégories, suivant qu'ils sont *régressifs, stationnaires* ou *progressifs*. Je n'ai envisagé ici, je tiens à le répéter, que les séquelles véritables, et non les cas de parkinsonisme ayant guéri en même temps que l'encéphalite ou peu après elle. Sur vingt-six cas observés. je n'en ai vu qu'un régresser nettement. Deux autres avaient régressé et même guéri, mais, trois mois après, une rechute survenait. L'un d'eux se trouve parmi les malades ici présents. Il faut donc être prudent et attendre long-temps. avant de se prononcer sur une guérison définitive. Des cas station-naires ou d'attente, on ne peut rien dire, dans l'ignorance où l'on est de leur avenir. Il est souvent difficile d'apprécier le caractère stationnaire d'un syndrome dont l'évolution est très lente. Quant aux cas nettement pro-gressifs, il y en a neuf, dans ma statistique, qui progressent depuis au moins un an et demi. Trois d'entre eux évoluent depuis trois ans, et rien ne permet aujourd'hui de les séparer de la maladie de Parkinson classique. Je crois, en conséquence, qu'il s'agit, chez eux, d'une paralysie agitante ayant eu pour cause l'encéphalite léthargique. Voici une femme de trente-sept ans, qui, depuis dix-huit mois. présente un syndrome parkin-sonien postencéphalitique. Il y a six mois, le tremblement était encore limité au côté droit du corps ; depuis cinq mois, il a gagné le pied gauche. La rigidité a évolué parallèlement. Je ne peux pas m'empêcher de penser qu'il y a là aussi évolution vers la paralysie agitante classique. Etant donné le court laps de temps qui nous sépare de l'apparition de l'encé-phalite léthargique, il n'est pas possible d'être plus affirmatif.

Tout en faisant les réserves nécessaires, je suis convaincu que beau-coup de syndromes parkinsoniens postencéphalo-léthargiques abouti-ront à la maladie de Parkinson. C'est répéter, en terminant, que je con-sidère celle-ci non comme une entité morbide, mais comme un syn-drome commun à des causes différentes agissant sur une même région cérébrale. Je pense que la maladie de Parkinson est appelée à devenir le syndrome de Parkinson, à subir le sort de la maladie de Little, de la maladie de Raynaud et de bien d'autres affections du système nerveux. Si la maladie de Parkinson tombe un jour au rang des syndromes, elle n'y perdra ni en intérêt ni en importance. Mais, pour que cela advienne, il faudra que les recherches futures dissipent les incertitudes et les obscurités de ses lésions et de ses causes.

HUITIÈME CONFÉRENCE

PAR

M. le Dr L. BABONNEIX
Médecin de l'hospice Debrousse.

LES ENCÉPHALOPATHIES INFANTILES

M*essieurs*,

L*ongtemps*, les encéphalopathies infantiles ont fait songer à ces terres mystérieuses dont, sur les anciennes cartes, on laissait en blanc l'emplacement, à moins que l'on n'y inscrivît le traditionnel : *Hic sunt leones*..... Elles ont, ensuite, suscité de mémorables recherches, au premier rang desquelles il faut citer celles de Brissaud, sur la *Maladie de Little*, de Freud, sur les *Paralysies cérébrales infantiles*, du prof. P. Marie, sur l'*Hémiplégie spasmodique infantile*. Mais, jusqu'à ces dernières années, nul ne s'était donné la peine de les rapprocher, de les comparer, de les grouper. Elles avaient des annales, et n'avaient point d'histoire. Les Traités s'ingéniaient à fragmenter leur description. Ne pouvait-on, dans l'un des meilleurs, voir les *Scléroses cérébrales* s'encastrer entre les *Hémorrhagies* et les *Tumeurs*, l'*Anencéphalie* frayer avec les *Troubles du langage*, l'*Hydrocéphalie* servir, en quelque sorte, de préface à la *Sclérose en plaques* ?

A ces dissociations systématiques, chères aux histologistes, à ces tentatives de morcellement, aimées des chirurgiens, nous avons, M. le prof. Hutinel et moi, tenté de substituer une autre méthode d'étude. A l'analyse, nous avons voulu préférer la synthèse, aux étroites vues de détail, les larges conceptions d'ensemble. Ce sont ces conceptions que je vais avoir l'honneur de vous exposer aujourd'hui.

*
**

Sous le vocable heureux d'*encéphalopathies infantiles*, il est classique, depuis Brissaud, d'englober tous les troubles nerveux déterminés par une lésion capable de troubler le développement du cerveau. Cette lésion doit donc :

1° *Etre suffisamment étendue ;*

2° *Offrir un certain degré de gravité;*

3° Et, surtout, *apparaître de bonne heure*, soit avant la naissance, soit à la naissance, soit dans les premiers temps de la vie. Toutes les fois qu'elle remplit ces trois conditions, elle déclanche, automatiquement, des troubles, ou moteurs, ou intellectuels, ou, plus souvent encore, intellectuels et moteurs. Ce sont ces encéphalopathies, ainsi définies, dont je vais envisager l'étiologie, l'anatomie pathologique, les caractères cliniques et le traitement.

Jadis, on mettait toutes leurs **causes** sur le même plan, distinguant seulement, d'après l'ordre chronologique, celles qui agissent *avant la conception* : toxi-infections chroniques ; *au moment de la conception* : éthylisme aigu ; *au cours de la grossesse* : toxi-infections materno-fœtales, traumatismes, et particulièrement tentatives d'avortement (Mad. Nageotte), émotions vives (J. Comby) ; *au moment de l'accouchement :* longueur démesurée et incidents du travail ; *dans les premières années de la vie* : infections aiguës. Parmi les autres causes, on citait encore, au petit bonheur, la disproportion d'âge entre époux, leurs liens de parenté, l'existence, chez eux, de tares névropathiques hérédi-taires ou acquises.

Aujourd'hui, nous avons changé tout cela. Et nous ne faisons plus jouer de rôle qu'aux trois facteurs suivants :

1° **Hérédo-syphilis,** en cause dans un très grand nombre de cas (A. Fournier, Babonneix, ainsi qu'en témoignent des arguments de divers ordre :

Etiologiques. — Souvent, les parents sont des syphilitiques avérés, ou même — nouvel argument à invoquer en faveur de l'existence d'un virus neurotrope — ils présentent tous les signes du tabes ou de la paralysie générale (Carnot et Dumont). Dans bien des cas, la mère a fait un tel nombre d'avortements qu'il devient malaisé de les considérer tous comme autant d'« accidents secrets et volontaires » ; certaines de ses grossesses se sont terminées par l'expulsion de fœtus morts et macé-rés ; plusieurs enfants, nés avant terme, ont été emportés par des con-vulsions ou ont succombé à une sorte d'incapacité vitale ; d'autres sont porteurs d'indéniables stigmates.

Anatomiques. — Parfois, les lésions vasculaires et interstitielles des méninges molles et du cerveau « sentent » la syphilis ; dans quelques

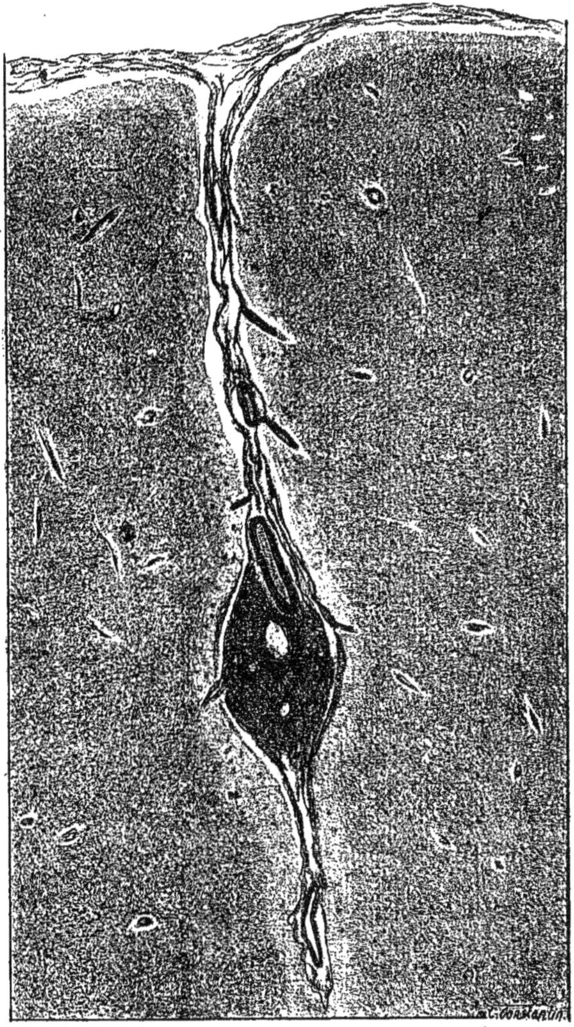

Fig. 1. — Idiotie mongolienne. Frontale ascendante droite. partie moyenne. Coloration au van Gieson Grossissement : 30/1. Nodule gommeux logé dans la profondeur d'un sillon. (Babonneix)

cas, il existe des lésions spécifiques évidentes : gommes (fig. 1), arté-
rites. Dans d'autres, encore assez peu nombreux, on a pu déceler le
spirochaete, soit dans le liquide céphalo-rachidien, soit en diverses
parties du système nerveux : centre ovale, écorce cérébrale, cervelet,
moelle, méninges, vaisseaux, foyers d'encéphalite banale (Péhu et Gardère), soit, enfin, dans l'hypophyse.

Cliniques. — Chez presque tous les patients, se voient des anomalies
dentaires rappelant celles de l'hérédo-syphilis ; ici, l'examen révèle la
présence d'hyperostoses, de kératite interstitielle, là, de cicatrices péri-
buccales ou périanales, ou même (Babonneix et Voisin) d'un signe typique d'Argyll-Robertson. D'autres sont nés avant terme, ont présenté,
dès les premiers jours, du coryza, ont eu des éruptions cutanéo-muqueu-
ses. Beaucoup ont été atteints de rachitisme grave, précoce, douloureux.

Biologiques. — Chez eux, ou, mieux encore (Fraser et Watson), chez
leurs ascendants ou chez leurs collatéraux, la réaction de B.-W., pour
le sérum, est souvent positive ; parfois, aussi, leur liquide céphalo-
rachidien offre les réactions chimiques, cytologiques et biologiques
propres à la syphilis nerveuse.

Thérapeutiques. — Nous les retrouverons plus loin.

De tels arguments suffisent à affirmer que, dans le développement
des encéphalopathies infantiles, l'hérédo-syphilis joue le rôle prépondérant, *the chief one*. Ce rôle est-il exclusif ? C'est ce qu'il serait téméraire d'admettre. Deux autres causes, au moins, semblent pouvoir
intervenir dans un certain nombre de cas :

2° **Les traumatismes obstétricaux** : présentations vicieuses,
présence de circulaires du cou, longueur démesurée du travail, administration de chloroforme, application de forceps, tous incidents aboutissant à la naissance en état d'asphyxie apparente, ont été, depuis Little,
incriminés bien des fois. L'accouchement le plus normal ne constitue-
t-il pas (Long-Landry) un traumatisme pour le cerveau de l'enfant ? Le
« passage des détroits » ne s'effectue, en effet, qu'au prix d'une compression excessive du crâne avec chevauchement des pariétaux. Agissant sur un cerveau mou, friable, mal protégé, cette compression finit
souvent par produire (Couvelaire) des ruptures vasculaires, des
hémorrhagies cortico-méningées, dont l'existence peut être démontrée
soit tout de suite, par la ponction lombaire qui ramène du sang pur,
soit, plus tard, par l'examen nécropsique.

3° Quant à **l'alcoolisme**, son influence n'est guère plus douteuse.
Nos amis les Belges ne désignent-ils pas, du nom pittoresque de

Samstagkinds, ces enfants arriérés ou épileptiques que leurs parents ont conçus un soir de paye, en pleine ivresse ? Que si cet argument ne vous suffisait pas, permettez-moi d'appeler à mon aide une grande autorité : celle de Molière, pris en flagrant délit d'acte médical, de

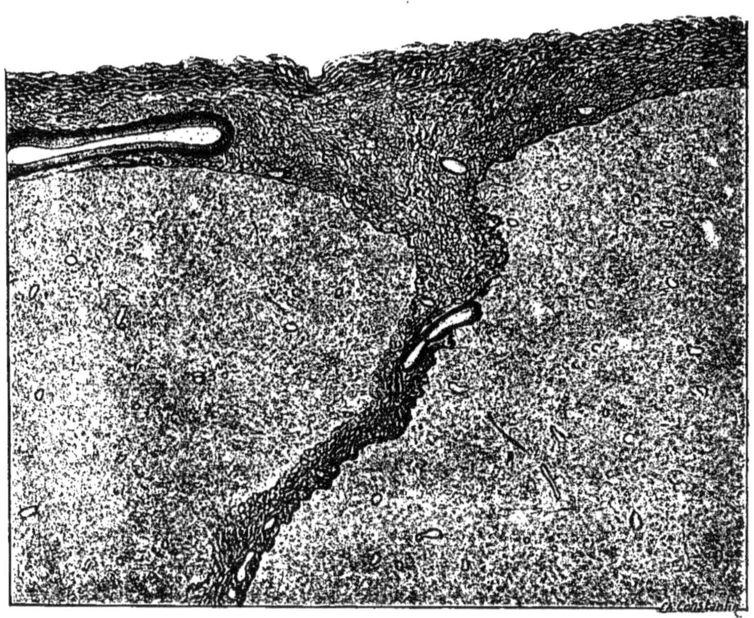

Fig. 2. — Méningite chronique. Coloration au van Gieson. Grossissement : 35/1. Epaississement de la pie-mère, constituée par des trousseaux fibreux surtout dans ses couches superficielles, et par des artères à parois épaissies ; adhérence complète de la pie-mère à l'écorce sous-jacente. L'écorce, riche en capillaires, présente quelques petites lacunes de désintégration (Hutinel et Babonneix).

Molière consultant, de Molière médecin malgré lui. Dans *Amphitryon*, l'un des personnages ne déclare-t-il pas — doctoralement — :

> Les médecins disent, quand on est ivre,
> Que, de sa femme, on se doit abstenir,
> Et que, dans cet état, il ne peut provenir
> Que des enfants pesans, et qui ne sauraient vivre [1] ?

En résumé, les trois causes fondamentales d'encéphalopathies infantiles sont : 1° surtout l'hérédo-syphilis ; 2° loin derrière elle, les trau-

---

1. Acte II, scène III.

matismes obstétricaux et l'alcoolisme. Quant aux autres influences pathogènes invoquées par les auteurs, il n'est pas douteux qu'elles peuvent intervenir, aussi, mais à titre exceptionnel. Et encore, souvent leur action serait-elle inopérante, si le cerveau du fœtus n'avait été fragilisé, sensibilisé par la spécificité.

Ce serait sortir des limites que nous nous sommes assignées que de

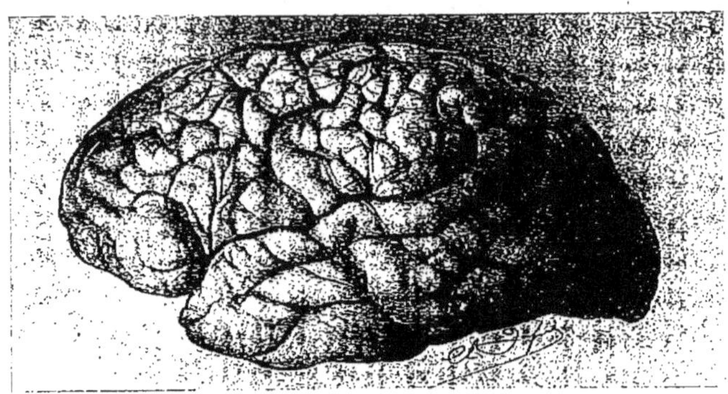

Fig. 3. — Méningo-encéphalite chronique, avec épaississement, adhérences et opalescence de la pie mère. A noter, de plus, de multiples anomalies morphologiques des circonvolutions, et, au-dessous de l'extrémité postérieure de la scissure de Sylvius, une petite cavité porencéphalique.

vouloir traiter à fond, ici, la question **anatomo-pathologique**. Contentons-nous d'envisager, en quelques mots, la morphologie, l'origine et les conséquences des *lésions principales.*

En ce qui concerne leur MORPHOLOGIE, les auteurs distinguent les lésions inflammatoires et les vices de développement.

Parmi les *lésions inflammatoires*, citons surtout :

1° *La méningite chronique*, caractérisée par un épaississement de la pie-mère, et — en principe — par l'intégrité macroscopique de l'écorce sous-jacente (fig. 2) ;

2° *La méningo-encéphalite chronique*, dans laquelle la pie-mère, épaissie et vascularisée (fig. 3), adhère intimement au cerveau, de telle sorte que, quand on veut procéder à la décortication de ce dernier, on y crée des *ulcérations* et que, mis ensuite dans l'eau, il offre une surface tomenteuse. Histologiquement, fusion des méninges molles, qui forment une membrane épaisse et végétante, riche en amas embryonnaires et en vaisseaux à lumière dilatée, à gaine bourrée de lymphocytes et de plasmazellen (fig. 4) ; encéphalite diffuse avec atrophie scléreuse des circonvolutions sous-jacentes, disparition des fibres à myéline, atrophie des cellules nerveuses, apparition, dans les couches superficielles, de lacunes de désintégration. Par sa tendance à la symphyse, l'abondance de ses infiltrats embryonnaires, la précocité et l'abondance de ses lésions vascu-

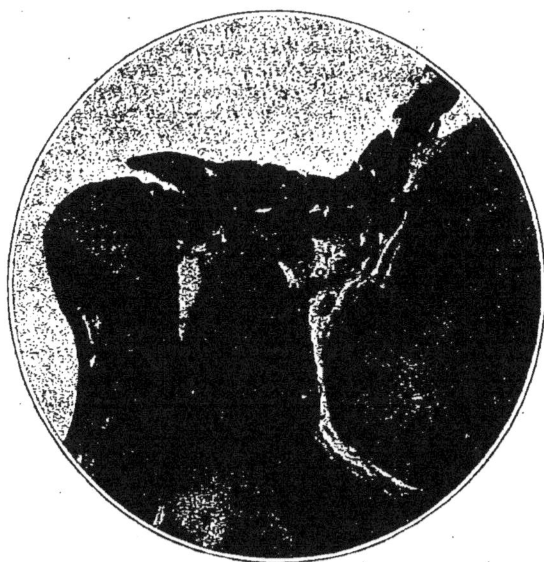

Fig. 4. — Méningo-encéphalite chronique. Atrophie scléreuse des circonvolutions ; méningite hyperplastique avec nombreux amas embryonnaires, la plupart périvasculaires. (Coloration : hématéine-éosine.)
(Babonneix.)

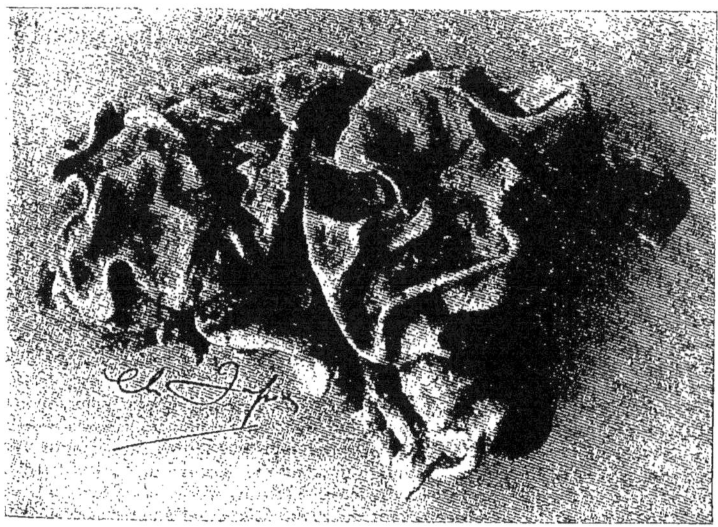

Fig 5. — Sclérose atrophique hémisphérique. Noter la béance des sillons et l'amincissement
des circonvolutions.

laires, cette méningo-encéphalite chronique évoque, dans bien des cas, l'idée de syphilis (Cl. Philippe et J. Oberthur) ;

3° *La sclérose cérébrale atrophique*, où les circonvolutions atteintes se différencient des autres par leur aspect rétracté, comme flétri, qui les a fait comparer aux circonvolutions d'un cerveau durci par l'acide nitrique (Richardière) ; par leur diminution corrélative de volume (*microgyrie*), d'où béance des sillons qui les séparent ; par leur co lo_

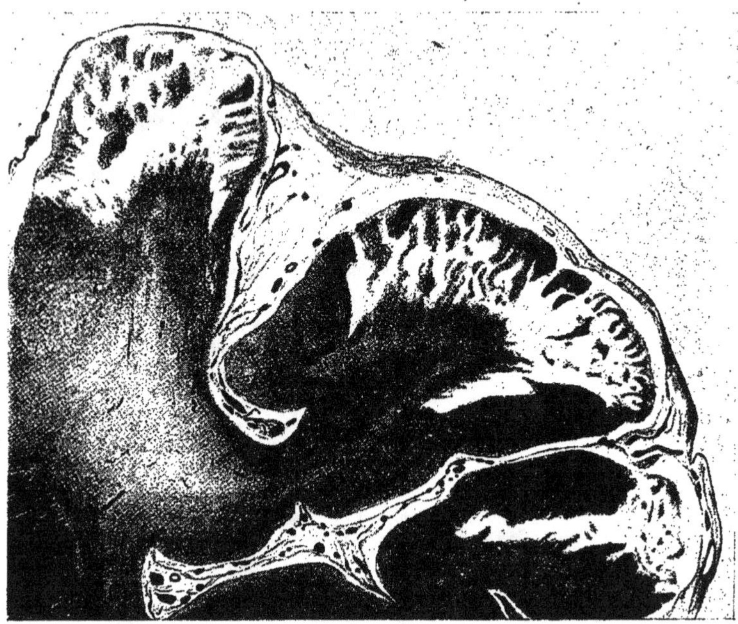

Fig. 6. — Weigert-van Gieson. Grossissement : 15/1. Les trois circonvolutions représentées sont creusées. dans leur partie superficielle de cavités anfractueuses, irrégulières, où flottent des débris de substance nerveuse désintégrée. Leur axe, au lieu d'être constitué par des fibres à myéline, n'est plus formé que par un feutrage névroglique dense. et par de nomb·eux capillaires. C'est à peine s'il persiste quelques fibres nerveuses dans deux d'entre elles. On saisit ici sur le vif l'évolution lacunaire qui préside au développement de certaines encéphalites kystiques. (Babonneix.)

ration blanchâtre ; et, surtout, par leur augmentation de consistance (*induration cartilagineuse* de Cruveilber). Suivant son étendue, elle est dite *hémisphérique* (fig. 5), *lobaire*, *chagrinée* ; elle se localise alors à quelques circonvolutions. Parfois, les lésions prédominent, à la coupe, sur la substance blanche (*atrophie sous-corticale* de Binswanger).

Histologiquement, deux variétés : 1° la prolifération névroglique a pour origine la paroi des capillaires, et se présente, au début. sous forme d'îlots périvasculaires, qui, ultérieurement, se réunissent (P. Marie) ; ici encore. la syphilis est souvent en cause (Bechterew) ; 2° la sclérose est beaucoup plus dense, et occupe de larges territoires, parfois creusés de kystes à parois déchiquetées, remplis d'une sérosité claire, dans laquelle flottent des blocs de tissu nerveux désintégré (fig. 6). Dans ces cas, et contrairement au précédent, aucune lésion inflammatoire. Il semble s'agir alors d'agénésie, liée à l'aplasie de l'artère correspondante ;

4° *L'hydrocéphalie interne chronique* se caractérise par un abondant épanchement de liquide céphalo-rachidien à l'intérieur des ventricules latéraux, desquels il peut fuser, par le trou de Monro, dans le IIIe ventricule ; dans le IVe, par l'aqueduc de Sylvius dilaté et, de ce ventricule, dans les espaces sous-arachnoïdiens par le trou de Magendie. Lorsque cet épanchement devient très considérable, les ventricules latéraux communiquent largement entre eux, septum lucidum et voûte à trois piliers se résorbent, le corps calleux se réduit à une mince lame membraneuse, les circonvolutions, aplaties, prennent l'aspect d'une marqueterie. Les altérations n'épargnent ni l'épendyme, granuleux, épaissi, végétant, ni les plexus choroïdes. Le crâne augmente de volume, devient fortement brachycéphale, et subit d'importantes modifications structurales. Histologiquement, lésions inflammatoires, portant sur divers points : épendyme, et, surtout, région

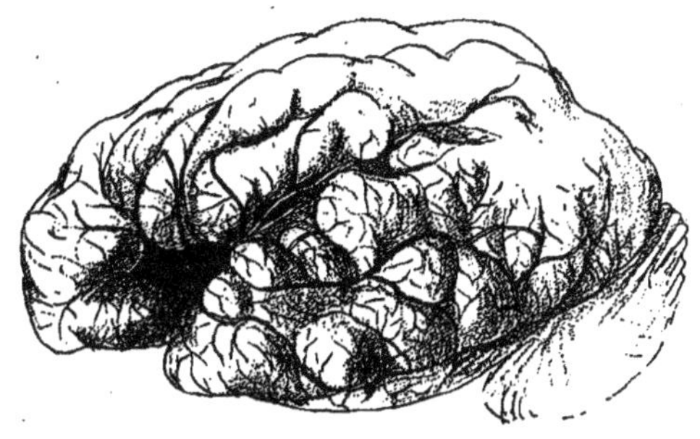

Fig. 7. — Porencéphalie de l'hémisphère gauche. Le porus est situé au-dessus de la partie tout antérieure de la scissure de Sylvius. (Babonneix et Darré.)

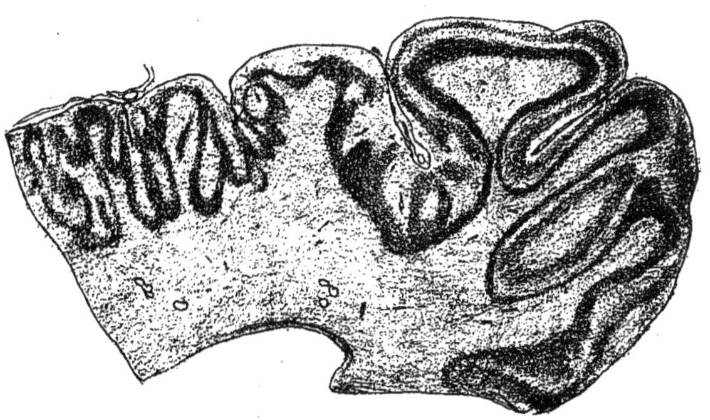

Fig. 8. — Porencéphalie. Coupe de la 3e frontale gauche. Répartition de l'écorce en deux zones, les unes, claires (déserts cellulaires), les autres, sombres, multicellulaires. Aspect de trèfle, de folioles. (Babonneix et Darré.)

sous-épendymaire (Merle) ; plexus choroïdes ; les unes et les autres relèvent habituellement de la syphilis ; écorce, atteinte de sclérose disséminée, avec disparition des éléments nerveux.

Des *vices de développement*, les plus importants sont :

1° *La porencéphalie*, découverte, en 1827, par Cazauvielh, qui commit la faute impardonnable de ne pas lui donner un nom (Brissaud) ; c'est une perte de substance (*porus*) en forme d'entonnoir (fig. 7), dont la base répond à la surface du cerveau, le sommet,

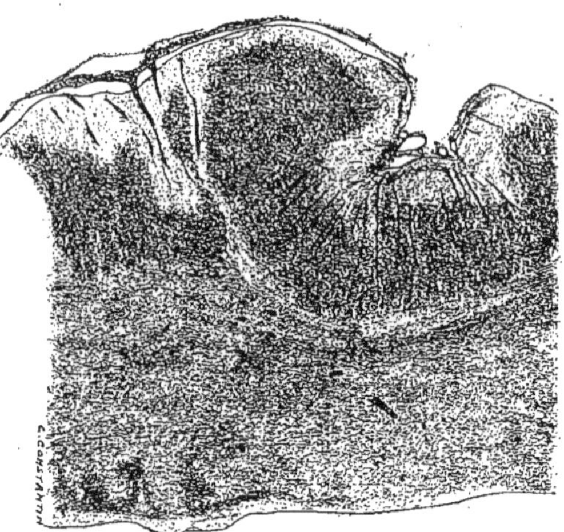

Fig. 9. — Porencéphalie. Déserts cellulaires en rapport avec des vaisseaux méningés altérés. (Babonneix et Darré.)

arrondi, au ventricule latéral, et dont les parois sont constituées par les circonvolutions voisines, qui rayonnent toutes de la périphérie vers les bords de l'excavation, sur lesquels elles se réfléchissent. Ses lésions microscopiques sont, parfois, de nature inflammatoire (Babonneix et Darré) (fig. 8 et 9). De la porencéphalite, que l'on attribue à une destruction du tissu nerveux (Vogt), d'origine vasculaire ou mécanique, il faut rapprocher la *pseudo-porencéphalie*, qui ne s'en distingue que par quelques détails morphologiques, et les *lésions vasculaires : foyers de ramollissement*, sous forme de plaques jaunes ; *hémorrhagies*, surtout méningées, et, alors, presque toujours d'origine obstétricale, reconnaissables à leur aspect cloisonné, à leurs parois celluleuses, à leur contenu séreux ;

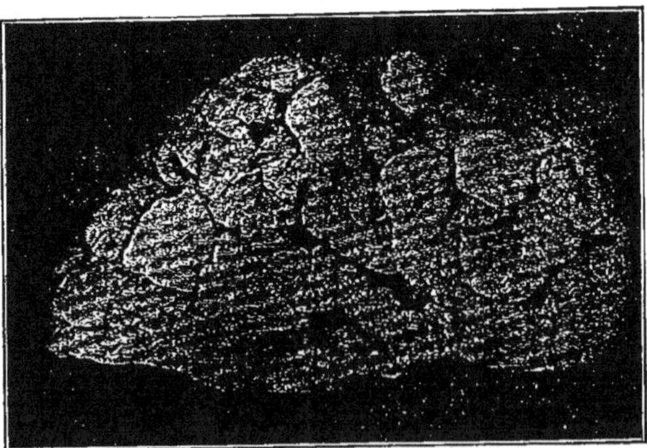

Fig. 10. — Istio-atypie corticale disséminée. Face externe de l'hémisphère gauche. (Collection Pierre Marie.)

2° *L'istio-atypie corticale disséminée* (Pellizzi), caractérisée macroscopiquement par la présence à la surface des hémisphères et des corps opto-striés, d'îlots arrondis, saillants, de coloration blanchâtre, de consistance dure (fig. 10), et, en pleine substance blanche, d'îlots de substance grise, constituant autant d'hétérotopies. A ces lésions s'associent presque toujours des tumeurs : rhabdomyomes du cœur, adénomes sébacés, ou, plutôt, neuro-gliomes (Bielschowski), hypernéphromes ou tumeurs mixtes développées aux dépens du corps de Wolff, et toutes les variétés possibles de malformations. Microscopiquement, les tubérosités sont formées (fig. 11) par un tissu névroglique extrêmement dense, les hétérotopies, par un tissu névroglique moins compact, au milieu duquel se voient de volumineux éléments cellulaires, dont les uns ressemblent surtout à des cellules nerveuses, et les autres, à des cellules névrogliques : ce sont des éléments embryonnaires : neuro et spongioblastes, et la présence, sur une même coupe, de

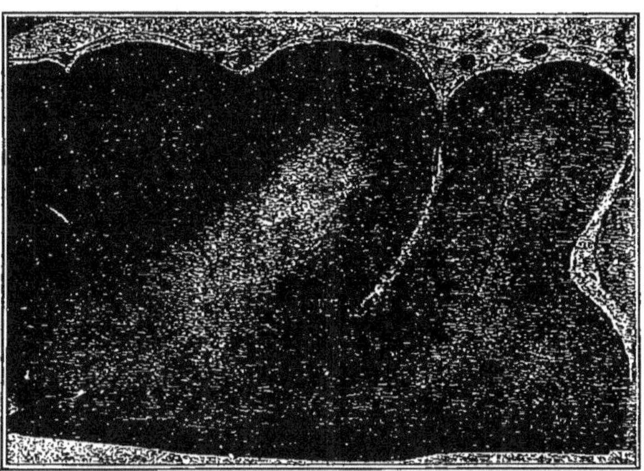

Fig. 11. — Istio-atypie corticale disséminée. Coupe des îlots corticaux vue à un faible grossissement. (Babonneix.)

toutes les formes intermédiaires entre ces éléments et les cellules adultes donne à la préparation un aspect véritablement « tumoral » (Vogt), bien que jamais ces îlots ne subissent de dégénérescence néoplasique (Babonneix). Dans l'istio-atypie corticale disséminée, il s'agit donc, somme toute, d'une *malfaçon* intermédiaire aux vices de développement et aux néoplasmes : aussi ne mérite-t-elle nullement le nom de *sclérose hypertrophique* que lui avaient donné jadis Bourneville et Brissaud

3° La *microcéphalie* où le poids du cerveau reste toujours très au-dessous de la normale (*atrophie cérébrale infantile* de Cotard et qui, tantôt, relève d'un arrêt simple de développement (*M. Vera* de Giacomini) : les circonvolutions sont peu sinueuses, les plis de passage, rares, les sillons, larges et peu profonds : généralisée, cette forme se confond avec la *lissencéphalie* ; tantôt est due à une encéphalite fœtale, et alors s'associe souvent à de l'hydrocéphalie congénitale (*Pseudo-M.* de Giacomini) ; tantôt, enfin, se complique de malformations cérébrales multiples (*atypie* de Pfleger et Pilcz) [1].

Messieurs, en suivant cette description, vous n'avez pas manqué de constater que j'avais parlé de *sclérose atrophique* à propos de *méningo-*

---

1. Les figures 2, 5 et 13 sont extraites des *Maladies des Enfants*, publiées sous la direction du prof. Hutinel, et nous ont été obligeamment prêtées par MM. Asselin et Houzeau, éditeurs, place de l'Ecole-de-Médecine, à Paris.

encéphalite chronique, *d'agénésie* à propos de *sclérose atrophique*, de *lésions inflammatoires* à propos des *vices de développement*. Et vous en

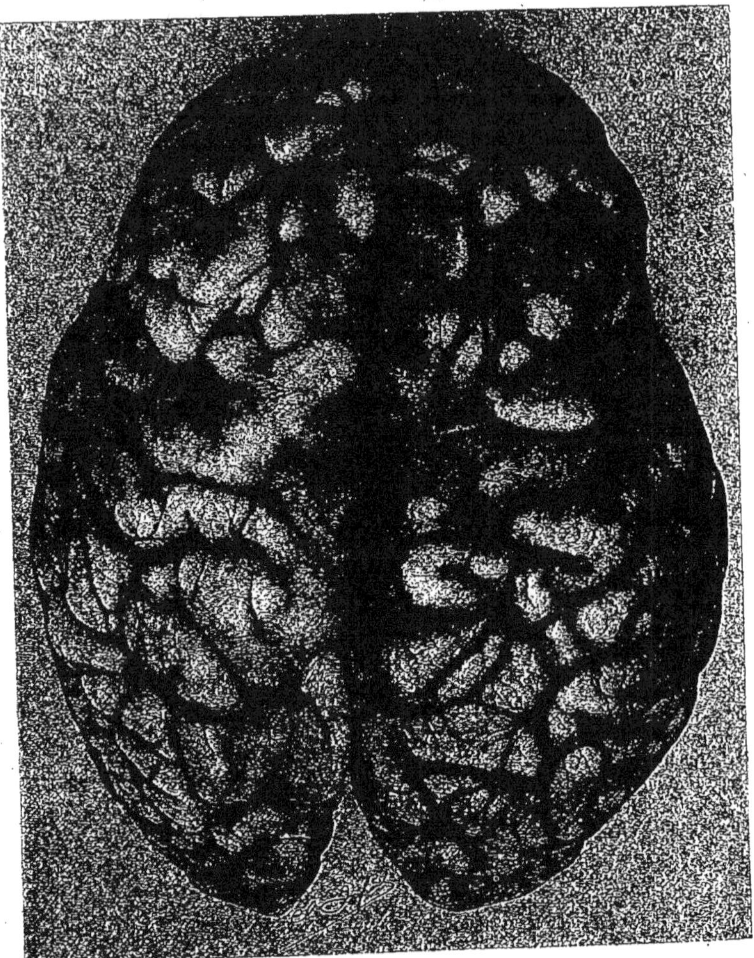

Fig. 12. — Lissencéphalie, avec méningo-encéphalite chronique. Babonneix.)

avez peut être conclu qu'il fallait être bien étourdi pour confondre ainsi les espèces et les genres... Etourderie préméditée, erreurs calculées, lapsus volontaires ! Les diverses lésions que je viens de passer en revue ne s'opposent pas les unes aux autres : souvent même, elles coexistent. C'est qu'en effet, *elles ne représentent qu'un aboutissant, qu'une fin*, et que leur aspect dépend, avant tout, de la date d'apparition, du siège et de l'étendue des *processus initiaux*, de l'existence ou de l'absence de phénomènes de réparation. etc. (Long-Landry). Or, ces processus initiaux, que savons-nous d'eux ?

Nous ignorons à peu près tout de leur ORIGINE et ce n'est que d'une manière très artificielle que nous les répartissons en plusieurs groupes, selon qu'ils paraissent relever d'une agénésie simple, d'une lésion inflammatoire, d'une moindre résistance, à l'usure, de certains faisceaux nerveux, ou qu'ils sont en relation avec une anomalie morphologique des glandes vasculaires sanguines : surtout surrénales (Apert, Czerny, Léri et Vurpas, Lhermitte), sans qu'il soit possible de dire laquelle des deux lésions est cause et laquelle est effet.

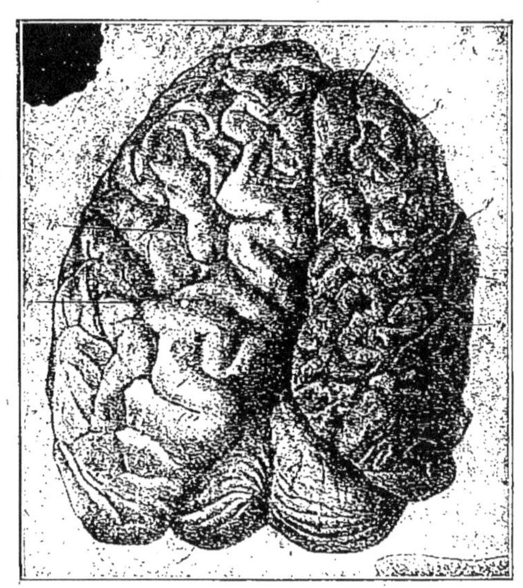

Fig. 13. — Atrophie croisée du cervelet. Sclérose cérébrale atrophique de l'hemisphère *droit*. Atrophie de l'hémisphère cérébelleux *gauche*. (Coll. PIERRE-MARIE.)

La seule partie de leur histoire dont nous commencions à avoir quelques clartés, c'est celle qui a trait à leurs CONSÉQUENCES. Les voici, en deux mots :

1° Lorsqu'ils intéressent, comme c'est la règle, l'écorce motrice, ils déterminent une *agénésie* des fibres de projection : faisceau pyramidal, voie cortico-ponto-cérébelleuse, aboutissant à l'agénésie (improprement dite *atrophie transneurale*), ici, de l'hémisphère opposé du cervelet (Turner, Cornélius) (fig. 13 et 14). là, du neurone moteur périphérique, et, corrélativement, parfois, une *hypertrophie compensatrice* de l'autre faisceau pyramidal ;

2° Quel que soit leur siège, ils se compliquent, toutes les fois qu'ils acquièrent une certaine intensité, de *lésions craniennes*, parmi lesquelles la *microcéphalie* (fig. 15), avec synostose prématurée des membranes.

* *

Passons maintenant à *l'étude clinique* des encéphalopathies infantiles. Désuet, ce système de cloisons étanches que l'on avait voulu établir entre les symptômes ! Périmées, ces distinctions laborieuses entre les scléroses cérébrales, affection « organique », l'épilepsie « essentielle », l'idiotie et l'imbécillité, phénomènes « psychopathiques » ! La nécessité d'un « regroupement » a fini par s'imposer. Et voici ce que l'on peut dire à ce sujet :

De même que dans les tumeurs cérébrales, il existe deux ordres de symptômes : les uns, liés à l'hypertension intracranienne, et qui sont les mêmes, quelle que soit la tumeur ; les autres, en rapport avec leur siège ; de même, toute lésion troublant gravement le développement du cerveau se traduira : 1° par des symptômes communs ; 2° par des symptômes particuliers.

Les *premiers* comprennent essentiellement :

Des *troubles moteurs* : paralysies, toujours accompagnées de modifications du tonus et des réflexes, mais sans altération des réactions électriques et offrant, le plus souvent, le type spasmodique ; — mouvements involontaires : athétose ou chorée ; convulsions chez les tout jeunes enfants, épilepsie chez l'adulte ;

Des *troubles intellectuels* d'intensité variable, auxquels s'associent fréquemment des troubles du langage et des troubles sphinctériens ;

Des *troubles multiples des sensibilités générale et spéciale* ;

Des *anomalies morphologiques du crâne* : hydrocéphalie, microcéphalie, etc. ;

Des *troubles de l'état général* : vices de développement, défauts de croissance, parfois scléroses viscérales, insuffisances fonctionnelles multiples portant, en grande partie, sur le système endocrine.

Ces diverses manifestations étant mises en facteur commun et constituant, si l'on veut, le syndrome cérébral des encéphalopathies infantiles, arrivons aux *secondes*, en rapport avec la localisation de la lésion : elles sont de deux ordres : moteur et intellectuel.

Troubles moteurs.

Parmi les *troubles moteurs*, il faut distinguer, par ordre d'importance :

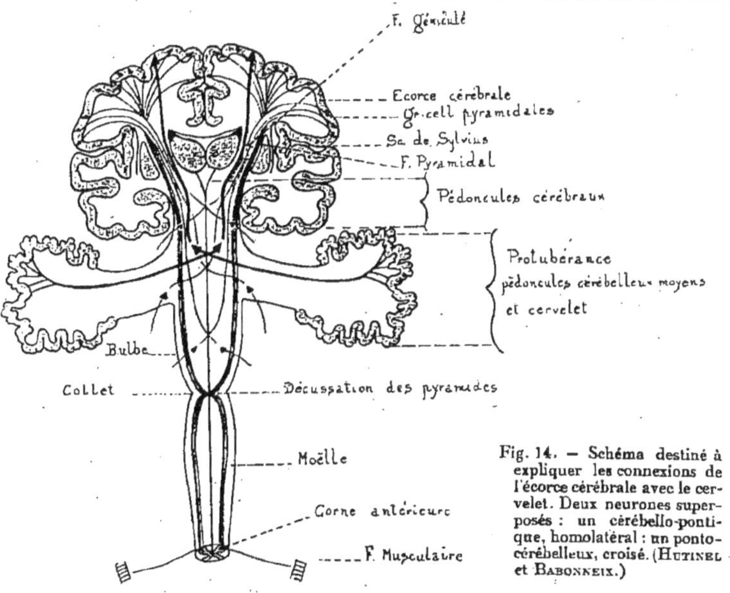

Fig. 14. — Schéma destiné à expliquer les connexions de l'écorce cérébrale avec le cervelet. Deux neurones superposés : un cérébello-pontique, homolatéral : un ponto-cérébelleux, croisé. (Hutinel et Babonneix.)

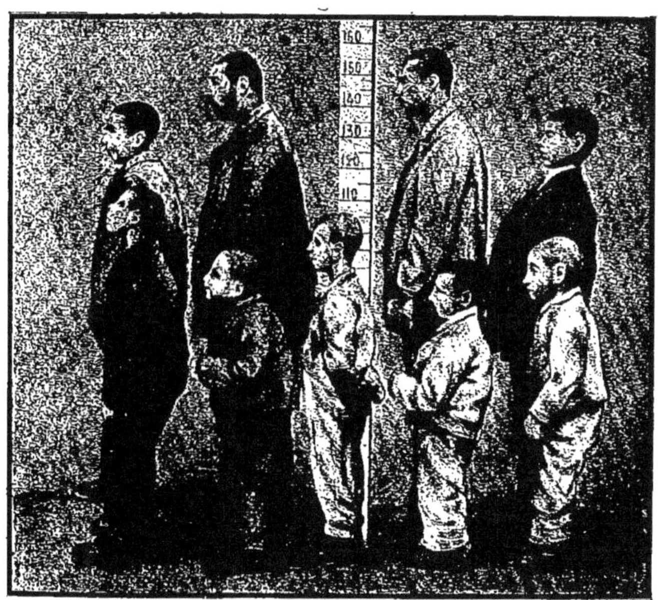

Fig. 15. — Microcéphalie familiale. (Bourneville.)

Les *phénomènes spasmo-paralytiques*, caractérisés par l'association, à parts inégales, de spasme et de paralysie. Ils peuvent être uni ou bilatéraux.

Aux premiers ressortit l'*hémiplégie cérébrale infantile*, dite encore, et non sans raison, *hémiplégie spasmodique infantile*. Comme l'a si bien

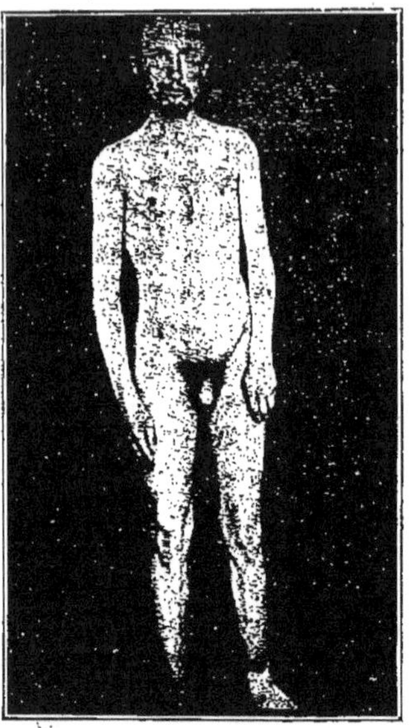

Fig. 16. — Hémiplégie infantile gauche.
(Col. Pierre-Marie.)

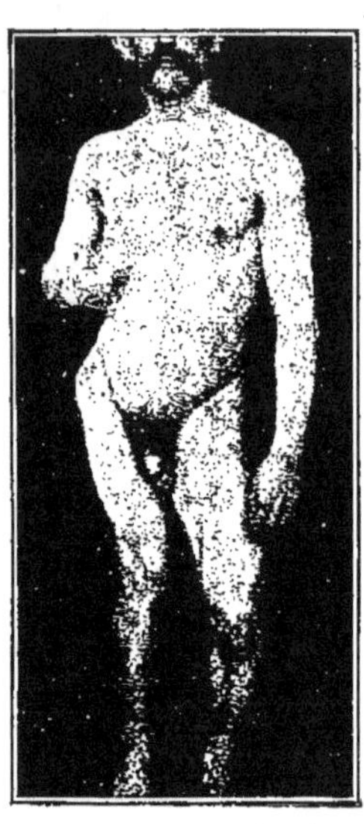

Fig. 17. — Hémiplégie infantile droite. Attitude en flexion du membre supérieur. Luxation congénitale de la hanche du même côté (Coll. Pierre-Marie.)

montré M. P. Marie, il est, pour l'hémiplégie, chez l'enfant, une date fatidique, c'est l'âge de neuf ans. *Avant*, hémiplégie infantile avec arrêt. ... de développement de tissus des membres paralysés, improprement appelé *atrophies*, et auquel conviendrait mieux le nom d'*agénésies*; *après*, hémiplégie banale, ne différant en rien de celle que l'on observe chez l'adulte.

Cette hémiplégie infantile, rien de plus aisé que de schématiser son histoire. Presque toujours, elle débute par des convulsions, parfois de type jacksonien. Une fois installée, elle se caractérise (fig. 16 et 17) par :

Une paralysie de forme hémiplégique, atteignant surtout le membre supérieur, qu'elle immobilise en flexion et en adduction ; moins le membre inférieur, généralement en extension, le pied en varus équin, comme vous pouvez le voir en contemplant, au Louvre, le *Pied Bot* de Ribera : moins encore la face : aux membres, elle prédomine, comme toute paralysie cérébrale (P. Marie), sur les extrémités ; — de la contracture, qui contribue, pour une large part, à la production des attitudes vicieuses, et qui, d'ailleurs, manque assez souvent (P. Marie, Bouchaud, Long) ; – des syncinésies (P. Marie et Foix), localisées, soit au côté sain, soit au côté malade, et dont la plus intéressante est peut-être le phénomène de Magnus-Kleyn ; — des mouvements involontaires : hémichorée et hémiathétose, localisés, comme la contracture, aux membres paralysés, et, comme elle, inconstants ; — des modifications diverses des réflexes : le plus souvent, exagération des réflexes tendineux et abolition des réflexes cutanés ; quelquefois, abolition uni ou bilatérale (Souques) des premiers ; — des troubles sensitifs, dont le plus important est l'*astéréognosie*, due à ce que, par le fait de la paralysie, l'éducation du toucher n'a pu se faire (Claparède, Dejerine) ; — des crises comitiales, relativement bénignes ; — des troubles intellectuels, d'intensité variable ; — et, surtout, des vices de développement : agénésies frappant tous les tissus des membres, du côté paralysé ; peau, tissu cellulaire, muscles, artères, dont la courbe oscillométrique est réduite, os, dont les apophyses, aux rayons X, apparaissent comme rudimentaires, diminution de longueur et de volume des membres, d'autant plus marquée que l'hémiplégie a débuté plus tôt ; à ces agénésies, qui jouent un rôle capital dans les déformations (Charcot), peuvent se substituer des hypertrophies musculaires ou viscérales, siégeant du même côté que la paralysie.

Ces divers symptômes se groupent souvent dans un certain ordre, et, avec M. P. Marie, on peut décrire deux types principaux d'hémiplégie infantile :

Le type A, avec athétose, mais sans contractures ni atrophies (on pourrait ajouter : sans épilepsie, sans gros troubles intellectuels) ; *le type B*, avec contracture, exagération des réflexes (on pourrait ajouter : avec épilepsie et troubles intellectuels), mais sans athétose.

Tous les intermédiaires relient d'ailleurs ces deux types (Freud et Rie).

Aux secondes, appartiennent les *diplégies cérébrales*, dont, schématiquement, on peut distinguer trois formes :

La *maladie de Little*, que caractérisaient, pour Brissaud, trois éléments : un étiologique : naissance avant terme ; un anatomique : agénésie du faisceau pyramidal; un clinique : contracture congénitale, soit généralisée, et alors prédominant aux membres inférieurs, soit localisée aux mêmes membres, diminuant spontanément avec les années, et ne s'accompagnant jamais d'épilepsie, de troubles intellectuels ou sphinctériens, de mouvements involontaires.

A cette conception, que Brissaud a défendue avec infiniment de talent, on peut adresser bien des objections. La maladie de Little s'observe chez des enfants nés à terme, et manque souvent chez les prématurés ; l'agénésie « essentielle » du faisceau pyramidal n'est qu'un mythe (Cestan), et d'ailleurs, contrairement à la théorie, elle fait défaut chez la plupart des prématurés (*Id.*) ; quant à cette contracture isolée, dépouillée de tout autre élément morbide, elle n'a pour ainsi dire jamais été vue.

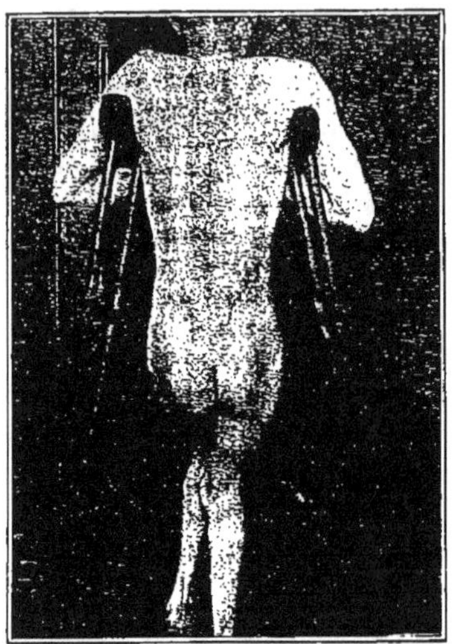
Fig. 18. — Maladie de Little.
(Collect. Pierre-Marie.)

Force a donc été d'abandonner cette séduisante théorie, dite *dualiste*, parce qu'elle séparait la maladie de Little des autres diplégies cérébrales infantiles, et, conformément à la théorie *uniciste*, de considérer cette affection comme une simple variété de ces diplégies, caractérisée : *étiologiquement* par l'une des deux particularités suivantes : ou naissance avant terme, liée, comme l'affection nerveuse elle-même, à l'hérédosyphilis ; ou naissance à terme avec anomalie de l'acte obstétrical ; *anatomiquement*, par des lésions encéphaliques localisées, soit à l'écorce rolandique, et consistant alors, d'habitude, en foyers hémorrhagiques d'origine obstétricale, soit au corps strié, avec, dans le premier cas, sclérose dense (*dégénérescence*) ou légère (*agénésie*) du faisceau pyramidal correspondant, dans le second, intégrité dudit faisceau ; *cliniquement* (fig. 18), par une contracture offrant bien les caractères indiqués par Brissaud, donnant aux membres inférieurs une attitude typique (dans la station verticale, flexion généralisée de tous les segments des membres, adduction des cuisses, tandis que les jambes divergent ; dans la marche, exagération de la contracture, démarche

tenant à la fois du digitigrade et du gallinacé (Dejerine), les genoux
frottant l'un contre l'autre, tandis que les pieds s'entre-choquent ;
impossibilité dans la position assise de laisser pendre les jambes) et
s'accompagnant non seulement de surréflectivité tendineuse, mais
encore de troubles intellectuels, trophiques, vaso-moteurs, de mouvements involontaires, de convulsions et d'épilepsie ;

L'*hémiplégie double* qu'il est, en principe, très aisé de différencier de
la maladie de Little en se fondant sur les éléments suivants : début

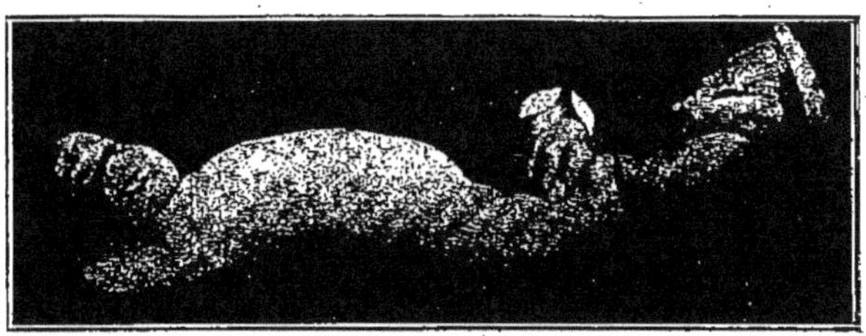

Fig. 19. — Hypotonie musculaire excessive du membre inférieur, dans un cas
de syndrome atonique paralytique. (Förster.)

par des convulsions ; à la période d'état, prédominance de la paralysie
sur la contracture ; fréquence des arrêts de développement massifs, de
l'ophtalmoplégie, de l'épilepsie, gravité des troubles intellectuels ; tendance constante à l'aggravation. En fait, le diagnostic « peut être
assez délicat pour que, de deux neurologistes appelés à examiner le
même malade, l'un admette le syndrome de Little, l'autre, l'hémiplégie double » (Hutinel et Babonneix). Et il semble bien, à l'heure
actuelle, que seule, une question de degré différencie ces deux affections, la maladie de Little correspondant aux formes légères, l'hémiplégie double aux formes graves des diplégies cérébrales :

1° Les *paralysies pseudo-bulbaires*, identiques à celles que l'on observe
chez l'adulte, et dont on peut (Vogt) décrire deux types, paralytique et
spasmodique ;

2° Les *phénomènes atoniques* (Förster), soit localisés, soit généralisés,
et alors rappelant de très près l'atonie musculaire d'Oppenheim, par
l'anormale étendue des mouvements passifs (fig. 19 à 21), la difficulté
des contractions toniques, d'où une astasie-abasie très marquée (André
Thomas et Jumentié); et dont elle se distingue par l'intégrité des mouvements actifs ; leur caractère souvent ataxique ; l'association d'autres

éléments ressortissant au syndrome cérébral : convulsions, troubles intellectuels, etc. ;

3º Les *phénomènes d'apparence* (je ne dis pas d'origine) *cérébelleuse* :

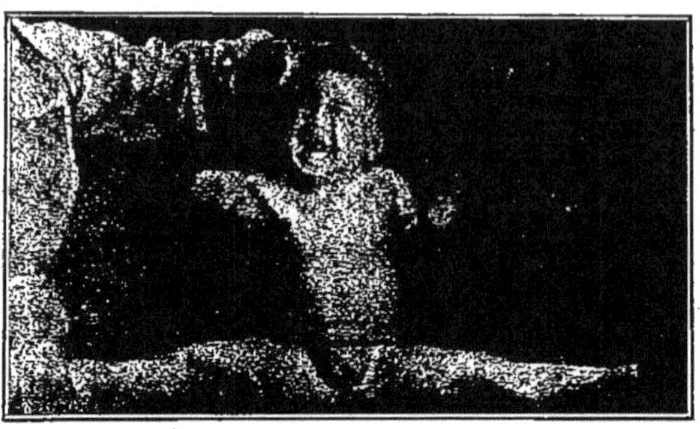

Fig. 20. — Hypotonie musculaire des membres inférieurs d'origine cérébrale. (Förster.)

ataxie, surtout dynamique, mais aussi parfois statique, adiadococinésie, troubles de la parole ;

4º Les *mouvements involontaires* : quelquefois tremblement, mais surtout *athétose* et *chorée*. Dans celle-ci, mouvements ronds (P. Marie),

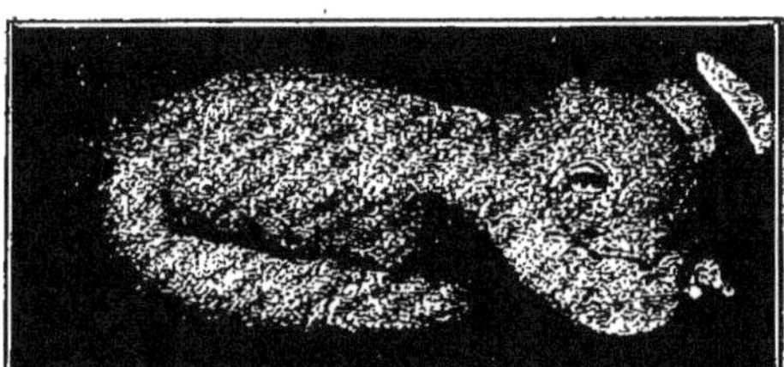

Fig. 21. — Hypotonie musculaire d'origine cérébrale. (Förster.)

illogiques, arythmiques, de répétition incessante, d'amplitude extrême ; dans celle-là, mouvements simulant les mouvements volontaires ; on dirait, à les voir, que le patient exécute des mouvements délibérés, de capture. Ils sont lents, incessants, d'allure puissante. Dans leur arythmie, ils possèdent un certain rythme. On les a comparés aux mouvements péristaltiques, ou, mieux encore, à ceux des tentacules de la poulpe ou de l'anémone de mer.

Souvent, les mouvements involontaires participent à la fois de la chorée et de l'athétose, et méritent alors le nom d'athétoso-chorée (Hallion).

Athétose et chorée peuvent être unilatérales ; elles se cantonnent alors au membre frappé d'hémiplégie infantile ; ou frapper les deux côtés du corps : à ces *formes doubles* s'associe toujours tel ou tel élément du syndrome cérébral : convulsions, troubles intellectuels, modifications du tonus.

Messieurs, jusqu'à ces dernières années, ces divers troubles moteurs étaient communément rattachés à une lésion de l'écorce motrice ou du faisceau pyramidal. Et, cependant, bien des raisons auraient dû donner à penser que cette théorie péchait par exclusivisme. Comment, avec elle, comprendre que, dans l'hémiplégie infantile. le faisceau pyramidal correspondant au côté paralysé n'offre, parfois, aucune altération ? Qu'à l'hypertonie se substitue, bien souvent, l'atonie, à la surréflectivité tendineuse, l'aréflexie ? Que trépidation spinale et signe de Babinski fassent souvent défaut dans la maladie de Little (Long-Landry) et qu'inversement, dans cette affection, puissent apparaître quelques symptômes rappelant ceux de la paralysie agitante : rigidité musculaire, d'où attitude soudée, tendance à la festination ? Que, dans la paralysie pseudo-bulbaire de l'enfant, on ait signalé, d'une part, la fréquence du rire et du pleurer spasmodiques, de l'autre, des lésions localisées au corps strié, et contrastant avec l'intégrité de la voie pyramidale (Oppenheim) ?

Ces questions, que laissait en suspens la théorie classique, les belles recherches de M. O et de Mad. C. Vogt permettent de les résoudre. Elles nous autorisent, dès maintenant, à supposer que nombre de symptomes moteurs observés dans les encéphalopathies infantiles relèvent de lésions du corps strié, d'ailleurs trouvées par Mad. Vogt dans certains cas de maladie de Little : tels sont l'hypertonie du type « strié » (*rigidité*, par opposition à la *contracture* du type pyramidal), la difficulté des mouvements volontaires, les mouvements involontaires. les mouvements associés, dont la survenance exagère le trouble des mouvements volontaires ; les crises de rire et de pleurer. Et nous devrons désormais, à l'exemple de MM. Lhermitte et Cornil. tenter d'opérer une discrimination dans cette symptomatologie, selon qu'elle comporte des éléments d'origine striée ; pyramidale ; mixte ; décérébrée ; d'autre origine.

Syndromes intellectuels.

Nous en arrivons aux *syndromes intellectuels*. Leur importance est telle que, malgré mon désir de rester plus neurologiste que psychiatre, je suis obligé de vous en dire quelques mots. Jadis, à la suite des travaux de Bourneville, on en distinguait trois variétés : l'*idiotie,* ravalant les sujets au niveau de la bête : semblables à ces statues de l'Ecriture, les idiots ont des yeux, et ils ne voient point ; ils ont des oreilles, et ils n'entendent point ; ils ont des sens, et pas de sensibilité. Ils justifient — à rebours — la belle pensée de Ch. Richet, à savoir que la sensibilité est en raison directe de l'intelligence, et que ce sont les êtres les plus intelligents qui sont capables de souffrir le plus. Vivant d'une vie végétative, passant leur temps à se balancer sur leurs chaises percées, jusqu'au jour où ils sont emportés par quelque infection nosocomiale, ces déchets de l'humanité sont hommes, et rien de ce qui est humain ne cesse de leur être étranger : ce sont des êtres *extra-sociaux* (Sollier).

L'*imbécile* a, lui, quelques notions du monde extérieur. Mais il est dissimulé, vaniteux, dépourvu de tout sens affectif, et, par là même, souvent malfaisant. C'est un être *antisocial* (Sollier). Au reste, par la brièveté de la pensée, il s'apparente à l'idiot qu'il méprise.

Vient ensuite l'*arriéré,* dont les facultés critiques sont peu développées, mais qui parfois est capable de boutades, de réparties spirituelles, de saillies diverses. Ai-je besoin de vous rappeler que c'est parmi eux que se recrutaient jadis les *bouffons* et les *fous* du roi, et que, selon la touchante légende à laquelle fait allusion l'*Arlésienne,* ces *innocents* passaient jadis pour assurer le bonheur de ceux qui les avaient recueillis sous leur toit ?

A l'heure actuelle, cette classification subsiste encore dans ses grandes lignes, mais à la suite des travaux de MM. Binet et Simon sur le niveau intellectuel déterminé par la méthode des tests, on a quelque peu changé le sens des mots : l'*idiot* est devenu celui qui ne répond pas aux tests de 2-3 ans ; l'*imbécile,* celui qui est incapable de communiquer avec ses semblables par le langage écrit ; le *débile mental,* celui dont le « niveau » est de 8 ans.

Sans vouloir multiplier les formes des encéphalopathies infantiles, il convient de leur rattacher la *débilité motrice* du regretté professeur Dupré, avec *paratonie,* c'est-à-dire impossibilité pour les sujets qui en sont atteints d'arriver volontairement à la résolution musculaire : aussi sont-ils maladroits, « empotés » ; c'est parmi eux que devraient prendre place (Dupré et Merklen) les domestiques casseurs d'assiettes. A ces troubles moteurs, que le Prof. Dupré rattachait volontiers, dans ces derniers temps, à une origine striée, s'ajoutent souvent divers signes de débilité mentale. Signalons aussi les *formes associées* à diverses maladies, familiales ou non, du système nerveux.

Evolution. Diagnostic. Pronostic.

En ce qui concerne l'*évolution*, que vous dire, si ce n'est qu'il s'agit, malheureusement, d'affections chroniques, durant autant que la vie, souvent aggravées par des poussées, liées à une affection banale, et que terminent fatalement la cachexie, la tuberculose ou les infections respiratoires aiguës ? Leur *pronostic* ne peut donc être que très sombre.

D'où l'intérêt d'un *diagnostic* précoce. Il doit se proposer de résoudre différentes questions :

1º *Y a-t-il encéphalopathie infantile* ? La réponse est aisée, si l'on constate, chez le patient, quelques-uns des éléments du syndrome cérébral sur lequel nous sommes revenu tant de fois ; les difficultés n'existent qu'aux premières phases, que l'on doit envisager séparément, selon qu'il s'agit de troubles moteurs ou intellectuels.

Les premiers devront être soigneusement distingués de cette hypertonie physiologique propre aux nouveau-nés, et qui, par ses caractères spéciaux comme par la coexistence de mouvements associés, et le caractère athétosique des mouvements volontaires, rappelle de si près, ainsi que nous le remarquions avec M. Lhermitte, la symptomatologie « striée », mais, dès le cinquième ou le sixième mois, cette hypertonie disparaît (Variot), et les mouvements acquièrent, petit à petit, la précision nécessaire.

Pour les secondes, leurs manifestations initiales sont souvent d'interprétation délicate. « Vous pouvez, toutefois, les rattacher à leur véritable cause en procédant par comparaison. A quoi jugez-vous qu'un tout petit est normal ? A ce que, de bonne heure, il sait faire fête à celle qui, de longs mois, l'a porté ; à ce que, de bonne heure, il sait sourire à son sourire. A quoi voyez-vous que, chez lui, le développement intellectuel suit son cours ? A sa physionomie mobile, toute rayons et ombres, au divin rayonnement qui, émanant de ses traits, « fait penser à tout un ordre de choses heureuses », à ce qu'André Chénier a si joliment appelé la chanson de ses yeux. Observez, maintenant, un nourrisson mal venu, et sachez interpréter ce *langage de signes* dont parlaient les anciens. L'expression de son visage est fermée, hostile souvent, étrange toujours. Dans son regard, nulle flamme. Il ne reconnaît personne. Il ignore la joie. Jamais il ne rit de ce rire éclatant et caractéristique de l'enfance (West). Pour les profanes eux-mêmes, *il n'est pas comme les autres*. Bientôt, ces particularités s'accusent, et, quand on constate qu'il ne cherche ni à parler ni à marcher, le doute n'est plus permis » (Hutinel et Babonneix).

2° *Quelle en est la cause* ? Pensez d'abord à l'hérédo-syphilis, puis aux traumatismes obstétricaux et à l'alcoolisme, accessoirement aux autres influences pathogènes ;

3° *A quelle lésion l'attribuer* ? De l'avis unanime, aucune réponse précise ne peut être fournie, les lésions les plus diverses se caractérisant par les mêmes signes cliniques. Une seule exception : la présence chez un idiot, épileptique et diplégique, d'adénomes sébacés de la face (figure 22) et, surtout, d'hypernéphromes du rein provoquant des hématuries, où l'examen histologique décèle des cellules néoplasiques, permet d'affirmer l'istio-atypie corticale (Vogt) ;

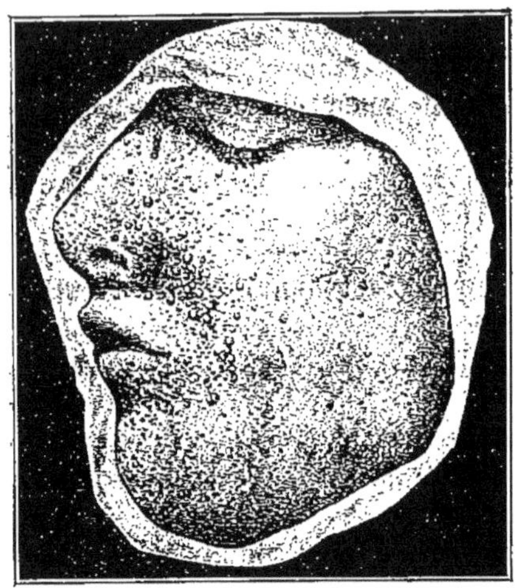

Fig. 22. — Adénomes sébacés de la face (JACOBI.)

4° *Quel est le siège de la lésion causale* ? Mêmes difficultés pour résoudre cette question. Pour les *syndromes moteurs*, on peut dire, avec les réserves d'usage que : 1° suivant les cas, on mettra en cause l'écorce motrice ou le corps strié ; 2°) que les phénomènes spasmo-paralytiques, avec idiotie profonde et épilepsie, indiquent plutôt une lésion corticale inflammatoire, les phénomènes d'atonie, avec simple imbécillité ou arriération mentale, comme on en observe souvent dans l'idiotie mongolienne, donnent plutôt à penser qu'il s'agit de lissencéphalie.

En ce qui concerne les *troubles intellectuels*, il était classique, jadis, de les attribuer à une lésion du lobe préfrontal. Mieux vaut rappeler que l'intelligence ne peut être intacte quand les mouvements ne permettent pas à l'enfant d'acquérir des sensations (Baldwin), quand les fonctions nerveuses élémentaires sont altérées, et adopter la brillante conception du professeur Dupré, pour lequel, « comme la lumière blanche dans le spectre, comme la symphonie dans un orchestre, l'intelligence, dans l'encéphale, a ses origines et son siège partout, son centre nulle part ».

Vous n'ignorez pas, Messieurs, ce que les Lacédémoniens faisaient des enfants malformés. Ils les jetaient à l'Eurotas. Ces Grecs avaient vraiment l'esprit rude. Nous autres, modernes, nous concevons de tout autre manière nos obligations vis-à-vis de ces infortunés. Nous leur devons le meilleur de nous-mêmes. Et c'est surtout en ce qui concerne les soins à leur donner que « nous n'avons besoin ni d'espérer, pour entreprendre, ni de réussir pour persévérer ».

Trois **traitements** : préventif, curatif, symptomatique.

Préventif, il comporte lui-même diverses indications :

D'abord, et avant tout, il s efforcera de dépister l'hérédo-syphilis par tous les moyens : enquête familiale (Fournier), recherche systématique de la réaction de B.-W. chez les femmes entrant dans une maternité (Wassermann, Gordon). et, en cas de résultat positif, de recourir, sans délai, aux médications spécifiques : mercure et salvarsan, celui-ci, sous forme d'injections, celui-là, sous forme de frictions (L. Findlay).

Il cherchera ensuite à réaliser l'*eugénie* la plus parfaite, en indiquant aux conjoints, toutes les fois qu'il sera possible, la nécessité, pour la conception. de s'effectuer dans les meilleures conditions, pour la grossesse, d'être constamment soumise à une étroite surveillance médicale.

Il veillera, enfin, à réduire au minimum les traumatismes obstétricaux. En cas de naissance en état d'asphyxie et de convulsions subintrantes, les ponctions lombaires répétées s'imposent. Quant aux opérations récemment conseillées : ouverture large par craniotomie, avec évacuation complète, puis fermeture (Harvey Cushing, 1905), ponctions larges au bistouri. avec évacuation incomplète (Ch. C. Simmons, 1912), elles sont trop graves et trop délicates pour entrer dans la pratique courante.

Curatif, il s'adresse :

Aux *médications chimiques* : surtout traitement spécifique, sous forme de mercure en frictions et d'arsénicaux : arséno ou novarsénobenzols, hectine, celle-ci en cas d'épilepsie (Tinel, Babonneix);

A l'*opothérapie*, au sujet de laquelle nous voudrions faire quelques remarques : 1° les extraits glandulaires doivent d'abord être essayés l'un après l'autre ; lorsqu'on aura déterminé quel est le plus actif, on lui donnera la première place dans le traitement; 2° une médication donnée risquant, à la longue, ou de fatiguer l'organisme, ou d'épuiser ses effets, il faudra l'interrompre de temps à autre; 3° dans l'intervalle, on recourra à la polyopothérapie, d'autant plus recommandable que, dans les encéphalopathies infantiles, les glandes vasculaires sanguines sont toutes plus ou moins lésées, sans qu'il soit toujours facile de dire si ces lésions sont cause ou effet ; 4º la médication thyroïdienne, *administrée avec prudence*, convient à la plupart des cas.

Le traitement spécifique améliore parfois, exceptionnellement même guérit certains troubles moteurs : convulsions (Gaucher), épilepsie (Fournier, Hutinel, Tinel), hémiplégie infantile (Audry, Babinski, Marfan, Sorel), maladie de Little (Fournier et Gilles de la Tourette, Gallois et Springer). L'opothérapie contribue à atténuer les troubles intellectuels. En cas de syndrome mixte, à la fois intellectuel et moteur, on associera les deux traitements : médication spécifique et opothérapie.

A la *psychothérapie*, découverte par Séguin, perfectionnée par Bourneville, et qui, s'inspirant des recherches effectuées par les Ecoles belge et suisse, utilisera des méthodes différentes, selon que le patient est un visuel ou un auditif.

Quant aux *trépanations*, pratiquées par Lannelongue en cas de microcéphalie, elles n'ont abouti qu'à des échecs. Rien de plus simple à comprendre. Avec Virchow, cet auteur croyait que, si le cerveau ne se développe pas, en cas de microcéphalie, c'était parce qu'il en était empêché par la synostose prématurée des membranes. Or, cette synostose n'est nullement la cause de la microcéphalie : elle n'en est que l'effet. Si bien qu'agir sur celle-là n'améliore en rien celle-ci. Mêmes réflexions au sujet des craniectomies larges et tardives recommandées, en 1915, par W. Sharpe et B. P. Farrell.

Dans la plupart des cas, traitement préventif et curatif ne sont plus de mise quand le malade vous est conduit, et vous devrez vous contenter d'un *traitement symptomatique*, sans vous faire trop d'illusion sur sa valeur. Multiples sont ses indications :

Empêcher le développement des infections par une hygiène bien entendue ; assurer une alimentation suffisante, et veiller à ce qu'elle soit prise dans les meilleures conditions ;

Ecarter du malade toute cause d'excitation, en vous rappelant que rien n'aggrave son état comme la masturbation et les excès alcooliques (Beurneville) ;

Lui administrer, en cas d'urgence, quelques calmants, dont le type est fourni par le bromure de potassium ;

Le mettre hors d'état de se nuire et de nuire aux autres ;

Lorsque les contractures sont très marquées, on s'abstiendra de tout traitement irritant : bains salés, douches froides, électricité, massages violents, mouvements passifs d'amplitude exagérée, redressements forcés sous anesthésie générale, et l'on combinera les trois méthodes suivantes :

Physiothérapie, sous forme de mobilisation passive, très douce, et de mobilisation active, de rééducation systématique, très précieuse, mais qu'il faut réserver à ceux chez lesquels existe encore quelque lueur d'intelligence, d'extension continue prudente, de redressements progressifs ;

Opérations pouvant porter sur les tendons et sur les muscles : ténotomies, ou mieux dédoublements tendineux, exceptionnellement myotomies ; sur les os : arthrodèses, surtout indiquées dans les déviations latérales du pied, et qui ne doivent être effectuées que chez des adolescents ; sur le système nerveux : section des racines postérieures (Förster, 1908), opération dangereuse, de résultats éloignés souvent médiocres, et qu'il faut réserver aux sujets d'un certain âge, d'intelligence suffisante, et présentant des contractures d'une intensité extrême ; section de certains nerfs ou injections d'alcool dans ces mêmes nerfs, préalablement mis à nu, surtout en cas d'athétose ;

Port d'appareils orthopédiques. après tout traitement opératoire, d'abord inamovibles, puis, aussitôt que possible, amovibles.

Telles sont les principales indications du traitement symptomatique. C'est à les remplir exactement que vous devrez vous efforcer. Tâche pénible, tâche ingrate, mais à laquelle vous saurez vous astreindre, mettant en pratique la devise chère à toute âme bien née : « Aux plus « déshérités, le plus d'amour ! »

NEUVIÈME CONFÉRENCE

PAR

M. le Dr ANDRÉ LÉRI

professeur agrégé à la Faculté de médecine, médecin de l'hôpital Cochin.

LES ATROPHIES MUSCULAIRES SYPHILITIQUES

MESSIEURS,

Vous savez le rôle considérable que joue la syphilis dans l'étiologie des maladies du système nerveux en général, et dans celles de la moelle en particulier. Certains esprits malicieux affirment même avec quelque ironie, tant ce rôle paraît capital, que le traitement antisyphilitique est la seule ressource thérapeutique du neurologiste. Assurément ils exagèrent beaucoup. Il n'en reste pas moins vrai que la notion de la syphilis dans l'étiologie des maladies nerveuses a été l'acquisition la plus féconde pour la thérapeutique de ces affections.

Cette notion n'a pas été admise d'emblée, tant s'en faut ; elle ne s'est imposée que petit à petit et lentement. Les maladies de la moelle ont été d'abord décrites comme des entités anatomo-cliniques : elles reconnaissaient une symptomatologie relativement fixe, elles étaient basées sur des lésions anatomiques *systématiques*, c'est-à-dire occupant essentiellement tel ou tel « système » de fibres ou de cellules. Ce n'est que beaucoup plus tard que, pour chacune d'elles, on a songé, si l'on peut dire, à « penser étiologiquement ».

Ainsi le tabes fut d'abord décrit par Duchenne de Boulogne en 1858 comme une sclérose systématique des cordons postérieurs. En 1876 seulement, dix-huit ans plus tard, Fournier commença à enseigner la nature syphilitique du tabes ; cette conception essentiellement française fut définitivement admise plus tard encore, quand elle nous revint d'Allemagne avec les publications d'Erb qui datent de 1879 et 1881.

Bien longtemps après, en 1892, la plus commune des paraplégies spasmodiques fut décrite par Erb comme une affection syphilitique.

L'histoire des amyotrophies progressives a subi la même évolution, et c'est plus tardivement encore qu'elles ont été reconnues comme des affections généralement spécifiques.

Les *atrophies musculaires progressives* ont été décrites par Duchenne de Boulogne en 1849 ; Aran. l'année suivante, confirma cette description ; il en apportait onze observations : ces auteurs considéraient ces amyotrophies comme des lésions primitivement musculaires. Cruveilhier en 1853 remarqua les altérations des racines antérieures, et Luys en 1860 fit connaître l'atrophie des cellules des cornes antérieures. Prévost et David en 1866 localisèrent même la lésion de l'amyotrophie Duchenne-Aran au niveau des cellules antérieures des VIIe et VIIIe segments cervicaux, c'est-à-dire au niveau des segments médullaires qui fournissent surtout l'innervation aux petits muscles de la main. Dès lors, il fut admis sans conteste qu'il s'agissait d'une lésion primitive et systématique des cellules radiculaires des cornes antérieures, d'une poliomyélite antérieure chronique ; et Duchenne de Boulogne lui-même adopta nettement cette conception en 1872.

Elle ne varia plus jusqu'en 1893. Entre temps certains auteurs avaient bien signalé la *syphilis* dans les antécédents de certains amyotrophiques, mais sans y attacher aucune importance : pour presque tous il n'y avait là qu'une coïncidence ; seuls Hammond, Niepce et Fournier [1] indiquèrent une relation possible de causalité entre la syphilis et l'amyotrophie.

Cette relation de causalité fut établie par le professeur Raymond [2] en 1893 : il signala quelques cas d'atrophie musculaire à marche progressive « chez des syphilitiques » et parla prudemment des relations « éventuelles » de la syphilis avec l'évolution de la maladie. Ces relations étaient appuyées sur des constatations anatomiques de première importance : Raymond avait vu que la lésion ne consistait pas en une atrophie simple et essentielle des cellules des cornes antérieures, mais bien en une *méningo-myélite diffuse à point de départ vasculaire ;* les altérations vasculaires étaient *occasionnellement systématisées* aux cornes antérieures et déterminaient secondairement l'atrophie de leurs éléments cellulaires.

Raymond ne considérait ces amyotrophies syphilitiques que comme

---

1. Hammond. Traité des maladies du système nerveux, 1879. — Niepce. Atrophie musculaire progressive chez un syphilitique. *Union médicale*, 1853. — Fournier. Affections parasyphilitiques.

2. Raymond. *Soc. médic. des hôpit.*, 1893.

des cas exceptionnels ; la conception de la poliomyélite primitive n'en conservait pas moins toute son importance.

Cette importante publication de Raymond n'eut pas grande répercussion. Dans les années qui suivirent on continua à signaler un certain nombre de cas où la syphilis existait dans les antécédents d'amyotrophiques et était peut-être en jeu dans la pathogénie de l'affection ; certains, comme Lannois et Lévy, parlèrent d'une atrophie musculaire syphilitique « simulant » l'amyotrophie Aran-Duchenne. Entre temps, l'idée même d'une entité morbide consistant en une poliomyélite antérieure chronique primitive, défendue par Dejerine[1] et par Jean Charcot[2], avait été mise en doute par Pierre Marie en 1897[3].

En 1903[4], nous avons pu observer en un temps relativement restreint six sujets atteints d'amyotrophies progressives de type spinal : tous les six étaient des syphilitiques. Deux autopsies nous montrèrent toutes deux des lésions de méningo-myélite vasculaire diffuse analogues à celles observées par Raymond.

Une recherche rapide dans la littérature nous révéla immédiatement 35 cas où la syphilis existait pertinemment dans les antécédents d'amyotrophiques. Dans une trentaine d'autres cas, des amyotrophies exactement analogues s'étaient produites au cours de deux affections aujourd'hui dûment reconnues syphilitiques, le tabes et la paralysie générale. Dans quelques cas, le traitement antisyphilitique avait produit un résultat favorable. Enfin, dans nombre d'autopsies les auteurs avaient observé non pas seulement des lésions systématiques des cellules radiculaires antérieures, mais bien des altérations vasculaires très manifestes et des lésions diffuses de la moelle ; ces lésions occupaient, outre la substance grise, des parties variables et plus ou moins étendues des cordons blancs.

Cet ensemble de faits nous fit admettre que *les amyotrophies progressives sont d'origine syphilitique non pas exceptionnellement, mais ordinairement ;* autrement dit, la syphilis est la cause de beaucoup la plus fréquente des lésions spinales qui déterminent les amyotrophies progressives.

Cette conception a été généralement adoptée, car depuis lors de très nombreux exemples d'amyotrophies syphilitiques ont été signalés dans

1. Dejerine. *Soc. de Biologie.* 1895.
2. J. Charcot. *Thèse de Paris.* 1895.
3. Pierre Marie. *Revue Neurol.*, 1897.
4. André Léri. Atrophies musculaires progressives spinales et syphilis. *Congrès des aliénistes et neurologistes,* Bruxelles, 1903.

tous les pays. En 1913, nous avons relevé avec Lerouge [1] plus de 80 observations d'amyotrophies progressives pures d'origine spécifique, plus de 180 cas si nous y joignons ceux où l'amyotrophie était associée à un tabes ou à une paralysie générale. D'autres cas ont été rapportés depuis cette date, mais actuellement la notion est devenue banale, on ne publie plus les observations d'amyotrophies syphilitiques, qui sont courantes.

Les chiffres que nous venons de donner n'auraient par eux-mêmes aucune valeur, si on ne les comparait à ceux où la syphilis a été sérieusement recherchée et n'a pas été retrouvée dans les antécédents ou l'examen des amyotrophiques : or le nombre de ces cas est infime. De sorte que nous pouvons affirmer aujourd'hui que *l'amyotrophie progressive spinale de l'adulte est une maladie syphilitique presque au même titre que le tabes*. Il y a bien des exemples de tabes authentiques où la recherche de la syphilis s'est montrée négative, tant par l'étude des antécédents et l'examen objectif des malades que par les recherches de laboratoire : ce n'est pas une raison pour ne pas admettre que le tabes est une affection syphilitique. Il en est à peu près de même pour l'amyotrophie progressive spinale.

.•.

Voyons maintenant, Messieurs, sous quelles *formes cliniques* se présentent ces amyotrophies progressives syphilitiques.

Les cas les plus typiques répondent à la description de Duchenne : c'est la *main dite d'Aran-Duchenne* qui les caractérise. Vous savez comment se présente cette main classique : on constate d'abord un aplatissement et un effacement des éminences thénars et hypothénars ; il existe un méplat à la base du pouce, et celui-ci tend à se porter en arrière et à se mettre sur le même plan que les autres doigts : c'est ce qu'on appelle la « main de singe » (fig. 3). L'atrophie de l'hypothénar se voit sur la face palmaire, et mieux encore quand on regarde la main par sa face dorsale : au lieu d'être saillant, le bord cubital devient concave.

L'atrophie des interosseux détermine des dépressions verticales entre les métacarpiens ; la dépression est particulièrement accentuée au ni-

<hr>

1. ANDRÉ LÉRI et LEROUGE. Les atrophies musculaires progressives syphilitiques. La « myélite syphilitique amyotrophique ». *Gaz. des hôp.*, 17 mai 1913. — LEROUGE. *Thèse Paris*, 1913.

veau du premier interosseux, entre le pouce et l'index. Les doigts se fléchissent à angle droit dans leur deuxième phalange et, à un moindre degré, dans la troisième, alors que la première phalange reste étendue sur le métacarpe : c'est la « main en griffe » (fig. 1).

Plus tard, par suite des progrès de l'atrophie, tous les os apparaissent extrêmement saillants ; par le fait de l'atrophie des fléchisseurs des doigts ceux-ci se redressent ; par suite de l'atrophie des extenseurs de la main et des doigts la main devient tombante et ballante : c'est la « main de squelette ».

A ce moment, l'affection a gagné les muscles de l'avant bras (fig. 2), les masses épicondy-

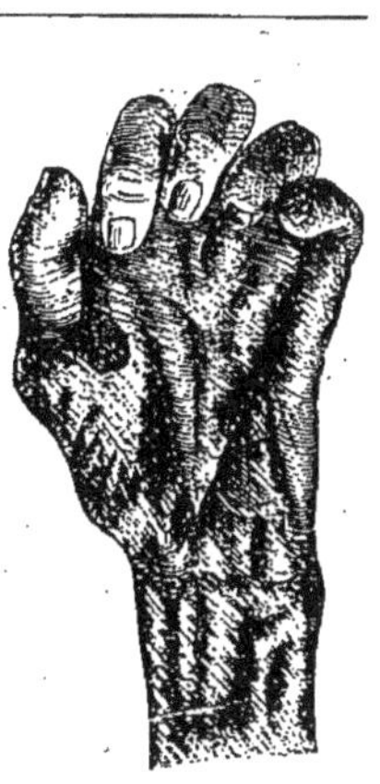

Fig. 1. — Main dite de Duchenne-Aran (figure de Duchenne de Boulogne).

liennes et épitrochléennes sont remplacées par des méplats. Puis les muscles de l'épaule, le deltoïde, les sus et sous-épineux, les pectoraux sont pris à leur tour et parfois, plus tardivement, les muscles du bras, triceps, biceps et brachial antérieur. Dans certains cas seulement on constate l'atteinte tardive des muscles des membres inférieurs.

Toutes ces amyotrophies présentent deux des caractères essentiels des amyotrophies spinales : les contractions fibrillaires sur les muscles en voie de dépérissement et la réaction électrique de dégénérescence.

Mais, en fait, la main d'Aran-Duchenne est bien loin d'être spéciale aux amyotrophies syphilitiques ; elle ne constitue qu'un syndrome, commun à toute une série d'affections et dénotant simplement une lésion des cornes antérieures au niveau des VIIe et VIIIe segments cervicaux. Elle est particulièrement fréquente dans la syringomyélie et surtout dans la sclérose

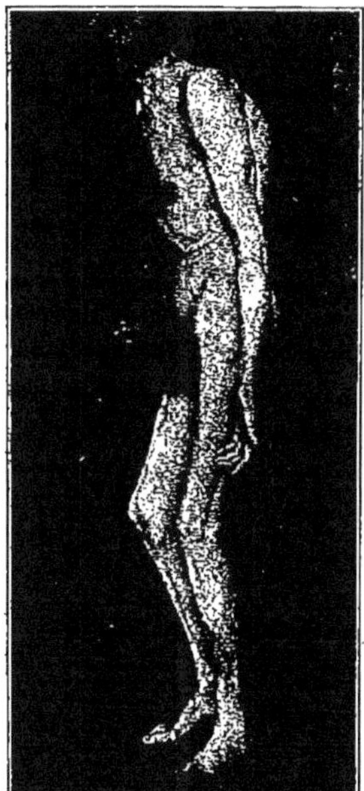

Fig. 2. — Atrophie musculaire progressive par méningo-myélite syphilitique. Mains d'Aran-Duchenne, atrophie des avant-bras ; atteinte tardive des membres inférieurs.

latérale amyotrophique : le malade que je vous présente comme un type de main d'Aran-Duchenne est, en réalité, atteint de sclérose latérale amyotrophique. Les sujets chez qui ce type de main s'observe pur, par amyotrophie progressive, indépendamment des troubles spasmodiques de la sclérose latérale ou sensitifs de la syringomyélie, ne sont pas exceptionnels ; ils sont pourtant relativement rares.

Les cas que l'on pourrait dire atypiques, en ce sens qu'ils ne pré-

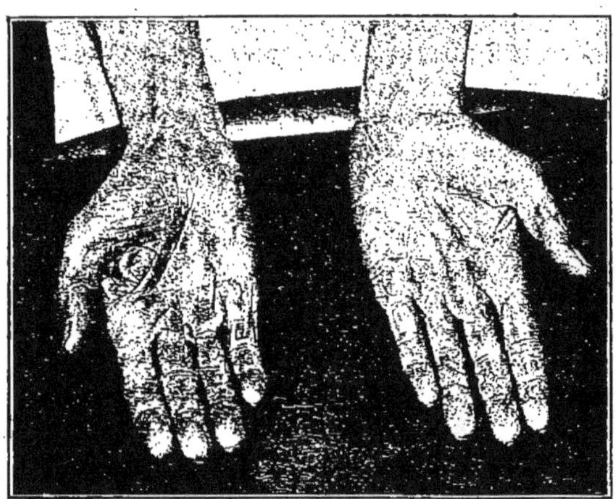

Fig. 3. — Mains du même malade. Atrophie des éminences thénars et hypothénars, surtout à gauche. Tendance[au « pouce de singe ». Dépression des espaces interosseux.

sentent pas la main classique d'Aran-Duchenne, sont presque la règle dans les amyotrophies syphilitiques. Celles-ci offrent une grande variabilité dans leur localisation : les deux malades que j'ai amenés devant vous en sont des exemples.

L'un est un homme de 60 ans, qui présente une forme d'amyotrophie que l'on peut appeler *type radial* (fig. 4), par opposition à la main d'Aran-Duchenne qui mériterait plutôt la dénomination de *type cubital* ; cette forme paraît particulièrement fréquente, si l'on consulte les relations des auteurs. Comme vous le constatez, il y a bien chez ce malade une atrophie évidente des éminences thénar et hypothénar et des interosseux, atrophie plus prononcée à la main droite (fig. 5) ; l'écartement et le rapprochement des doigts se font sans grande force, mais les doigts ne sont pas en griffe. Ce n'est pourtant pas par les petits muscles de la main que l'amyotrophie a débuté : avant tout autre signe, il y a

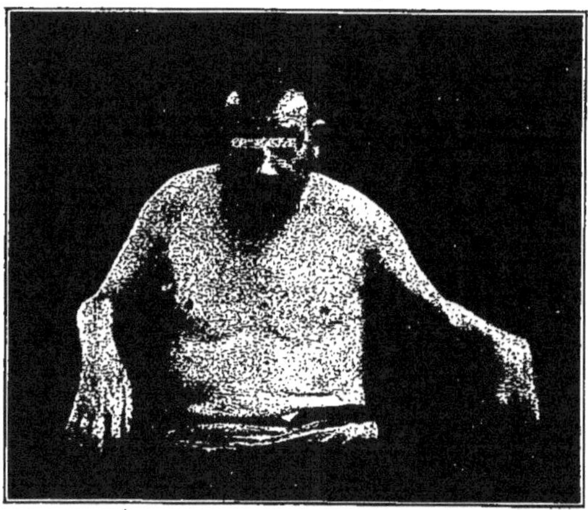

Fig. 4 — Amyotrophie syphilitique à « type radial ». Mains pendantes, le malade est incapable de les relever. Atrophie des avant-bras, spécialement du côté des extenseurs. Cette atrophie simule, à première vue, une double paralysie radiale.

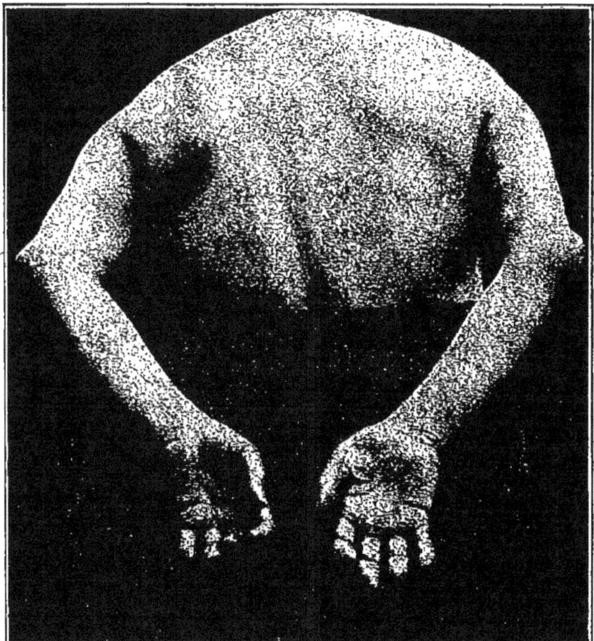

Fig. 5. — Mains du même malade. Mains plates, demi-succulentes. Atrophie des éminences thénars, surtout à droite. Pas de déformation en griffe.

deux ans, progressivement, mais rapidement, il a vu ses mains tomber, à droite d'abord, plus tard à gauche, et il a été incapable de les relever ; en même temps l'abduction du pouce est devenue impossible ; il a pris l'attitude d'un homme atteint d'une paralysie radiale bilatérale. Ces mains tombantes sont, en outre, plates, molles, demi-succulentes, les doigts sont allongés, en fuseaux ; non seulement l'extension des doigts est impossible quand on relève le poignet, mais leur flexion est très réduite, surtout pour l'index et le médius. En somme, mise à part l'attitude tombante de la *main radiale*, chaque main de ce malade rappelle l'aspect de celles, dont nous avons vu tant d'exemples pendant la guerre, qui dénotent une blessure simultanée du médian et du cubital.

L'amyotrophie remonte maintenant tout le long des membres supérieurs. Elle envahit les avant-bras qui sont atrophiés en masse, autant du côté des muscles épicondyliens extenseurs que des épitrochléens fléchisseurs ; le long supinateur est remarquablement conservé et forme une corde d'autant plus saillante que la musculature avoisinante est plus déprimée et plus inerte. Les bras sont atrophiés dans leurs muscles antérieurs, et la flexion de l'avant-bras se fait sans force, surtout à droite ; l'extension de l'avant-bras résiste assez bien aux efforts de flexion passive, mais on voit sans peine que le triceps est pourtant fortement diminué de volume. Le deltoïde apparaît nettement atrophié, ainsi que le grand pectoral droit. Les sus et sous-épineux, les trapèzes et sterno-cléido-mastoïdiens paraissent à première vue normaux.

Des contractions fibrillaires s'observent surtout sur certains muscles modérément ou peu atrophiés, comme le deltoïde ou le sous-épineux droit. Tous les réflexes tendineux des membres supérieurs (radial, cubito-pronateur, olécranien, radio-fléchiseur des doigts) font complètement défaut.

L'autre malade est un homme de 53 ans ; il présente une localisation de l'amyotrophie que l'on peut appeler *type brachial* (fig. 6 et 7). Les mains sont, en effet, à peu près indemnes : c'est à peine si l'on constate une dépression peu sensible de l'éminence thénar à gauche et si, à droite, l'écartement et le rapprochement des doigts se font avec quelque faiblesse. L'extension et la flexion de la main s'exécutent assez bien, sauf pourtant en ce qui concerne l'extension du médius droit : ce doigt reste à demi pendant, de sorte que le malade « fait les cornes », non pas à la façon d'un saturnin avec le 2e et le 5e doigt, mais avec le 2e et le 4e. Les avant-bras présentent une atrophie modérée qui porte sur les épitrochléens et, à droite, sur les épicondyliens.

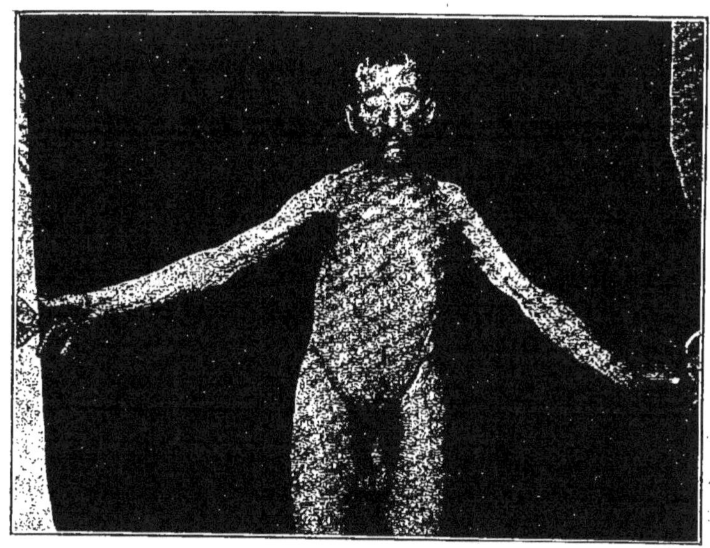

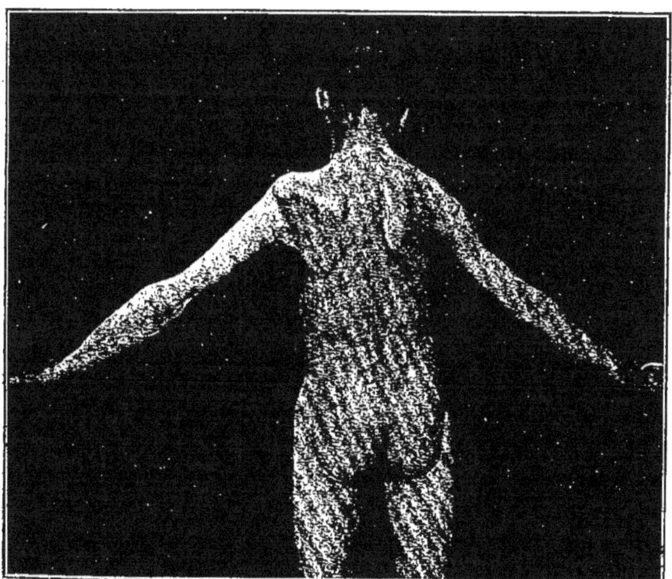

Fig. 6 et 7. — Amyotrophie syphilitique à « type brachial ». Les mains sont presque indemnes, les avant-bras sont peu touchés, les bras et les muscles de la ceinture scapulaire sont très atrophiés. Il y a, à première vue, une certaine ressemblance avec la myopathie à type scapulo-huméral, mais la lésion est indiscutablement spinale et non myopathique.

Mais ce qui domine surtout chez ce sujet, c'est l'atrophie considérable des bras, tout à fait disproportionnée avec le volume des segments distaux : les bras ont l'air de manches à balai auxquels sont appendus des avant-bras relativement indemnes et des mains intactes.

A gauche, l'atrophie du bras est à peu près totale ; elle porte sur le biceps et le brachial antérieur, le long supinateur y participe, et le malade est tout à fait incapable de fléchir son bras ; elle porte aussi sur le triceps, et seule la conservation d'une partie du vaste interne permet au malade d'étendre l'avant-bras. La tête humérale fortement saillante roule sous la peau par suite de la disparition du deltoïde. Les fosses sus et sous-épineuses sont fortement creusées. L'atrophie du trapèze détermine en haut un méplat de la nuque à gauche de la ligne médiane, en bas un écartement de l'omoplate que le malade ne peut rapprocher de sa colonne vertébrale.

A droite, l'atrophie est différemment localisée, et vous voyez là un exemple remarquable d'un des caractères fréquents des amyotrophies syphilitiques, à savoir une grande inégalité d'un côté à l'autre et une grande irrégularité de distribution. L'atrophie est moindre à droite qu'à gauche sur le biceps et surtout sur le long supinateur, de telle sorte que le malade peut légèrement fléchir son avant-bras ; elle est moindre sur le deltoïde, qui matelasse légèrement la tête humérale ; elle est moindre sur le grand dentelé, de sorte que le bord interne de l'omoplate n'est pas décollé à droite comme à gauche. Au contraire, elle est plus accentuée à droite sur le triceps brachial, au point que le malade est tout à fait incapable de faire la moindre extension de l'avant-bras droit ; elle est plus marquée sur les pectoraux, et le creux sus-claviculaire est profondément déprimé.

Des contractions fibrillaires continues et très intenses dessinent sous la peau une ondulation permanente, un remous de vagues, notamment sur le deltoïde droit, sur le grand pectoral ou le triceps gauche, et le malade a en partie conscience de ces frétillements sous-cutanés. Les réflexes tendineux sont tous abolis aux membres supérieurs, à l'exception pourtant du radial droit.

Les deux malades avouent leur syphilis : chez l'un, elle date de 10 ans, l'amyotrophie a commencé il y a 2 ans, c'est-à-dire huit ans après ; chez l'autre, elle remonte à 33 ans, l'amyotrophie semble avoir débuté, malgré quelques réponses divergentes, il y a environ 8 ans, c'est-à-dire 25 ans après le chancre. Ce sont des termes normaux ; l'amyotrophie des syphilitiques survient en général de 7 à 15 ou 20 ans après l'accident initial. Etant donné ce que nous savons actuellement des rapports de la syphilis et des amyotrophies progressives, il n'y a aucune difficulté à établir une relation de causalité qui aujourd'hui s'impose.

Mais, si ces sujets ne reconnaissaient pas leur syphilis, sur quels signes pourrions-nous nous baser pour dire que leur amyotrophie est d'origine spécifique ?

Raymond, qui croyait l'amyotrophie syphilitique l'exception et la non-syphilitique la règle, avait donné trois signes qui devaient permettre de penser à une origine spécifique : c'étaient la parésie précédant l'atrophie, l'existence de douleurs, l'évolution subaiguë.

Pour ce qui est de la *parésie précédant l'atrophie*, c'est là un signe tout théorique ; ce dont le malade s'aperçoit d'abord dans l'immense majorité des cas, ce n'est ni d'une parésie ni d'une atrophie, c'est d'une gêne fonctionnelle ; c'est pour écrire, pour boutonner ses vêtements, pour cueillir une fleur qu'il se sent gêné ; il serait bien incapable de dire si, à ce moment, il y a ou non un léger méplat de ses éminences ou une dépression de ses interosseux. J'ai conservé le souvenir d'un malade, employé aux écritures, homme d'une intelligence au-dessus de la moyenne, qui présentait une atrophie extrêmement accentuée de ses mains, presque des mains de squelette, et qui fut fort étonné quand nous le lui fîmes remarquer ; il ne s'en était jamais douté ! Tout ce qu'il avait vu, c'est qu'il ne pouvait presque plus se servir de ses mains.

Des *douleurs* se montrent au cours de beaucoup de cas d'amyotrophies syphilitiques ; il serait, en effet, naturel qu'elles existent au cours d'une myélite vasculaire diffuse, surtout quand la méninge est atteinte, plutôt que dans des lésions systématiques des cornes antérieures, au cas où semblables lésions existeraient. En fait, les amyotrophies par méningo-myélite syphilitique les plus avérées évoluent souvent de façon absolument indolore ; de nos deux malades présents, le premier a eu des douleurs dans l'épaule et le bras droit, le second n'a jamais eu la moindre douleur.

Une *évolution subaiguë* ou relativement rapide de l'amyotrophie s'observe quelquefois à la suite de la syphilis, mais non pas toujours, tant s'en faut. Chez le premier de nos deux malades l'atrophie aurait débuté il y a deux ans seulement, mais chez le second elle date de 8 ans et a progressé très lentement. Un de nos anciens sujets est mort 16 ans après le début de l'affection, un autre était encore parfaitement bien portant, l'atrophie mise à part, 18 ans après.

Nous n'accordons donc guère de valeur aux trois signes signalés par Raymond, basés sur l'évolution de l'atrophie, et nous croyons que dans cette évolution même aucun signe ne nous permet de distinguer avec quelque probabilité une atrophie spécifique d'une amyotrophie non spécifique.

En revanche, un certain nombre de signes commencent à être aujourd'hui bien connus, dont les uns permettent de reconnaître que le sujet est syphilitique, les autres que la syphilis a touché son système nerveux central.

Ainsi on peut observer chez le malade la coexistence d'accidents nettement spécifiques, comme des gommes par exemple (dans le cas de Lannois et Lévy), ou des signes d'hérédo-syphilis comme une kératite interstitielle.

Mais, quand nous nous trouvons en présence d'accidents présumés syphilitiques tardifs, comme une amyotrophie, c'est de trois côtés surtout qu'il faut toujours, de parti pris, porter notre investigation : du côté de la langue, du côté de l'aorte, du côté des pupilles. L'aortite, chez un malade qui n'a pas atteint l'âge de l'athérome, constituera une grande présomption de syphilis. La *leucoplasie buccale*, et surtout linguale, quand elle sera nettement accentuée, en sera un signe presque certain. L'examen des pupilles nous fournira un élément d'appréciation de plus ; il nous permettra souvent d'affirmer non seulement que le malade est syphilitique, mais encore que la syphilis a touché son système nerveux central. MM. Babinski et Charpentier, ont, en effet, montré que le *signe d'Argyll-Robertson*, c'est-à-dire l'abolition du réflexe pupillaire à la lumière avec conservation du réflexe à la distance, n'est pas, comme on le croyait, un symptôme de tabes, mais seulement un signe de syphilis du système nerveux central, signe souvent précoce et cliniquement unique, accompagné d'ailleurs de lymphocytose du liquide céphalo-rachidien.

Pour en revenir à nos deux malades, l'un d'eux seulement, le malade à l'amyotrophie type brachial, présente simultanément une leucoplasie très marquée et une grosse inégalité pupillaire avec signe d'Argyll : ce serait plus qu'il n'en faut pour affirmer que son système nerveux est touché par la syphilis et que, malgré l'absence absolue de douleurs, malgré la lente évolution de son amyotrophie, celle-ci est presque certainement d'origine syphilitique.

Mais nous sommes aujourd'hui en possession d'épreuves de laboratoire qui nous permettent souvent, elles aussi, de reconnaître soit que le sujet est simplement syphilitique, soit qu'il l'est dans son système nerveux central : nous voulons parler de la *réaction de Wassermann* et de la *lymphocytose céphalo-rachidienne.*

La réaction de Wassermann est positive dans le sérum sanguin de notre premier malade ; elle est négative chez le second, dont l'infection date de beaucoup plus longtemps ; mais on sait qu'une réaction négative n'a pas de valeur contre la présomption de syphilis, et c'est précisément chez ce second malade que nous avons constaté deux signes cliniques, leucoplasie et signe d'Argyll, dont la concomitance, même en l'absence de tout antécédent reconnu, nous permettrait d'affirmer la syphilis.

D'ailleurs, chez l'un et l'autre de nos malades, nous avons constaté une abondante lymphocytose céphalo-rachidienne. Assurément la lymphocytose n'a pas la valeur d'un signe certain de syphilis nerveuse, mais, en dehors de la syphilis, on ne l'observe guère que dans certaines affections d'évolution toute différente, comme la méningite tuberculeuse ou comme quelques tumeurs cérébrales. Elle prend une valeur que l'on peut dire absolue quand, en même temps, la réaction de Wassermann est positive dans le liquide cérébro-spinal : or, c'est précisément ce qui se produit chez nos deux malades, même chez celui dont la réaction est négative dans le sérum sanguin.

Je dois ajouter que, si la lymphocytose céphalo-rachidienne est la règle au cours de la myélite ou de la méningo-myélite vasculaire diffuse de la syphilis productrice des amyotrophies progressives, elle n'est pourtant pas constante ni obligatoire ; il y a des amyotrophies progressives spinales syphilitiques sans lymphocytose ; l'étude anatomique nous montrera que cette apparente anomalie peut tenir soit à l'existence d'une lésion vasculaire purement intra-médullaire et non méningée, soit à la sclérose tardive d'une méningite à caractère d'abord inflammatoire.

J'ai jusqu'ici négligé l'un des signes cliniques qui peut permettre souvent d'affirmer qu'une amyotrophie progressive est d'origine syphilitique : c'est l'*association de cette amyotrophie à des symptômes de tabes ou de paralysie générale.* De nombreuses théories ont été émises sur l'origine des amyotrophies dans le tabes ; en fait, ces amyotrophies, très dissemblables les unes des autres, semblent bien tenir à des causes diverses. Mais on observe au cours du tabes certaines amyotrophies progressives qui ne diffèrent en rien des amyotrophies progressives pures, sans signes de tabes ; il n'y a pas de raison clinique qui permette de leur attribuer des origines différentes. Or, anatomiquement, ni le tabes ni l'amyotrophie progressive ne sont aujourd'hui considérés comme des affections étroitement systématiques des cordons postérieurs ou des cornes antérieures ; l'un et l'autre paraissent être des localisations occasionnellement systématisées d'une méningo-myélite plus ou moins diffuse et d'ordre plus ou moins purement vasculaire ; l'un et l'autre ont pour commune étiologie la syphilis. Il semble donc légitime de considérer leur concomitance comme résultant de la localisation simultanée du même processus spécifique sur deux régions de la moelle, celle des racines et des cordons postérieurs et celle des cornes et des racines antérieures.

Nos deux malades ne présentent pas, à proprement parler, de signes de tabes : ils n'ont ni douleurs fulgurantes, ni crises viscérales, ni incoordination, ni même les petits troubles urinaires minimes, gouttes précoces ou retardataires ou mictions retardées, qui sont presque constants dès le début du tabes. Mais l'un et l'autre n'ont plus *aucun réflexe tendineux aux membres inférieurs* ; les réflexes rotuliens et achilléens sont chez tous deux complètement absents. Il en est d'ailleurs de même chez un grand nombre de sujets atteints d'amyotrophie syphilitique. Est-ce une raison suffisante pour admettre que ces amyotrophiques sont des tabétiques, qu'ils présentent un tabes monosymptomatique, réduit au signe de Westphal ? Nous ne le croyons pas, en ce sens que nous ne pensons pas qu'ils soient forcément voués à l'évolution progressive plus ou moins fatale d'un tabes vulgaire. Mais assurément cette aréflexie nous paraît reconnaître même cause que le signe de Westphal, à savoir la méningite postérieure syphilitique et la radiculite qui en est la conséquence. Ce sont, si l'on veut, des tabétiques « en puissance », mais dont l'affection, surprise dès ses débuts par suite même de la concomitance de l'amyotrophie, peut être jugulée et rester cliniquement limitée à l'abolition des réflexes.

Nombre de ces signes, on le voit, prouvent que le système nerveux est touché par le virus syphilitique et indiquent que l'amyotrophie spinale ne survient pas seulement « chez des syphilitiques », mais *par le fait même de la syphilis*, qu'elle est d'*origine syphilitique*.

Pas un seul de ces signes n'est constant, il est vrai, tous peuvent faire défaut, et *aucun n'est rigoureusement pathognomonique de la syphilis amyotrophique* ; mais *presque toujours l'un ou l'autre de ces signes existe dans les amyotrophies à évolution progressive* : il suffit de songer à le rechercher pour le découvrir.

Et c'est précisément parce qu'il est exceptionnel que, par l'examen soigneux d'un amyotrophique pratiqué de parti pris, on ne décèle pas quelque signe de syphilis et souvent de syphilis nerveuse centrale, et aussi parce qu'aucun signe ne distingue dans son allure et son évolution une amyotrophie syphilitique d'une amyotrophie progressive soi-disant primitive et de cause mystérieuse, que nous croyons l'amyotrophie progressive spinale une affection toujours ou presque toujours syphilitique.

⁎

Je ne vous ai parlé jusqu'ici, Messieurs, que des atrophies progressives localisées aux membres supérieurs ; ce sont de beaucoup les plus fréquentes. Je vous ai dit pourtant que parfois, tardivement, les membres inférieurs sont atteints à leur tour. Mais il n'en est pas toujours ainsi, et dans certaines observations *c'est précocement que les membres inférieurs sont touchés.* Deux cas peuvent se présenter dont nous avons vu des exemples.

Parfois les membres inférieurs sont atteints *dès le début,* les membres supérieurs le sont plus tard. Un de nos malades, par exemple, actuellement âgé de 77 ans, est entré dans l'amyotrophie il y a douze ans par une atteinte progressive de la musculature des membres inférieurs, du membre inférieur droit principalement ; l'atrophie a frappé de façon intense les muscles antéro-externes de la jambe et ceux du mollet, et plus encore le quadriceps crural et les fessiers. Il y a 5 ou 6 ans seulement, les membres supérieurs ont été touchés à leur tour ; l'atrophie s'y présente surtout sous la forme du « type radial » ; les petits muscles des mains sont peu touchés, il y a seulement une légère atrophie des hypothénars ; mais les mains sont tombantes, le sujet ne peut qu'incomplètement relever ses mains et ses doigts, et des deux côtés il « fait les cornes » ; l'atrophie est très marquée au niveau des avant-bras, des triceps brachiaux et des pectoraux. Ce malade ne reconnaît pas la syphilis, et nous n'avons trouvé chez lui ni réaction de Wassermann positive ni lymphocytose céphalo-rachidienne. La syphilis nous aurait certainement échappé si, en l'examinant de parti pris, nous n'avions trouvé une leucoplasie linguale prononcée et un signe d'Argyll-Robertson, association de symptômes qui ne peut guère laisser de doute sur l'étiologie spécifique.

D'autres fois les membres inférieurs sont atteints *seuls*, et dans ce cas l'amyotrophie rappelle beaucoup le type Charcot-Marie. Un soldat de 32 ans (fig. 8), par exemple, nous fut adressé pendant la guerre au Centre neurologique de la IIe armée [1] pour une amyotrophie qui avait débuté progressivement, environ deux ans auparavant. L'atrophie était très accentuée au membre inférieur droit ; elle occupait à la fois les muscles antéro-externes de la jambe et ceux du mollet ; la jambe était en pilon, avec mollet de coq, le pied était fortement cambré, les orteils en griffe, leurs premières phalanges en hyper-extension.

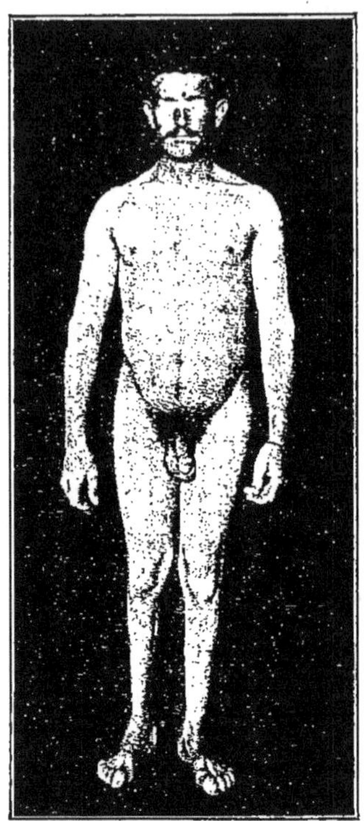

Fig. 8. — Amyotrophie syphilitique à « type péronier » pouvant simuler l'amyotrophie Charcot Marie.

Comme le malade avait reçu, six mois avant le début, quelques mottes de terre sur le cou-de-pied droit à l'occasion d'une explosion d'obus, on pensa à une atrophie réflexe, d'origine traumatique. Mais le traumatisme avait été bien léger, de l'aveu même du malade, et il n'avait pas interrompu son service. De plus, nous nous aperçûmes que le membre inférieur gauche n'était certainement pas intact : la jambe était atrophiée et cylindrique, le pied était presque aussi creux et en griffe que du côté droit ; l'atrophie remontait d'ailleurs des deux côtés, légèrement, sur le quart inférieur de la cuisse, un peu à la façon des atrophies « en jarre-tière » du type Charcot-Marie. Nous pensâmes à cette variété d'amyotro-phie, mais cette idée ne cadrait guère avec le début tardif et la progression lente de l'altération ; le malade ne reconnaissait d'ailleurs aucun antécédent héréditaire ou familial similaire.

Bien qu'il niât la syphilis et n'en présentât aucun stigmate clinique, nous crûmes devoir faire de parti pris un examen du sang et du liquide cérébro-spinal. La ponction lombaire nous montra une lymphocytose

---

1. ANDRÉ LÉRI. Amyotrophie syphilitique à type péronier simulant l'amyotrophie Charcot-Marie. *Nouv. Iconogr. de la Salpêtr.*, 1918.

considérable (55, 4 lymphocytes par millimètre cube) et le Wassermann avec le sérum sanguin fut complètement positif. Le diagnostic s'imposait donc de façon presque absolue. Armé d'arguments nouveaux, nous reprîmes l'interrogatoire et obtînmes l'aveu d'une ulcération de la verge survenue dix ans auparavant et soignée par un pharmacien, aveu que sans doute le malade, soi-disant blessé de guerre, avait jugé de son intérêt de reculer autant que possible !

Ce cas n'est sans doute pas unique, et, dans la très belle thèse que notre collègue et ami Sainton a consacrée en 1899 à l'amyotrophie Charcot-Marie, nous avons trouvé une observation où cette affection était survenue chez un adulte, indemne de tout antécédent d'amyotrophie héréditaire ou familiale ; or, ce sujet avait eu 22 ans auparavant un chancre et il mourut hémiplégique à 56 ans. N'est-il pas assez vraisemblable qu'il s'agissait moins d'une amyotrophie Charcot-Marie que d'une amyotrophie syphilitique qui avait pris l'aspect du type Charcot-Marie ?

Il nous paraît donc avéré que dans certains cas, peut-être rares il est vrai, l'amyotrophie syphilitique peut frapper les membres inférieurs non pas seulement tardivement, mais de façon soit précoce, soit exclusive.

.·.

Le *processus anatomo-pathologique*, quels que soient le mode de début et l'évolution, est le même ; comme nous l'avons dit, il ne s'agit pas d'une poliomyélite antérieure systématique, mais d'une *méningo-myélite vasculaire diffuse*.

La lésion essentielle des *cellules des cornes antérieures* est l'*atrophie pigmentaire*, caractérisée successivement par l'état poussiéreux des grains chromatophiles, l'excentration du noyau, la surcharge pigmentaire et la disparition progressive de tous les éléments normaux de la cellule. D'autres fois il y a atrophie simple ou dégénération avec tuméfaction trouble. Mais on trouve toujours côte à côte les différents degrés évolutifs de cette dégénérescence, et presque toujours aussi, même dans les périodes avancées de la maladie, on voit, à côté de débris informes, quelques cellules éparses qui ont conservé une structure et un aspect quasi normaux. Par ce seul fait déjà, on pourrait penser qu'il ne s'agit pas d'une altération systématique des cellules radiculaires antérieures.

La *méninge* est généralement épaissie, plus ou moins louche ou opaque, *bourrée de lymphocytes*, qui forment parfois, surtout au niveau des racines antérieures, de véritables nodules ; à part l'absence de toute dégénérescence, ces nodules rappelleraient parfois de véritables gommes miliaires.

Les *vaisseaux* qui pénètrent dans la moelle, soit directement dans les

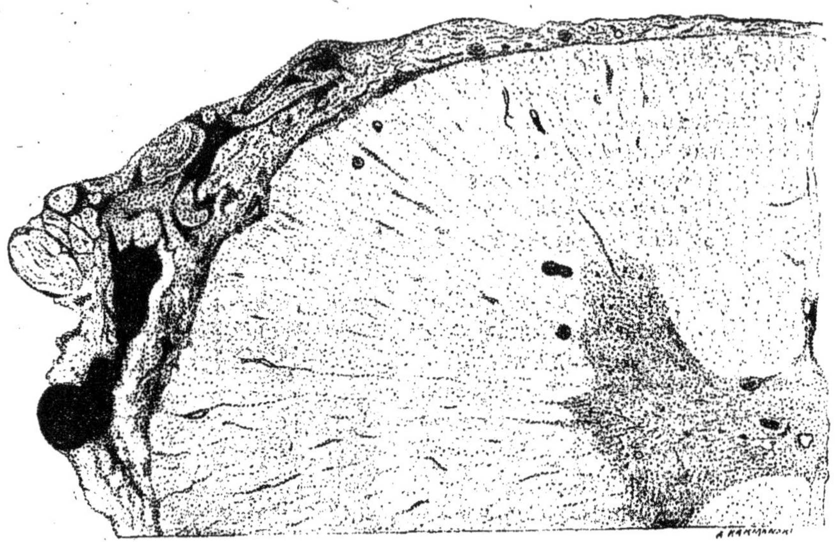

Fig. 9. — *Méningo-myélite syphilitique* s'étant manifestée cliniquement par une atrophie musculaire progressive type Aran-Duchenne. Durée de la maladie : 16 ans.
Région cervicale. — Enorme épaississement et infiltration lymphocytique des méninges ; manchons lymphocytiques très nets autour des vaisseaux. Disparition presque complète des cellules des cornes antérieures. Méthode de Nissl.

cordons antéro-latéraux ou postérieurs, soit par la voie du sillon médian antérieur dans les cornes antérieures, sont entourés de *gaines lymphocytaires ;* leur paroi interne est épaissie et leur lumière rétrécie. Vous voyez très nettement ces lésions d'endo et surtout de périvascularite à caractère inflammatoire sur figure que je vous présente (fig. 9).

A une période plus tardive, les vaisseaux peuvent se scléroser, ils apparaissent sous forme de nodules fibreux, à lumière étroite et souvent presque obturée ; ils sont alors dépourvus de gaines lymphocytaires. Il en est de même pour la méninge, qui ne forme plus qu'un épais manchon fibreux sans lymphocytes. On comprend ainsi que, comme nous l'avons dit, il puisse parfois n'y avoir pas de lymphocytose céphalo-rachidienne dans les cas les plus avérés de méningo-myélite syphilitique.

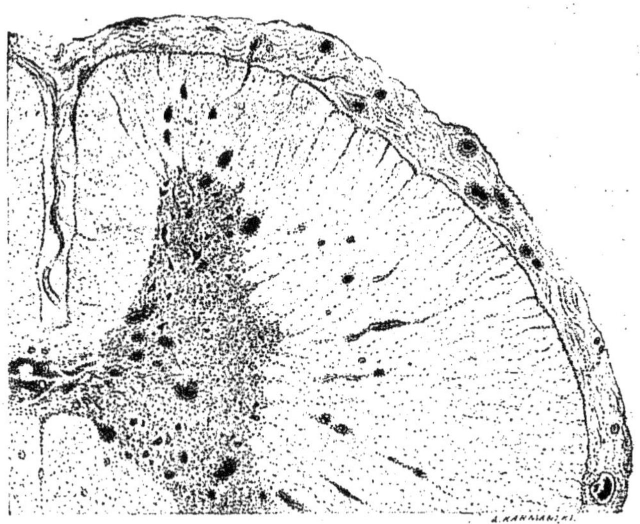

Fig. 10. — Même cas que la figure précédente. *Région dorsale.* Les lésions sont beaucoup plus anciennes dans cette région : les méninges très épaissies sont sclérosées, les lymphocytes ont disparu, les vaisseaux, plus abondamment proliférés que dans la région cervicale, ne sont plus entourés d'un manchon lymphocytique ; les cellules radiculaires antérieures, quoique très frappées par le processus, restent cependant en plus grand nombre ; elles présentent des degrés divers d'atrophie et de dégénérescence.

Fait d'ailleurs intéressant, les deux stades du processus peuvent se trouver réunis sur la même pièce, et la coupe que je mets sous vos yeux (fig. 10) vous représente la moelle dorsale du même sujet dont vous avez vu tout à l'heure la moelle cervicale : sur la moelle dorsale, où les lésions sont plus anciennes, méninges et vaisseaux sont épais et fibreux, et dépourvus de tout lymphocyte ; sur la moelle cervicale, la méninge et les vaisseaux étaient infiltrés d'innombrables lympho-cytes.

Il y a donc des lésions inflammatoires évidentes et très diffuses, mais à localisation souvent prédominante sur les branches de l'artère ulco-commissurale qui se rendent aux cornes antérieures : elles caractérisent ce que l'on peut appeler la « myélite syphilitique amyotrophique ». Il n'y a pas, assurément, dans cette description une seule lésion qui soit véritablement et sûrement spécifique, mais il y a une série d'altérations qui constituent, comme le disent Lannois et Porot [1], un « portrait anatomique », une « expression morphologique », qui fait reconnaître la syphilis presque d'emblée à un œil tant soit peu exercé.

Les lésions dégénératives sont d'ailleurs loin d'être limitées aux cornes antérieures, et l'on observe dans la plupart des cas des *altérations scléreuses des cordons blancs* très diversement localisées.

Tantôt elles siègent sur les *cordons postérieurs* et sont particulièrement intenses sur les cordons de Goll : on comprend ainsi que ces lésions, qui ont tout à fait l'aspect et très certainement la pathogénie des lésions tabétiques, puissent déterminer cliniquement les symptômes les plus variés du tabes. Très souvent, elles se manifestent seulement par la diminution ou l'abolition des réflexes tendineux, de ceux des membres inférieurs notamment ; cette abolition paraît être le premier signe de la méningite lombaire postérieure ; si elle a sans doute même origine que le signe de Westphal des tabétiques, du moins ne semble-t-elle pas en avoir le pronostic, en ce sens que les symptômes semblent pouvoir se limiter à la seule aréflexie, sans que se produisent une sclérose accentuée des cordons postérieurs et tous les troubles qui en résultent.

Tantôt on trouve de la sclérose des *cordons antéro-latéraux*. Cette sclérose est fréquemment annulaire, immédiatement sous-jacente à la méninge ; parfois elle s'observe surtout autour de la corne antérieure, parfois aussi dans une petit zone intermédiaire à la corne antérieure et à la périphérie de la moelle, dans le « faisceau supplémentaire » décrit par Pierre Marie comme formé de fibres nées des « cellules du cordon latéral ».

Cette sclérose peut pénétrer plus ou moins profondément et atteindre le faisceau pyramidal : il peut en résulter une paraplégie à tendance spasmodique. Chez certains sujets, sans qu'il y ait paraplégie véritable, il peut y avoir exagération des réflexes tendineux, ainsi que l'avait déjà vu Raymond, ou réflexe des orteils en extension, comme

1. LANNOIS et POROT. *Revue de Médecine*, 1906.

nous l'avons nous-même signalé [1] et comme plusieurs auteurs, Souques et Vallery-Radot entre autres [2], l'ont observé. Dans ces différents cas, l'association de l'amyotrophie et des symptômes pyramidaux rappelle plus ou moins le tableau de la sclérose latérale amyotrophique ; mais l'évolution de la maladie est lentement progressive, la spasmodicité est tardive, et il est assez vraisemblable que certains cas de soi-disant sclérose latérale amyotrophique de durée extraordinairement prolongée, comme ceux qui ont été signalés dans la thèse de Florand [3], sont en réalité des myélites syphilitiques amyotrophiques ayant atteint successivement les cornes antérieures et les cordons latéraux.

Sur la lésion des *muscles* eux-mêmes, nous n'avons rien à dire, sinon qu'elle consiste, comme pour toutes les amyotrophies, non dans une atrophie primitive et simple des fibres musculaires, mais en une véritable myosite à caractère inflammatoire. Le premier acte est constitué, en effet, par une prolifération des noyaux ; il est bientôt suivi de la multiplication des granulations protéiques de la substance contractile, qui forme la « tuméfaction trouble ». Plus tard seulement cette substance se subdivise en revenant à l'état indifférent, de sorte que le faisceau musculaire se trouve être composé d'amas de noyaux

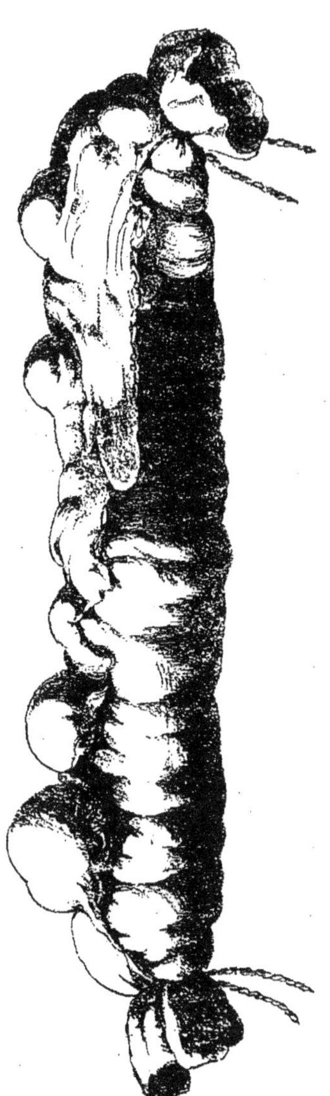

Fig. 11. — *Atrophie de la musculature viscérale* (André Leri). — *Portion de l'intestin grêle.* — Hernies multiples de la muqueuse à travers la musculeuse complètement atrophiée. Pour rendre aux hernies la forme qu'elles avaient au moment de l'ouverture de l'abdomen, cette portion d'intestin a été remplie d'eau et liée à ses deux extrémités. On voit les hernies qui font saillie tout le long du bord adhérent, dédoublent le mésentère et repoussent les portions voisines du péritoine.

1. ANDRÉ LÉRI. Article Atrophie musculaire progressive spinale, *in Traité de Médecine Charcot-Bouchard*, tome IX.

2. SOUQUES et PASTEUR VALLERY-RADOT. *Soc. de Neurol.*, mars 1913.

3. FLORAND. *Thèse de Paris*, 1886-87.

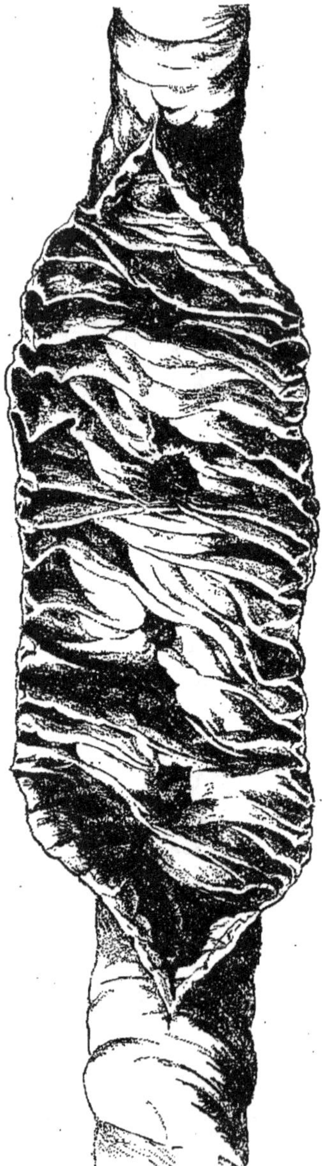

entourés d'une mince lame protoplasmique. C'est une véritable régression
cellulaire, un retour du tissu musculaire à l'état embryonnaire, qui succède au stade inflammatoire.

Une lésion intéressante, qui n'a pas
été jusqu'ici signalée par les auteurs
et que nous avons constatée à l'autopsie
de deux cas d'amyotrophie syphilitique, est l'*amyotrophie viscérale*. Elle
se manifestait dans nos cas sous
forme de hernies disséminées au nombre de plusieurs centaines le long du
bord adhérent de l'intestin (fig. 11); ces
hernies étaient dues au passage de la
muqueuse à travers la musculeuse;
comme le montre la figure que je vous
présente (fig. 12), la muqueuse restait
intacte avec ses valvules conniventes
jusqu'au fond de chaque hernie où elle
s'appliquait directement à la séreuse.
A l'examen histologique, on pouvait
suivre les différents stades de l'atrophie musculaire ; sur les bords de la
hernie la musculeuse était progressivement remplacée par des amas de
cellules rondes, elle faisait tout à fait
défaut au fond de l'invagination. La
vessie présentait quelques hernies tout
à fait analogues (fig. 13). Il en existait
enfin, dans l'un de nos cas, sur le
cœur lui-même, et la musculature du
viscère était si amincie que l'on aper-
cevait extérieurement les colonnettes
de sa surface interne à travers la
paroi de l'oreillette droite, réduite à

Fig. 12. — *Intestin vu intérieurement.* — L'intestin a été ouvert le long de son bord libre ; on voit les orifices des hernies rangées en file le long du bord adhérent : la dimension de ces orifices est très variable, en rapport avec le volume des hernies dans lesquelles ils conduisent ; on aperçoit les valvules conniventes jusque dans le fond de certaines de ces hernies, la muqueuse ne participe donc nullement à l'atrophie. (ANDRÉ LÉRI. *Revue Neurol.*, 15 mai 1902. — *Id.*, 30 uillet 1904)

l'épaisseur et à la consistance d'une mince lamelle parcheminée. Il est probable que ces amyotrophies viscérales ne sont pas pour

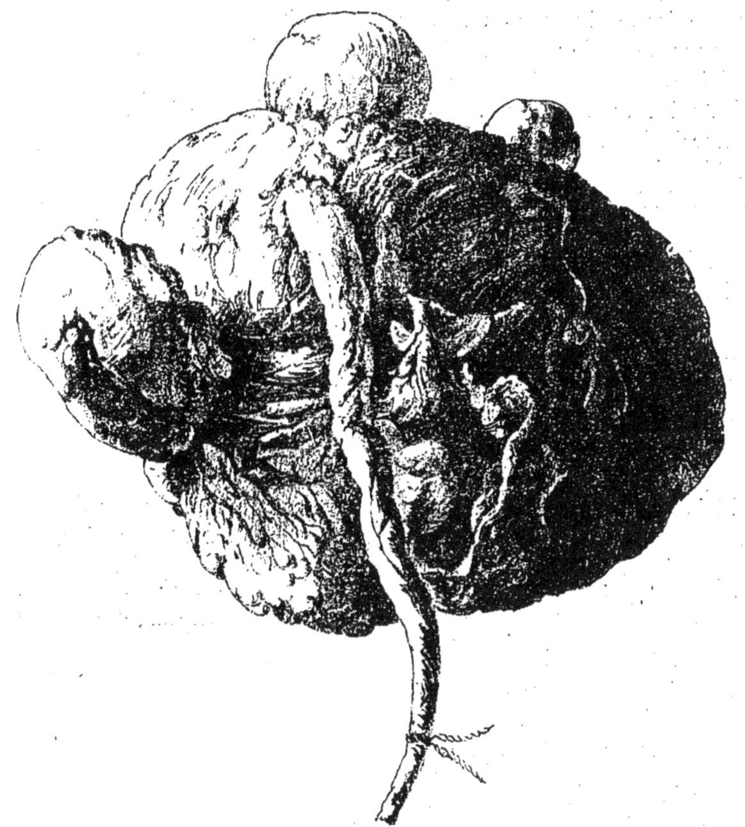

Fig. 13. — *Atrophie de la musculature viscérale.* — *Vessie.* — La vessie a été remplie d'eau après ligature des uretères et de l'urètre. Deux grosses hernies font saillie sur le bord gauche et la face antérieure.

rien dans quelques symptômes qui accompagnent parfois les amyotrophies progressives, comme certaines rétentions ou incontinences, et notamment dans les soi-disant « crises bulbaires » qui les terminent fréquemment.

* *

Nous avons parlé jusqu'ici, Messieurs, des amyotrophies syphilitiques progressives ; il existe aussi des amyotrophies spécifiques *non progressives*, qui peuvent rester notamment *localisées* aux petits muscles de la main et qui ont été décrites avec grand soin par MM. Pierre Marie et Foix [1].

Examinez, par exemple, la malade que je vous présente. C'est une femme de 40 ans qui est venue nous consulter parce qu'elle avait de plus en plus de difficultés à coudre, à écrire, même à boutonner ses vêtements. En fait, ses doigts s'appliquent mal les uns contre les autres ; en particulier, l'opposition du pouce est très défectueuse, il ne peut s'étendre contre l'index sans que sa deuxième phalange se fléchisse, et la malade ne peut tenir solidement un journal entre son pouce et son index sans fléchir le pouce ; il existe une ébauche du signe que Froment nous a appris à connaître dans les paralysies des muscles innervés par le cubital. Les doigts peuvent être mis au contact les uns des autres, mais sans aucune force, la moindre traction passive les écarte, surtout l'auriculaire droit.

Mais tous ces troubles pourraient être considérés comme d'origine purement fonctionnelle si, en examinant attentivement les mains, on ne constatait un certain degré, d'ailleurs modéré, d'atrophie des éminences thénars et des premiers espaces interosseux, atrophie un peu plus accentuée du côté gauche. Il y a donc une lésion organique indiscutable. Quelle est cette lésion ?

Les réflexes tendineux sont sensiblement normaux et égaux des deux côtés ; il n'y a aucun trouble de la sensibilité objective. Mais, quand on examine les pupilles, on constate un signe d'Argyll, et l'examen du sérum sanguin donne une réaction de Wassermann nettement positive. Le liquide céphalo-rachidien présente une légère augmentation du nombre des lymphocytes (6,4 par millimètre cube) et la réaction de Wassermann s'y montre positive. C'est plus qu'il n'en faut pour nous permettre de faire le diagnostic d'amyotrophie spécifique. Mais, par ce que nous savons à la suite des travaux de Pierre Marie et Foix, nous nous garderons d'en conclure qu'il s'agit du début d'une amyotrophie progressive ; il est plus probable qu'il s'agit, au con

1. Pierre Marie et Foix. *Nouv. Iconogr. de la Salpêtr.*, 1912.

traire, d'une atrophie qui restera isolée dans les petits muscles de la main.

Au point de vue anatomique, ces atrophies isolées semblent répondre à un petit ramollissement complet ou plus souvent incomplet d'une corne antérieure au niveau surtout du septième ou du huitième segment cervical, avec une sorte d'effondrement uni ou bilatéral de cette corne antérieure, ainsi que vous pouvez le constater sur la figure 14. Ce ramollissement de la corne grise, cette « téphromalacie », est dû à une artérite syphilitique.

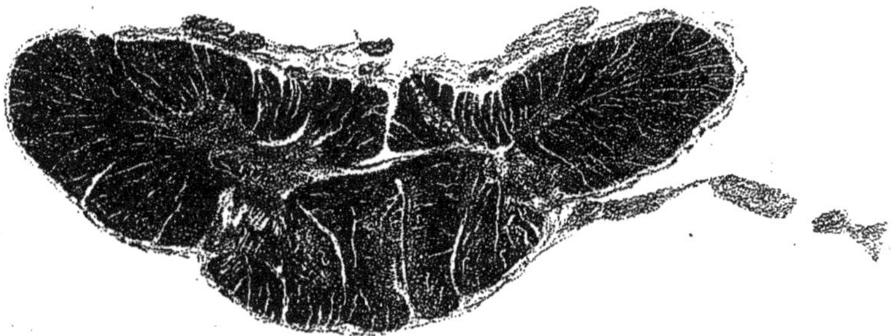

Fig. 14. — 8ᵉ segment cervical de la moelle dans un cas d'atrophie syphilitique isolée des petits muscles de la main. Ramollissement et effondrement de la corne antérieure droite. Ecrasement d'ensemble de ce côté de la moelle, encoche du bord antérieur.
(Figure empruntée au mémoire de Pierre Marie et Foix.)

Il y a entre les lésions de l'amyotrophie progressive et celles de l'atrophie localisée une sorte de fonds commun qui est représenté par la méningo-myélite syphilitique, plus ou moins diffuse, mais toujours d'origine vasculaire. Si dans le second cas la lésion vasculaire est plus étroitement localisée, elle ne l'est pourtant pas exclusivement, et l'on retrouve sur le reste de la moelle des lésions méningées, vasculaires et scléreuses, qui rappellent celles que nous avons constatées dans l'amyotrophie spécifique progressive.

Ces amyotrophies syphilitiques isolées d'origine médullaire ne sont pas toujours localisées aux petits muscles de la main ; et, de même que nous avons vu des amyotrophies progressives coïncider avec le tabes, de même on connaît dans bien des cas de tabes des amyotrophies localisées dont l'origine médullaire est aujourd'hui bien démontrée. Nous citerons simplement les hémiatrophies de la langue, à l'autopsie desquelles Pierre Marie et Koch [1] ont trouvé des lésions des noyaux de l'hypoglosse. Certaines atrophies des masticateurs ont pu être rapportées également à des lésions des noyaux du trijumeau. De même Raymond et Philippe [2] ont établi l'origine nucléaire de certaines amyotrophies des membres inférieurs.

Il n'est pas sans doute jusqu'à certaines amyotrophies *à évolution aiguë* qui ne puissent être rapportées à la syphilis. C'est ainsi que nous

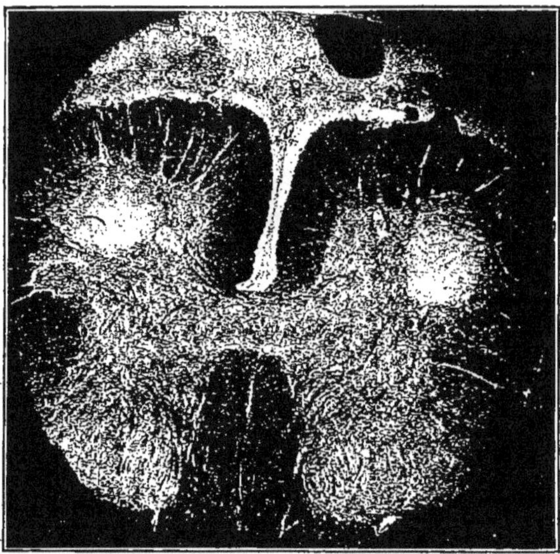

Fig. 15. — Poliomyélite antérieure à début aigu chez un syphilitique (cas d'André Léri et S. A. K. Wilson). — 5ᵉ segment lombaire. Foyers symétriques dans les deux cornes antérieures, ayant l'aspect de véritables « trous » dans la moelle ; disposition « en lorgnon ». Au centre de l'un d'eux, on voit nettement le vaisseau dont l'obturation a déterminé la lésion.

avons publié autrefois avec S. A. K. Wilson [3] un cas de poliomyélite antérieure aiguë de l'adulte, au cours de laquelle une amyotrophie massive d'emblée avait rapidement succédé à une paralysie à forme ascen-

1. Koch et Pierre Marie. *Revue de Médecine*, 1888.
2. Raymond et Philippe. *Soc. de Neurol.*, décembre 1902.
3. André Léri et S. A. K. Wilson. *Iconogr. de la Salpêtr.*, 1904, nᵒ 6.

dante et quadriplégique. A l'autopsie, faite plusieurs années après, nous avons constaté de grosses lésions en foyers dans les cornes antérieures lombaires et cervicales, telles qu'on en observe à la suite des paralysies infantiles. Ces foyers, à caractères infectieux, avaient déterminé de véritables « trous » plus ou moins symétriques, en lorgnon, dans les cornes antérieures des renflements lombaire et cervical (fig. 15).

Il s'agissait d'un cas jusque-là tout à fait exceptionnel, et seulement comparable à une observation antérieure de Van Gehuchten [1]. Les constatations qui ont été faites depuis lors chez l'adulte à propos des épidémies de poliomyélite nous empêchent d'affirmer que la syphilis était en jeu dans la détermination de la lésion chez notre malade ; mais cette relation nous paraît pourtant bien vraisemblable, car le malade était syphilitique, il fut frappé dans la cinquième année de l'affection et il mourut huit ans plus tard ; or, à l'autopsie, on constata des lésions de méningo-myélite de caractère inflammatoire et d'origine vasculaire, telles que nous sommes habitués à les constater à une période aussi tardive dans les affections syphilitiques et non à la suite des poliomyélites aiguës.

* *

Nous voyons donc qu'il existe toute une série de variétés d'amyotrophies syphilitiques d'origine spinale, les unes chroniques, les autres aiguës, les unes progressives, les autres localisées : toutes sont reconnaissables par certains caractères qui permettent de localiser à la moelle les causes de l'amyotrophie, distribution de l'atrophie elle-même, contractions fibrillaires, réaction de dégénérescence, etc., et par leur association aux symptômes de syphilis, et spécialement de syphilis du système nerveux central, sur lesquels nous avons insisté.

Mais là ne se bornent pas encore les amyotrophies spécifiques ; *il en est qui ne sont pas d'origine médullaire.* Telles sont certaines amyotrophies d'origine *méningo-radiculaire* qui touchent, entre autres, de façon dissociée et associée, les muscles innervés par la branche externe du spinal. Telles sont encore les amyotrophies *névritiques* du tabes qui frappent de façon diffuse les membres inférieurs et qui se caractérisent par le « pied bot tabétique » flasque décrit par Joffroy. Telles sont également certaines amyotrophies dues à une *lésion osseuse spécifique de la colonne cervicale.* Ces amyotrophies n'ont guère été signalées jusqu'ici,

---

1. Van Gehuchten. *Congrès des aliénistes et neurolog.* Bruxelles, 1903.

elles sont parfois malaisées à distinguer des amyotrophies spinales, et seule la radiographie nous en permet le diagnostic.

Un de nos malades, par exemple, examiné en 1920, a eu la syphilis en 1878, il y a 42 ans. Il présente depuis un an et demi une amyotrophie localisée des deux côtés aux éminences thénars et hypothénars et aux interosseux. En même temps il accuse des douleurs le long du bord cubital des deux avant-bras. Mais nous constatons aussi que le réflexe rotulien droit et les deux achilléens sont complètement absents, sans qu'il y ait d'ailleurs aucun autre signe de tabes.

Nous pensons donc à la méningo-myélite syphilitique, mais nous constatons que la tête est projetée en avant et que la mobilité active et passive du cou est très diminuée, en particulier l'inclinaison latérale qui est le mouvement essentiel des vertèbres cervicales inférieures. Une radiographie, faite par le Dr Chabry, nous montre une ostéite spécifique très nette des 5e et 6e vertèbres cervicales, un peu à droite de la ligne médiane. Le siège de cette lésion correspond à la distribution de l'amyotrophie et des douleurs.

Si l'abolition des réflexes des membres inférieurs ne nous permet donc pas d'éliminer l'idée d'une méningite spécifique, du moins pouvons-nous dire que la lésion essentielle dont souffre notre malade et qui a déterminé son amyotrophie est une ostéite cervicale d'origine syphilitique. Le fait peut être d'importance, car les ostéites spécifiques sont, parmi les lésions tardives, celles qui peut-être rétrocèdent le plus facilement sous l'influence du traitement. Et qui sait si l'application du traitement antisyphilitique, destiné avant tout à cette lésion osseuse, ne va pas arrêter les graves conséquences possibles d'une méningite chronique qu'elle aura permis de déceler précocement ?

Un autre malade a depuis huit mois des douleurs accentuées dans la nuque, la partie inférieure du cou et l'épaule, surtout à droite, avec irradiation jusque sur le côté interne du bras et de l'avant-bras. Les espaces interosseux sont profondément atrophiés aux deux mains, surtout à la main droite, et les éminences hypothénars sont légèrement déprimées. En outre, les membres supérieurs sont quelque peu parésiés dans leur ensemble, et les réflexes tendineux (cubito-pronateurs, olécraniens, radio-fléchisseurs des doigts) y font défaut, à l'exception des réflexes radiaux. Aux membres inférieurs il existe un certain degré de parésie spasmodique, et les réflexes tendineux y sont très vifs.

En même temps, on constate que le cou est immobilisé dans le sens de l'inclinaison latérale ; à la nuque, au niveau de la cinquième cervicale, on peut enfoncer le doigt d'une façon excessive, et les mouvements provoqués de flexion et d'extension déterminent des craquements que la main perçoit nettement. Une radiographie, faite par le Dr Ménard, montre une lésion nette des 5e et 6e vertèbres cervicales avec écrasement et bascule de la 6e sur la 5e.

La nature de cette lésion osseuse est décelée par une kératite à répétition dont la nature syphilitique apparaît infiniment probable à l'ophtalmologiste ; et le malade, qui niait tout antécédent spécifique et dont la réaction de Wassermann était négative, reconnaît alors avoir eu il y a un an 1/2 une ulcération génitale dont il n'avait pas voulu parler, sous le prétexte qu'un pharmacien consulté lui avait affirmé qu'il ne s'agissait pas de syphilis. Il subsistait un doute : l'action rapidement favorable du traitement antisyphilitique sur l'ensemble des symptômes, et particulièrement sur l'amyotrophie, apporta au diagnostic la confirmation nécessaire.

Les lésions vertébrales spécifiques peuvent coïncider, semble-t-il, plus souvent qu'on ne l'a pensé jusqu'ici, avec des lésions méningo-médullaires de même nature, et le diagnostic causal des amyotrophies n'est pas toujours simple. Le premier des deux malades dont je viens de vous résumer l'histoire en est un exemple. Le malade que je vous ai présenté tout à l'heure comme atteint d'amyotrophie progressive à type surtout radial en est un autre : on a constaté en effet chez lui, peu de temps après le début de ses troubles, un enfoncement et un tassement rapide du cou, et une radiographie faite par le Dr Ménard a montré un certain degré d'écrasement des vertèbres C^5 et C^6.

*
* *

En résumé, même si nous mettons à part les amyotrophies syphilitiques d'origine non médullaire que nous avons tenu à citer pour mémoire, on voit combien s'est progressivement et considérablement étendu le domaine des atrophies musculaires dues à la syphilis. D'une façon générale, les formes cliniques de la syphilis spinale se bornaient jusqu'ici à la paraplégie, symptomatique de la lésion des cordons latéraux, et au tabes, révélateur de la sclérose des cordons postérieurs. *A priori*, il n'était pas logique, avouons-le, qu'une affection à détermination aussi fréquemment médullaire que la syphilis laissât indemne les cornes antérieures : la description des amyotrophies spinales syphilitiques comble cette lacune.

En dehors du tabes et de la paraplégie spasmodique, il y a donc une *forme amyotrophique de la syphilis spinale*, et celle-ci est très fréquente. Elle se révèle comme une affection progressive, sóus la dépendance d'une « myélite syphilitique amyotrophique », d'origine vasculaire et de distribution diffuse, avec localisation occasionnellement et partiellement élective sur les cornes antérieures. Ou bien, elle se manifeste sous l'aspect d'une affection non progressive, localisée soit aux petits muscles de la main, soit à tout autre groupe musculaire. Elle est alors encore l'expression d'une lésion syphilitique vasculaire, de telle sorte que dans l'ensemble on peut considérer que l'amyotrophie, progressive ou non, répond à un véritable *syndrome vasculaire syphilitique des cornes antérieures*[1]. Ce syndrome peut d'ailleurs être associé ou non au syndrome spécifique des cordons postérieurs ou des cordons latéraux.

*
* *

La notion de l'origine étiologique de ces amyotrophies n'est pas seulement d'intérêt théorique, elle a une importance pratique : c'est elle qui doit diriger le traitement.

Le *traitement antisyphilitique* des amyotrophies a déjà produit, en effet, des résultats particulièrement favorables. du temps même où la valeur de l'arsenic n'était pas connue et où le mercure et l'iodure faisaient seuls les frais de la cure.

Dans certains cas, il y eut *arrêt* de l'atrophie : nous citerons par exemple les malades de Graves, de Hammond, de Lannois et Lévy, de Nonne[2].

Dans d'autres cas, il y eut une *amélioration* appréciable. Telle l'auto-observation d'un médecin signalée par Niepce en 1853, chez qui une cure à Allevard détermina une véritable réactivation cutanée d'une syphilis ancienne et fut un trait de lumière qui fit découvrir la cause d'une amyotrophie déjà très prononcée des membres supérieurs, du tronc et du cou ; moins d'un an après l'amyotrophie avait déjà diminué de plus de moitié, sous l'influence d'un traitement spécifique. Semblable rétrocession d'une atrophie musculaire par un traitement spécifique a été signalée aussi par Scherb, par Lannois et Porot, par Fournier, par Vix, par Raymond, par Hénoch, par Gardié[3].

1. ANDRÉ LÉRI. Le syndrome vasculaire syphilitique des cornes antérieures. *Congrès de Médecine*, Londres, 1913.
2. GRAVES. *Clinical Lectures*, 1895. — HAMMOND, *loc. cit.* — LANNOIS et LÉVY. *Echo médical de Lyon*, 1900, — NONNE. Syphilis und Nervensystem, 1909.
3. LANNOIS et POROT, *loc. cit.* — SCHERB. *Revue Neurol.*, 1899. — FOURNIER, *loc. cit.* — VIX. *Archiv. f. Psych.*, 1910. — GARDIÉ, *Thèse Paris*, 1899.

Enfin le résultat fut parfois plus favorable encore et amena une *gué-rison* totale ou presque totale : il en fut ainsi pour les malades observés par Goldflam, par Rodet, par Seeligmuller, par Michell Clarke [1]. Nous avons vu nous-même avec Lerouge une amyotrophie spécifique très marquée de l'éminence thénar droite et des extenseurs de l'ayant-bras disparaître d'une façon presque complète en quelques mois par des injections mercurielles.

Vous voyez donc l'intérêt que peut avoir ce traitement, et pourquoi il importe absolument que vous recherchiez de parti pris, dans toute amyotrophie dont la cause n'est pas évidente, si la syphilis ne peut pas être en jeu. Il conviendra d'appliquer longuement le traitement, car. si dans quelques cas favorables l'amyotrophie se répare avec une rapidité vraiment surprenante, il faut bien savoir que souvent la régression ne peut être que très lente. Vous aurez en tout cas la conscience de n'être jamais nuisibles, car c'est seulement quand il existe des symptômes de spasmodicité que le traitement spécifique semble pouvoir être nocif, et le fait est rare, hors certains cas que nous avons signalés, au cours des amyotrophies spécifiques.

Même dans les cas où la syphilis sera douteuse, en tenant compte de l'extrême fréquence de l'étiologie spécifique des amyotrophies, il conviendra de tenter le traitement d'épreuve. Rien ne vous empêchera de l'associer au traitement classique des amyotrophies, strychnine, massage, électrisation, etc., et vous éviterez ainsi d'avoir fait perdre à votre malade un temps peut-être précieux. Vous obtiendrez parfois de cette façon les résultats les plus inespérés.

N'y comptez pas toujours pourtant ; certaines amyotrophies syphilitiques se sont montrées rebelles au traitement, par exemple chez des malades de Raymond, de Rendu [2]. Mais comme la thérapeutique habituelle des amyotrophies est particulièrement décevante, vous n'aurez pas de ressource meilleure et plus sûre que le mercure ou l'arsenic.

Aussi je tiens, Messieurs, à ce que vous reteniez de cette leçon que, *en présence d'une amyotrophie dont la cause vous échappe, il faut que vous n'oubliez pas de penser toujours à la syphilis :* vous la trouverez souvent soit par un interrogatoire circonstancié, soit par quelque signe clinique ou quelque examen de laboratoire ; même si vous ne la découvrez pas, c'est parfois le traitement d'épreuve qui vous forcera à l'admettre, et vous aurez encore rendu service à vos malades.

1. Rodet. *Union méd.*, 1859 — Seeligmuller, Maladies de la moelle et du cerveau, 1887. — Goldflam, *Wiener Klin. medic.*, 1893. — Clarke, *Lancet*, 1894.
2. Raymond, Rendu. *Soc Méd. des hôp.*, 1893.

DIXIÈME CONFÉRENCE

PAR

Paul SAINTON

Médecin de l'Hôpital Tenon.

LE GOITRE EXOPHTALMIQUE

Messieurs,

Il y a quelque vingt ans, le goitre exophtalmique était considéré par la plupart comme un type de névrose ; il figurait dans les traités de pathologie à côté de l'hystérie, de la chorée, de la paralysie agitante. Ne suffisait-il pas, d'ailleurs, de jeter un regard sur les malades qui en étaient atteints pour les voir toujours agités, toujours frémissants et trémulants, mobiles et instables pour renforcer cette idée dans l'esprit de l'observateur, à une époque où le trouble fonctionnel suffisait à expliquer une grande partie de la pathologie nerveuse ?

Déjà, cependant, commencent à se faire jour les trois notions qui ont contribué à modifier la conception ancienne. La première est celle des accidents survenant à la suite de l'ablation de la glande thyroïde et constituant le myxœdème et de leur opposition frappante avec les symptômes du goitre exophtalmique bien vue par Mœbius. La seconde notion, due à Pierre Marie et Mœbius est la possibilité de la transformation d'un goitre simple en goitre exophtalmique. La troisième, encore due à Pierre Marie et Mœbius, est le rôle que joue l'infection dans la provocation des maladies nerveuses ou considérées comme telles.

En même temps, sous l'influence de Brown-Séquard, naissait la notion de la sécrétion interne et de son rôle : actuellement l'importance de l'action qu'exerce le corps thyroïde sur la morphogénèse, sur la nutrition, sur la circulation et sur le système nerveux n'est plus mise en doute par personne. Grâce à cette évolution des idées, le goitre exophtalmique fait désormais partie de la pathologie thyroïdienne.

LE GOITRE EXOPHTALMIQUE EST UN SYNDROME PHYSIOLOGICO-CLINIQUE

Les traits classiques du goitre exophtalmique sont connus de tous : vous n'avez aucune peine à les évoquer ; vous vous les rappelez, ces

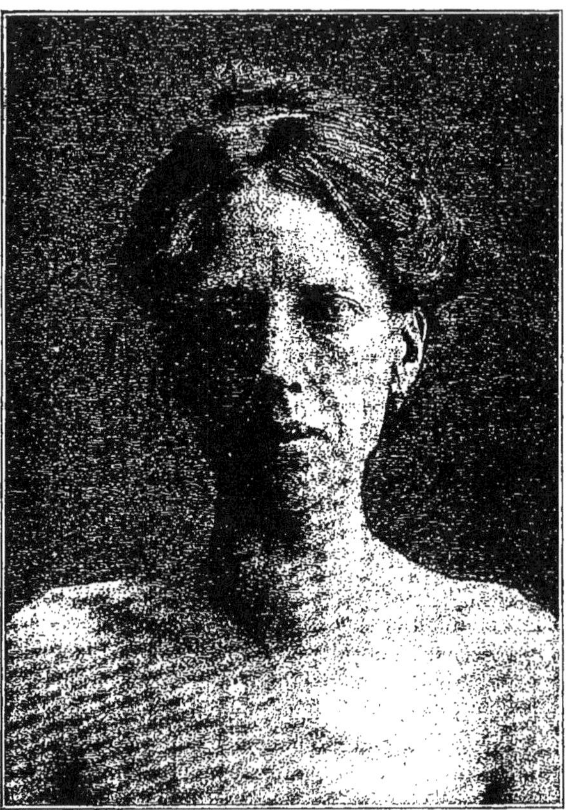

Fig. 1.
(Collection de M. le Professeur Pierre Marie)

malades, des femmes, habituellement. aux yeux saillants, au facies hostile et tragique, à l'éclat singulier du regard qui s'allume plus vivement à l'occasion d'une émotion. Vous avez tous le souvenir de cette agitation, de cette palpitation musculaire incessante qui s'objective dans leurs mouvements, dans leurs gestes, dans leur parole, dans leur écriture. Leur col exagérément remonté cache avec soin un corps thyroïde volumineux, saillant, qui fait paraître le cou plus long et à côté duquel les jugulaires dessinent leurs sinuosités frémissantes ; la tête elle-même est secouée à chaque systole par les battements des caro-

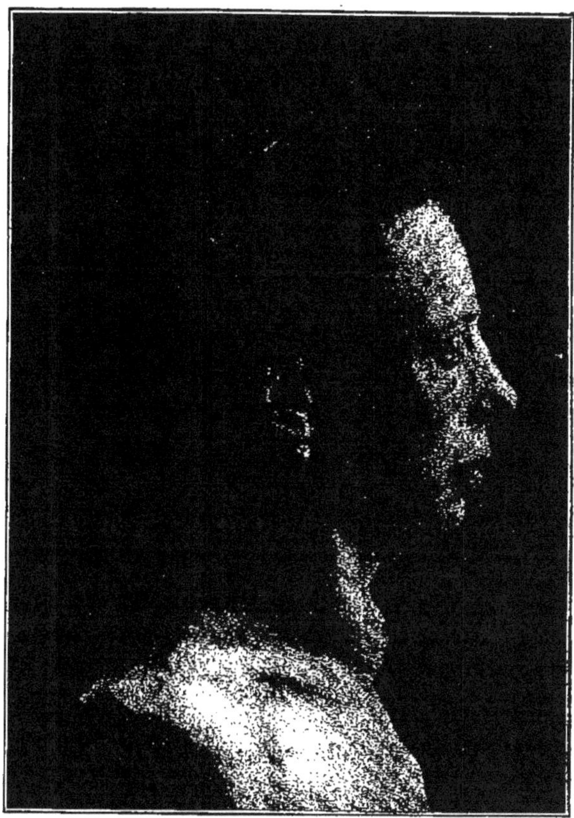

Fig. 2.
(Collection de M. le Professeur Pierre Marie)

tides (signe de Musset). Prend-on le pouls ? il bat à 130-140, exagéré encore par l'appréhension de l'examen. La région précordiale se soulève avec force et la palpation fait percevoir les battements forts et rapides, témoins d'un éréthisme cardiaque. Au moral ces malades sont mélancoliques, inégales, désagréables pour leur entourage. Leur aspect est cachectique ; amaigries, parfois squelettiques, elles semblent s'acheminer vers une mort prochaine.

A côté de cette forme où le goitre exophtalmique s'épanouit au grand complet, combien n'y a-t-il pas de formes frustes ! Tachycardie, goitre, exophtalmie, tremblement, troubles de la nutrition, modifications du psychisme caractéristiques du goitre exophtalmique s'y montrent tour à tour prédominants.

Si les termes de l'expression clinique sont précis, existe-t-il la même certitude lorsqu'on examine l'origine de la maladie ? Y a-t-il une maladie de Basedow vraie et, à côté d'elle, des syndromes basedowiformes, ou le goitre exophtalmique n'est-il qu'un vaste syndrome, comme on en rencontre tant d'exemples en pathologie ? Ne pourrait-il pas en quelque sorte être comparé au diabète, qui paraît résulter de causes si diverses ?

Roussy, dans son très remarquable rapport au Congrès des aliénistes et neurologistes (Strasbourg 1920), croit avoir trouvé dans l'anatomie pathologique la solution de la question et défend avec un grand talent la thèse d'une individualité basedowienne opposée aux syndromes basedowiformes. Pour lui, dans le goitre exophtalmique vrai, il y a des lésions spécifiques qu'il décrit ainsi :

1° Des lésions d'hyperplasie épithéliale des cellules cylindriques avec état végétant des acini, des modifications de la matière colloïde. Ces lésions sont comparables à celles observées chez les chiens qui ont subi une section partielle de la glande et dans le corps thyroïde desquels on trouve des réactions d'hypertrophie compensatrice.

2° Des lésions d'atypie cellulaire banales avec présence d'îlots éosinophiles qui ne se rencontreraient que dans la vraie maladie de Basedow.

3° Des lésions de néoformation lymphoïde dans 14 cas sur 15, avec reviviscence du thymus et adénite cervicale.

Ces lésions sont-elles spécifiques ? Elles nous semblent n'avoir qu'une valeur relative. Ni l'éosinophilie, ni les lésions d'hyperplasie épithéliale, ni les réactions lymphoïdes ne nous paraissent suffisantes pour étayer sur elles une entité anatomo-clinique. Elles constituent un mode de réaction dont nous essaierons plus loin de trouver l'origine, et qui n'a rien de vraiment spécifique.

Le syndrome de Basedow n'est pas un syndrome anatomo-clinique, c'est un syndrome physiologico-clinique dont la base est l'hyperplasie thyroïdienne, quelle qu'en soit l'origine ; ainsi conçu, il n'est qu'une antithèse du myxœdème, qui peut résulter aussi bien d'un acte chirurgical que d'une agénésie congénitale ou de lésions scléreuses acquises.

C'est un syndrome dont la base est l'hyperthyroïdisation : n'y a-t-il qu'exagération de la sécrétion thyroïdienne ? Y a-t-il en même temps adultération ? La question est difficile à trancher, elle est d'autant plus complexe que par l'intermédiaire du milieu sanguin, le corps thyroïde fait partie d'un système et a des connexions physiologiques avec toutes les autres glandes endocrines. Quelle est la note que donne chacune d'elles dans le syndrome basedowien ; quelle part y prennent la surrénale, le thymus, l'hypophyse, l'ovaire, les parathyroïdes qui ont été tour à tour mises en cause dans sa production ? Quel est aussi le rôle qu'il ne faut point méconnaître du système sympathique si intimement intriqué dans le système endocrinien ? Ce sont des problèmes qui sont longs à résoudre, mais qui ne doivent point faire méconnaître le rôle capital de l'hyperthyroïdation, base physiologique du syndrome.

LES CAUSES DU SYNDROME BASEDOWIEN

Sous quelles influences se produit l'altération de la sécrétion thyroïdienne ?

On eût répliqué, autrefois sans hésiter : sous l'influence d'une émotion brusque ou d'émotions répétées. N'a-t-on point cité des cas, où un individu tombé subitement à l'eau était retiré avec tous les symptômes d'un goitre exophtalmique, qu'il n'avait pas auparavant ? Ces faits demandent revision ; d'ailleurs Roussy n'a-t-il point montré la rareté du goitre exophtalmique après une guerre qui n'a point été sans soumettre à des émotions multiples un grand nombre de sujets ? L'émotivité est un effet, sans doute, au lieu d'être la cause.

Certains individus d'ailleurs ont une prédisposition congénitale à l'hyperactivité thyroïdienne, ce sont ceux qui sont atteints de basedowisme congénital et chez lesquels une émotion minime crée temporairement, pour quelques minutes, parfois pour quelques secondes, un état basedowien (saillie des globes oculaires, tachycardie, tremblement) ; l'autre variété de prédisposition tient à une *épine*, l'altération antérieure du corps thyroïde, universellement connue dans les régions goitrigènes.

Enfin l'état du système génital a une grosse influence sur le développement du goitre exophtalmique : d'après une série de recherches faites avec Gastaud et Delestre, l'aplasie génitale a été à tort considérée comme la conséquence de la maladie, alors qu'elle lui préexiste. Chez les basedowiennes il y a deux variétés bien nettes de lésions ovariennes : 1º chez les jeunes les signes d'hypoovarie sont manifestes à l'époque pubérale et continuent au delà, le corps thyroïde est et demeure volumineux ; 2° chez les femmes plus âgées, les lésions utéro-annexielles sont acquises et retentissent sur le corps thyroïde, surtout si la malade avait antérieurement un petit goitre. Survient une cause provocatrice quelconque : le goitre exophtalmique éclate.

Parmi les agents basedowigènes, le plus puissant est l'infection : toutes les maladies infectieuses peuvent être à l'origine d'un goitre exophtalmique en provoquant une réaction thyroïdienne : la fièvre typhoïde, la grippe, le rhumatisme, etc., ont été incriminés. Garnier, sous l'inspiration de Roger, a montré les réactions qu'elles amènent dans la glande. Mais parmi les grandes infections, deux passent au premier plan, la tuberculose et la syphilis. De même que la tuberculose produit sur la glande surrénale des réactions d'hypo-épinéphrie, d'addisonisme, de même elle provoque des réactions dans un sens contraire dans la glande thyroïde en produisant l'hyperthyroïdisme, si fréquent chez les sujets porteurs de lésions bacillaires plus ou moins torpides, adénopathies multiples, tumeurs blanches, lésions pleuro-pulmonaires. C'est au goitre exophtalmique tuberculeux qu'il faut rapporter les formes fébriles ; c'est à l'infection tuberculeuse qu'il faut attribuer les pleurésies hémorrhagiques qui constituent parfois un épisode de l'évolution de la maladie.

Quant à la syphilis, comme nous l'avons signalé après Abrahams, Penzoldt, elle joue un rôle insoupçonné. Schullmann a réuni dans sa thèse la plupart des observations : il suffit de jeter un regard sur le tableau suivant qui lui est emprunté, pour voir comment voisinent dans une même famille les accidents basedowiens et nerveux d'origine spécifique.

TABLEAU I

Goitre exophtalmique familial d'origine syphilitique (Th. de Schulmann).

FAMILLE P... 11 ENFANTS.

1 et 2. — Morts en bas âge.

3. — *Lucie.* Morte à 12 ans d'une affection de la moelle épinière.

4. — *Léon.* Mort à 49 ans, à Ivry. Aveugle, ataxique avec ulcérations aux jambes. Exophtalmie ?

5. — *Victor,* 50 ans. Tabétique. Exophtalmie très légère. Tachycardie (85 très légère).

6. — *Marthe,* 46 ans. Non vue.

7. — *Louis,* 38 ans. Exophtalmie. Pas de goitre. Légère tachycardie (90). Tremblement léger, mais net. Leucoplasie buccale. Réaction de Wassermann positive.

8. — *Hélène,* 36 ans. Gros goitre. Exophtalmie Tachycardie 120. Tremblement. Rétrognathisme. Réaction de Wassermann positive.

9. — *Louise,* 33 ans. Pas de goitre. Légère exophtalmie. Léger tremblement. Tachycardie minime (100). Nervosisme. Surdité de l'oreille droite. Grosse hydarthrose idiopathique bilatérale. Réaction de Wassermann positive.

10. — *Marguerite*, 31 ans. Pas de goitre. Tachycardie 110. Exophtalmie. Tremblement. Rhumatisme chronique. Rétrognathisme. Grosses déformations dentaires. Réaction de Wassermann positive.
11. — *Fernande*, 26 ans. Pas de goitre. Exophtalmie. Tachycardie marquée. Tremblement (130). Plaque de leucoplasie. Rétrognathisme. Réaction de Wassermann positive.

La syphilis en effet est à la base des goitres exophtalmiques familiaux, des goitres exophtalmiques conjugaux et de la plupart de ces syndromes associés pour lesquels on avait si grand'peine autrefois à établir un lien entre le syndrome thyroïdien et le syndrome nerveux (épilepsie, myasthénie, tabes, sclérose combinée, etc.). Ce sont sans doute des syphilitiques héréditaires, ces basedowoïdes de Stern, qui ont toutes les tares des dégénérés, ne guérissent jamais, mais n'arrivent aussi jamais au syndrome complet. La syphilis héréditaire ou acquise est un des grands facteurs basedowigènes chez l'homme, chez lequel l'évolution de la maladie est souvent si grave ; elle coïncide souvent d'ailleurs avec une lésion aortique. Les goitres exophtalmiques postsyphilitiques comprennent deux catégories : les syndromes de la période secondaire, facilement réductibles, et les syndromes tertiaires, plus tenaces.

Ce rôle si longtemps méconnu de la syphilis et de la tuberculose dans le syndrome de Basedow ne demande-t-il pas à être médité ? Lorsqu'on le rapproche des constatations anatomiques si intéressantes de Roussy, n'est-on point tenté de conclure que les réactions lymphoïdes et l'éosinophilie qu'il nous décrit sont la manifestation d'une action de l'une ou l'autre de ces infections qui ont une si grande affinité pour le tissu lymphoïde.

A un âge plus avancé, une troisième infection, le cancer, ne doit point être méconnue ; il est souvent la cause de ces goitres exophtalmiques à marche rapide que n'enraye aucun traitement.

LES SYMPTOMES

La symptomatologie du goitre exophtalmique est tellement touffue qu'il est impossible d'exposer ici toute l'histoire clinique de ce syndrome. Il ne sera donc question dans cette conférence que de points nouveaux ou contestés qui ne sont point suffisamment exposés dans les livres classiques.

Parmi les **symptômes circulatoires**, la *tachycardie* est bien connue ; elle est des plus variables, peut aller de 105 à 130 et même 170 pulsations à la minute. Van Hœsslin, Gallavardin ont attribué une certaine valeur à la fréquence matutinale du pouls, qui serait au-dessus de la fréquence vespérale ; les recherches systématiques faites sur un certain nombre de mes malades sont en contradiction avec cette opinion ; le pouls *pris par la même personne* est plus fréquent le matin que le soir ; j'ai souvent remarqué que la visite du matin était pour les malades une cause d'émotion qui pouvait fausser l'appréciation et qu'il y avait lieu de ne pas accepter cette accélération matutinale comme ayant une valeur diagnostique quelconque. Une malade de mon service avait, au moment où l'on s'approchait de son lit le matin, une exacerbation générale des symptômes, exophtalmie, tremblement et tachycardie, qui cessait alors que s'éloignait la visite.

En même temps que la tachycardie, existe souvent de l'*arythmie* ; celle-ci a des caractères particuliers, elle peut évoluer pendant de longues années sans s'accompagner d'œdème, les malades s'en plaignent, mais elle ne s'accompagne pas d'impotence fonctionnelle, la période de décompensation ne survient pas comme dans les affections cardiaques. Elle paraît dans certains cas comparable aux symptômes d'asynergie musculaire, qui sont l'apanage de la maladie de Basedow et reconnaît une origine nerveuse ; il y a lieu de se demander quelle part y prend le système nerveux intracardiaque et le bulbe. La pression artérielle, d'après les recherches de Liaü, est en général supérieure à la normale ; elle n'est jamais excessive.

L'aorte chez les basedowiens est souvent un peu plus volumineuse que chez des sujets de même âge d'après les examens radioscopiques les plus récents que nous ayons pratiqués, il est bien entendu qu'il ne saurait s'agir des cas où il y aurait une aortite concomitante.

Comment réagissent dans le goitre exophtalmique les nerfs qui ont sous leur dépendance la régulation cardiaque ? La tachycardie basedowienne fait penser que les réactions sympathiques l'emportent sur l'action vagotonique. Les premières recherches faites pour examiner le mode de réaction des sujets atteints de goitre exophtalmique sont dues à Falta, Rüdinger et Hess. Pour cela ils avaient recours à deux épreuves, la première était l'injection de solution de pilocarpine, augmentant le tonus du vague et manifestant son activité par de la salivation, des sueurs, de la rougeur de la peau, des mouvements péristaltiques ; la seconde était l'épreuve inverse : injection d'une solution d'adrénaline au millième (épreuve de Gœtsch), donnant lieu à de la polyurie, de la tachycardie et de la glycosurie. Le résultat de ces épreuves varie suivant les sujets ; les uns sont réfractaires à l'une et sont sensibles à l'autre, d'autres réagissent aux deux, de sorte qu'il y aurait des basedowiens vagotoniques, sympathicotoniques, ou neutres.

Une épreuve plus simple, moins pénible pour les malades et suffisante dans la pratique, est celle du *réflexe oculo-cardiaque*. Si l'on comprime les globes oculaires et que l'on compte le nombre des pulsations, trois éventualités peuvent être réalisées : 1° le sujet réagit par un ralentissement du pouls supérieur à 10 pulsations, ce qui signifie une prédominance du système vague, il y a hypervagotonie provoquée ;

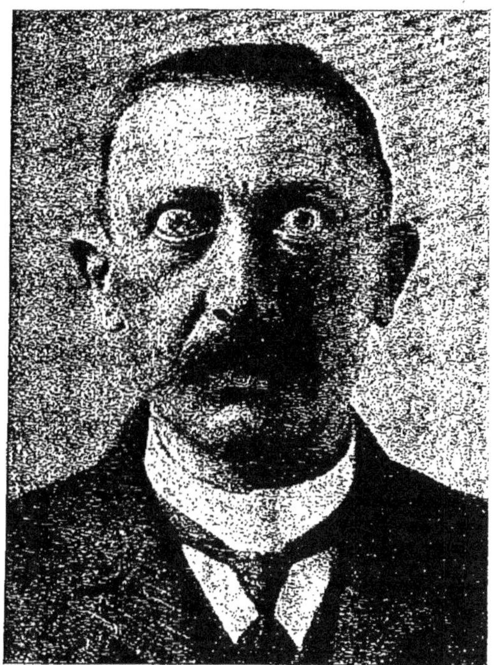

Fig. 3. — Exophtalmie bilatérale, élargissement de la fente palpébrale.

2° le sens de la réaction est l'inverse du précédent, il y a sympathicotonie ; 3° le réflexe est absent, soit qu'il y ait lésion des conducteurs, soit que l'action frénatrice du vague et l'action accélératrice du sympathique s'égalisent ; 4° enfin il peut y avoir variation du sens du réflexe chez le même sujet.

Par un paradoxe singulier, les résultats de cette exploration sont inattendus. L'épreuve de l'*hypervagotonie provoquée* est positive dans 60/100 des cas, il y a inversion du réflexe, par conséquent *hypersympathicotonie provoquée* dans 10/100 des cas, le réflexe est *normal* dans

30/100 ; ces chiffres sont très voisins de ceux publiés par le Pr Mara-
non. Enfin, chez plusieurs sujets à réaction hypervagotonique habituelle, il y a au moment des règles une accélération, témoignage de
l'instabilité vago-sympathique ou thyroïdienne signalée par Léopold
Lévi. Le syndrome de Basedow est un de ceux où le reflexe oculo-cardiaque est le plus marqué. Il peut y avoir des ralentissements de

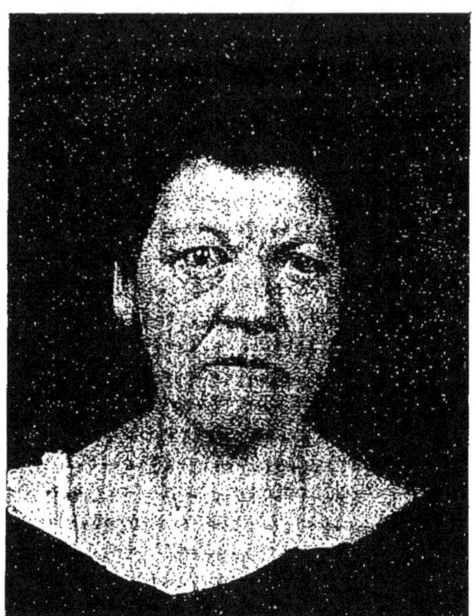

Fig. 4. — Exophtalmie unilatérale.

52 pulsations : ce ralentissement s'accompagne en général d'*une élévation de l'indice oscillométrique.* La pression des globes oculaires modifie non seulement la tachycardie, mais encore le tremblement, comme
l'ont montré Achard et Binet.

Les signes oculaires sont nombreux ; leur étude détaillée serait
très longue, mais j'ai pensé qu'il y avait lieu de les grouper dans un
tableau d'ensemble qui les résume : rappelons que leur fréquence est
très variable. L'exophtalmie se rencontre dans 74/100 des cas, elle est
plus prononcée du côté de l'hypertrophie thyroïdienne, le signe de
de Græfe dans 71/100 des cas, le signe de Mœbius et le signe de

Stellwag dans 17/100, les troubles pupillaires sont rares, même lorsqu'on les recherche par l'épreuve de la mydriase provoquée de Cantonnet.

TABLEAU II

SIGNES OCULO-PALPÉBRAUX

I. SIGNES OCULAIRES (globe de l'œil) :
    Exophtalmie uni ou bilatérale.
    Enophtalmie (exceptionnelle).

II. SIGNES DE DYSSYNERGIE MOTRICE OCULO-PALPÉBRALE OU OCULAIRE :

Signe du frontal.	Absence de la contraction du frontal dans le regard en haut (Joffroy). Retard de cette contraction (Sainton).
Signe de de Græfe.	Asynergie des mouvements de la paupière supérieure et du globe de l'œil.
Signe de Rosenbach.	Tremblement des paupières fermées. Signe du clignement.
Signe de Mœbius.	Défaut de convergence des axes oculaires.
Secousses nystagmiques.	(horizontales ou verticales).

III. SIGNES DE DÉFICIT MUSCULAIRE :

Signe de Stellwag	Rareté et inachèvement de la fermeture involontaire des paupières.
Paralysies oculaires (rares).	VIe, IIIe, IVe paire.

IV. SIGNES DE SPASMODICITÉ :

Signe de Gifford.	Rétraction spasmodique de la paupière supérieure.

V. SIGNES PUPILLAIRES.
    Mydriase, 7 0/0.
    Myosis, 2 0/0.
    Anisocorie, 4 0/0.
    Inégalité pupillaire à bascule (Sainton et Rathery) exceptionnelle.
    Signe de Gowers : Contraction par à-coups de la pupille au réflexe moteur consensuel.

VI. SIGNES DE LÉSION DU NERF OPTIQUE.
    Névrite optique.
    Amblopie thyroïdienne.

VII. SIGNES CONJONCTIVAUX :

Signe de Topolanski	(Vaso-dilatation se traduisant par 4 stries étoilées ou en croix et par congestion de deux veines juxtacornéennes.

VIII. SIGNES PIGMENTAIRES PALPÉBRAUX :
Signe de Jellineck-Teillais. . . . Pigmentation palpébrale et périorbitaire.

En regardant ce tableau, on est frappé de l'importance des symptômes
de dyssynergie : le signe du frontal, le signe de de Græfe, le signe de
Mœbius, les secousses nystagmiques, le signe de Rosenbach, comme

d'ailleurs le tremblement, ne sont que des troubles syncinétiques. En les groupant comme nous l'avons fait, il est une réflexion qui s'impose : c'est leur similitude avec ceux de l'encéphalite léthargique ; ils sont parcellaires, ils sont variables, et lorsqu'on veut mettre en cause tel ou tel groupe musculaire on est embarrassé. Ce rapprochement veut dire simplement que le poison basedowien a une action élective sur le mésocéphale, qu'il a, comme le virus de l'encéphalite léthargique, tendance à s'y fixer. L'amblyopie et la névrite optique ont été réalisées expérimentalement. Quant aux paralysies localisées, qui sont d'ailleurs très rares, elles doivent être rattachées à une syphilis nerveuse concomitante d'un syndrome basedowien syphilitique.

Le troisième symptôme, *le goitre*, sera étudié au point de vue du diagnostic thérapeutique et je n'insiste point, sur lui non plus que sur *le tremblement* à rythme moyen étudié dans la thèse de Pierre Marie et sur lequel aucune notion nouvelle n'a été apportée.

Après la tachycardie, après l'exophtalmie, après le tremblement, après le goitre. le cinquième symptôme, le plus important, est le trouble profond du métabolisme qui existe chez les basedowiens.

Le métabolisme. — Un des symptômes qui fait partie du signalement des basedowiens est leur maigreur. C'est qu'en effet l'amaigrissement est un des signes initiaux de la maladie ; il en précède souvent de longtemps les manifestations évidentes. Il fait considérer les basedowiens comme des tuberculeux, des dyspeptiques, des entéritiques, des neurasthéniques, jusqu'au moment où l'augmentation de volume du cou ou la prorusion du globe oculaire fixent l'attention.

Parfois l'amaigrissement survient par crises ; en quelques semaines les malades perdent 5 à 6 kilos, puis la crise cesse, l'état général s'améliore jusqu'à ce que survienne un nouvel accident. Le plus souvent, l'amaigrissement est progressif, il évolue parallèlement avec les autres symptômes de la maladie et s accompagne de troubles digestifs et de diarrhée profuse considérée autrefois comme d origine nerveuse. Toutes les recherches modernes concordent à démontrer que ces troubles nutritifs sont la conséquence d'une intensité anormale des processus oxydatifs. Les premières recherches faites en Allemagne à l'aide de l'appareil de Voit Pettenkœffer ont montré que le processus basedowien, aussi bien d'ailleurs que le thyroïdisme alimentaire, accélère les échanges nutritifs dans une proportion qui peut atteindre jusqu'à 80/100.

Aux Etats-Unis, où le goitre exophtalmique est plus grave et plus fréquent qu'en France, l'étude du métabolisme basal à l'aide de l'appareil de Benedickt suivant la méthode de Dubois est employée comme moyen d'investigation du degré de l'intoxication basedowienne. Qu'il me soit permis de rappeler, avant d'aller plus loin, la définition du métabolisme basal, mesuré par la méthode calorimétique indirecte.

TABLEAU III

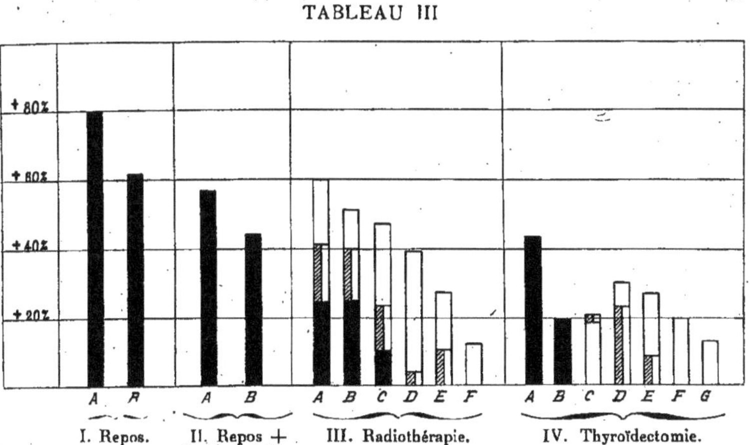

Diagramme emprunté à Means et Aub indiquant l'effet des divers traitements sur le métabolisme. Les colonnes montrent dans quelles proportions le métabolisme avant et après le traitement dépasse le métabolisme d'un individu normal ; les bandes noires indiquent que le sujet est au repos complet, les bandes mi-ombrées indiquent qu'il est au repos partiel, les bandes claires qu'il est laissé à ses occupations.

Ire Colonne. Repos. A) avant le traitement ; B) 1 à 3 semaines après.
IIe Colonne. Repos + Bromhydrate de quinine ; A) avant le traitement ; B) 1 à 3 semaines après.
IIIe. Radiothérapie. A) avant le traitement ; B) 4 à 5 semaines après l'exposition aux rayons et avec 1 à 3 séances ; C) 5 mois après et avec 1 à 5 séances ; D) 13 mois après et avec 6 à 7 séances ; E) 24 mois après et avec 10 séances et plus ; F) 2 à 3 ans.
IVe. Thyroïdectomie. A) avant le traitement ; B) 1re quinzaine après l'opération ; C) 2e quinzaine après l'opération ; D) 3 à 4 mois après l'opération ; E) 4 à 5 mois après l'opération ; F) 10 à 24 mois après l'opération ; G) 3 et 4 ans.

C'est la production minima de chaleur d'un organisme mesurée 12 ou 18 heures après l'ingestion d'aliments, l'organisme étant au repos musculaire complet [1]. Cette production minima de chaleur peut être déterminée directement au moyen du calorimètre ou indirectement en calculant la production de chaleur d'après l'analyse des produits terminaux résultant de l'oxydation de l'organisme ou plus spécialement de l'apport d'oxygène utilisé et du chiffre correspondant d'acide carbonique produit, comparé à l'azote total éliminé par les urines.

1. Voir WALTHER BOOTHLEY et IRENE SANDIFORD : *Laboratory Manuel of the technic of basal metabolic rate determination*. Philadelphie et Londres, 1920.

Pour les auteurs américains, parmi lesquels nous citerons Means et Aub, Mac Caskey, Sistrunk, Christie, il y aurait non seulement un moyen pratique de reconnaître l'intoxication thyroïdienne, mais encore d'en mesurer le degré et de se rendre compte de l'efficacité des divers traitements. Je ne puis mieux faire à cet égard que de reproduire le tableau, emprunté à Means et Aub, qui montre l'efficacité des divers traitements employés : repos, traitement quinique, traitement chirurgical. En le lisant, on voit comment un métabolisme basal de 80 p. 100 peut être réduit sous l'influence du traitement par la quinine, du traitement radiothérapique ou du traitement chirurgical.

Si l'on admet ces théories, *le basedowien serait un prodigue qui absorbe et dépense sans compter.*

On doit se demander si le problème posé n'est pas plus complexe *et si, non content de dépenser. le basedowien utilise bien ce qu'il apporte dans son organisme.* En d'autres termes, chez ces malades l'assimilation est-elle troublée ?

Le *métabolisme des matières azotées* est modifié : d'après Lueders, il y aurait dans l'excrétion urinaire des basedowiens augmentation de l'azote total, de l'ammoniaque. Il y a désaccord sur l'élimination de la créatinine, qui serait augmentée pour les uns, normale pour les autres. Les recherches expérimentales montrent en effet que l'administration d'extrait thyroïdien amène chez les animaux de la polyurie avec azoturie et perte de poids. On peut cependant se demander si cette action de l'extrait thyroïdien est spécifique ou si elle n'est pas la conséquence de la polyurie.

De même *l'assimilation des graisses* paraît troublée : il en est de même des *échanges phosphorés* d'après Scholtz, qui signale une forte déperdition phosphorée par le tube digestif, manifestée par une augmentation de la proportion du phosphore dans les selles.

Quant au *métabolisme des hydrates* de carbone, son étude mérite qu'on s'y arrête longuement. Depuis longtemps les associations du diabète et du syndrome de Basedow sont connues ; d'après la thèse faite par le Dr Gastaud, sous mon inspiration le diabète se montre dans environ 3 p. 100 des cas. Il revêt deux formes : 1° le type de diabète grave, assez rare ; 2° une forme légère et transitoire. Pour Marcel Labbé, les poussées diabétiques seraient parallèles aux exacerbations basedowiennes et coïncideraient avec des crises de tachycardie, de diarrhée, de fatigue et de polyurie : le coma n'est pas exceptionnel ; l'acidose est constante et serait d'ailleurs indépendante du trouble gluco-régulateur. Cette association avec le diabète a fait penser que l'hyperthyroïdisme ou le basedowisme jouait un rôle dans sa provocation et a incité à faire chez les basedowiens l'épreuve de la glycosurie alimentaire. Or celle-ci est très inconstante et très inégale. Dans une série de recherches faites avec Schullmann et Justin-Besançon, nous avons étudié la glycémie normale, et la glycémie provoquée par l'injection de glucose, par l'injection d'extraits glandulaires, comme l'extrait hypophysaire, l'extrait thyroïdien, et enfin d'adrénaline (épreuve de Gœtsch, etc.). Les résultats obtenus avec la méthode de Folin et Wuhien, qui utilise les procédés colorimétriques, pour le dosage du sucre, montrent que la glycémie n'est jamais très supérieure à la normale, que l'intensité de la glycémie provoquée n'est nullement en rapport avec le degré du goitre exophtalmique et que le rôle gluco-régulateur de la glande thyroïde est sous la dépendance d'autres glandes. On peut accuser successivement le foie, l'hypophyse, la surrénale et les parathyroïdes.

Il y a lieu de soulever aussi l'hypothèse d'un processus étiologique unique, agissant sur plusieurs glandes à la fois. On sait le rôle de la syphilis dans la production du goitre exophtalmique : Pinard et Velluot lui attribuent une part non moins importante dans la production du diabète, si bien qu'il y a lieu de poser la question de l'existence des deux syndromes sous l'influence d'un agent causal unique qui serait le tréponème.

Les troubles nerveux et le psychisme. — Ils seront très brièvement signalés. La plupart des troubles moteurs signalés chez les basedowiens, à part le tremblement, n'appartiennent pas en propre au syndrome : le dérobement des jambes, la paraplégie, l'hémiplégie, doivent être rapportés à la syphilis.

Dans l'étude du psychisme des basedowiens, il y a lieu de distinguer, avec Laignel-Levastine, un fond mental et des psychoses surajoutées [1]. Qu'il me suffise de rappeler, en ce qui concerne le fond mental, l'émotivité des sujets, leur angoisse, leur irritabilité, leur instabilité, leur activité incessante, désordonnée comme leurs gestes, la mobilité de leurs idées et de leurs sentiments.

Les *troubles pigmentaires cutanés* sont fréquents dans le goitre exophtalmique, ils sont intéressants à étudier aussi bien au

---

1. Voir dans ce volume la conférence de M. Laignel-Lavastine sur les psychoses thyroïdiennes.

point de vue clinique qu'au point de vue de la pathogénie. A côté du signe de Jellineck Teillais, se montrent diverses variétés de pigmentation que j'ai étudiées avec Chéronnet.

Ce sont souvent des pigmentations diffuses des organes génitaux, du mamelon, des plis articulaires et des replis cutanéo-muqueux.

Parfois il y a mélanodermie généralisée, sans pigmentation des muqueuses ; enfin il y a des cas où le syndrome addisonien s'étale au grand complet, avec présence de plaques pigmentaires de la bouche, avec asthénie, hypotension, ligne blanche de Sergent et frilosité. Dans un cas personnel, la mélanodermie fit place au vitiligo.

La coexistence chez un même individu d'un syndrome de Basedow et d'un syndrome d'Addison va tout à fait à l'encontre des théories de l'école de Vienne, qui font de l'hyperadrénalémie et de l'hyperépinéphrie le pivot du syndrome de Basedow ; il y aurait stimulation du système chromaffine se traduisant par la sécrétion exagérée d'adrénaline et excitation du pancréas. La présence d'adrénaline en excès dans le sang est plus que problématique chez les basedowiens ; car la clinique nous montre l'hyperthyroïdie voisinant avec l'insuffisance surrénale. Les faits sont plus faciles à expliquer si l'on met en cause une action double sur la glande thyroïde et la glande surrénale, due le plus souvent à la tuberculose, peut-être parfois à la syphilis.

Il est impossible de traiter des troubles cutanés sans signaler les œdèmes : ils sont variés ; parfois l'œdème est aigu, du type Quincke, avec bajoues, comme Chauffard en a cité un bel exemple ; parfois ils sont d'origine cardiaque. Enfin il y a toute la catégorie de ces œdèmes que l'on a qualifiés de myxœdèmes chez les basedowiens, dont quelques cas relèvent du trophœdème et dont les autres mériteraient une longue discussion. La sclérodermie, l'alopécie, la chute du système pileux, ont été signalés dans les goitres exophtalmiques syphilitiques.

LE DIAGNOSTIC DU GOITRE EXOPHTALMIQUE DANS LES FORMES FRUSTES, LES EXAMENS DE LABORATOIRE ET LES TESTS

Le diagnostic de goitre exophtalmique s'impose à première vue chez un grand nombre de malades ; mais à côté des formes à symptomatologie tapageuse, existe toute une série de formes frustes, qui vont en s'estompant jusqu'au basedowisme, au cœur goitreux et aux thyréotoxicoses cardiaques ; aussi depuis longtemps, médecins et chirurgiens cherchent-ils un critérium qui permette de distinguer, dans les cas incertains, ceux qui doivent être considérés comme d'origine basedowienne. La clinique étant insuffisante, on s'est adressé au laboratoire et aux épreuves physiologiques.

Trois méthodes ont été préconisées pour éclairer le diagnostic : examen du sang et du sérum, emploi de tests biologiques ou chimiques, épreuves du métabolisme basal.

L'examen du sang, au point de vue de la teneur en globules blancs, a été considéré pendant quelque temps comme un guide sûr. Le professeur Kocher pensait que la formule caractéristique consistait dans la leucanémie avec leucopénie neutrophile, lymphocytose absolue et relative. Cette formule cadrait ainsi avec l'hypertrophie lymphoïde.

Ces caractères hématologiques ont été retrouvés par un certain nombre d'observateurs : d'autres, Giordano, Roussy, Folley et Leprat, et nous-mêmes, considèrent qu'elle est loin d'être constante : il semble que la lymphocytose se rencontre de préférence dans les goitres exophtalmiques infectieux, surtout dans ceux qui ont pour origine la tuberculose. D'ailleurs la formule leucocytaire n'est pas fixe chez un même sujet, elle subit des variations très notables chez les basedowiennes au moment de la menstruation.

L'examen cytologique ne fournissant point des renseignements suffisants, quelques observateurs se sont adressés à l'étude des modifications du sérum.

Lampué et Fuchs ont pratiqué *l'épreuve de la dialyse suivant la méthode d'Abderhalden* et ont obtenu des résultats positifs ; il ne faut point oublier que la technique en est difficile et sujette à erreur, en raison de sa grande sensibilité.

De même la *déviation du complément* (Roseo, Marinesco et Papazoglu) a été employée avec succès, en se servant comme antigène de glande de basedowien.

L'épreuve de l'hyperadrénalinémie, qui consiste à évaluer la teneur du sérum en adrénaline, a été effectuée par des méthodes physiologiques, soit en recherchant l'action du sérum sur l'utérus de lapine (Franckel), soit en étudiant la mydriase provoquée sur l'œil de grenouille (épreuve d'Ehrmann). Elles sont toutes deux basées sur l'action de l'adrénaline sur les fibres lisses ; elles sont d'une application peu pratique : rien n'est moins démontré que la constance de l'hyperadrénalémie dans le goitre exophtalmique.

Enfin les *tests* préconisés récemment consistent soit en l'absorption de substances pharmaco-dynamiques, soit dans l'injection d'extraits glandulaires.

Le *test de Bram ou test au bromhydrate de quinine* est basé sur la tolérance, que cet auteur considère comme démontrée, des malades atteintes de goitre exophtalmique, à la quinine et particulièrement à son sel, le bromhydrate, soit qu'il exerce une action neutralisante sur la toxine thyroïdienne, soit qu'il augmente le métabolisme basal, soit qu'il agisse sur l'instabilité vaso-motrice. Les recherches entreprises par nous pour vérifier ce test ont été négatives, et si les basedowiens sont réfractaires à la quinine, il s'agit le plus souvent de sujets exceptionnels.

Le *test hypophysaire* de Claude, qui avec ses élèves Baudouin et Porack a étudié l'action des tests glandulaires, mérite d'être employé pour différencier les tachycardies basedowiennes ; mais il est nécessaire que l'on ait entre les mains un extrait bien préparé et actif.

Si l'on injecte 1/2 ou 1 centimètre cube d'extrait alcoolique de lobe postérieur d'hypophyse desséché, on obtiendrait chez les basedowiens une bradycardie marquée qui serait due à l'absence de réaction des accélérateurs sympathiques et à l'action frénatrice de la dixième paire.

Quant à l'étude du métabolisme basal, on sait quels sont les services qu'elle peut rendre à la clinique.

COMMENT DOIT-ON TRAITER LES GOITRES EXOPHTALMIQUES ?

Cette question doit être posée, puisqu'elle est le corollaire pratique de cette conférence.

Alors que le diagnostic de goitre exophtalmique est certain chez un malade, le point essentiel, avant d'indiquer un traitement, est d'en préciser la variété. Il faut palper avec soin le corps thyroïde, examen facile en apparence, difficile en réalité. Avant d'admettre l'existence d'un kyste thyroïdien, par exemple, il faut examiner le malade longuement, car il existe souvent, à l'examen digital, de faussés sensations de rénitence ; on croit sentir un kyste qu'on ne retrouve pas à un second examen et qui s'évanouit lors de l'intervention.

Ces causes d'erreur évitées, plusieurs cas peuvent se présenter :

1° Le goitre est consistant, cirrhotique, lobulé, quelquefois ficelé ; il faut penser à un syndrome d'origine syphilitique tertiaire. Il faut alors rechercher dans les anamnestiques s'il existe une infection possible, examiner l'aorte à la percussion, à l'auscultation et à la radioscopie, interroger les réflexes tendineux, pratiquer une réaction de Wassermann.

Il ne faut point négliger le traitement d'épreuve, injections intra-veineuses de cyanure d'hydrargyre ou d'arsénobenzol à doses modérées. Il sera la meilleure démonstration de la nature de la malade. Le traitement par l'iodure de potassium peut aussi servir de pierre de touche ; dans quelques cas il nous a donné des résultats inattendus, alors qu'il était appliqué avec une certaine prudence, par crainte d'une aggravation due à l'action de l'iode. Cette variété est justiciable du traitement antisyphilitique habituel.

2° Le goitre est-il kystique ? Il se rencontre alors chez des originaires de région goitrigène ; la tumeur existe depuis longtemps, elle a subitement grossi ; le syndrome basedowien a apparu progressivement.

Le traitement d'emblée est le traitement chirurgical, le kyste constituant l'épine irritative, cause du syndrome.

3° Le goitre est-il vasculaire ? Deux cas peuvent se présenter.

A. Le goitre est peu volumineux, avec des battements peu marqués à symptomatologie discrète. Son origine demande à être précisée. Apparaît-il au voisinage de la période pubérale ou chez une femme jeune, insuffisante ovarienne aux règles peu abondantes, inégalement espacées ? Il faut recourir à l'opothérapie ovarienne longtemps prolongée. La tumeur thyroïdienne survient-elle à la ménopause ? La même médication peut être employée ; mais ici un examen gynécologique minutieux s'impose : il révélera souvent l'existence d'une tumeur fibreuse, d'une salpingite, d'une lésion utéro-ovarienne qui doit être traitée avec soin. Ces formes discrètes peuvent s'observer dans les périodes peu avancées de la syphilis (basedowisme secondaire), dans la tuberculose, dans les syndromes d'origine infectieuse.

Le traitement de la cause locale ou générale est indispensable. Au point de vue symptomatique, l'hémato-éthyroïdine, les humeurs d'animaux éthyroïdés ont une influence heureuse ; le salicylate de soude compte des succès à son actif. Beaucoup plus inconstante est l'action de la quinine. Si ces moyens sont insuffisants, il faut s'adresser à la radiothérapie.

B. Le goitre est volumineux, vasculaire, turgide et pulsatile ; il faut avoir recours d'emblée à la radiothérapie (Béclère), qui constitue le traitement de choix, en diminuant l'activité des éléments cellulaires hyperplasiés. Deux méthodes sont en présence, celle des faibles intensités fréquentes et répétées, celle des intensités fortes et plus rares ; il ne faudra jamais négliger d'irradier la région thymique en même temps que la région thyroïdienne.

Dans les cas extrêmes, la chirurgie peut rendre des services, soit que l'on pratique la ligature des artères thyroïdiennes ou mieux l'hémithyroïdectomie. Dans les goitres plongeants basedowifiés, l'intervention doit se faire d'urgence.

4° Le goitre est-il petit, nodulaire ou fibreux ? C'est encore au traitement chirurgical qu'il faudra recourir pour enlever le nodule adénomateux ou fibreux. Mais si la sclérose thyroïdienne est diffuse, il faut éviter et l'intervention et le traitement radiothérapique, qui peuvent être dans ce cas particulier suivis de myxœdème. Les traitements électrothérapiques, galvano-faradisation, sont alors indiqués et donnent de bons résultats.

5° Enfin il peut y avoir cancer thyroïdien. Son évolution est en général très rapide : la radiothérapie et même la radiumthérapie peuvent donner quelque soulagement, si l'étendue de la tumeur contreindique toute intervention.

Quelle que soit la méthode thérapeutique à laquelle ils soient soumis, les basedowiens doivent faire une cure de repos et de calme. Le séjour dans une station thermale (Bourbon-Lancy, Bourbonne, Ussat, Salies-de-Béarn, Néris, Plombières) est indiqué comme complément de la convalescence.

Les considérations, qui viennent d'être exposées, sont bien incomplètes ; elles sont suffisantes cependant pour concevoir l'évolution qui s'est faite dans la conception du syndrome basedowien. Nombre de données classiques jusqu'ici demandent à être revisées ; le nombre des problèmes posé par l'étude du goitre exophtalmique est considérable, le rôle du corps thyroïde apparaissant comme de plus en plus important, aussi bien au point de vue du métabolisme en général qu'au point de vue de l'équilibre endocrinien et des connexions qu'il peut avoir avec le sympathique. Les inconnues de ces problèmes sont tout au moins posées et les chercheurs savent dans quelle voie ils doivent se diriger pour les résoudre.

ONZIÈME CONFÉRENCE

PAR

J.-A. SICARD,

Professeur agrégé à la Faculté de médecine de Paris,
médecin de l'hôpital Necker.

LES ALGIES ET LEUR TRAITEMENT

Messieurs,

Permettez-moi de remercier tout d'abord M. le professeur Pierre Marie, de la confiance qu'il m'a témoignée en me demandant de vous entretenir des algies et de leur traitement.

C'est là une question pratique au premier chef. Notre devoir n'est-il pas, à nous médecins, de nous efforcer, dans la mesure du possible, d'adoucir, d'apaiser, de guérir la souffrance, la douleur physique ?

Je ne vous parlerai ni de la douleur au sens de la finalité causale, de la protection de l'individu ou de l'avertissement du danger suprême, celle-là appartient aux philosophes ; ni de la douleur morale qui est du domaine des poètes ou des littérateurs ;

Souffre et abstiens-toi.

Douleur, tu n'es pas un mal, a dit le poète.

Il est bien vrai cependant que toute douleur physique, pour peu qu'elle soit aiguë et durable, impressionnera tôt ou tard l'état moral, et quand je vous parlerai de ces malheureux névralgiques de la face dont les crises sont d'une acuité extrême, vous les verrez vivant dans la crainte, l'appréhension et l'angoisse du lendemain douloureux.

Il est bien vrai encore qu'il existe des algies dites psychiques, dites mentales, sous la dépendance du *xoivos*, de la sensibilité générale, telles les algies des cénestopathes. Mais ces cénestalgies ne relèvent-elles pas, et avec quelque raison, de la psychiatrie ? Elles s'associent toujours à un état mental prédominant d'anxiété, d'idée fixe, d'obsession. Elles sont parfois le marchepied des états paranoïaques. Méfiez-vous de ces malades. Ils peuvent se comporter en revendicateurs inconscients, irresponsables. Ce sont eux qui accusent les médecins de n'avoir pas su les guérir. Leurs fausses interprétations arment leur bras, et pour ne vous rappeler que des homicides récents, je vous citerai les meurtres de Guinard et de Pozzi.

En face des névralgiques vrais, se dressent donc les cenestalgiques. Ne confondez pas ces deux groupes morbides entre eux. Evolution et traitement sont différents du tout au tout.

Je voudrais vous dire encore un mot d'une troisième classe d'algies, qui, si le terme était plus euphonique, mériterait la dénomination de « sympathicalgies ». L'algie se double ici d'un appoint sympathique indéniable, et la participation des fibres sympathiques s'accuse surtout sur les extrémités du corps, tête et membres. La causalgie de guerre est un exemple typique de ces sympathalgies.

Au cours de cette conférence, je m'efforcerai de dégager les caractères différentiels des algies simples et des sympathalgies. Là aussi, évolution et traitement ne doivent pas être confondus.

*
* *

C'est au tissu nerveux qu'est dévolue la fonction de sensibilité. Sans fibres sensitives, pas d'algies. Dans la hiérarchie des êtres, ce sont ceux qui sont le plus richement dotés en fibres sensitives qui possèdent le triste apanage de réagir le plus facilement à la douleur.

Les fibres sensitives s'éparpillent, s'essaiment sur tout notre tégument, sur nos muqueuses, dans l'intimité de nos viscères, fibres sensitives simples et également fibres sensitives sympathiques qui s'agrippent plus particulièrement à nos vaisseaux, aux troncs vasculaires et aux troncs nerveux.

Au niveau de certains appareils récepteurs sont enregistrées les impressions sensitives des téguments. Je ne veux pas vous rappeler ici les différentes modalités de la sensibilité et les discussions toujours ouvertes à leur sujet. Qu'il me suffise de vous dire que les impressions sont transmises de la périphérie aux centres par les conducteurs nerveux, puis transformées par le cortex cérébral en sensations, avec répercussivité motrice, vaso-motrice, trophique, etc. Lorsque sur un trajet quelconque des fibres conductrices des sensibilités, il y a irritation, lésion, adultération, la douleur est créée, et la sensation anormale douloureuse aussitôt élaborée par la corticalité cérébrale.

En présence d'une algie vraie (qui n'est pas une cénestalgie), la solution clinique tient dans cette double formule :

1° *Diagnostic du siège de l'algie* :

a) Périphérique ; b) central, et dans ce dernier cas, médullaire, cérébral ;

2° *Diagnostic de la cause.*

I. — **DIAGNOSTIC DU SIÈGE**

Quel est le point de départ de l'algie ? Quel est le segment sensitif topographiquement responsable ?

Initialement, faut-il rendre responsable de l'algie le nerf périphérique, le plexus, la racine, la moelle, le cerveau ?

Problème souvent très complexe. La fixité ou la prépondérance de la douleur dans une région n'est pas un signe suffisant de lésion nerveuse sous-jacente. Toute algie à point de départ central, médullaire ou cérébral, est en effet reportée faussement, par le malade, à la périphérie. Ne sait-on pas que le tabétique interprète périphériquement au niveau de son membre inférieur ou de ses orteils l'algie qui prend cependant naissance dans les racines sacrées? Il en est de même pour le zostérien ou l'amputé de membre. Celui-ci ne localise-t-il pas les réactions douloureuses de ses renflements névromateux au segment distal qu'il a pourtant perdu ?

Il serait également d'un puissant intérêt diagnostique de pouvoir interroger, d'après les qualités d'une douleur, d'après *sa tonalité* pour ainsi dire, le système sensitif qui en est responsable, et surtout les segments nerveux tributaires, originels de l'irritation douloureuse. Existe-t-il, par exemple, une qualité dolorifique différente attribuable à l'irritation du nerf périphérique, du ganglion rachidien, de la racine médullaire, du thalamus, du cortex cérébral ? Malheureusement la réponse est négative. Il n'est pas de tonalité douloureuse propre à chacun de ces territoires, mais il existe, à vrai dire, des nuances dont il faut savoir tenir compte dans l'ensemble symptomatique. De fait, les douleurs du sympathique ont des caractères spéciaux d'hyperesthésie, de brûlure, de susceptibilité hygrométrique et surtout de *continuité* que ne paraissent pas posséder au même degré les nerfs périphériques proprement dits. L'irritation des nerfs cutanés provoque plus volontiers du prurit, celle du nerf périphérique des fourmillements. La réaction douloureuse du ganglion ou de la racine s'accuse sous forme d'élance ments, de constrictions, de fulgurations. Dans le syndrome thalamique les douleurs sont profondes, continues et parfois d'une acuité extrême (mésocéphalite épidémique). Elles sont plus ouatées avec sensation de distension pénible, et perte des sensibilités profondes, dans les excitations du cortex cérébral. Mais, je vous le répète, ce sont là dans l'ensemble des nuances trop variables, pour que vous puissiez tabler sur elles et escompter un diagnostic de certitude.

Voici résumées quelques données topographiques moins incertaines :

Algies du nerf périphérique (névralgies). — La douleur est vive, à allure paroxystique, réveillée par certaines attitudes du membre, et surtout par tout acte moteur intempestif. Elle est calmée dans la position de relâchement du nerf et exacerbée, au contraire, par la pression, la palpation, l'élongation, le tiraillement du tronc nerveux responsable. L'algie se superpose au trajet périphérique du nerf. Il n'existe ni contracture paravertébrale, ni modification du liquide céphalo-rachidien. Vous verrez tout à l'heure pourquoi je mentionne déjà ici la contracture paravertébrale.

Algies du plexus (plexalgie). — Les douleurs s'irradient, se diffusent à l'ensemble du membre. Le réveil algique est facilement provoqué par la palpation locale du plexus (région sus et sous-claviculaire pour le plexus brachial, région abdominale, toucher rectal, toucher vaginal pour le plexus lombo-sacré). Il peut exister un certain degré de contracture paravertébrale à cause du voisinage rachidien des plexus, mais cette contracture est toujours légère et le liquide céphalo-rachidien reste normal.

Algies du funiculus (funiculalgies du trou de conjugaison ou funiculites). — La *contracture paravertébrale de voisinage est ici la règle absolue*. Elle immobilise le rachis en attitude antalgique et lui imprime des courbures anormales plus ou moins persistantes mais non définitives : scoliose alterne ou homologue.

La percussion et la palpation de la région paravertébrale incriminée est douloureuse. Le liquide céphalo-rachidien présente souvent une légère augmentation du taux de l'albumine. La radiographie vertébrale donne des renseignements utiles.

Ces algies du « funiculus » doivent nous arrêter un moment. J'ai proposé ce terme de « funiculus » (petite corde, cordelette) pour distinguer un segment de fibres nerveuses qui s'étend du ganglion rachidien au plexus et *qui chemine au travers du trou de conjugaison* (voir schéma). La funiculite vertébrale est l'inflammation du funiculus. Elle se décèle par des réactions douloureuses associées à de la contracture musculaire de voisinage. N'oublions pas qu'en cette région du rachis

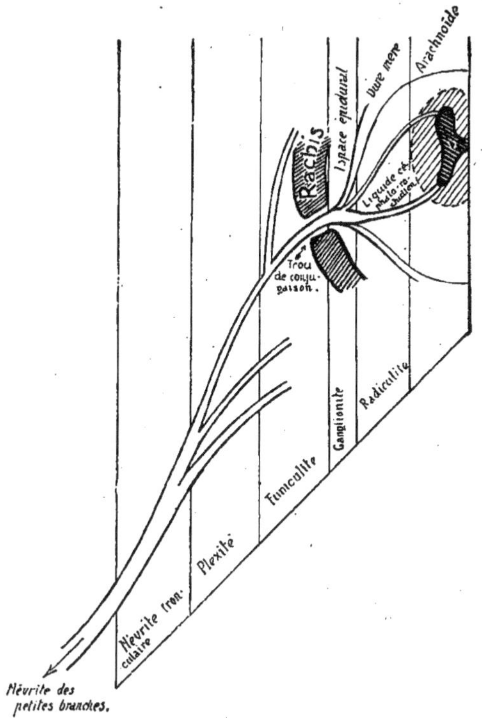

Fig. 1. — Les différentes étapes des conducteurs nerveux de la périphérie à la moelle.
(La sciatique ordinaire est une funiculite du trou de conjugaison.)

existe un véritable *carrefour de la douleur*. Funiculus ou racine de plexus, trou de conjugaison, ganglion rachidien, racine postérieure de la moelle, méninges dures, méninges molles, tout cet ensemble concourt par la qualité des fibres sensitives, leur groupement, ou la possibilité plus grande de leur compression ou de leur tiraillement, à la réaction douloureuse facile de ce carrefour. .

Ce ne sont pas là des considérations d'ordre simplement spéculatif. Elles ont une portée pratique considérable, quand il s'agira, par exemple, pour vous, de prendre la responsabilité d'un acte opératoire et de guider le couteau du chirurgien. L'opération doit-elle rester extraméningée ? La section de la dure-mère est-elle inévitable ? En un mot le segment intraméningé ou extra-méningé est-il responsable de l'algie ?

Aussi, je vous demande la permission d'insister sur ces conceptions nouvelles et d'opposer devant vous la notion des funiculites à celle des radiculites.

A considérer les nombreux trous, canaux ou échancrures qui, dans l'organisme, défendent les conducteurs nerveux contre les injures extérieures et le jeu parfois trop brutal des mouvements articulaires, on se demande s'il n'est pas, en effet, légitime d'attribuer à ces segments du système nerveux périphérique une certaine indépendance anatomique et pathologique.

Et comme le long de la colonne vertébrale il existe un chapelet bilatéral de canaux osseux creusés aux dépens des pédicules vertébraux, nous avons pensé que ces trous de conjugaison avaient leur pathologie spéciale conditionnée par des signes cliniques et humoraux. C'est par le trou de conjugaison que s'échappe le cordonnet nerveux (funiculus, cordonnet) intermédiaire entre la racine médullaire et le plexus. Le funiculus s'étend du confluent radiculaire jusqu'à l'origine du plexus. La funiculite est la réaction du funiculus, l'étranglement du funiculus dans le trou de conjugaison ou à sa sortie immédiate. La funiculite ressortit au groupe des névrodocites. La funiculite s'oppose à la radiculite.

La radiculite est un syndrome, dit Dejerine, sensitif ou sensitivomoteur déterminé par *une inflammation des racines rachidiennes dans leur trajet intraméningé.*

La funiculite est un syndrome algique ou sensitivo-moteur déterminé par *une réaction des cordonnets nerveux extraméningés dans leur trajet ganglio-plexien.*

Le segment radiculaire, englobé dans le sac sous-arachnoïdien, est baigné par le liquide céphalo-rachidien. Le segment funiculaire est situé, au contraire, en dehors de tout espace liquide.

A part le tabes, le zona et certaines séquelles de méningites aiguës, les radiculites, génératrices d'algies, sont l'exception.

Les arguments qui étayent cette fréquence des funiculites, au détriment des radiculites, sont d'ordre anatomique, clinique et humoral.

Il suffit de considérer le carrefour spécial où le tronc radiculaire mixte (origine du funiculus) enserré dans le trou de conjugaison, au voisinage intime des articulations apophysaires, est exposé aux inflexions vertébrales, aux réactions rhumatismales avoisinantes, pour le sentir plus vulnérable que la racine abritée derrière le sac méningé et baignant dans son liquide protecteur.

C'est, du reste, au niveau des trous de conjugaison des 4e et 5e lombaires, trous de conjugaison qui supportent le pivotement du rachis, que les algies sont les plus fréquentes (névralgie sciatique banale).

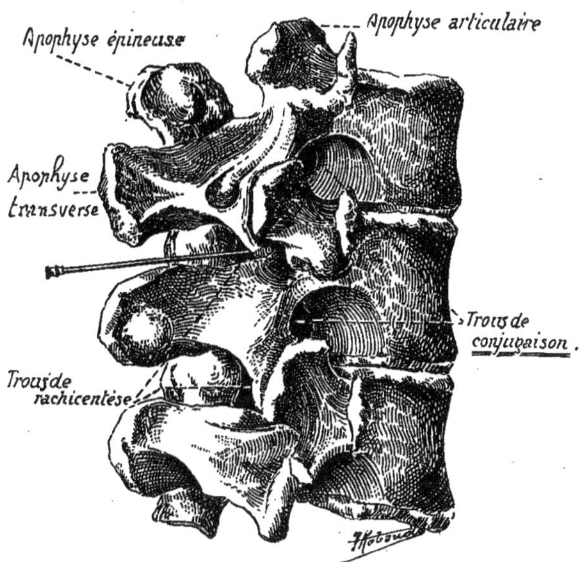

Fig. 2. — Les trous de conjugaison dans leurs rapports avec les apophyses articulaires, transverses et épineuses.

L'unilatéralité de l'algie plaide encore en faveur de cette thèse. On comprend mal (en dehors bien entendu du zona, affection de nature toxi-infectieuse spécifique) la localisation d'une irritation radiculaire intraméningée de nature indéterminée se cantonnant dans le liquide céphalo-rachidien d'un seul côté et à quelques racines, alors que l'unilatéralité algique s'explique plus naturellement dans la conception *extraméningée* du type funiculaire.

Deux signes, du reste, sont caractéristiques de la funiculite vertébrale et fixent l'histoire clinique de ce syndrome, apportant des arguments diagnostiques entre la funiculite et la radiculite. C'est d'abord le *syndrome de contracture des muscles vertébraux de voisinage* avec ou sans tendance scoliotique. C'est ensuite, mais cependant d'une façon moins constante, l'aggravation de l'algie (algie potitique, par exemple) *sous l'influence des inflexions rachidiennes.*

Dans le tabes ou dans le zona, qui sont des affections typiques des racines, et quelle que soit l'intensité des douleurs des tabétiques ou des zostériens, on ne note pas de contracture des muscles des gouttières et l'on sait également que les sujets radiculaires se prêtent fort bien aux divers mouvements de la colonne vertébrale sans que ces manœuvres exercent d'influence sur les algies.

La contracture de voisinage liée aux réactions articulaires des trous de conjugaison obéit à la loi générale *qui veut que toute articulation douloureuse s'immobilise en attitude antalgique, grâce à l'hypertonie et au blocage des muscles tributaires.*

Les pleurésies à localisation prédominante latéro-vertébrale s'accompagnent de contracture des muscles vertébraux (Ramond) par réaction des funiculi de voisinage. Dans ces conditions, la racine ne peut être incriminée. La même pathogénie conditionne la contracture musculaire lombaire liée à certaines formes de lithiase rénale.

Vous verrez plus tard que la sciatique banale avec association si fréquente de scolioses homologue ou croisée et de contractures dorso-lombaires n'est autre qu'une funiculite des trous de conjugaison (3e, 4e, 5e lombaires et 1re sacrée) d'origine rhumatismale, goutteuse ou arthritique. Le lumbago est une funiculite rhumatismale bilatérale des 2e, 3e et 4e lombaires.

La syphilis préfère *la racine,* la tuberculose et le cancer *le funiculus.*

La guerre nous a montré un assez grand nombre de traumatismes vertébraux avec algies vives de la région dorsale ou lombaire s'accompagnant de plicature antérieure ou latérale avec contracture des muscles vertébraux et qui reconnaissent une origine funiculaire et non radiculaire (exception faite des réactions névropathiques).

On peut nous objecter que les méningites aiguës cérébro-spinales, dont l'évolution est cependant intraméningée, s'accompagnent de contracture, mais il existe là un élément toxi-infectieux global exerçant son action irritative sur le cerveau et la moelle et provoquant une excitation du *faisceau pyramidal.* Le signe de Babinski est souvent présent. D'ailleurs, après l'orage méningé, les séquelles radiculaires laissées par les germes infectieux méningococciques ou autres obéissent à la même règle que les radiculites du zona et du tabes et se différencient nettement des funiculites.

A côté des signes cliniques précédents se place un *signe humoral* d'une précision diagnostique également rigoureuse et qui s'appuie sur l'examen chimique et cytologique du liquide céphalo-rachidien.

A la radiculite appartient la lymphocytose. A la funiculite, l'augmentation du taux de l'albumine sans hypercytose, c'est la *dissociation albumino-cytologique* que nous avons mise en évidence avec [Foix.

Or, pour ne prendre qu'un exemple, au cours des sciatalgies, l'ab-

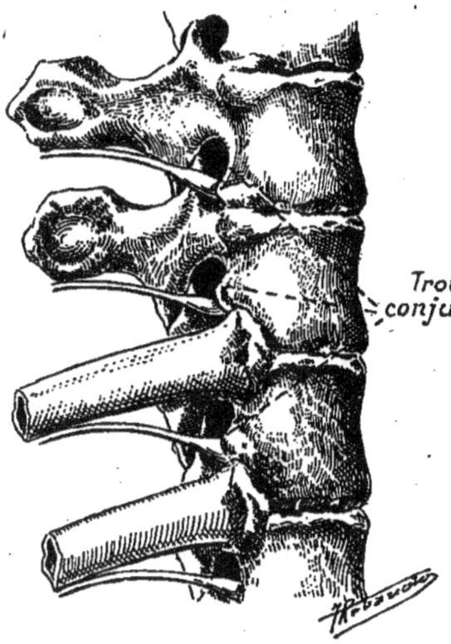

Fig. 3. — Trous de conjugaison thoraciques. Échappée des funiculi vertébro-intercostaux.

sence de lymphocytose est la règle, la présence d'un certain degré d'hyperalbuminose dosé au rachialbuminimètre, suivant la technique que nous avons préconisée avec Cantaloube, est par contre de constatation habituelle. Cette hyperalbuminose est due à la gêne apportée dans la circulation veineuse de retour par la réaction compressive du trou de conjugaison.

De tels signes cliniques et humoraux, quelque précis soient-ils, ne doivent cependant pas faire négliger les résultats de la radiographie vertébrale non plus que la recherche des troubles objectifs de la sensibilité à topographie évidemment radiculaire, puisque le segment funiculaire est situé en deçà du plexus, les modifications trophiques et sympathiques et les troubles des réflexes tendineux. La radiculite abolit la réflectivité tendineuse, la funiculite a tendance, au contraire, à l'exalter dans certains cas (sciatiques spasmodiques).

Cette conception clinique de la « funiculite vertébrale » opposée à la « radiculite médullaire » est sanctionnée par la thérapeutique médicale et chirurgicale, comme je vous le montrerai en vous parlant du traitement.

C'est ainsi que les radiculites reconnaissent, soit un traitement médical d'ordre général ou encore local par les injections intra-rachi-

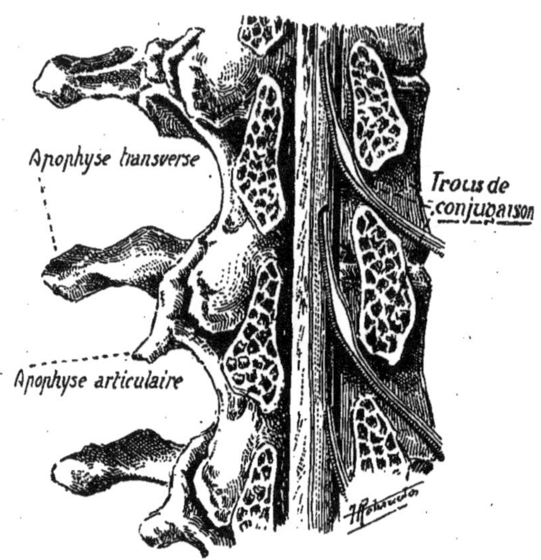

Fig. 4. — Traversée dans le canal de conjugaison du funiculus vertébral.
(Le funiculus s'étend du ganglion rachidien au plexus.)

diennes, soit un acte chirurgical portant sur la racine ou le ganglion.

Les funiculites, au contraire, sont justiciables tantôt du procédé épidural que nous avons fait connaître, tantôt de l'injection directe sédative cocaïno-salicyclée pratiquée dans les muscles contracturés ou de l'acte chirurgical portant sur le trou de conjugaison.

Retenez, Messieurs, de cette longue digression, que vous pourrez diagnostiquer à coup sûr une localisation vertébrale du trou de conjugaison ou du voisinage du trou de conjugaison quand vous aurez constaté une contracture nette d'un segment vertébral, accompagnant l'algie. Ne prononcez pas trop facilement le nom de radiculites. Pour ma part, je suis persuadé que le plus grand nombre des algies dites essen-

tielles ou spontanées du membre supérieur du thorax, du membre inférieur, ou du coccyx (névralgies brachiales, intercostales sciatiques,
coccygodynie), sont des funiculites. Je vous développerai plus tard cette
notion que les sciatiques hautes « dites arthritiques ou essentielles »
ne sont pas, dans la grande majorité des cas, des radiculites comme on
l'a soutenu jusqu'ici, mais des funiculites.

Algies de la racine médullaire (radiculalgies, rhizalgies, radiculites). — La douleur est spontanée, non réveillée par la palpation ou
la percussion vertébrale. Parfois la secousse de toux ou d'éternuements
provoque un retentissement douloureux. Mais en tout cas, un signe
négatif de grande importance est l'absence de toute contracture paravertébrale. Le liquide céphalo-rachidien est souvent modifié dans ses
réactions chimiques ou biologiques.

Algies du parenchyme médullaire (médullalgie). — L'algie
d'origine médullaire, dont le point de départ serait cordonal postérieur
et probablement aussi corniculaire postérieur, est une hypothèse
légitime (zona, tabes).

Algies mésocéphaliques. — Les douleurs sont vives, continues,
s'accompagnent de troubles de la sensibilité profonde, de parésie des
membres correspondants et souvent de mouvements choréo-atétosiques. Ce sont là les signes rencontrés habituellement au cours du
syndrome thalamique et de certaines modalités d'encéphalite épidémique à prédominance thalamique.

Algies corticales cérébrales. — Elles s'accompagnent d'autres
signes localisateurs : hémiplégie, troubles aphasiques, épilepsie
jacksonienne, etc.

En résumé, le diagnostic de la localisation algique sera conditionné :
par le contrôle des douleurs à la palpation, à la percussion ou à l'élongation du tronc nerveux périphérique ; par l'étude de la sensibilité
objective et des modalités de dissociation sensitive ; par la recherche
de la contracture paravertébrale localisée ou de la raideur rachidienne
plus ou moins généralisée (diagnostic différentiel entre les radiculites
et les funiculites) ; par la constatation des symptômes additionnels
d'ordre central, signes d'excitation du faisceau pyramidal, tremblement
choréo-atétosique, etc. ; enfin par la radiographie, l'examen du liquide
céphalo-rachidien et l'étude des réactions électriques.

II. — DIAGNOSTIC CAUSAL

Toute algie reconnaît évidemment une cause. Il peut donc sembler illogique de parler d'algie essentielle. Et cependant, pour la clarté nosologique et surtout pour le pronostic, une distinction s'impose entre l'algie *sine materia*, sans cause tangible, et l'algie *secondaire.*

La névralgie « essentielle », par définition même, est celle qui ne reconnaît aucune étiologie précise.

Les termes d'algie rhumatismale, goutteuse, diathésique, neuro-arthritique dont on qualifie parfois de telles algies ne servent qu'à masquer notre ignorance étiologique.

L'algie essentielle a des caractères principaux négatifs, tels que : l'absence d'anesthésie totale, de troubles vaso-moteurs ou trophiques sévères, d'extension à des branches nerveuses de voisinage, de modifications radiographiques et de perturbations des réactions électriques. Son pronostic est favorable.

L'algie secondaire est celle qui survient d'une façon tangible à la suite, par exemple, d'un traumatisme, d'une blessure, d'une fracture ou qui reconnaît une cause endogène : abcès, tumeur, anévrisme, kyste, néoplasme, production tuberculeuse, syphilitique, etc. Son pronostic est lié au facteur causal.

L'algie secondaire s'accompagne, le plus souvent, de signes positifs : empiétement, diffusion, extension de l'algie à des branches des plexus voisins ; paralysie motrice ; troubles anesthésiques ; réactions anormales de l'examen électrique. Il existe souvent des modifications radiographiques. Le liquide céphalo-rachidien dans les algies secondaires à localisation rachidienne est le plus souvent pathologique.

NÉVRALGIES ET NÉVRITES ALGIQUES

On a attribué, sous l'influence de Landouzy, une grande importance au diagnostic différentiel entre la névralgie et la névrite. Sans doute la névralgie est constituée par l'élément douloureux subjectif isolé, sans signes ou avec un minimum de signes objectifs contrôlables. La névrite, au contraire, s'affirme en dehors de la douleur, par l'abolition de la réflectivité tendineuse, l'anesthésie, l'atrophie musculaire, les troubles des réactions électriques, les modifications radiographiques avec ostéites ou poroses osseuses, etc.

Mais en dernière analyse, et tout au moins à la première étape évolutive de la maladie névralgique ou névritique, — étape qui peut se maintenir longtemps prolongée, — le diagnostic différentiel entre la névralgie et la névrite, basé sur un ou plusieurs des caractères cliniques que nous venons d'analyser, n'a pas un grand intérêt.

Ainsi, pour ne prendre qu'un exemple, peu nous importera, en matière de sciatique, que le réflexe tendineux achilléen soit ou ne soit pas aboli ou que l'atrophie musculaire soit plus ou moins prononcée.

Le diagnostic causal et de localisation, seul, devra nous préoccuper.

MESSIEURS,

Il n'est pas de nerf mixte sensitivo-moteur de l'organisme et à plus forte raison de nerf sensitif qui ne soit susceptible de réagir douloureusement à des excitations diverses. Aussi ne pourrai-je, dans le temps limité de cette leçon, vous décrire respectivement chacune des algies. Je me contenterai de vous parler de quatre d'entre elles : la névralgie faciale, la névralgie sciatique, l'algie post-zostérienne, la causalgie de guerre.

Si j'ai choisi ces quatre modalités algiques, c'est que chacune dans son genre, illustre d'une façon particulière les considérations générales sur lesquelles je viens d'insister et que chacune d'elles également se prête à des déductions thérapeutiques pratiques d'ordre différent.

I

Névralgie faciale. — (Prosopalgie, προσοπον, visage).

A tout seigneur, tout honneur. Lorsqu'elle affecte une forme paroxystique avec crises fréquemment répétées, la névralgie faciale est l'algie la plus atrocement douloureuse que l'on puisse observer. Elle n'a de comparable que l'algie de la compression vertébrale cancéreuse, et encore celle-ci, grâce à l'affaiblissement de l'état général et à la cachexie rapide due à la néoplasie, a-t-elle une évolution plus rapide, les crises pouvant être calmées, du reste, sans arrière-pensée, par la morphine.

Vous connaissez la crise de névralgie faciale dite « essentielle ».

Un jour, sans cause connue, survient un élancement douloureux, vif, explosif, au niveau de la lèvre supérieure, du nez, de la lèvre inférieure, des dents. Souvent l'origine dentaire est incriminée, à tort du reste, et c'est inutilement que l'on pratiquera des avulsions successives. Chez ces malheureux édentés, l'algie ne fait que s'accroître, s'aggravant jusqu'à la crise paroxystique.

C'est alors qu'à l'occasion d'un acte quelconque de déglutition, de mastication, de parole, à la plus petite secousse de toux ou d'éternuement, au plus léger attouchement facial, va se déchaîner la *crise paroxystique*.

Soudain, une douleur déchirante se fixe en un point déterminé de l'hémi-face. Rapidement elle s'accompagne d'irradiations fulgurantes. Le patient s'arrête immobilisé, angoissé par la violence de l'algie. Il porte la main à son visage et cherche, par une compression énergique, à atténuer le mal. Mais sa tentative est vaine et bientôt la crise, restée jusqu'ici *uniquement sensitive*, se double d'un élément moteur.

Le *nerf facial* jouera le *second acte*. Localement se dessinent des frémissements, des trémulations sur certains muscles de prédilection, comme le risorius, l'élévateur de la lèvre supérieure, le mentonnier, puis toute l'hémiface, participant à cette agitation musculaire, sera secouée d'une véritable grimace clonique. L'hyperesthésie douloureuse sera à son apogée. C'est bien la névralgie épileptiforme, « le tic douloureux» de Trousseau (ou mieux : le spasme douloureux). Mais l'orage se calme. En deux, trois minutes, la détente se produit avec l'entrée en scène du *sympathique*.

C'est *le troisième et dernier acte*. Des phénomènes vaso-moteurs apparaissent, le tégument facial rougit, se congestionne, l'œil s'injecte, l'hypercrinie s'étend aux muqueuses lacrymale, nasale, buccale. L'apaisement est bientôt complet. Le calme est revenu. Seule subsiste l'angoisse de la récidive, de la crise future et souvent rapprochée que le malade sait inévitable.

Ces malheureux névralgiques usent de maints subterfuges pour éloigner, atténuer la crise paroxystique. Certains laissent leur visage se recouvrir d'une épaisse séborrhée. Leur incurie est volontaire. Ils craignent le plus léger attouchement facial. La plupart encerclent leur tête sous des voiles protecteurs et marchent lentement, avec un masque facial impassible, dans une attitude céphalique soudée, rigide, pour éviter tout heurt. Tel de ces malades ne se sert que de semelles caoutchoutées pour amortir le choc des pas. Tel autre s'est imposé un mutisme absolu, l'accalmie entre les crises ne se prolongeant qu'au prix d'un repos musculaire facial total. Par écrit seulement, il répondra à vos questions.

Ces prosopalgiques vivent dans la crainte perpétuelle d'un mouvement intempestif de déglutition, de mastication. L'heure des repas est pour eux un supplice. Les aliments liquides sont seuls acceptés, et encore avec quel luxe de précautions !

Eh bien, ces crises prosopalgiques essentielles sont *toujours* guéries au moins pour une période de une à quelques années et même parfois définitivement, par les injections locales d'alcool, à condition que le traitement soit méthodiquement et strictement appliqué et que le diagnostic du type « essentiel » soit dûment établi. L'alcoolisation locale ne saurait s'appliquer qu'à cette forme de névralgie. Trop de médecins ignorent encore cette vérité. Le traitement par l'alcool est non seulement inutile, mais peut exacerber les douleurs, s'il est pratiqué au cours des névralgies faciales secondaires (tumeurs, zona, etc.) ou du névralgisme facial à *élément douloureux continu*.

Aussi voici quelques postulats qui vous permettront de vous guider dans ce diagnostic différentiel des prosopalgies essentielles ou secondaires :

Névralgie faciale essentielle. — Sera qualifiée d'essentielle toute prosopalgie qui présentera les caractéristiques suivantes :

a) *Son début*. Jamais en deçà de la vingtième année, avec un maximum de fréquence au delà de la cinquantième année.

b) *Son unilatéralité*. Limitation à l'hémiface. La névralgie faciale essentielle bilatérale est l'extrême exception.

c) *Sa localisation initiale* à une ou deux branches de la Ve paire, voisines entre elles, par exemple à la fois à l'ophtalmique et au maxillaire supérieur — ou maxillaire supérieur seul — ou concomitamment au maxillaire supérieur et au mentonnier. — Toute névralgie faciale qui *d'emblée*, dès ses débuts, intéresse les trois branches du trijumeau n'est pas une névralgie faciale essentielle.

d) *Sa discontinuité*. Toute névralgie faciale dont l'élément douleur se traduit d'une façon continue, sans jamais de phase d'accalmie franche, n'est pas une névralgie faciale « essentielle » ;

e) *Son intégrité de sensibilité objective*. Toute névralgie faciale qui, non déjà traitée chirurgicalement ou par les injections locales, s'accompagne d'anesthésie cutanée ou muqueuse, n'est pas une névralgie faciale « essentielle ». L'hyperesthésie est la règle au cours de l'algie faciale essentielle ;

g) *Son maintien strict au nerf trijumeau*. Toute névralgie faciale qui, antérieurement à toute intervention, présente des signes associés d'excitation ou de paralysie d'autres nerfs craniens, comme, par exemple, trismus, diplopie, paralysie faciale, hémiatrophie linguale, etc., n'est pas une névralgie faciale « essentielle ».

Névralgies faciales secondaires. — Les névralgies faciales *secon-*

daires sont celles qui reconnaissent une cause définie locale. Suivant que le point de départ de l'algie faciale secondaire siège en dehors ou en dedans du crâne, l'algie reconnaîtra une étiologie *exo* ou *endocranienne*.

Une production tuberculeuse, syphilitique, cancéreuse, actinomycosique, etc., de la base interne cranio-cérébrale, un projectile ayant lésé ou continuant à irriter la zone pétro-mésocéphalique trigémellaire, ce sont là autant de causes endo craniennes.

Les types exocraniens peuvent être réalisés par des néoplasies analogues, mais à envahissement des espaces pré ou postptérygoïdiens ou des tissus osseux de la région faciale. Une carie dentaire, un abcès dentaire, une sinusite, et surtout, en temps de guerre, les projectiles frappant, fracturant le massif osseux de la face peuvent également ment créer ce type exocranien.

On a encore classé parmi les névralgies faciales du type secondaire certaines algies d'ordre diathésique survenant, par exemple, dans le diabète, ou d'ordre toxi-infectieux, se révélant au cours du paludisme. Nous n'avons pas eu l'occasion d'étudier un seul de ces cas parmi le grand nombre de nos malades paludéens de guerre venus de Salonique. La névralgie faciale paludéenne, décrite par tous les auteurs, me semble bien problématique.

L'atteinte endo cranienne du trijumeau par une tumeur, ou un processus destructeur quelconque, peut se révéler par des douleurs trigémellaires d'une acuité extrême, ou par la seule anesthésie indolore cutanée et muqueuse de la Ve paire. Cette anesthésie quasi indolore est, à notre avis, un signe précieux de localisation endocranienne. Elle permet de situer la lésion initiale en arrière de la zone gassérienne, au niveau de la racine, ou mieux, de la région nucléo-radiculaire du trijumeau. La réaction du ganglion de Gasser, ou de ses branches efférentes vis-à-vis d'un processus lent de destruction, est toujours douloureuse. La réaction de la racine bulbo-gassérienne ou du noyau de la Ve paire est le plus souvent indolore.

Névralgisme facial. — En dehors de ces deux groupes : algie faciale « essentielle » et algies faciales secondaires, il est nécessaire de réserver une place à part au « névralgisme facial ». Cette dénomination comprend les douleurs vagues, diffuses, souvent, bilatérales de la face, du type des « douleurs d'habitude » de Brissaud, se rapprochant parfois des réactions cénesthopatiques de Dupré.

En règle générale, de tels sujets atteints de névralgisme facial sont très prolixes. Ils abondent en détails sur le siège, la nature, les variations des douleurs ressenties : « J'ai constamment, dit l'un d'eux, une sensation de froid sur une joue, mais cela bout quand même, puis me tire l'œil, passe à la nuque et derrière la tête » (réaction associée de l'ophtalmique et du nerf occipital d'Arnold).

Un autre encore : « Je suis tiraillé tout le temps de derrière la tête jusqu'à la joue. J'ai de la toile amidonnée que l'on me presse des deux côtés de la figure. Je suis moins tiraillé quand je mastique, et surtout quand je bois chaud, ou quand je bois de l'alcool. » On reconnaît bien à ces descriptions les réactions paresthésiques, diffuses, continues, du *névralgisme*, très différentes des douleurs de la névralgie essentielle qui sont explosives, localisées, intermittentes, paroxystiques, exacerbées par les attouchements et les mouvements faciaux.

L'attitude de ces sujets est souvent spéciale, leur ton est geignard, leurs gestes toujours les mêmes, la description des sensations éprouvées interminable, sans que l'on puisse cependant parler de simulation ou même d'exagération. Rien ne peut les distraire de leurs préoccupations algiques, ni jeu, ni travail. Ils demandent sans cesse à être réexaminés par les spécialistes des nerfs, des yeux, des oreilles, du nez. Les troubles algiques débordent parfois le cadre de la face et s'essaiment à toute la tête, au cou, à l'épaule, témoignant de la parenté que présentent ces états paresthésiques avec les états cénesthopathiques. L'idée obsédante peut se fixer. Le névralgisme cède la place à la cénesthopathie. Des interventions opératoires sont réclamées, et si un médecin, non prévenu, acquiesce et surtout tente une médication à allure chirurgicale, alcoolisation, piqûres locales, pointes de feu, vésication profonde, il sera dès lors harcelé. L'obsédé deviendra un revendicateur, parfois agressif, comme je vous le disais au début de cette leçon.

Ainsi, le *traitement* de la névralgie faciale ne saurait être univoque. Quand vous serez assurés de votre diagnostic étiologique, et pour cela vous aurez été parfois obligés de contrôler l'état des sinus, des yeux, des oreilles, du rhino-pharynx, de la cavité buccale, des dents (contrôle radiographique), du sang, de l'urine, etc., alors seulement vous pourrez à juste titre orienter votre thérapeutique.

Beaucoup d'entre vous sont déjà au courant de l'utilisation des injections d'alcool. Je n'insisterai pas sur leur technique.

Les petites seringues en verre usuellement maniées, les aiguilles de platine de calibre ordinaire, mais de longueurs variables de 2 à 5 centimètres, sont suffisantes. Le titre de l'alcool à employer est de 90° à 95°. Le principe de la méthode est la destruction des branches nerveuses responsables de l'algie par la solution alcoolique. Il est donc de toute rigueur de porter cette substance destructrice au sein même du tronc nerveux. Plus la destruction est profonde, plus longue sera la guérison. Il n'est qu'un seul témoin de l'injection bien réussie, c'est l'anesthésie complète dans le territoire cutané ou muqueux tributaire de la branche nerveuse alcoolisée.

Il faut éviter d'injecter l'alcool dans un vaisseau sous peine de voir apparaître des réactions locales sphacéliques de la peau et même des plans sous-jacents (ostéites) du palais, du maxillaire supérieur, chutes dentaires, tous incidents qui sont du reste exceptionnels. Il peut survenir également des paralysies oculaires d'une durée de quelques semaines ou de quelques mois après injection au niveau du trou grand rond ou ovale, surtout quand les précautions topographiques profondes ne sont pas suffisamment prises ; mais ces paralysies restent l'extrême rareté (un demi pour cent dans notre statistique) et toujours curables. L'érysipèle consécutif est un incident également des plus rares.

Sans doute, l'alcool, dans la grande majorité des cas, ne tue les branches nerveuses que pour un temps, plusieurs mois, plusieurs années, et la nécessité d'une reprise thérapeutique est la règle. Cependant, au fur et à mesure de la répétition des cures, les accalmies deviennent plus longues et il n'est pas rare d'observer la guérison définitive après la cinquième ou sixième cure neurolytique.

Le traitement chirurgical concernant l'ablation du ganglion de Gasser paraît actuellement délaissé, à cause des difficultés d'extraction gassérienne, des dangers opératoires et des troubles trophiques de l'œil. On a tendance à lui substituer une intervention portant sur la racine bulbo-gassérienne. L'acte opératoire doit ici viser la découverte de la racine immédiatement en arrière du ganglion. Il faut éviter l'arrachement radiculaire susceptible d'ébranler les noyaux de voisinage bulbaire, et s'adresser à la section radiculaire (Cushing, de Bœck, de Martel, Robineau). Cette intervention chirurgicale de radicotomie comporte moins d'aléas que la gasserectomie. Elle met souvent, mais non toujours comme nous avons pu nous-même nous en rendre compte, à l'abri des ulcérations trophiques oculaires. L'opération chirurgicale peut être discutée et parfois conseillée chez les algiés jeunes résistants. L'alcoolisation locale reste la règle chez les sujets âgés ou déprimés.

II. — *Névralgie sciatique.*

Vous vous efforcerez pour les sciatiques de résoudre de la même façon le problème diagnostique entre les formes *essentielles* dites encore rhumatismales, arthritiques, goutteuses et les formes *secondaires*. Il n'est pas besoin d'insister sur le pronostic favorable de la sciatique banale, commune, qui résume à elle seule toute la maladie et l'épisode sciatalgique *secondaire*, symptomatique d'une lésion initiale qui peut être d'une extrême gravité, au cas de compression néoplasique par exemple.

Le sciatique, comme tout nerf périphérique des membres, est formé de fibres sensitives, motrices et sympathiques.

Mais tandis qu'au cours des blessures de guerre, les fibres motrices paraissent plus vulnérables que les fibres sensitives, par contre l'élément sensitif est toujours frappé avec plus d'électivité au cours de la sciatique banale dite médicale. Il en est de même de l'atteinte des fibres sympathiques. Les troubles vaso-moteurs, œdémateux, unguéaux appartiennent aux lésions traumatiques du sciatique beaucoup plus qu'à l'affection sciatique commune.

La sensibilité douloureuse conditionne la symptomatologie de la sciatique médicale. Or, nous avons montré que le point de départ de ces algies (névrodocites) pouvait se trouver à des étages différents du cordon nerveux et qu'il était nécessaire, à cet égard, de diviser les différents types de sciatique médicale en : 1° sciatique totale, dans lequel le nerf paraît intéressé dans sa totalité ; 2° sciatiques hautes : région paravertébrale, entre le trou conjugué et le plexus ; 3° sciatiques médianes : gouttière ischio-trochantériennes et grande échancrure ; 4° sciatiques basses (creux poplité et jambe).

L'ensemble symptomatique de la sciatique médicale gravite autour du test douleur. Il n'y a pas de sciatique sans algie, du moins dans la première phase de la maladie. C'est la douleur qui conditionne les différentes attitudes prises par le malade, attitudes transitoires ou permanentes qui méritent le nom d'*antalgiques*. C'est sur le réveil de la douleur, sur la provocation douloureuse à la pression, à l'étirement, à l'élongation, sur la vigilance et la permanence musculaires, que sont basées les principales directives du diagnostic.

Il est des *attitudes ou des réactions antalgiques transitoires*.

Toutes ont pour but de détendre la corde de l'arc, de mettre le tronc sciatique dans la position du relâchement (signe de Lasègue, de Bonnet, de Neri, de Roussy, etc.) : ce sont là des attitudes transitoires de défense contre la douleur provoquée.

Il est des attitudes *antalgiques fixées* pour une période de temps plus ou moins longue, et dont la scoliose est son corollaire : l'ascension, la discordance talonnière, que j'ai étudiées, en sont les représentants les plus nets. Vous me permettrez d'insister sur la pathogénie si discutée de cette scoliose et de vous dire ce que je pense à son sujet.

La scoliose de la sciatique. — Toute sciatique dans sa forme scoliotique imprime à l'architecture vertébrale dorso-lombo-sacrée une attitude de translation latérale telle qu'elle lui est tout à fait spéciale. Cette attitude particulière de scoliose ne se voit pas au cours des parasciatiques (radiculites, Pott, néoplasies rachidiennes). Sous l'influence créée par une réaction défensive spéciale des trous de conjugaison, de l'articulation sacro-iliaque ou de la gouttière ischio-trochantérienne, certains muscles vont s'immobiliser dans un tonus fixe, imprimant à la statique vertébro-coxale des attitudes typiques.

La scoliose est homologue ou alterne. Dans l'un ou dans l'autre cas, elle peut s'accompagner d'un certain degré de cyphose. La scoliose homologue est à concavité inclinée du côté malade et à épaule homologue abaissée. La scoliose est dite croisée ou alterne quand elle est à concavité, penchée vers le côté sain et avec épaule croisée abaissée. La courbure de compensation se fait classiquement dans la région rachidienne plus élevée.

Mais pourquoi cette vigilance musculaire s'exerce-t-elle dans des directions opposées ? Pourquoi, dans tels ou tels cas, en apparence semblables, tant au point de vue de l'âge du sujet que de la durée de la maladie et de l'intensité de l'algie, note-t-on ici une scoliose homologue, là, au contraire, une scoliose croisée ? Il a paru difficile de solutionner ce problème clinique. Il nous semble cependant que la *scoliose homologue* a surtout pour but de maintenir, autant que possible, dans le relâchement, le nerf sciatique et son plexus (type sciatique tronculaire prédominant). Il y a détente de la corde de l'arc. La *scoliose croisée* surviendrait, au contraire, pour ouvrir le trou de conjugaison et relâcher l'articulation sacro-iliaque quand il y aurait arthrite localisée et unilatéralisée de cette articulation et des trous conjugués (type prédominant de sciatique funiculaire). L'hypertonie de la masse sacro-lombaire opposée s'exercerait alors dans un but défensif d'écartement des trous de conjugaison avec immobilisation pour s'opposer aux heurts douloureux des surfaces articulaires entre elles.

Dans toute sciatique avec scoliose on note une hypertonie permanente de la masse sacro-lombaire homologue ou croisée, tandis que la masse musculaire fessière est plutôt en hypotonie.

L'affaissement plantaire (pied plat) ou hypotonie tendino-ligamenteuse n'est pas rare, comme je l'ai montré. Chiray a décrit le « signe de la pointe », c'est-à-dire la difficulté pour le sciatalgique de se tenir sur la pointe du pied du côté algié. Ce signe de la pointe serait en rapport avec la parésie des muscles soléaires, jumeaux, long péronnier latéral et plantaire.

L'exploration du *réflexe achilléen* est importante (Babinski). Tantôt celui-ci est normal, tantôt diminué, tantôt au contraire aboli. C'est du 5e au 8e jour après le début de l'algie sciatique qu'il commence à diminuer et sa disparition est dès lors rapide (en 24 ou 48 heures). Après la guérison de l'algie, le réflexe achilléen peut rester aboli. Nous avons observé un certain nombre de sujets qui avaient conservé l'abolition du réflexe achilléen, douze et vingt ans après la guérison de leur sciatique, alors que cette guérison s'était maintenue complète sans la moindre ébauche de récidive douloureuse. Ces faits ont leur intérêt. Ils peuvent, pour un observateur non prévenu, prêter à erreur. L'abolition de la réflectivité tendineuse achilléenne, même unilatérale, peut, en effet, être faussement considérée comme le témoin d'une réaction syphilitique, d'un épisode par exemple de la série tabétique, alors qu'une sciatique banale de date très ancienne sera seule responsable de cette perturbation réflexe persistante. Il ne faudrait pas conclure, non plus, de l'absence persistante du réflexe à une prolongation évolutive indéfinie de la sciatique.

Il existe souvent de l'atrophie globale des muscles de la jambe et du pied, notamment du muscle pédieux au niveau de son insertion astragalo-calcanéenne (Barré). Le pédieux conserve cependant au cours de la sciatique ordinaire son excitabilité ordinaire. Nous n'avons jamais constaté d'œdème, de mal perforant plantaire au cours des sciatiques classiques. La recherche des réactions électriques montre assez souvent des troubles quantitatifs d'hypo ou d'hyperexcitation, mais il n'existe jamais de D. R. dans la sciatique essentielle.

Evolution. — Les douleurs vives du début s'apaisent, laissant place en l'espace de quelques semaines à de l'engourdissement, à de la pesanteur du membre inférieur. Puis, peu à peu, le patient se risque à mobiliser sa jambe en dehors de la position horizontale. Il met pied à terre, cherche à s'entraîner, et en l'espace de six semaines à deux à trois mois, la guérison est complète.

Parfois, cependant, la sédation n'est pas franche. Une marche un peu longue, un faux pas, un heurt inopiné, des intempéries de saison, réveillent la douleur. La rechute éclate aussi intense que la crise du début ou plus atténuée et entrecoupée de périodes d'accalmie. Parfois encore, après une guérison de plusieurs mois ou de plusieurs années, il y a récidive et la crise sciatalgique réapparaît sur le même nerf avec les mêmes caractères que son aînée, calquée pour ainsi-dire sur celle-ci.

Formes. — La sciatique essentielle se rencontre le plus souvent sous les trois modalités suivantes : sciatiques hautes, médianes, basses.

Les sciatiques hautes (trou de conjugaison et région paravertébrale funiculaire entre le trou conjugué et le plexus) ;

Les sciatiques médianes (cuisse, gouttière ischio-trochantérienne, grande échancrure) ;

Les sciatiques basses (creux poplité et jambe).

Aux sciatiques hautes appartiennent les douleurs lombo-sacrées, les contractures unilatérales paravertébrales, les scolioses alternes et l'ascension talonnière. Ces réactions sensitivo-motrices s'associent souvent, dans les sciatiques hautes, aux autres signes constatés dans les sciatiques du type médian.

Les sciatiques médianes sont parmi les plus fréquentes. Elles ont pour point de départ la grande échancrure sciatique et la gouttière ischio-trochantérienne. Leurs symptômes fréquents sont : l'atrophie musculaire globale de la jambe, le signe de Lasègue, le réveil très douloureux à la palpation de la région ischio-trochantérienne et de l'échancrure, le clonus du muscle fessier sous l'influence du choc digital, la présence de contractions fibrillaires des muscles du mollet, l'abolition du réflexe achilléen et la scoliose homologue.

Les sciatiques basses ont pour caractéristiques : une algie localisée aux nerfs sciatiques poplités interne et externe (névrodocite des aponévroses poplitées ou de la face externe de la tête du péroné). Elles s'accompagnent de réveil douloureux à la pression des régions médio-plantaire, achilléenne et sus-achilléennes ; plus rarement, d'atrophie musculaire ou d'abolition du réflexe tendineux achilléen.

Pronostic des sciatiques primitives. — Jusqu'ici, la sciatique névrite était considérée comme la forme grave, rebelle, prolongée, et la sciatique névralgique comme la·modalité légère, relativement tôt curable.

A notre avis, l'atrophie musculaire et l'abolition du réflexe achilléen sont des signes bien infidèles dans l'appréciation d'un pronostic. Nous avons vu souvent des algies sciatiques présenter une évolution bénigne et guérir rapidement, malgré l'abolition du réflexe achilléen et la longue persistance de cette abolition après guérison, tandis que, au contraire, la maladie et les douleurs s'éternisaient dans des formes dites névralgiques.

Il est bien difficile de se prononcer sur le diagnostic des sciatiques primitives et de fixer une échéance de guérison dès le début de l'algie. En règle générale, cependant, la constatation de contractures lombaires avec scoliose homologue ou croisée implique une forme plus sévère et une évolution plus longue.

Sciatiques secondaires. — *Diagnostic avec la sciatique essentielle.* — Les sciatiques secondaires sont celles qui reconnaissent une origine concrète, tangible, décelable par la palpation directe, l'exploration du vagin, du rectum, l'examen du liquide céphalo-rachidien, la radiographie, etc. Elles reconnaissent une origine rachidienne (sacralisation, mega-apophysite transverse lombaire, mal de Pott, tuberculose, cancer, etc.) ou un point de départ au niveau du petit bassin, endopelvien (abcès froid, néoplasme, etc.), ou exopelvien (ostéosarcome de la tête du fémur, ostéite gommeuse, syphilitique, tuberculeuse, etc.).

Il importe donc de pouvoir cliniquement soupçonner cette origine secondaire d'une sciatique avant toute apparition de lésion grossière.

Or, à ce point de vue, voici quelques règles diagnostiques que vous pourrez prendre pour guide, comme dans la névralgie faciale :

1º Toute sciatique qui s'accompagne d'irradiations douloureuses persistantes au niveau des organes génito-rectaux ou de troubles sphinctériens n'est pas une sciatique « essentielle » ;

2º Toute sciatique qui s'accompagne d'irradiations douloureuses persistantes dans la région abdominale et inguinale, n'est pas une sciatique « essentielle » ;

3º Toute sciatique qui s'accompagne de gros troubles vaso-moteurs, de mal. perforant plantaire ou d'œdème de la jambe (en dehors de varices dûment constatées, d'applications intempestives médicamenteuses ou d'un état général responsable), n'est pas une sciatique essentielle ;

4º Toute sciatique qui s'accompagne de paralysie motrice ou même de steppage, n'est pas une sciatique essentielle ;

5º Toute sciatique qui s'accompagne de troubles qualitatifs électriques de D. R. dans les muscles tributaires, n'est pas une sciatique essentielle ;

6º Toute sciatique qui survient chez un enfant avant l'âge de 12 à 15 ans, n'est pas une sciatique essentielle;

7º La sciatique essentielle, dans son type scoliotique, imprime à la masse musculaire lombo-sacrée une contracture avec attitude consécutive du corps qui lui est spéciale.

8º Tout liquide céphalo-rachidien riche en albumine, en lympho-cytes, et à plus forte raison avec B.-W. positif, n'appartient pas à la sciatique essentielle. Le liquide céphalo-rachidien peut présenter un certain excès d'albumine dans les sciatiques essentielles hautes, celles qui dépendent d'une arthrite du trou de conjugaison, mais nous n'avons jamais noté de lymphocytose vraie.

La sciatique vulgaire, classique essentielle, n'est pas fonction de syphilis. Le liquide céphalo-rachidien dans la sciatique essentielle ne présente jamais une réaction positive de Bordet-Wassermann..

TRAITEMENT. — Les sciatiques secondaires reconnaissent pour cha-cune d'elles une thérapeutique appropriée (traitement de la syphilis, du diabète, traitement chirurgical des tumeurs compressives, etc.).

Par contre, s'adresse-t-on à la thérapeutique de la sciatique ordi-naire, il faut reconnaître qu'il n'est pas d'affection ayant suscité un aussi grand luxe de médications. Les thérapeutiques les plus diverses ont été proposées, et toutes ont eu leurs prosélytes fervents.

En règle générale, le repos doit être conseillé. La marche, les mou-vements musculaires exacerbent le mal. On donnera les cachets usuels analgésiques, à la base d'antipyrine, d'aspirine, de pyramidon, etc.

Mais la crise algique se prolonge. Les douleurs ne cessent pas ou reviennent dès que le malade essaie de marcher ou s'assied un peu lon-guement. Dans ce cas, il faut avoir recours aux moyens plus énergi-ques : l'alcoolisation locale et l'injection épidurale.

L'alcoolisation locale est faite *en dehors* du nerf sciatique, dans son voisinage, à quelques centimètres (3 à 6 centimètres environ) de la grande échancrure ou de la gouttière de passage. Il faut se garder de l'alcoolisation *directe* du nerf. La neurolyse du sciatique par l'alcool engendrerait des troubles paralytiques. On pratique, dans une même séance, en des points voisins, l'encerclement par l'alcool soit de la grande échancrure du sciatique, soit de la gouttière ischio-trochanté-rienne. On abandonne, en ces régions, trois à quatre injections de 2 à 3 centimètres cubes d'alcool à 90ᵒ. L'alccol a été au préalable antipyriné à 25 centigrammes d'antipyrine par centimètre cube. On injectera donc au total 8 à 10 centimètres cubes d'alcool à 90° et 2 grammes environ d'antipyrine. L'injection sera répétée, dans les mêmes conditions, tous les deux à trois jours jusqu'à guérison.

L'alcool n'a aucune vertu spécifique et agit simplement à titre de révulsif profond, comme le ferait du sérum salé hypertonique, de l'eau distillée, une solution simple d'antipyrine, de strychnine, d'iodure ou de mercure, etc. Parmi ces substances, nous avons donné la préférence à l'alcool, liquide qui se conserve aseptique et jouit d'une grande puissance de révulsion. L'alcool intra-musculaire agit de la même façon que le ferait un révulsif vésicant appliqué dans la profondeur. Il est doué d'un pouvoir réactionnel intensif. Déposé à une certaine distance du tronc nerveux, il aide de manière efficace à sa libération. Il le dégage des éléments tissulaires congestifs qui l'engainent, le compriment, et sont générateurs des douleurs.

Si l'alcoolisation locale est insuffisante pour la guérison, on aura recours aux séances suivantes à l'injection épidurale que j'ai fait connaître. L'aiguille est enfoncée dans l'hiatus sacro-coccygien, après anesthésie novocaïnique successive des plans de pénétration, et l'on pousse dans l'espace épidural sacré 10 à 20 centimètres cubes d'eau chlorurée isotonique, additionnée au total de 2 à 3 centigrammes de novocaïne, stovaïne, ou cocaïne. L'injection épidurale est d'une technique délicate. Souvent est commise l'erreur suivante, qui consiste à injecter le liquide non dans l'espace épidural sacré, mais simplement sur la face postérieure du sacrum. L'injection épidurale est renouvelée en moyenne deux fois par semaine.

Les petits lavements associés (dans les jours intercalaires à l'alcoolisation ou à l'injection épidurale) sont à conseiller avec deux cuillères à soupe d'eau bouillie, 50 centigrammes de pyramidon et quelques gouttes noires anglaises.

Nous n'insisterons pas sur les méthodes physiothérapiques qui trouvent à certaines périodes évolutives de la sciatique leurs indications spéciales : radiothérapie, électrothérapie, massage, bains chauds, bains résineux, bains de soleil, air chaud, boîtes chauffantes, lumière bleue, cures thermales d'Aix-les-Bains, de Dax, de Lamalou, de Bourbonne, etc.

Il y a plus. Dans les sciatiques hautes irréductibles s'accompagnant de lumbarthrie, entraînant, par la quasi-immobilisation qu'elles provoquent, à peu près l'arrêt de toute vie sociale et professionnelle, et à évolution de vieille date (deux trois ans environ), nous avons proposé une intervention chirurgicale bénigne, la laminectomie décompressive, qui a pour but de dégager les trous de conjugaison et d'assurer de nouveau la mobilité de la colonne vertébrale.

L'opération portera sur le segment lombaire, de la 12e dorsale à la 4e vertèbre lombaire environ. Dans trois cas nous avons, avec mon interne Forestier, obtenu, grâce à cette intervention chirurgicale (Dr Robineau), un succès complet et durable.

III. — *L'Algie zostérienne.*

Voici une troisième modalité d'algie : l'algie zostérienne. La cause originelle du zona nous est inconnue. On n'a pas su isoler encore le germe infectieux qui lui donne naissance, mais par contre le mécanisme pathogénique du zoster a été nettement précisé. La lésion du zona est localisée à cette région dont je vous ai entretenu maintes fois déjà au cours de cette conférence, à la région sensitive radiculo-ganglionnaire. L'inflammation zostérienne déborde même souvent cette zone nerveuse et frappe des départements du voisinage, le cordon postérieur, la corne postérieure, et le système sympathique proche. Ces atteintes variables de segments sensitifs différents accroissent les difficultés diagnostiques d'une localisation lésionnelle stricte et compliquent singulièrement la décision chirurgicale à prendre quand il y a lieu de discuter celle-ci. Vous verrez pourquoi dans un instant.

L'algie du zona est fonction en général de l'intensité de l'éruption, de sa localisation prédominante sur telle ou telle région du névraxe (zona du trijumeau, zona intercostal, zona des membres), mais surtout fonction de l'âge.

Je n'ai pas encore observé d'algie résiduelle zostérienne chez les sujets jeunes, avant la trentième année. Il y a là vraisemblablement une qualité histologique du tissu vasculo-névroglique ou parenchymateux qui est au seuil de la réaction algique persistante et qui ne paraît se manifester que chez le sujet vieux par l'âge.

La douleur de zona au cours de la période de début, de la période aiguë, évolue assez spontanément vers la guérison. Mais lorsque l'algie a persisté pendant des mois il est bien rare qu'elle ait des chances de rétrocession.

Après plus d'une année de continuité algique on peut prévoir la chronicité de la douleur.

L'algie résiduelle zostérienne s'accompagne de douleurs à caractères quelque peu spéciaux : douleurs vives, intenses, paroxystiques, mais qui évoluent sur un fond continu de cuisson, de brûlure, avec sensation de « tégument déchiré », « dénudé ». L'hyperesthésie est la règle. Tout frôlement, toute irritation légère de la peau, détermine un réveil de la douleur. La compression large, ample et profonde, l'atténue au contraire.

Localement, toutes les thérapeutiques médicales échouent dans de tels cas, que l'on s'adresse aux applications dermatologiques les plus variées ou aux moyens physiques (massage, électricité, rayons X,

radium, air chaud, bains de soleil, bains de lumière rouge, violette, etc.).
Seuls cependant les bains de lumière rouge ou violette et les douches
locales d'air chaud provoquent un bien-être indéniable, mais passager.

Nous avons essayé sans succès les injections d'alcool, d'antipyrine,
de salicylate de soude faites soit sur le trajet douloureux sous-cutané,
soit, en cas d'algie zostérienne intercostale, dans la gouttière osseuse,
à l'émergence du nerf vertébro-intercostal. Ces échecs s'expliquent aisément, puisque le nerf périphérique n'est pas en cause, et que la lésion est
haut située, au voisinage ou dans l'intimité des centres nerveux.

Pourtant l'injection sous-cutanée, pratiquée au niveau des points
douloureux, d'une solution de thiosinamine cocaïnée et antipyrinée,
nous a donné de bons résultats sédatifs.

Lorsque, lassés par l'intensité et la persistance de la douleur, les algiques zostériens demandent dans quelle mesure l'acte chirurgical pourra
leur être bienfaisant, il est délicat de leur donner un conseil opératoire. Pour ma part, j'ai eu recours à l'intervention chirurgicale dans
huit cas de zona. Le bilan n'est pas très brillant. Pour les zona inter-
costaux trois guérisons, deux insuccès, deux morts.

Il est intéressant de se demander pourquoi, après une même opération comme la radicotomie, la section des racines responsables étant
pratiquée à leur issue médullaire, on observe tantôt la guérison de
l'algie, tantôt au contraire l'absence de toute sédation et la persistance
des douleurs. La réponse me paraît être la suivante.

L'inflammation zostérienne peut frapper les quatre segments de sensibilités dolorifiques : ganglion rachidien, racine rachidienne ; cellules de
la corne postérieure ; ganglion sympathique et système sympathique
de voisinage intra-médullaire et para-médullaire. Or, la réaction inflammatoire et sa cicatrice consécutive peuvent léser ou respecter, avec plus
ou moins d'électivité, un ou plusieurs de ces segments. Si la cellule de la
corne, ou si les branches sympathiques participent, en première place,
au processus zostérien, on comprend que l'acte opératoire, qui ne peut
efficacement s'exercer que sur le ganglion rachidien ou la racine,
demeure insuffisant et inefficace et laisse subsister l'algie. Dans le cas
contraire, le succès est acquis et les douleurs cèdent. Malheureusement
il n'est pas possible actuellement de distinguer la part de la responsabilité algique des différents territoires de ce carrefour de la douleur.

C'est à cette dissociation des algies d'origine sympathique, ganglio-
radiculaire ou cellulaire cornu-postérieure, que nos efforts cliniques
doivent tendre, afin d'être mieux à même d'orienter et de préciser les
indications opératoires.

Peut-être deux signes : la continuité de l'algie sans trêve ni repos, et la pigmentation rapide et marquée des cicatrices zostériennes, sont-ils en faveur d'une prépondérance localisatrice au sympathique et contre-indiquent-ils l'opération, puisque le chirurgien ne saurait atteindre les ganglions sympathiques pré-vertébraux.

IV. — *La causalgie.*

Les blessures des troncs nerveux peuvent engendrer certaines douleurs que les blessés comparent à des brûlures cuisantes, et que, depuis Weir-Mitchel, on désigne sous le nom de *causalgie (causalgia,* καυστικος, mordant, cuisant).

La douleur peut débuter immédiatement après la blessure et se maintenir avec ses caractères d'acuité extrême presque indéfiniment. Le plus souvent, au contraire, elle n'atteint son apogée que quelques jours, une ou deux semaines après le traumatisme. Ces formes *à début non immédiat, mais retardé,* obéissent le plus favorablement au traitement par alcoolisation locale.

Ce sont les nerfs médian (Pierre Marie) et sciatique qui sont surtout prédisposés à de telles réactions douloureuses. La sensation de cuisson naît dans la pulpe des doigts et la paume de la main, mais se localise avec une intensité extrême au niveau du pouce, de l'index et de la région palmaire.

Les causalgiques du sciatique fixent leurs douleurs au niveau de la région plantaire et des orteils. Les blessés comparent ces algies à des piqûres profondes d'épingles, à l'application d'un fer rouge, à une trans-fixion, à un arrachement des chairs, à un broiement. Presque toujours, ils les décrivent comme pulsatiles, revenant par ondées assez fréquentes (Meige et A. Benisty).

La douleur souvent s'exaspère sous des influences hygrométriques ou des réactions psychiques. C'est ainsi que l'exposition à l'air, au soleil, à la chaleur déterminent le paroxysme ; c'est ainsi encore que toute émotion, crainte d'une chute, les bruits, les rires de voisinage exaspèrent la douleur.

Deux éléments sont caractéristiques de la causalgie : d'une part, la continuité de l'algie ; d'autre part, sa tonalité spéciale faite d'hyper-esthésie exquise, qui rappelle la douleur sympathique, l'appoint anxieux de la sympathalgie.

C'est que la causalgie est une douleur d'origine sympathique. Les fibres sympathiques intrinsèques du tronc nerveux, plus que celles

accolées aux parois des troncs vasculaires (Leriche), sont vraisemblablement responsables de cette douleur particulière (Meige et Benisty).

La guérison spontanée est exceptionnelle. Quand les blessés se sont
lassés du repos prolongé et des enveloppements humides qui n'apportent qu'un soulagement passager, l'opération chirurgicale est réclamée.
La technique opératoire qui nous a paru donner les meilleurs résultats
sera, sous anesthésie générale, la toilette du tronc nerveux et sa libération de la gangue scléreuse qui l'enserre. Puis on procède à l'alcoolisation du nerf à 4 à 5 centimètres au moins au-dessus du siège lésionnel
tronculaire. L'alcool sera poussé directement en pleins fascicules nerveux. Il titrera 75° environ et sera injecté à dose suffisante pour provoquer une bonne distension du nerf, 1 ou 2 centimètres cubes environ.
C'est à cette méthode que nous avons dû le plus grand nombre de
succès. Elle a été confirmée par les nombreux faits cliniques apportés
par MM. Pitres et Marchand.

Il est malheureusement impossible d'affirmer que l'alcoolisation
locale assurera dans tous les cas la guérison définitive. Certains causalgiques se montrent réfractaires à ce procédé. Si l'amélioration ne survient pas après l'alcoolisation totale, on peut prévoir que toute la série
des autres moyens proposés restera à peu près sans résultats. C'est
ainsi que nous avons toujours vu échouer, dans les formes rebelles, le
hersage, l'engainement du nerf dans une enveloppe caoutchoutée, aussi
bien que la ligature au catgut (Lortat-Jacob), et la dénudation des
artères du voisinage ou nourricières de la région causalgiée (Leriche)
dans le but de détruire les filets sympathiques péri-artériels.

Une autre thérapeutique peut alors être proposée : la section du
tronc nerveux, à condition que la lésion nerveuse soit suffisamment
grave pour que l'on ne puisse pas escompter la régénération spontanée
du tissu nerveux. La section ou la résection du nerf est le plus souvent efficace lorsque toutes les autres thérapeutiques ont échoué. Elle
ne permet cependant pas d'assurer avec certitude la guérison. L'algie
peut persister à peu près aussi douloureuse qu'auparavant. Cet échec
partiel, après section, montre bien que la lésion des fibres nerveuses
n'est pas seule en jeu, et que les fibres sympathiques ont leur grande
part de responsabilité dans la pathogénie de la causalgie. Les fibres
sympathiques ne se groupent pas en un tronc unique comme les fibres
sensitives ou motrices. Elles s'essaiment, s'éparpillent, ou seulement
dans l'intimité du nerf, mais dans les gaines des vaisseaux avoisinants.
Elles échappent, par conséquent, en grande partie, à la section du tronc
nerveux. C'est leur multiplicité et leur dissémination qui leur confèrent

ce triste privilège d'assurer la perpétuité de l'algie, en leur permettant
de se dérober à l'acte chirurgical.

Lorsque la chirurgie périphérique est impuissante, une dernière
ressource peut être envisagée, la radicotomie postérieure. Dans deux
cas que nous avons publiés à la Société de Neurologie, la radicotomie
postérieure des racines tributaires a été suivie de guérison qui paraît
définitive.

TRAITEMENT

Ainsi ces quatre modalités cliniques d'algies nous ont permis de
discuter un certain nombre d'applications thérapeutiques sédatives
bien différentes entre elles.

a) *Dans les névralgies faciales* : neurolyse par alcoolisation locale;
traitements physiques divers dont la radiothérapie; opérations de
petite chirurgie ou de grande chirurgie, telle que la radicotomie gassérienne.

b) *Dans les sciatiques* : injections locales à titre de révulsion profonde
sans neurolyse; injections d'air ; injections épidurales ; traitements
physiques dont la radiothérapie ; interventions opératoires sur la
colonne vertébrale ou les racines postérieures.

c) *Dans l'algie zostérienne* : inutilité de l'alcoolisation ; inutilité des
injections locales ; échec des traitements physiques. Radicotomie à
discuter sans que l'on puisse certifier la guérison post-opératoire.

d) *Dans la causalgie* : alcoolisation avec neurolyse ou section du nerf,
ou radicotomie.

Un dernier mot à propos de l'acte chirurgical vertébro-médullaire.
La laminectomie simple sans ouverture de la dure-mère qui a pour but
la décompression médullaire ou la décompression des trous de conjugaison est une opération bénigne, avec un minimum de risques. Je n'ai
jamais vu, pour ma part, sur une trentaine de laminectomies simples
que j'ai eu l'occasion de faire pratiquer, notamment par Robineau, un
seul accident grave.

La radicotomie postérieure, c'est-à-dire la section de trois, quatre à
cinq racines postérieures superposées, comporte l'ouverture de la dure-
mère et l'issue du liquide céphalo-rachidien. Il s'agit toujours là d'une
opération sérieuse, et dont la gravité est plus ou moins grande, suivant le segment en jeu, et l'unilatéralité ou la bilatéralité des sections.

La radicotomie pratiquée à la région cervicale expose toujours à certains aléas sévères, à cause du voisinage du spinal et du phrénique.

La radicotomie faite à la région intercostale est relativement bénigne.

La radicotomie de la région lombo-sacrée est d'ordinaire également bien supportée.

Mais il s'agit là de sections unilatérales des racines. Par contre, n'autorisez jamais une radicotomie bilatérale, c'est-à-dire une section des racines pratiquée symétriquement de chaque côté d'un même segment médullaire, à moins qu'il ne s'agisse de la région intercostale. La radicotomie *bilatérale* de la région cervicale est presque un arrêt de mort, puisque les nerfs spinaux et phréniques sont issus du segment cervical. N'oubliez pas non plus que la section bilatérale des racines lombo-sacrées va perturber fatalement le jeu vésico-rectal, avec ses corollaires ordinaires, la nécessité du sondage vésical, l'infection urinaire, l'escarre sacrée, etc.

Méfiez-vous enfin, Messieurs, de toute intervention chez les cénestopathes. Vous aggraveriez leurs algies, en donnant un aliment de plus à leur mentalité faussée et à leurs interprétations délirantes.

DOUZIÈME CONFÉRENCE

PAR

O. CROUZON,
Médecin des hôpitaux de Paris.

LES MALADIES FAMILIALES ATYPIQUES DU SYSTÈME NERVEUX

MESSIEURS,

LE but que je me propose dans cette conférence est de vous faire connaître les maladies familiales atypiques du système nerveux. Mais il m'a paru indispensable, avant de vous parler de ces cas qui sont, somme toute, l'exception, de vous montrer d'abord quelques exemples de maladies familiales, de bien définir avec vous les caractères des maladies familiales et de dresser le bilan des maladies familiales typiques. Lorsque nous aurons parcouru successivement ces différentes étapes, je vous montrerai des malades atteints d'affections familiales atypiques, nous chercherons à les comparer aux cas classiques, et à en faire une classification, et enfin nous chercherons à établir les relations qui peuvent exister entre les cas typiques et les cas atypiques.

Je vous présenterai tout d'abord deux frères atteints d'une affection familiale des plus classiques, je n'irai pas jusqu'à dire qu'elle est la plus classique, mais elle est, en tout cas, une des plus anciennement connues.

Ces deux frères sont atteints de *maladie de Friedreich* ; ils sont jumeaux et âgés de 16 ans ; ils ont une ressemblance physique remarquable, à tel point qu'on les prend souvent l'un pour l'autre, et vous verrez qu'à cette ressemblance physique s'est ajoutée une ressemblance pathologique aussi marquée. Ils font partie d'une famille de sept enfants issus de parents turcs cousins germains ; eux-mêmes sont nés, par hasard, à l'île de la Trinité et ont été élevés en France.

Il existait, dans la famille, trois sœurs et quatre frères. Nos deux malades, vers l'âge de 8 ans, alors qu'ils allaient à l'école, ont ressenti des troubles des jambes et leurs camarades se moquaient d'eux, en raison de leur maladresse ; ils avaient également de la diffi-

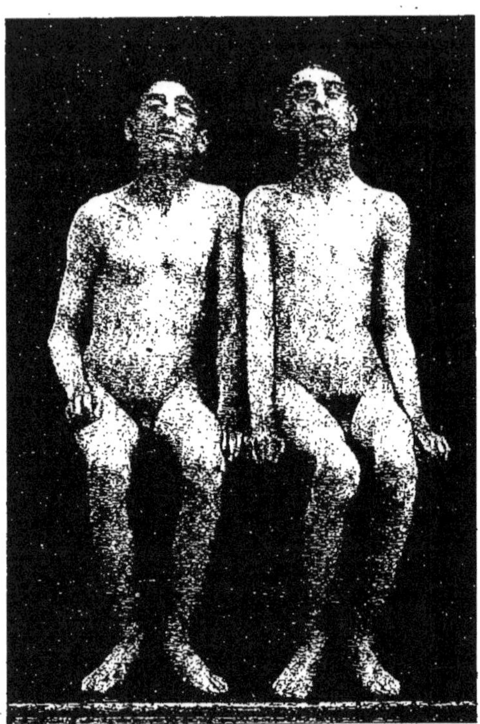

Fig. 1. — Deux frères jumeaux atteints de maladie de Friedreich. (Famille Mén...) : Collection de M. le Professeur Pierre Marie.

culté de la parole, et, vers l'âge de 10 ans, leurs mains sont devenues malhabiles. Vous voyez, en examinant la démarche de l'un et de l'autre, qu'ils ont une incoordination marquée : il s'agit d'une ataxie, constatation qui est corroborée par l'abolition des réflexes rotuliens. Nous avons donc affaire à une ataxie familiale.

A ces premières constatations s'en ajoutent deux autres : d'abord, cette ataxie a quelques caractères qui lui donnent une allure cérébelleuse et il existe aussi des mouvements des membres supérieurs et de la tête qui révèlent une instabilité choréiforme ; d'autre part, l'étude des réflexes cutanés nous montre, chez les deux frères, mais plus spécialement chez l'un d'eux, du côté gauche, un réflexe plantaire en extension. Il ne s'agit donc pas d'un tabes banal, mais d'une affection caractérisée non seulement par des signes de tabes (c'est-à-dire de sclérose des cordons postérieurs), mais aussi par un signe de Babinski, indice de lésion pyramidale et de sclérose des cordons latéraux. Il s'agit donc d'une sclérose combinée familiale ; d'autre part, la constatation des signes cérébelleux et de l'instabilité choréiforme nous amène aussi à cette conclusion qu'il s'agit de toute autre chose que d'un tabes vulgaire, ce qui était du reste en opposition également avec l'âge des sujets. Il ne peut s'agir alors que de deux affections ou d'une maladie de Friedreich, ou d'une hérédoataxie cérébelleuse de Pierre Marie.

Sans m'arrêter sur les signes différentiels de ces deux affections, je retiendrai simplement que l'abolition des réflexes tendineux et le début précoce sont en faveur de la maladie- de Friedreich. Il s'agit bien d'une maladie de Friedreich dont les lésions sont celles de la sclérose combinée que j'ai mentionnée plus haut et que vous trouverez représentée sur les planches reproduites plus loin (fig. 16 et 17).

Les deux frères que je vous présente et qui sont atteints de maladie de Friedreich ne semblent pas avoir été les seuls atteints dans leur famille, et un de leurs frères a été atteint, vers l'âge de 14 ans, d'une affection à peu près semblable à eux, disent-ils,

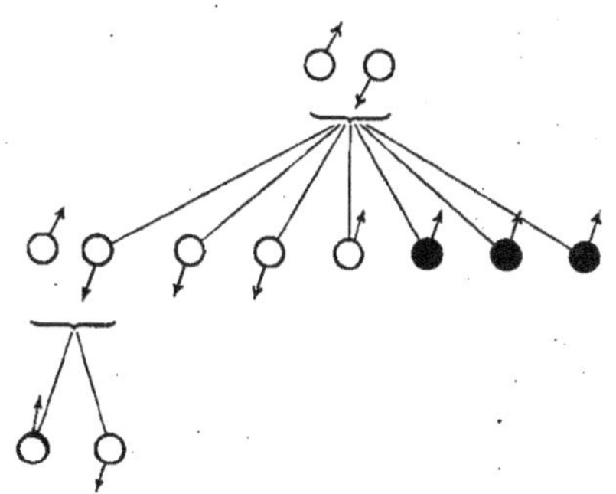

Fig. 2. — Tableau généalogique de la famille Mén... atteinte de maladie de Friedreich.

et est mort de la grippe. Le quatrième fils était indemne ; quant aux trois sœurs, elles sont indemnes, deux d'entre elles sont mariées et leurs enfants sont bien portants Les parents étaient absolument indemnes d'après les dires des enfants et, somme toute, nous ne trouvons dans la famille que les deux frères qui soient atteints de la maladie.

Vous venez de voir, Messieurs, un exemple typique chez deux frères jumeaux, d'une des maladies familiales les plus caractéristiques, *la maladie de Friedreich*.

Il me paraît indispensable, avant de poursuivre plus loin mes considérations sur les maladies familiales typiques, de vous donner la définition des maladies familiales, leur place dans l'hérédité morbide et les principaux caractères qu'elles peuvent présenter [1].

Les maladies familiales et leur place dans l'hérédité morbide. — Tout d'abord, quelle est la place des maladies familiales dans

<hr>

1. Voir à ce sujet : APERT. *L'hérédité morbide*, 1919. — APERT, *Les maladies familiales et congénitales*, Paris, 1907.

l'*hérédité morbide*? Il me semble nécessaire de définir cette situation, car on est quelquefois tenté de confondre maladie familiale et maladie héréditaire.

L'hérédité morbide comprend un grand nombre de maladies héréditaires qui ne sont point familiales. En effet, l'hérédité morbide est un trouble de la santé dont l'origine est imputable à l'état de maladie d'un ou plusieurs des ascendants, mais ce trouble de la santé peut se manifester de deux façons. Il peut s'agir d'une hérédité morbide dissemblable, c'est-à-dire différente chez les ascendants et chez les descendants, ou d'une hérédité morbide similaire ou ancestrale, c'est-à-dire semblable, dans sa forme, dans toute la descendance.

L'hérédité morbide dissemblable ne doit pas nous retenir, elle comprend un grand nombre de maladies héréditaires que je ne ferai que vous énumérer, qui sont rangées, soit sous la rubrique d'hérédité arthritique (goutte, migraine, etc.), soit sous la rubrique d'hérédité nerveuse, variable dans ses manifestations (névropathie, aliénation mentale, dégénérescence, etc.) ; soit sous forme d'autres hérédités qui revêtent alors plutôt le caractère de maladies incidentes venant troubler l'hérédité naturelle : je veux parler des hérédo-infections, telles que la syphilis, telles que la tuberculose qui transmettent, soit le germe microbien de l'ascendant au descendant, soit une dystrophie causée par l'infection de l'ascendant ; telle est enfin l'hérédité des intoxications (alcoolisme, etc.), qui, de l'ascendant, influe sur le descendant.

Mais à côté de l'hérédité morbide dissemblable, *l'hérédité morbide similaire* est beaucoup plus intéressante. C'est ce groupe qui constitue, à proprement parler, les maladies familiales, et en passant, je vous fais remarquer que ce mot de « familiales » doit être exclusivement réservé et ne doit pas s'appliquer à certaines maladies de famille, telles que les maladies de famille éruptives et épidémiques, telles que la syphilis quand elle frappe une famille entière.

Les maladies familiales peuvent se manifester sous l'apparence de malformations familiales ou de tempéraments familiaux (tels que la cholémie, l'hémophilie), mais c'est surtout le groupe des maladies familiales du système nerveux qui nous retiendra ici, non seulement parce qu'il est dans le cadre de ces Conférences de Neurologie, mais aussi parce qu'il est de beaucoup le plus important.

Quels sont les *caractères* nécessaires pour affirmer qu'on se trouve en présence d'une maladie familiale ?

Depuis Charcot, depuis Pauly et Bonne, on admet qu'une maladie familiale :

1° Frappe de nombreux sujets d'une même famille de la même génération et dans des générations successives ;

2° Affecte dans cette même famille une forme et une évolution presque identiques ;

3° Se manifeste comme la conséquence d'une tare originelle du germe par un trouble de développement, indépendamment d'une affection et d'une influence extérieures, d'une maladie acquise ou d'un accident de la vie intra-utérine.

Dans cette définition, vous pouvez remarquer le caractère fondamental que je vous indiquais tout à l'heure et qui consiste dans la forme et l'évolution presque identiques de la maladie dans la famille. Vous voyez que cette définition élimine également les hérédo-infections, les influences extérieures ou les accidents de la vie intra-utérine qui sont, à proprement parler, des maladies fœtales, mais non originelles, alors que les maladies familiales sont essentiellement originelles.

Les maladies familiales, comme les maladies fœtales, peuvent, l'une et l'autre, exister à la naissance et par conséquent être *congénitales*, au sens chronologique du mot, puisque le caractère congénital vise tout ce qui dépend de l'organisation de l'individu, telle qu'elle est au moment de sa naissance, et, en cela, les maladies congénitales s'opposent aux maladies acquises ou aux maladies tardives. Mais il y a lieu de ne pas confondre les maladies familiales et les maladies congénitales, puisque les maladies familiales peuvent survenir tardivement, comme vous venez d'en voir un exemple chez les deux frères jumeaux que je vous ai présentés

Dans quelques cas, la maladie familiale est caractérisée dans le deuxième terme de sa définition, non seulement par une forme et une évolution presque identiques, mais quelquefois aussi par le caractère *homochrone*, c'est-à-dire qu'elle apparaît aux mêmes âges chez les différents sujets de la même famille. C'est le cas chez nos deux frères jumeaux atteints de la maladie de Friedreich, mais ce caractère n'est pas constant dans toutes les maladies familiales.

Les maladies familiales peuvent présenter enfin un certain nombre de caractères que je dois vous définir aussi, puisque vous les entendrez souvent énoncer, que vous les retrouverez chez certains des malades que je vais vous présenter, ou à la lecture des observations auxquelles je vous renverrai.

En cela, les maladies familiales sont soumises aux mêmes règles que toutes les autres variétés d'hérédité morbide et ses définitions s'appliquent aussi bien à l'hérédité morbide dissemblable qu'à l'hérédité morbide similaire qui, comme vous venez de le voir, est cependant la forme la plus parfaite de l'hérédité morbide.

L'hérédité *directe* est celle qui se transmet directement des ascendants aux descendants pendant une ou plusieurs générations, mais elle peut être *continue* et frapper différentes générations sans interruption ; elle peut être, au contraire, *discontinue* et sauter une ou plusieurs générations : on la dit alors discontinue ou atavique, ou de retour, ou alternante.

Au contraire, l'hérédité peut être *indirecte*, et dans ce cas elle va, non plus du père au fils, par exemple, mais frappe la famille dans ses collatéraux ; il existe même dans cette hérédité indirecte ou *collatérale* une hérédité qui est quelquefois exclusivement *homosexuelle*, ne frappant que des sujets de même sexe, frères ou cousins, et quelquefois même par des conducteurs hétérosexuels qui eux-mêmes ne sont pas touchés en un excellent exemple ; telle est l'hérédité *matriarcale*, dans laquelle la maladie est transmise uniquement aux mâles par les femmes qui, elles-mêmes, ne sont pas touchées : une telle hérédité s'observe dans l'hémophilie.

Enfin, un dernier caractère que vous pourrez observer dans les maladies familiales est le caractère *dominant* ou *récessif*. Ce caractère dominant a été établi d'après les travaux de Mendel. Gregor Mendel était un moine autrichien dont les recherches de génétique furent faites, en 1865, sur les végétaux et en particulier sur les pois Ces recherches, continuées sur les animaux, ont révélé que les caractères normaux ou certains caractères anormaux se reproduisaient, suivant certaines règles, dans les croisements. Par le croisement de sujets anormaux avec des sujets normaux, on peut, dans certaines espèces, retrouver chez les descendants de la première génération 50 % de sujets ayant un caractère morbide et 50 % de sujets qui, en apparence, sont normaux, mais qui, en réalité, sont des hybrides de sujets normaux et anormaux. Les sujets anormaux de la première génération donneront toujours des sujets anormaux ; quant aux hybrides (en apparence normaux) de la première génération, ils fourniront à la deuxième génération et, dans les générations ultérieures, un certain nombre de sujets eux aussi anormaux. Aussi, après plusieurs générations, le nombre des sujets anormaux l'emportera sur le nombre des sujets normaux. On dira alors, dans ces cas, que le caractère anormal est dominant. Par contre, quand le caractère anormal n'est pas prépondérant sur le caractère normal, il deviendra du moins fréquent dans les générations ultérieures et on dit alors qu'il est récessif.

Ces notions, qui sont connues également sous le nom de *lois de Mendel,* comportent un grand nombre de déductions dont l'exposé mériterait plus d'une conférence. J'ai tenu simplement à vous les signaler et à vous montrer l'importance qu'elles peuvent avoir. En particulier, en nous plaçant uniquement au point de vue des maladies familiales, elles pourraient être d'une utilité considérable pour la prophylaxie et pour l'extinction de ces maladies ; malheureusement, si les règles ont été établies soigneusement pour les végétaux, nous sommes loin d'avoir pour les caractères morbides chez l'homme la même précision ; nous ne sommes même pas en mesure, à l'heure actuelle, de dresser un tableau complet et précis des malades ayant un caractère dominant ; tout au plus, quelques-unes présentent-elles ce caractère d'une façon incontestable, telle est la chorée de Huntington [1]. Il est nécessaire en effet d'étudier un grand nombre de cas sur un grand nombre de générations pour poser des règles précises. Peut-être, dans l'avenir, cette précision sera-t-elle possible ? Contentons-nous actuellement de mentionner ces caractères de dominance ou de récessivité pour les rechercher dans les maladies familiales qui pourraient se présenter à nous.

Classification des maladies familiales typiques du système nerveux. — Puisque nous connaissons maintenant la définition et les caractères des maladies familiales, je vais tenter devant vous la classification des principales maladies familiales typiques du système nerveux et vous en présenter quelques exemplaires, tant dans les projections photographiques que par les malades que je vais vous présenter également.

J'ai établi, d'une façon un peu schématique, une classification qui vous permettra de vous retrouver dans le groupe, important déjà, des maladies familiales typiques :

1° *Maladies familiales dans lesquelles les lésions jusqu'ici constatées sont à prédominance encéphalique :* maladies mentales familiales, idiotie

---

1. Voir Crouzon. Recherches sur l'application des principes d' Mendel dans l'hérédité de certaines maladies humaines et en particulier dans les maladies du système nerveux. *Quatrième congrès international de génétique,* Paris, Masson, 1911.

amaurotique de Tay-Sachs, maladie de Wilson, diplégies cérébrales (type Freud, type Pesker, type Cestan et Guillain), atrophie cérébelleuse (type Bourneville-Crouzon), hérédo-ataxie cérébelleuse de Pierre Marie.

2° *Maladies familiales dans lesquelles les lésions jusqu'ici constatées sont à prédominance spinale* : maladie de Friedreich, paraplégie spasmodique (Strumpell-Lorrain), amyotrophie Charcot-Marie.

3° *Névrites hypertrophiques familiales* (type Gombaut-Dejerine et Sottas, type Pierre Marie-Boveri).

4° *Maladies musculaires* : myopathies, maladies de Thomsen, myotonie atrophique, paralysie périodique familiale.

5° *Chorées* (Huntington), *tremblements, myoclonies* (Unverricht).

6° *Œdèmes familiaux* (maladie de Quincke, trophœdème de Meige).

7° *Affections oculaires familiales* (paralysies oculaires, nystagmus, atrophie optique, atrophie papillaire, rétinite, etc.).

8° *Maladies familiales des glandes endocrines, des viscères et des os ressortissant au système nerveux ou retentissant sur lui* (dysostose cléido-cranienne de Pierre Marie et Sainton, maladie de Basedow, etc.).

9° *Maladies du système nerveux exceptionnellement familiales* (chorée de Sydenham, neurofibromatose, épilepsie, etc.).

Je ne peux pas songer aujourd'hui à vous présenter un exemple de chacune de ces maladies familiales [1].

Je me contente de vous présenter une famille qui a bien voulu se mettre à notre disposition, dont une des malades est actuellement hospitalisée dans le service de M. le Professeur Pierre Marie, dont les autres ont été observés par M. Béhague et par moi, et dont l'observation a été mentionnée dans les *Bulletins et Mémoires de la Société médicale des hôpitaux* de Paris du 12 mars 1920. Cette famille avait, du reste, déjà été étudiée par MM. Chaillous et Pagniez dans la *Nouvelle Iconographie de la Salpêtrière* en 1905. Nous avons complété son histoire, tant au point de vue clinique qu'au point de vue anatomique. Comme vous pouvez le voir dans le tableau généalogique de cette famille, trois générations sont atteintes et présentent la même affection : ophtalmoplégie congénitale.

Dans les trois générations, l'ophtalmoplégie se présente avec le

---

1. Voir CROUZON. Les maladies familiales du système nerveux, in *Traité de pathologie médicale et de thérapeutique appliquée* (SERGENT, RIBADEAU-DUMAS, BABONNEIX).

même type. Il y a un ptosis très accentué, avec attitude renversée de la tête en arrière ; il y a paralysie du droit supérieur dans tous les cas ; il y a paralysie du droit inférieur également chez tous les sujets ; le releveur de la paupière est paralysé dans tous les cas, mais d'une façon inégale ; les droits internes et externes sont paralysés chez la grand'mère et respectés ou partiellement touchés dans les autres cas. Quant aux obliques, ils ne sont que peu ou pas atteints,

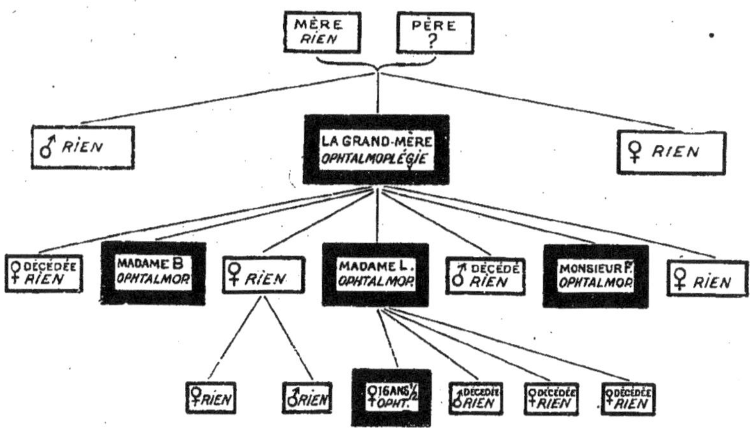

Fig. 3. — Tableau généalogique de la famille Forg..., atteinte d'ophtalmoplégie congénitale familiale.

sauf chez la grand'mère ; enfin le nystagmus existe dans tous les cas. La musculature interne est intacte, comme il est de règle dans les ophtalmoplégies familiales. Cette affection présente donc tous les caractères d'une ophtalmoplégie héréditaire familiale congénitale et complexe.

Dans nos recherches, nous avons pu, non seulement mettre au point l'histoire clinique de cette famille, mais nous avons pu faire l'autopsie d'un malade appartenant à la deuxième génération. Cette autopsie, publiée par nous, a été étudiée ensuite avec Trétiakow et les résultats en ont été publiés dans les *Bulletins et Mémoires de la Société médicale des hôpitaux de Paris* (séances du 25 juin 1920 et du 3 décembre 1920). Nous avons constaté, au cours de cette étude pathologique, une atrophie des deux nerfs oculo-moteurs communs : le gauche n'avait plus qu'un tiers de son épaisseur normale, tandis que le droit, beaucoup plus mince encore, atteignait à peine le calibre

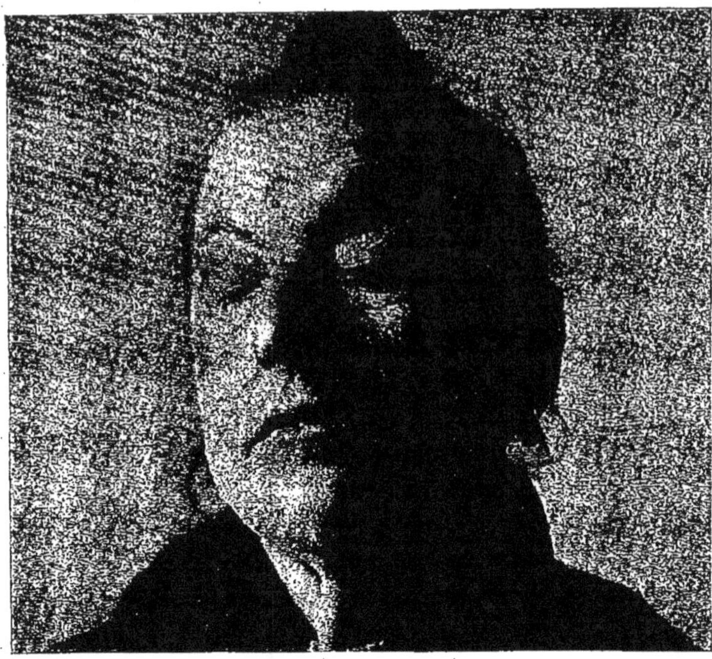
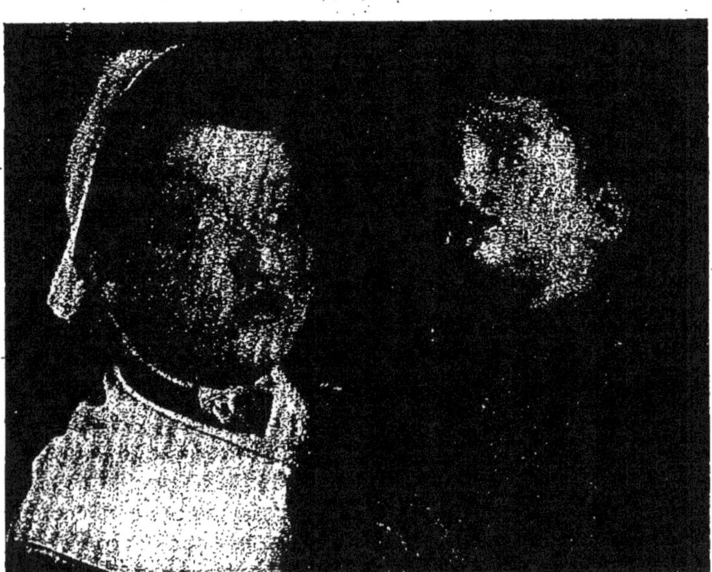

Fig. 4 et 5. — Famille Forg..., atteinte d'ophtalmoplégie familiale : en haut l'aïeule ; en bas, une fille avec son enfant.

d'un nerf pathétique de la même malade sensiblement normal. L'examen histologique montrait un enchevêtrement des fibres et un état poussiéreux de la myéline. Dans le noyau de la troisième paire, nous

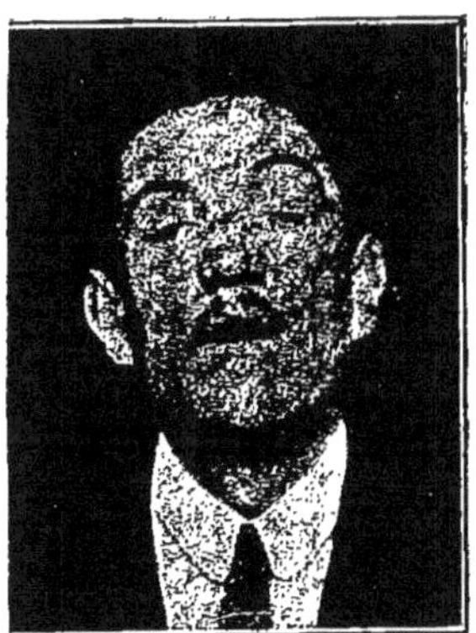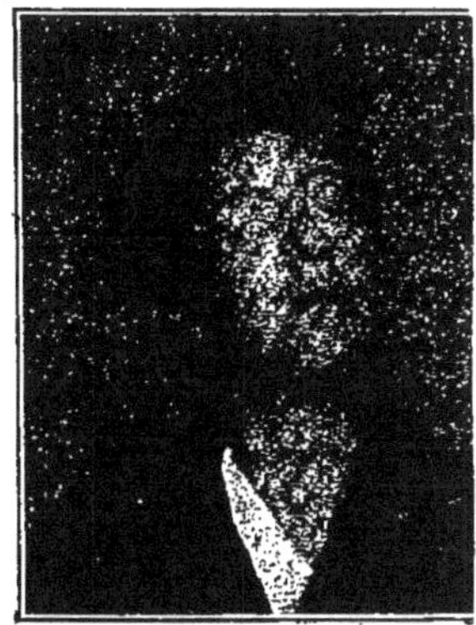

Fig. 6 et 7. — Les 2 autres enfants atteints.

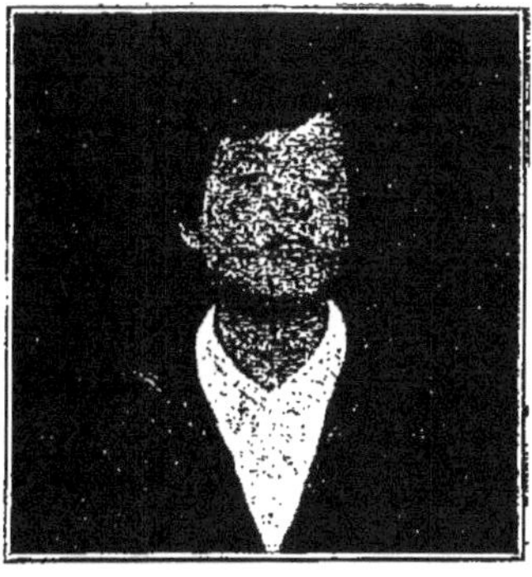

Fig. 8. — Vingt ans après, la fillette de la fig. 5.

n'avons trouvé qu'une diminution du nombre des cellules nerveuses portant seulement sur le groupe médian : dans ces cellules du groupe médian, quelques-unes étaient en état de chromatolyse centrale, comme on l'observe à la suite de l'arrachement d'un nerf (réaction de Nissl). Enfin, il existait, à la base du cerveau, une méningite fibreuse ancienne, un défaut de développement de la faux du cerveau et un état vermoulu du cerveau. Il nous a été difficile d'élucider l'origine de l'atrophie des nerfs oculo-moteurs communs : nous avons pu cependant émettre l'hypothèse que la méningite chronique de la base était peut-être la lésion essentielle qui déterminait celle des nerfs oculo-moteurs communs. Pour le moment, nous devons nous contenter de nos constatations anatomiques sans insister sur notre hypothèse, qui ne pourra être vérifiée que par l'étude de faits nouveaux et, en

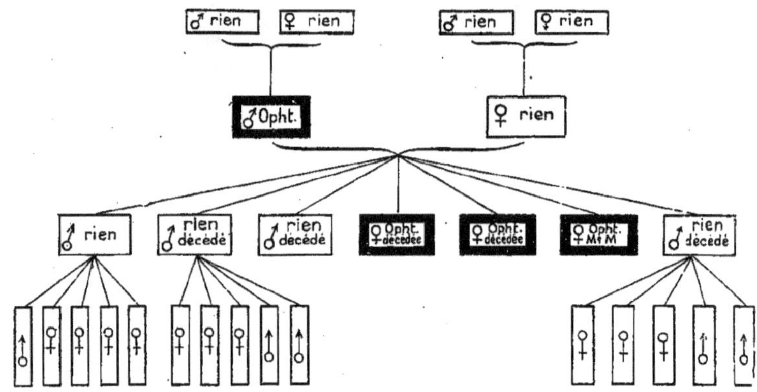

Fig. 9. — Tableau généalogique d'une deuxième famille atteinte d'ophtalmoplégie familiale.
(Crouzon et Béhague.)

particulier, d'une constatation anatomique nouvelle dans cette famille.

Je n'insisterai pas davantage sur l'histoire des ophtalmoplégies familiales dont nous avons pu présenter encore un nouvel exemple avec M. Béhague dans les Bulletins et Mémoires de la Société médicale des hôpitaux de Paris du 16 avril 1920.

La famille de notre malade répondait au tableau généalogique ci-dessus (fig. 9).

Pour les autres maladies familiales typiques dont je viens de vous montrer la classification, je me contenterai maintenant d'illustrer le tableau que je vous ai présenté, par quelques projections qui sont empruntées à la collection que M. le Professeur Pierre Marie a réunie avec tant de patience dans ses services de Bicêtre et de la Salpêtrière et qu'il met toujours si libéralement à notre disposition.

Vous saisirez ainsi quelques exemples typiques : une des maladies de la thèse de Pesker [1] dans la diplégie cérébrale ; quelques photographies de maladies de Friedreich : voici un pied bot, qui complète la description clinique succincte que j'ai essayé de vous faire sur nos malades (fig. 10).

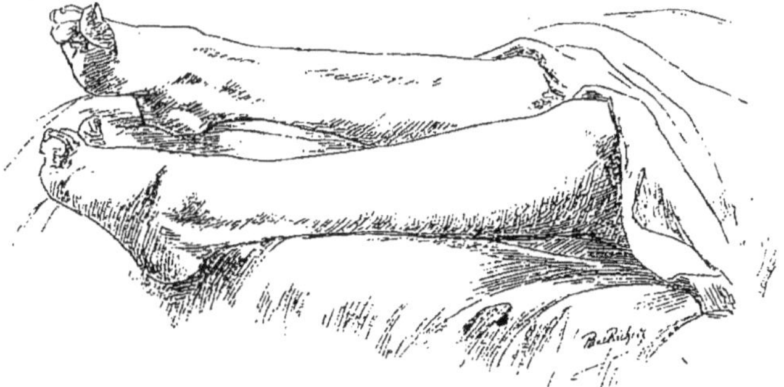

Fig. 10. — Le pied de Friedreich (dessin de Paul Richer).

Voici des exemples d'hérédotaxie cérébelleuse de Pierre Marie dans lesquels vous remarquez la démarche si spéciale avec traînement des jambes que l'on rencontre chez ces malades comme dans les scléroses combinées, démarche qui résulte à la fois d'une paraplégie et d'une ataxie [2] (fig. 11).

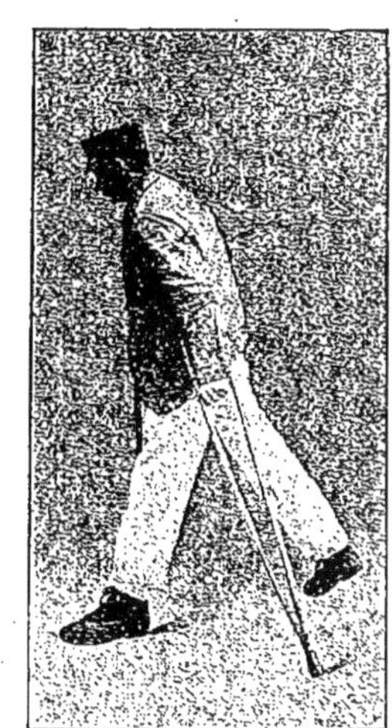

Fig. 11. — Hérédoataxie cérébelleuse. Démarche avec trainement des jambes. (Collection de M. le Professeur Pierre Marie.)

Voici des exemples curieux d'amyotrophie des extrémités : l'atrophie des jambes en jarretière, spéciale à l'amyotrophie Charcot-Marie ; les atrophies multiples de la névrite hypertrophique familiale du type Pierre-Marie-Boveri (amyotrophie si spéciale où les nerfs sont tellement hypertrophiés qu'ils peuvent être perçus et palpables : le cubital au niveau du coude, le plexus cervical superficiel dans la région sus-claviculaire).

Voici des exemples très curieux de la

1. Pesker, *Thèse de Paris*, 1900.
2. Pierre Marie et Crouzon, *Société de Neurologie*, 5 mars 1903 ; Crouzon, *Thèse de Paris*, 1904.

myopathie primitive progressive, exemples recueillis pour la plupart par M. Pierre Marie, à l'hospice de Bicêtre, dans son service de Sibérie (fig. 12).

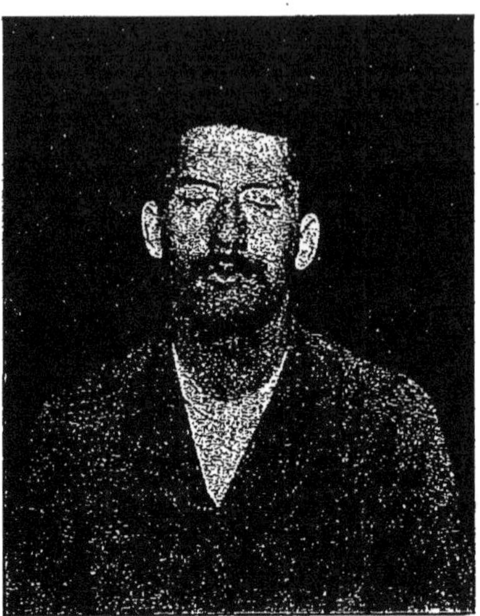

Fig. 12. — Myopathie primitive progressive : forme atypique avec ptosis et paralysie des masticateurs (Pierre Marie).

Voici un exemple de la maladie de Thomsen, cette affection si curieuse observée par Thomsen sur lui-même et dans sa famille, et caractérisée par une lenteur de la décontraction d'une part, et, d'autre part, par une hypertrophie considérable des muscles. Voici enfin un exemple d'une affection curieuse : un œdème familial, le trophœdème familial de Meige.

LES MALADIES FAMILIALES ATYPIQUES

Vous êtes maintenant en possession de notions suffisantes pour comprendre l'intérêt de la famille que je vais vous présenter.

Cette famille a été étudiée par M. Bouttier et par moi dans le service de M. Pierre Marie, et nous avons publié sur elle un mémoire à la *Société médicale des hôpilaux de Paris* (séance du 19 novembre 1919).

Comme vous le voyez sur le tableau généalogique de cette famille, les trois malades que je vous présente sont les trois sœurs et les seuls enfants d'un couple que nous avons examiné et que nous avons trouvé absolument normal. Aucune autre personne dans la famille ne paraît avoir été atteinte.

Les trois sœurs ont respectivement, à l'heure actuelle : Hélène, 34 ans ; Sarah, 28 ans, et Anna, 26 ans. Elles sont atteintes d'une variété singulière et complexe de maladie familiale. Le début, pour

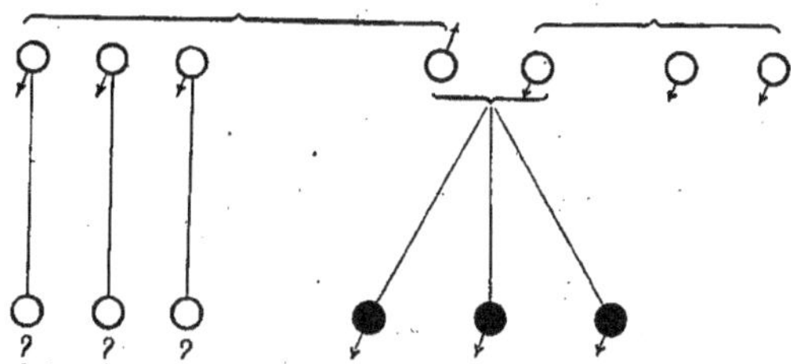

Fig. 13. — Tableau généalogique de la famille Ichs .. atteinte d'une maladie familiale atypique. (Crouzon et Bouttier.)

l'aînée, s'est fait à l'âge de 14 ans par des troubles des jambes ; chez la deuxième, il s'est fait à 22 ans par des troubles des jambes ; chez la troisième, il s'est fait à l'âge de 12 ans par des troubles de la parole.

Je vous exposerai, d'après notre mémoire de la Société médicale des hôpitaux de Paris où nous avons publié nos observations *in extenso*, un résumé de l'histoire de chacune de nos malades.

1°.La plus typique et la plus complète est celle d'Hélène.

Les symptômes observés chez cette malade peuvent être classés en trois groupes :

a) Les premiers présentent un caractère encéphalique : ce sont les troubles de la parole, si particuliers, et sur lesquels nous reviendrons dans la discussion du diagnostic, parole spasmodique, soufflée, haletante, expiratoire, qui rend l'articulation des mots très mauvaise et leur compréhension très difficile pour l'entourage. La modification de tonicité des muscles de la face, la déformation ovalaire de la cavité buccale entr'ouverte, le tremblement et l'instabilité choréiforme sont évidemment aussi des symptômes d'ordre central.

b) Le deuxième groupe de symptômes peut être rangé dans la catégorie amyotrophique : l'amyotrophie scapulo-humérale, l'atrophie des muscles sus- et sous-épineux, du grand dentelé avec ébauche de *scapulæ alatæ* rappellent les localisations de l'atrophie musculaire dans la myopathie.

L'examen de la force musculaire segmentaire conduit aux mêmes conclusions : alors que les troubles moteurs sont nuls ou très peu marqués au niveau de l'extrémité distale des membres supérieurs, ils sont très accentués au niveau de leur extrémité proximale et de la ceinture scapulaire. Enfin la motilité du tronc est elle-même très affaiblie, surtout en ce qui concerne le mouvement de flexion du tronc.

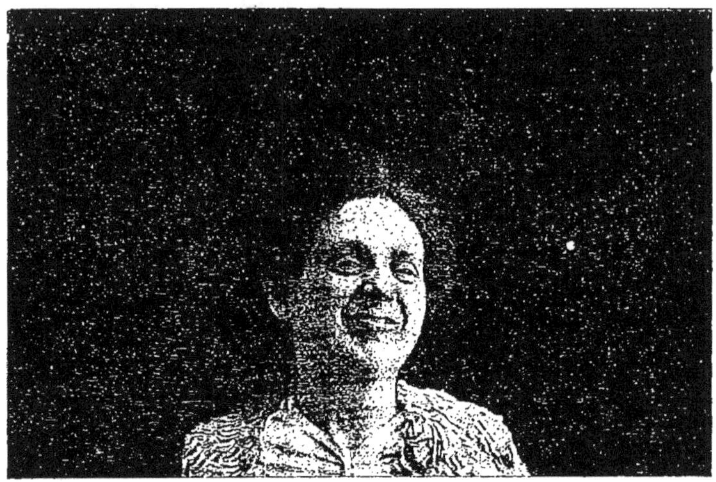

Fig. 14. — Ichs... (Hélène), atteinte d'une maladie familiale atypique. (Crouzon et Bouttier.)

Le caractère myopathique de ces localisations et de ce déficit moteur est donc révélé par le simple examen clinique : il est confirmé par l'étude des réactions électriques qui, pratiquée par M. le Dr Bourguignon, a montré une ébauche de réaction myotonique au niveau du trapèze cervical gauche. En dehors de ces troubles à caractère myotonique, les réactions électriques au niveau des membres supérieurs sont sensiblement normales.

c) Le troisième groupe de symptômes est d'ordre neurotique ou myélopathique : l'atrophie musculaire, dont rend compte la photographie, l'attitude des pieds, la prédominance des troubles moteurs au niveau de l'extrémité distale des membres inférieurs, l'abolition des réflexes, tout plaide en faveur d'une lésion polynévritique. Ici encore, cette im-

pression clinique est confirmée par les résultats de l'examen électrique :
l'électrodiagnostic révèle des troubles très importants du type périphérique, portant en particulier sur les branches terminales du nerf
sciatique, mais intéressant aussi le nerf crural.

2º Dans la deuxième observation (Sarah), on retrouve, à un degré

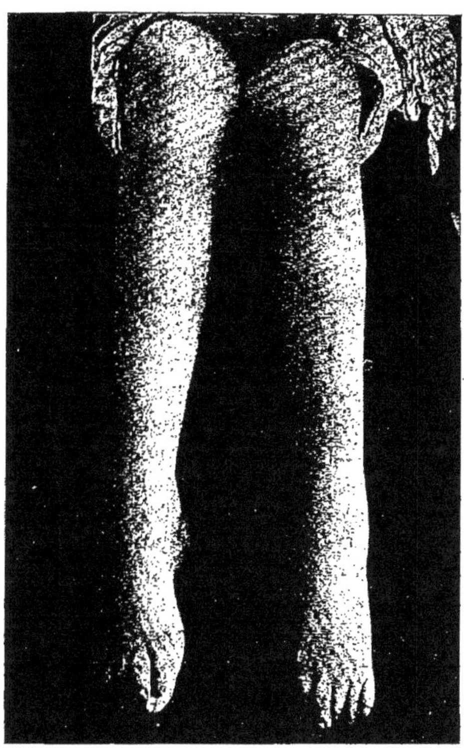

Fig 15. — Isch (Hélène), maladie familiale atypique : pieds
tombants du type névritique. (Crouzon et Bouttier.)

fruste, les mêmes troubles que dans la première de nos observations,
mais ils sont très considérablement atténués.

a) Les symptômes d'ordre encéphalique sont, en particulier, moins
marqués : la parole est sensiblement normale ; toutefois on note quelques ébauches de spasme au niveau des muscles de la face et un tremblement, d'ailleurs fruste, des extrémités.

b) Les symptômes d'ordre amyotrophique se retrouvent chez elle ; on note la même prédominance des troubles moteurs au niveau de la ceinture scapulaire du muscle grand dentelé et des muscles du tronc ; la flexion du tronc est, de même que chez sa sœur, plus atteinte que l'extension.

Il existe enfin, comme chez sa sœur, des troubles moteurs importants au niveau des membres inférieurs : leur topographie est un peu différente ; en effet, les muscles de l'extrémité proximale sont touchés autant et peut-être davantage chez elle que les muscles de l'extrémité distale. L'examen électrique révèle enfin une réaction myotonique du biceps gauche fait par M. le Dr Bourguignon.

c) Enfin, il existe aussi des modifications importantes, comparables, mais atténuées, des réflexes tendineux.

3° La troisième observation, celle d'Anna, met en évidence des troubles légers sans doute, et cependant indiscutables.

a) On y retrouve les manifestations d'origine encéphalique : ce sont les modifications de la parole dont les caractères et le rythme se rapprochent beaucoup de ceux que nous avons signalés dans la première de nos observations (Hélène). L'ouverture de la cavité buccale est manifestement asymétrique, sans qu'il existe toutefois de paralysie faciale. La résistance aux pulsions est mauvaise, surtout en arrière et latéralement.

b) Les troubles amyotrophiques sont beaucoup moins accusés que dans les observations précédentes ; néanmoins la malade signale spontanément la gêne qu'elle éprouve à gravir les marches d'un escalier ou à faire avec la main certains mouvements fins. L'examen de la force musculaire segmentaire montre une diminution très nette de la flexion et de l'extension des doigts. Par contre, on ne note aucun trouble moteur au niveau de l'extrémité proximale du membre supérieur.

c) L'examen électrique met en évidence une réaction de dégénérescence au niveau des membres inférieurs, une R. D. légère dans le facial supérieur des deux côtés, enfin une réaction myotonique au niveau du trapèze gauche, sans atteinte du biceps des deux côtés.

Il s'agit évidemment d'une maladie familiale : les caractères de la maladie se trouvent au complet chez Hélène ; les deux autres observations n'en sont que des formes plus ou moins atténuées.

Ainsi que nous venons de le voir, cette maladie familiale est caractérisée :

1° Par des symptômes d'ordre encéphalique (troubles de la parole et modification des muscles de la face, tremblement et instabilité choréiforme) ;

2º Par des symptômes d'allure amyotrophique (atrophie musculaire et troubles moteurs prédominant au niveau de la ceinture scapulaire avec ébauche de réaction myotonique) ;

3º Par des symptômes d'allure polynévritique ou myélopathique (amyotrophie des membres inférieurs, abolition des réflexes tendineux et troubles des réactions électriques à caractère névritique).

Il est important maintenant de discuter rapidement la valeur séméiologique de chacun de ces symptômes et de montrer que le tableau clinique offert par ces trois malades est différent de celui que l'on a coutume d'observer dans les amyotrophies familiales.

Les troubles de la parole se rapprochent de ceux qu'on observe dans l'hérédo-ataxie cérébelleuse. On les a comparés souvent au caractère explosif de la parole dans la sclérose en plaques ; en réalité, la parole est dans nos observations, comme dans l'hérédo-ataxie cérébelleuse, plus hésitante, plus haletante, plus expiratoire, plus difficilement perceptible aussi et moins scandée que dans la sclérose en plaques. La malade fait, pour articuler, les plus grands efforts et n'arrive à rendre que très difficilement intelligible l'articulation des mots ; aussi s'aide-t-elle souvent de gestes et complète-t elle par des modifications variées de sa mimique l'insuffisance de son mode d'expression verbale.

L'instabilité choréiforme qui se rencontre au maximum dans notre observation I est comparable à celle qui fait partie du tableau clinique de la maladie de Friedreich. Notre malade a les mêmes mouvements involontaires de la tête et du cou, des membres supérieurs, les mêmes secousses brusques au niveau de la face décrits par Soca sous le nom de « nystagmus de la face ». Enfin, elle a un constant besoin de mobilité, et son visage, très expressif, reflète plus souvent une expression d'inquiétude qu'il ne traduit un sentiment de joie ou même de satisfaction. La langue aussi est instable, animée d'un mouvement antéro-postérieur et non atrophique. Ainsi est complété, chez notre malade, le caractère d'instabilité choréiforme commun à sa maladie et à la maladie de Friedreich classique.

Ces deux symptômes, troubles de la parole et instabilité choréiforme, qui rapprochent nos observations de l'hérédo-ataxie cérébelleuse et de la maladie de Friedreich, sont donc en faveur d'une localisation haute des lésions et méritent, à ce titre, d'être particulièrement soulignés.

Bien différents, quant à l'interprétation, sont les signes d'aspect myopathique que nous avons notés. La prédominance des troubles moteurs et de l'atrophie musculaire au niveau de la ceinture dorso-scapulaire et même, dans deux de nos observations, au niveau de la ceinture iliaque, l'ébauche de réaction myotonique révélée par l'électrodiagnostic rapprochent évidemment nos observations de certains cas de myopathie. Mais le mode de début, l'évolution, l'existence surtout d'autres symptômes de caractère central ou au contraire neurotique, séparent nettement ces faits de la myopathie et ne permettent pas de les faire rentrer dans ce cadre nosologique. Il est d'autant plus intéressant de constater l'existence de quelques caractères communs à nos observations et à la myopathie familiale.

Enfin, l'atrophie des membres inférieurs, l'abolition des réflexes tendineux, le caractère névritique des réactions électriques donnent bien l'impression d'une localisation myélopathique ou polynévritique. Le tableau clinique est si différent dans les deux affections que nous ne discuterons pas le diagnostic avec l'amyotrophie Charcot-Marie où la localisation des troubles se fait exclusivement au niveau des extrémités. Enfin la conservation des mouvements, en dépit de l'amyotrophie, s'oppose, dans le type Charcot-Marie, à l'impotence absolue que nous constatons chez notre première malade (Hélène).

L'absence d'hypertrophie des troncs nerveux, de déviation vertébrale et de troubles sensitifs, permet d'éliminer le diagnostic de névrite hypertrophique familiale.

Nous ferons observer que les troubles des membres inférieurs d'allure polynévritique ne peuvent être uniquement imputés à la station couchée. Cette hypothèse pourrait être invoquée seulement chez Hélène qui est grabataire. Mais ces troubles moteurs existent au niveau de la racine du membre aussi bien qu'à ses extrémités distales ; ils ont été d'emblée très accentués, et surtout des troubles de même ordre, vérifiés par l'examen électrique, ont déjà fait une apparition très nette chez Sarah et chez Anna, alors que ces deux derniers malades mènent encore une vie normale.

L'absence de signe de Babinski dans les deux cas où la réponse du gros orteil peut se faire, les caractères des réactions électriques, la topographie surtout des troubles moteurs et de l'amyotrophie au niveau de la ceinture dorso-scapulaire, l'absence de déviation vertébrale, l'absence de nystagmus, séparent nettement ces faits de la maladie de Friedreich et de l'hérédo-ataxie cérébelleuse classique.

Il est évident que les troubles d'origine centrale et d'aspect myopathique séparent avec non moins de rigueur ces mêmes observations du cadre des affections simplement myélopathiques ou polynévritiques.

On ne peut donc faire aucune superposition des cas que nous rapportons aux maladies classiques dont nous avons rappelé tout à l'heure les principaux caractères ; il nous semble s'agir là, d'une façon indiscutable, d'une maladie familiale amyotrophique nouvelle, en ce sens qu'elle emprunte à des types nosologiques très divers les principaux éléments de sa propre séméiologie. L'affection présentée par ces trois sœurs est donc une maladie familiale atypique du système nerveux.

Enumération des maladies familiales atypiques.

Nous avons recherché dans la littérature s'il existait des maladies familiales susceptibles d'être comparées à celles que nous vous présentons aujourd'hui et nous avons constaté qu'il existait un nombre assez considérable d'affections qui sont considérées comme des formes de transition entre les diverses variétés myopathiques, spasmodiques ou ataxiques des maladies familiales héréditaires, c'est-à-dire des formes associées ou combinées des différents types cliniques, ou enfin qu'il existe des formes familiales absolument atypiques.

Tout d'abord, Jendrassik, dans un article extrêmement documenté du Traité de Lewandowski, a rassemblé 24 exemples de formes de transition ne rentrant pas dans les cadres cliniques, et ces 24 formes de transition répondent environ à 40 cas :

1º Paralysie spinale spastique avec troubles de la vue : Jendrassik, cas 2 et 3 de la première publication.

2º Paralysie spinale spastique avec troubles de la parole, faiblesse des muscles des yeux, nystagmus : cas de Dreschfeld, Pelizæus, Hodemaker, Bernhardt, famille 2 de la première publication de Jendrassik, Kollarits.

3º Paralysie spinale spastique avec tremblement et atrophie des nerfs optiques : Freud.

4º Paralysie spinale spastique avec idiotie : Homen, Bouchard, Pribram.

5º Paralysie spinale spastique avec incoordination : Menzel, Nonne, Haushalter (dans le cas de ce dernier, il y avait idiotie et atrophie des nerfs optiques) ; cas premier de la deuxième publication de Jendrassik.

6º Myoclonie et atrophie optique : Unverricht.

7º Maladie de Friedreich et idiotie : Pritzsche.

8º Maladie de Friedreich avec dystrophie : famille 15 de la troisième publication de Jendrassik (examen anatomique de Kollarits).

Cette combinaison est aussi discutée anatomiquement dans le cas de Baümlein.

9º Hérédo-ataxie spino-cérébelleuse avec dystrophie (examen anatomique de Bing).

10º Atrophie musculaire neurotique avec idiotie, amaurose, troubles bulbaires : Bertolotti.

11º Paralysie spinale spastique avec dystrophie musculaire, nystagmus et tremblement : famille 2 de la troisième publication de Jendrassik (examen anatomique de

Kollarits) ; cas cliniques plus anciens de Maas, Seeligmulier, Hoffmann (le dernier avec imbécillité).

12° Dystrophie avec pseudo-nystagmus : famille 6 de la troisième publication de Jendrassik.

13° Dystrophie avec hypertonie, tremblement, troubles de la parole et faiblesse de la vision : famille 7 de la troisième publication de Jendrassik.

14° Paralysie oculaire avec perte des réflexes rotuliens : famille 7 de la troisième publication de Jendrassik.

15° Nystagmus, tremblement intentionnel, ataxie cérébelleuse, phénomènes spastiques, contracture, artériosclérose : 3 observations de Kollarits.

16° Nystagmus, ataxie, bradylalie, paralysie spastique des extrémités inférieures : Merzbacher.

17° Atrophie optique, paralysie oculaire, perte des réflexes oculaires : 14 observations de Kollarits.

18° Microcéphalie, troubles de l'intelligence, scoliose, perte des réflexes oculaires avec Babinski, dystrophie des muscles et des os : 3 familles par Kollarits, 1ʳᵉ publication.

19° Imbécillité, achondroplasie, scoliose : Kollarits, 2ᵉ publication.

20° Paralysie périodique familiale avec dystrophie : Bernhardt.

21° Maladie de Friedreich avec chorée de Huntington : Kollarits.

22° Dystrophie, idiotie, paralysie des muscles des yeux, atrophie optique : Bac.

23° Idiotie, atrophie optique, phénomènes spastiques, épilepsie : Pesker.

24° Atrophie cérébelleuse familiale : Bourneville et Crouzon, décrite d'autre part par Sterzner.

Soit 40 cas réunis par Jendrassik.

D'autre part, Rheins (*Journal of nervous and mental diseases*, 1916), à côté de la paraplégie spasmodique familiale pure, décrit six groupes de *paraplégies familiales associées* : 1° à des troubles mentaux ; 2° à des troubles cérébelleux ; 3° à des troubles bulbaires ; 4° à des atrophies musculaires ; 5° à des signes de sclérose en plaques ; 6° à des troubles des membres supérieurs.

En outre, il existe un certain nombre de cas épars de maladies familiales combinées ou associées ou atypiques dont voici l'énumération :

Myotonie progressive avec myoclonie familiale de Purves-Stewart.

Paraplégie ataxique amaurotique familiale de Purves-Stewart (Review of Neurology and Psychiatry, 1912).

Dysgénésie pyramido-cérébelleuse familiale de Paulian (Revue neurologique, 1919).

Affection bulbo-spinale spasmodique familiale (Ballet et Rose, Société de Neurologie, 2 mars 1905).

Paralysie glosso-pharyngée progressive familiale avec ptosis (Taylor, Journal of nervous and mental diseases).

Paralysie bulbaire progressive infantile et familiale (Charcot, Brissaud, Pierre Marie et Londe).

Paraplégie familiale transitoire (Lenoble).

Sclérose diffuse infantile familiale (Knud-Krabbe, de Copenhague ; Rheins, juin 1916).

Enfin M. Bouttier et moi nous avons étudié dans ces derniers temps une curieuse affection familiale caractérisée par une rigidité spasmodique d'apparence striée ou sous-striée, accompagnée de signe de Babinski, qui succomba avant que nous puissions la présenter à la Société de Neurologie et chez laquelle nous trouvons à l'heure actuelle des lésions singulières dont l'étude sera particulièrement intéressante quand elle sera plus avancée. C'est vous dire que les recherches de tous les jours peuvent amener à trouver des maladies familiales nouvelles.

Si nous revenons maintenant à l'affection familiale dont je vous ai présenté trois exemples chez les trois sœurs, trouvons-nous dans les exemples de maladies familiales atypiques mentionnés, des cas qui puissent lui être comparés ?

Nous n'avons trouvé que peu de cas qui puissent se rapprocher dans une certaine mesure de cette famille que nous venons de décrire. Dans les cas rassemblés par Jendrassik, il existe un cas de maladie de Friedreich avec symptômes myopathiques, étudié anatomiquement par Kollarits. Cette association de symptômes se retrouve encore dans le cas étudié anatomiquement par Baümlein. Il existe aussi un cas d'hérédo-ataxie cérébelleuse avec signes myopathiques, étudié anatomiquement par Bing. Enfin, nous trouvons aussi dans le tableau de Jendrassik un cas, qui lui est personnel, de myopathie avec hypertonie, tremblement, troubles de la parole, faiblesse de la vue. Nous ne pouvons pas dire cependant qu'il y ait analogie entre ce cas et ceux que nous venons de vous exposer.

Signification nosologique des maladies familiales atypiques. — Comment devons-nous comprendre, du reste, cet immense groupe de maladies familiales atypiques que Jendrassik considère comme des formes de transition ? Suivant une opinion formulée par Raymond, on peut admettre qu'il existe des formes variables, frustes ou hybrides des diverses maladies familiales, formes qui sont intermédiaires entre les affections familiales myopathiques et les affections myélopathiques. Raymond a dit, à ce propos, que le fossé était comblé, qu'il y avait un trait de jonction entre les affections myopathiques et les affections myélopathiques, et il soutenait, en particulier, que l'amyotrophie Werdnig-Hoffmann servait de transition entre les deux types. Raymond, se basant aussi sur l'interprétation de certaines observa-

tions (Lenoble et Aubineau, Menzel, Ferrier et Chassin, Bauer et
Gy), admettait également un rapport étroit entre la maladie de Friedreich et l'hérédo-ataxie cérébelleuse. Cette doctrine uniciste ou uni-
taire admettait aussi des intermédiaires entre la maladie de Friedreich et la paraplégie familiale, et, d'une façon générale, entre les
maladies héréditaires d'origine cérébelleuse et les maladies héréditaires d'origine médullaire. Tous ces cas de maladies familiales

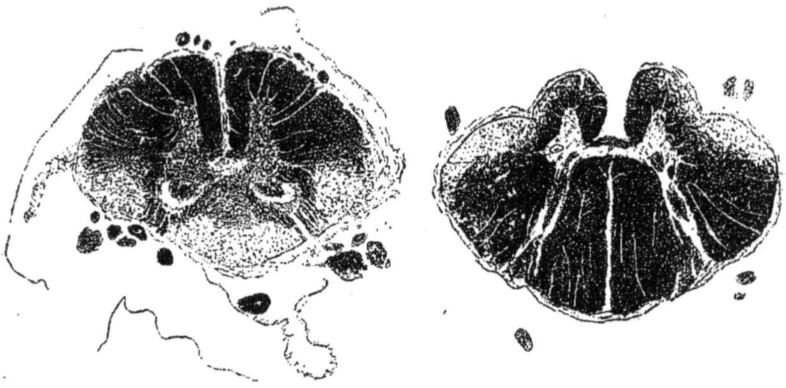

Fig. 16. — Lésions comparées de l'hérédoataxie cérébelleuse et de la maladie de Friedreich
(Foix et Trétiakoff) :

à gauche : maladie de Friedreich avec sa sclérose   à droite : hérédoataxie cérébelleuse
antérolatérale gowersienne ;   avec sa sclérose postérolatérale.

seraient reliés par des intermédiaires comme les anneaux d'une
même chaîne, suivant l'expression de Raymond, et suivant l'opinion
du même auteur, par un singulier retour, l'atrophie musculaire progressive de Duchenne de Boulogne, qui avait été démembrée par la
description des maladies familiales diverses, se trouvait reconstituée
sur une base nouvelle qui lui semblait inébranlable.

Une telle opinion ne nous paraît pas devoir être adoptée. Et c'est
ainsi qu'il y a lieu, à notre avis, de distinguer très nettement chaque type
nouveau de maladie familiale qui joint des caractéristiques anatomiques
à des caractéristiques cliniques. C'est ainsi que la maladie de Friedreich et l'hérédo-ataxie cérébelleuse sont deux affections distinctes.
C'est là la doctrine dualiste adoptée par Brissaud et Pierre Marie,
corroborée par les recherches anatomiques récentes de Foix et Trétiakoff [1] dont nous reproduisons les schémas si démonstratifs (figures 16

. 1. Foix et Trétiakoff, 30 juillet 1920, *Soc. méd. Hôp. de Paris.*

et 17), et, suivant l'opinion de Pierre Marie, nous pouvons dire que les deux maladies sont peut-être dues à un même processus héréditaire frappant dans le névraxe des systèmes analogues, mais distincts.

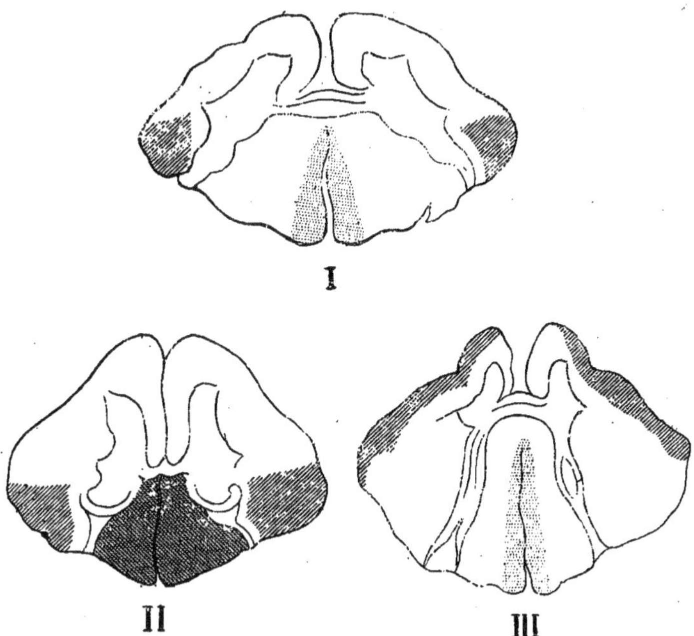

Fig. 17. — Schéma montrant les lésions comparées de l'hérédoataxie cérébelleuse (I), de la maladie de Friedreich (II) et de la paraplégie spasmodique familiale (III), d'après Ch. Foix et Trétiakoff.

Comment envisager alors ce groupe de maladies familiales atypiques?

Passons en revue, si vous voulez bien, le tableau ci-dessus, dans lequel j'ai fait figurer, non seulement les cas de Jendrassik, mais aussi les cas divers [1].

Vous y verrez tout d'abord qu'il n'y a peut-être pas lieu de considérer comme des formes de transitions distinctes les vingt-quatre groupes énumérés de Jendrassik. Il y a déjà environ six groupes qui ont trait à des paraplégies spinales spastiques familiales qui peuvent être rapprochés des groupes étudiés par Rheins et énumérés aussi plus haut. Et il nous paraît excessif de faire de tous ces groupes des maladies spéciales.

1. Pages 363, sqq.

Un même travail d'élimination peut être fait pour certaines autres maladies qui figurent dans ce tableau et qui présentent d'autres caractères anormaux. Certaines de ces maladies familiales atypiques pourraient peut-être, d'autre part, être comparées entre elles même sur une base exclusivement clinique, pour être confondues dans un même groupe.

Toutefois il est difficile ou imprudent de faire un travail de ce genre, avec quelque précision, à la simple lecture des observations dont certaines sont déjà anciennes. Il est déjà quelquefois difficile d'obtenir un accord entre neurologistes en présence du malade lui-même. *A fortiori* peut-il subsister des divergences de vue, sans examen clinique.

D'autres cas enfin sont des maladies familiales atypiques avec un examen anatomique comme la forme familiale infantile de sclérose familiale de Knud-Krabbe. Mais les exemples n'en sont pas nombreux, et il faut attendre la publication de nouveaux cas pour ériger une nouvelle maladie familiale.

Comme vous le voyez donc, il y a lieu d'envisager, dans ce véritable caput mortuum, trois groupes de maladies familiales atypiques :

1º Celles qui ne diffèrent d'un type clinique que par une particularité accessoire et qui ne doivent pas être séparées des maladies typiques ;

2º Celles qui sont atypiques, mais qui peuvent être comparées entre elles au moins cliniquement et forment, si vous le voulez bien, un groupe d'attente ;

3º Les maladies familiales atypiques possédant un substratum anatomique déterminé, mais dont les exemples ne sont pas encore assez nombreux pour constituer une entité morbide définitivement classée.

Ainsi que vous pouvez le comprendre, une maladie familiale est constituée quand elle a franchi les trois stades suivants :

1º *Stade clinique :* plusieurs cas similaires sont rapprochés cliniquement les uns des autres ;

2º *Stade anatomique :* on a pu trouver des lésions anatomiques semblables chez des malades déjà comparés cliniquement ;

3º *Stade : constitution définitive de la maladie familiale :* des exemples anatomo-cliniques répétés permettent d'en faire une entité morbide universellement connue.

L'histoire des maladies familiales vous montrera que les maladies familiales les plus typiques sont quelquefois sorties de ce caput mortuum des maladies familiales atypiques et qu'il a fallu souvent de nombreuses années pour qu'elles puissent franchir les trois stades que je viens de vous indiquer. C'est ainsi que Friedreich en 1861, alors professeur de clinique à Heidelberg, a publié, au Congrès de Spire, six cas de tabes héréditaire dans deux familles. Quinze ans se sont passés, et en 1876 il publia cinq observations nouvelles de tabes héréditaire dont il fit alors une maladie spéciale, caractérisée anatomiquement par une sclérose combinée de la moelle. Mais il a fallu arriver aux leçons de Charcot en 1884, à la thèse de Brousse en 1884, pour que cette affection soit bien identifiée sous le nom de maladie de Friedreich ; sa mise au point clinique n'a été définitive qu'en 1888, dans la thèse de Soca. Il a bien fallu 23 à 27 ans pour arriver à établir ce type morbide.

Prenons maintenant la maladie de Wilson ou dégénération lenticulaire progressive familiale, la dernière en date. Gowers l'avait entrevue, en 1888, sous le nom de chorée athétoïde : et c'est en 1911 et 1912 que Wilson en a repris l'étude et en a fait une description complète, tant au point de vue clinique qu'au point de vue anatomique. Mais il a fallu encore plusieurs années pour que nous arrivions aujourd'hui, en 1921, en présence des observations répétées, à ce qu'elle soit universellement connue sous le nom de maladie de Wilson.

Ainsi donc, cet historique, en vous montrant l'élaboration de ces entités morbides, vous permettra de ne pas rester sur une impression décevante devant ce groupe un peu confus des maladies familiales atypiques, et c'est la conclusion que je vous demande de retenir de cette leçon.

J'espère que vous ayant montré, à côté des maladies familiales typiques classiques et indiscutées, un exemple de ces maladies familiales atypiques qui sont assez répandues, comme vous le montre l'énumération que je vous en ai faite, vous ne serez pas déconcertés ni découragés en présence de faits en apparence nouveaux.

L'étude de ces types anormaux et leur juxtaposition à des formes atypiques déjà relatées et cataloguées dans les formes d'attente, pourra apporter une contribution qui, dans l'avenir, enrichira sans doute le chapitre des maladies familiales typiques, c'est-à-dire de celles qui sont classées rigoureusement au point de vue clinique comme au point de vue anatomique.

PAR

LE Dʳ POULARD

Ophtalmologiste de l'Hôpital Necker et des Enfants Malades.

LES MODIFICATIONS DE LA PUPILLE

MESSIEURS,

LES mouvements de l'iris sont assurés par deux ordres de filets nerveux :

1º Des filets irido-constricteurs qui partent des noyaux du moteur oculaire commun et viennent à l'iris par la voie du M. O. C. lui-même en passant par le ganglion ophtalmique. (Fig. 1.)

2º Des filets irido-dilatateurs qui partent de deux centres séparés : a) un centre bulbaire dans le noyau du trijumeau ; b) un centre spinal, dans la moelle cervicale. Les fibres d'origine bulbaire prennent la voie du trijumeau ; les fibres d'origine spinale suivent d'abord la voie du sympathique cervical, mais rejoignent bientôt le ganglion de Gasser. Réunies en ce point, les fibres des deux centres gagnent ensemble l'iris par la voie de l'ophtalmique, branche du trijumeau.

La paralysie de l'appareil nerveux irido-constricteur produit l'irido-dilatation (mydriase paralytique), son excitation provoque l'irido-constriction (myosis spasmodique).

La paralysie de l'appareil nerveux irido-dilatateur amène l'irido-constriction (myosis paralytique) son excitation donne l'irido-dilatation (mydriase spasmodique).

La dilatation pupillaire peut donc être une mydriase paralytique (M. O. C.) ou une mydriase spasmodique (sympathique) ; le rétrécissement pupillaire peut donc être un myosis spasmodique (M. O. C.) ; ou un myosis paralytique (sympathique). Il est possible de distinguer les unes des autres ces différentes formes de mydriase et de myosis, par le seul examen de la pupille, sans qu'il soit nécessaire d'utiliser des troubles nerveux concomitants.

Il n'est même pas utile, en pratique clinique, de distinguer toutes les formes, spastiques et paralytiques, de la mydriase. On peut laisser de côté les distinctions entre le myosis spasmodique et le myosis paralytique, et se contenter de distinguer la mydriase paralytique, très fréquente et très importante au point de vue séméiologique, de la mydriase spasmodique, beaucoup plus rare et d'une valeur séméiologique bien moindre. Cette distinction peut être faite par la simple observation du réflexe pupillaire.

Dans la mydriase paralytique, le réflexe constricteur est absent, à la convergence comme à la lumière.

Dans la mydriase spasmodique le réflexe constricteur existe, à la lumière comme à la convergence.

Avec ces notions simples, on est capable d'interpréter, correctement et avec précision, toutes les modifications pupillaires qu'on rencontre dans la pratique médicale.

DILATATION PUPILLAIRE
(*Mydriase*).

Symptômes. — La mydriase pathologique est ordinairement unilatérale, du moins dans les premiers temps de son existence. Quand elle existe aux deux yeux, c'est, presque toujours, d'une manière inégale à droite et à gauche. Souvent, presque toujours même, les réflexes pupillaires sont en même temps modifiés : disparus ou affaiblis. C'est seulement dans la mydriase spasmodique, variété rare, que les réflexes demeurent intacts.

La pupille présente quelquefois de légères déformations, elle n'est plus parfaitement ronde, comme à l'état normal.

Ce sont ces signes annexes (modifications réflexes, déformations, unilatéralité) qui permettent de reconnaître qu'une mydriase est pathologique.

Il faut se garder de croire que certains sujets aux pupilles dilatées, égales et mobiles, sont toujours atteints de mydriase pathologique. Chez les sujets normaux la grandeur des pupilles est très variable. Placés dans des conditions d'éclairage identiques, deux personnes saines peuvent présenter les différences notables, et même considérables, dans les dimensions de leurs pupilles.

Il importe donc, avant de conclure à son origine pathologique, de rechercher les signes habituellement annexés à la mydriase : inégalité des pupilles, modification des réflexes, altération de la forme circulaire. Il est rare, d'ailleurs, que la mydriase pathologique soit isolée, elle s'accompagne souvent d'autres troubles oculo-moteurs.

Très souvent l'accommodation est prise en même temps, il y a paralysie de toute la musculature intrinsèque du globe. Le M. O. C. dont dépend l'innervation pupillaire est souvent parésié ou paralysé, en partie ou en totalité, donnant lieu à de la diplopie, du strabisme ou du ptosis.

La dilatation pupillaire paralytique, du fait qu'elle persiste à la lumière vive, devient une cause d'éblouissement ; elle produit une gêne plus ou moins accentuée, mais réelle, quand il faut se tenir au grand jour, et, surtout, quand on passe d'un lieu sombre dans un endroit clair.

C'est là le seul trouble visuel auquel la mydriase donne lieu par elle-même. Mais, en général, la vue est troublée par des lésions concomitantes dues à la paralysie de l'accommodation ou d'une des branches oculo-motrices extrinsèques.

Causes : A l'encontre de ce qui a lieu pour l'accommodation, *l'âge* n'exerce aucune influence sur les mouvements de la pupille ; toute mydriase doit être considérée comme pathologique, chez les jeunes comme chez les vieux.

La dilatation pupillaire peut résulter d'une *affection du globe oculaire* : un *traumatisme*, un *glaucome*, une *cécité binoculaire*. Ces causes sont faciles à retrouver, car, en ce cas, le globe oculaire présente des lésions évidentes, le malade accuse un trouble visuel concomitant, et donne des renseignements précis sur les circonstances dans lesquelles survinrent les lésions de l'œil.

Chacun sait que *certaines substances chimiques* comme l'atropine, l'homatropine, la duboisine, l'hyoscyamine, la scopolamine, donnent une dilatation pupillaire paralytique, tandis que la cocaïne produit une mydriase spasmodique.

Le chloroforme agit sur les pupilles d'une façon différente aux diverses périodes de l'anesthésie. Au début, se produit une mydriase spasmodique avec conservation des réflexes ; plus tard la pupille se retrécit en myosis paralytique (paralysie sympathique) ; enfin, s'il y a danger de mort, la pupille se dilate à nouveau, mais, cette fois, il s'agit d'une mydriase paralytique (paralysie du M. O. C.) avec perte du réflexe pupillaire.

Les *infections générales ou intoxications* susceptibles de donner une dilatation pupillaire ne sont pas très nombreuses. La *syphilis* est de beaucoup la cause la plus fréquente de mydriase paralytique. On la rencontre souvent seule, mais elle peut, souvent aussi, s'accompagner d'une paralysie de l'accommodation (paralysie intrinsèque totale), ou d'une paralysie des nerfs oculo-moteurs extrinsèques. Au contraire, la diphtérie touche l'accommodation sans atteindre l'iris, c'est-à-dire la pupille ; l'accommodation est prise des deux côtés en même temps, mais les pupilles restent intactes des deux côtés et conservent tous leurs mouvements physiologiques. Certaines *intoxications alimentaires* (botulisme) produisent des dilatations paralytiques, d'ordinaire associées à une paralysie de l'accommodation. La mydriase paralytique se rencontre quelquefois dans *l'encéphalite épidémique* ou névraxite. Elle s'y présente avec des caractères assez particuliers. Les pupilles ne sont que modérément atteintes, légèrement paralysées. On n'y voit pas, comme dans la syphilis, une pupille large et immobile ; on ne s'aperçoit de la parésie que par une légère dilatation et une diminution des réflexes. D'autre part, les deux pupilles sont souvent touchées en même temps, d'une manière égale ou inégale. Il y a une parésie pupillaire bilatérale, analogue à la parésie bilatérale des paupières qui produit ce ptosis incomplet si fréquent dans certaines formes de névraxite. Ce sont là, du moins, les observations qu'on a pu faire dans les récentes épidémies ; il est possible que ces manifestations se montrent différentes dans d'autres épidémies. Dans la névraxite, les modifications pupillaires, parce qu'elles sont moins fréquentes ou moins frappantes, attirent moins l'attention que le ptosis, la diplopie, ou même la paralysie de l'accommodation, mais elles n'en existent pas moins.

La paralysie de l'accommodation, une paralysie ou parésie double, se présente avec les mêmes caractères que dans la diphtérie, un peu moins pure, cependant, car il existe souvent d'autres troubles moteurs (diplopie, ptosis ou parésie des pupilles), et un peu moins complète que dans la diphtérie. Il n'en est pas moins vrai que ce syndrome (paralysie bilatérale de l'accommodation) qui ne se voyait que dans la diphtérie, peut, maintenant, se trouver aussi dans la névraxite épidémique.

La caractéristique des paralysies de l'encéphalite épidémique, c'est de revêtir le type bien connu des paralysies dissociées d'origine nucléaire. Ainsi s'explique leur dissémination, en apparence capricieuse, sur les diverses fonctions motrices des deux yeux. Les lésions atteignent non pas les troncs nerveux, mais les noyaux et leurs fonctions nucléaires.

Beaucoup d'*affections du système nerveux* sont capables d'atteindre la pupille. *L'excitation du sympathique* cervical (compression) fait apparaître une mydriase spasmodique souvent accompagnée d'autres symptômes d'excitation sympathique : élargissement de la fente palpébrale, exophtalmie, pâleur et refroidissement de la moitié correspondante de la face.

La paralysie du M. O. C. produit, au contraire, une mydriase paralytique. Cette mydriase peut être accompagnée de la paralysie de tout ou partie du M. O. C. (ptosis, strabisme, diplopie), mais elle peut exister seule, localisée à la portion pupillaire du M. O. C.

Un grand nombre de maladies nerveuses systématisées, et surtout celles qui viennent de la syphilis, comme le *tabes* et la *paralysie générale*, présentent souvent, parmi leurs manifestations, une mydriase paralytique.

Une mydriase unilatérale ou inégale, peut se voir au début ou au cours des *méningites*, des *abcès du cerveau*, des *tumeurs cérébrales*.

Une mydriase spasmodique bilatérale peut être observée dans un assez grand nombre de circonstances : dans les névroses, l'hystérie, l'épilepsie, particulièrement au moment des accès ; dans certaines maladies mentales aux périodes d'excitation. On la voit aussi dans l'urémie convulsive, certains accès de dyspnée, dans les efforts violents de vomissement ; dans certaines névralgies de la tête, dans l'excitation pathologique ou expérimentale des nerfs sensitifs périphériques.

Dans la pratique, il faut suivre les règles suivantes :

La mydriase paralytique (qui n'est pas due à une affection du globe ou à l'instillation d'une substance mydriatique) permet de dire d'une manière ferme, indiscutable, qu'il existe une lésion sérieuse du système nerveux.

L'existence d'une mydriase paralytique nous oblige à rechercher immédiatement d'autres signes d'une lésion organique du système nerveux. Habituellement, on trouvera le tabes, la paralysie générale, assez souvent une autre lésion de l'encéphale : tumeur ou méningite. Quelquefois, souvent même, on ne trouve aucune affection nerveuse systématisée. Cela ne diminue pas la valeur séméiologique de la mydriase paralytique, car elle est souvent le premier symptôme d'une lésion nerveuse qui va s'étendre et aboutir au tabes, à la paralysie générale ou à une autre forme de syphilis cérébro-spinale.

Par suite de sa fréquence dans la syphilis, la mydriase paralytique ne constitue pas seulement un signe certain de lésion nerveuse, mais encore un signe presque certain de syphilis.

RÉTRÉCISSEMENT PUPILLAIRE
(*Myosis*).

Symptômes. — Le rétrécissement des pupilles comme leur dilatation présente à l'état normal de grandes variations ; des sujets bien portants ont les pupilles étroites ou des pupilles larges, sans qu'on puisse trouver à ces différences une raison pathologique valable.

Le rétrécissement pupillaire bilatéral ne permet donc pas, à lui seul, d'affirmer avec certitude la nature pathologique du myosis.

Cependant, si le rétrécissement bilatéral est très accentué, si les pupilles rétrécies ne se dilatent pas ou se dilatent à peine dans l'ombre, on est en droit de considérer le myosis comme pathologique.

Très souvent, le myosis n'est pas isolé ; il présente certaines particularités surajoutées ou quelques symptômes associés qui dénotent sa nature pathologique.

Il peut être unilatéral ou inégal, c'est-à-dire plus accentué d'un côté que de l'autre, donnant ainsi une inégalité pupillaire.

Le myosis d'un côté peut être associé à une mydriase de l'autre œil ; il en résulte encore une inégalité pupillaire marquée.

Enfin, il est fréquent de constater en même temps des troubles réflexe de la pupille, par exemple, la perte du réflexe à la lumière (signe d'Argyll-Robertson).

D'une manière générale, quand le myosis est pathologique, le jeu des réflexes de la pupille est nul ou très faible. La pupille, petite à la lumière vive, reste petite dans l'ombre ou dans l'obscurité. Cette fixité de la pupille, qui reste en myosis aux divers éclairages, démontre la nature pathologique du rétrécissement pupillaire.

Le myosis est quelquefois si accentué que les pupilles sont comme un petit point noir (punctiformes) ; malgré cela, le trouble visuel qui en résulte n'est guère appréciable. Il est certain que la lumière pénètre moins facilement dans l'œil et que les objets extérieurs paraissent moins lumineux, mais, d'une manière générale, les malades ne se plaignent pas.

Causes. — Quelques *affections du globe oculaire*, l'iritis, les synéchies ou adhérences de l'iris à la face antérieure du cristallin peuvent mettre la pupille en rétrécissement ou l'y maintenir (synéchies). Mais, il est toujours facile de voir l'iritis et les adhérences iriennes sur le pourtour pupillaire (fig. 2).

L'instillation dans l'œil de *certaines substances chimiques*, comme la pilocarpine et l'ésérine, donnent un rétrécissement pupillaire ; d'autres substances, introduites dans l'organisme, comme la nicotine et l'opium, produisent aussi du myosis.

Dans le sommeil chloroformique, de même que dans le sommeil normal, les pupilles sont rétrécies.

Au cours ou à la suite de *certaines infections ou intoxications géné-*

rales, il peut se produire un myosis bilatéral. Cela se voit dans l'urémie, l'intoxication par le tabac ou l'opium.

La syphilis peut aussi donner un myosis ; c'est ce qu'avait constaté

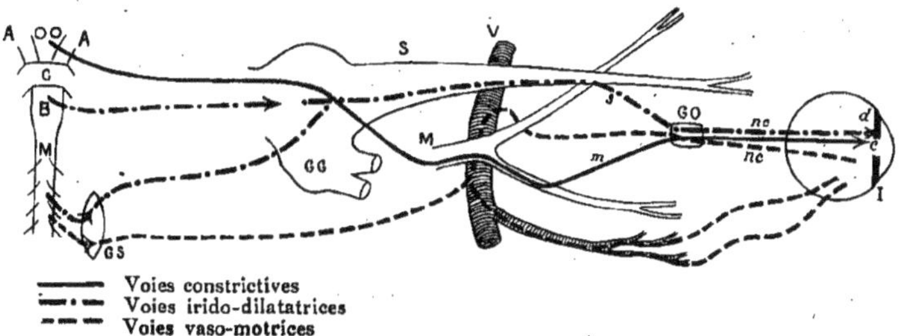

Fig. 1. — Schéma pour expliquer le mécanisme des mouvements pupillaires : A, pédoncules cérébraux ; C, protubérance ; B, bulbe ; M, moelle ; GS, ganglion sympathique cervical ; GG, ganglion de Gasser et origine des trois branches du trijumeau ; S, branche ophtalmique du trijumeau ; M, moteur oculaire commun ; V, carotide ; GO, glanglion ophtalmique ; I, iris, avec, c, le constricteur et, *d*, le dilatateur.

Argyll-Robertson, dont le signe est constitué par des pupilles rétrécies ne réagissant pas à la lumière, tandis qu'elles restent mobiles dans l'acte de l'accommodation.

Dans un grand nombre d'*affections du système nerveux*, on observe du myosis.

Le syndrome classique de la paralysie du sympathique cervical est caractérisé par un myosis paralytique, souvent accompagné de rétrécissement de la fente palpébrale, d'énophtalmie modérée, et de congestion de la moitié correspondante de la face.

La syphilis cérébro-spinale sous ses formes diverses (tabes, paralysie générale, etc.), est, parmi les maladies nerveuses, la cause la plus fréquente du myosis.

INÉGALITÉ PUPILLAIRE

L'inégalité pupillaire, facile à constater quand elle est accentuée, peut passer inaperçue si elle est peu accusée, et si on n'a pas soin d'examiner les pupilles dans des conditions d'éclairage différentes (lumière du jour, lumière artificielle, chambre noire).

Quand les pupilles sont immobilisées en mydriase ou en myosis, ces examens à divers éclairages n'ont pas d'utilité. Mais, si les deux pupilles réagissent à la lumière, si l'une d'elles réagit tandis que l'autre reste immobile, ou encore, si, mobiles l'une et l'autre, elles réagissent inégalement, la différence entre les deux pupilles, imperceptible à un éclairage donné, peut devenir appréciable à un éclairage moindre ou plus grand.

Supposons, par exemple, que nous examinions un malade ayant l'œil droit sain et l'œil gauche en mydriase moyenne et fixe. A une lumière faible la pupille droite moyennement dilatée devient égale à la gauche ; à un vif éclairage elle sera plus petite et donnera une inégalité pupillaire évidente ; à un éclairage nul, à l'ombre de la chambre noire, elle sera plus grande, d'où une nouvelle inégalité pupillaire en sens inverse de l'inégalité produite à la lumière vive.

Les causes de l'inégalité pupillaire sont les mêmes que celles de la mydriase et du myosis lorsque la mydriase et le myosis se montrent sur un seul œil ou sur les deux inégalement.

Il y a longtemps qu'on a eu l'idée d'explorer, comparativement, la motilité des pupilles en instillant dans les deux yeux un mydriatique ou un myotique. C'est une idée ingénieuse, une méthode qui, perfectionnée, servira, peut-être, un jour. Mais, pour le moment, il convient de ne l'utiliser qu'avec réserve. J'ai, moi-même, il y a longtemps, cherché à tirer parti de ce procédé d'exploration. Mais j'ai dû l'abandonner parce que, sur les sujets normaux, on obtenait des dilatations inégales en rapidité comme en dimension.

Il en sera sans doute autrement le jour où on pourra doser exactement la substance chimique instillée dans les yeux et en assurer l'absorption simultanée des deux côtés.

IMMOBILITÉ PUPILLAIRE
(Fixité, rigidité des pupilles.)

On rencontre des pupilles complètement immobilisées à des degrés variables de dilatation, plus souvent dans un état de dilatation moyenne. La pupille s'est pour ainsi dire fixée, figée, dans cette position d'inertie. Aucun mouvement ne se produit sous l'influence de la lumière ou de l'accommodation, ni constriction ni dilatation. Ces pupilles sont souvent déformées ; le bord pupillaire n'est plus parfaitement circulaire, il est un peu ovalaire ou polycyclique, sans pointes aiguës comme dans les synéchies de l'iritis. Ces déformations de la pupille viennent d'altérations dans la structure de l'iris.

Cette immobilité pupillaire se distingue de la mydriase paralytique. Celle-ci résulte d'une paralysie du sphincter de l'iris ; la pupille est bien immobile à toutes les excitations, mais elle l'est du seul fait de la paralysie sphinctérienne, l'iris n'est le siège d'aucune altération de structure, il est intact ; et, si le filet nerveux irido-moteur se régénère, la motilité pupillaire revient, complète. D'ailleurs, on ne voit jamais, dans la simple paralysie, la déformation pupillaire qui est habituelle dans l'immobilisation pupillaire.

L'immobilisation pupillaire s'accompagne donc d'altérations de la substance même de l'iris ; et l'on comprend que la fixité, la rigidité qui en résultent soient définitives puisqu'elles proviennent d'un changement dans la structure même de l'iris.

Je n'ai pas besoin de faire remarquer la grande différence qui existe entre le signe d'Argyll-Robertson et l'immobilisation pupillaire.

L'iris qui présente le signe d'Argyll-Robertson a conservé sa souplesse et son élasticité, puisqu'il se contracte quand l'œil regarde de près, et se dilate quand l'œil regarde au loin. Il est intact dans le signe d'Argyll-Robertson, tandis qu'il présente des lésions indéniables dans l'immobilisation pupillaire ; le signe d'Argyll-Robertson est un trouble purement nerveux siégeant sur l'arc réflexe photomoteur. C'est donc une erreur de dire qu'un œil présente le signe d'Argyll-Robertson quand la pupille, immobilisée, ne réagit, ni à la lumière, ni à l'accommodation.

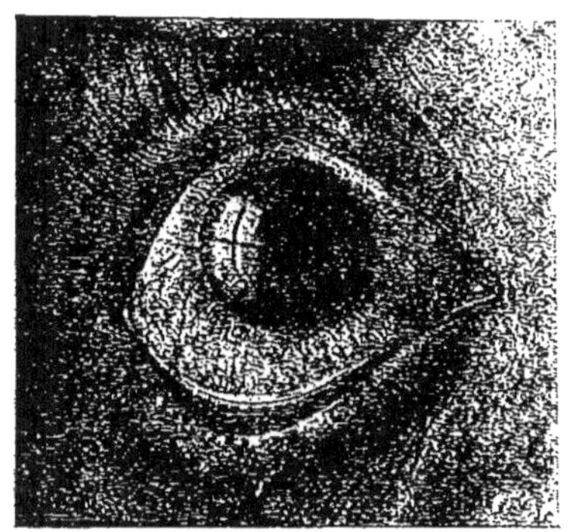

Fig. 2. — *Iritis* (photographie). La pupille est irrégulière, déformée, mal limitée sur les bords. L'œil est d'ailleurs rouge, enflammé. On voit autour de la cornée un anneau de vascularisation perikératique, ainsi que des vaisseaux nombreux cheminant sur la surface blanche du globe oculaire.

Valeur séméiologique. — Une immobilisation pupillaire complète d'ailleurs différente de celle que je viens de décrire, peut se rencontrer dans certaines affections du globe oculaire.

Le glaucome, à une période avancée de son évolution, donne une dilatation pupillaire avec perte de tous les mouvements de l'iris ; souvent même, il existe une déformation du bord pupillaire qui devient régulièrement circulaire ; de plus, on note d'ordinaire, en même temps, un changement d'aspect de l'iris qui témoigne d'une altération dans sa structure. Il existe toujours, en ce cas, des signes de glaucome évidents, même pour le médecin non spécialisé.

Dans *l'iritis* (fig. 2), le bord pupillaire peut présenter dans toute ou presque toute son étendue, des adhérences au cristallin ; la pupille se trouve ainsi fixée, incapable de se rétracter ou de se dilater. Mais, en ce cas, des signes particuliers permettent de reconnaître facilement que l'iris est simplement retenu par des adhérences inflammatoires. Il existe ou il a existé peu de temps auparavant une inflammation du globe ; les adhérences du bord pupillaire se voient à la simple inspection ; fréquemment, le champ pupillaire est le siège de petites taches, exsudats de l'iris. D'ailleurs, il est souvent facile de constater que l'iris n'a pas perdu sa mobilité ; si on fait l'éclairage de l'œil, le bord pupillaire adhérent reste bien immobile, mais l'iris bouge, on voit à sa surface apparaître des contractions fibrillaires au moment où la lumière frappe l'œil. Enfin, si on soumet l'œil à l'épreuve de l'atropine, on voit, dans l'immobilisation d'origine nerveuse, la pupille se dilater, tandis qu'elle reste étroite dans l'adhérence par iritis. Si elle se dilate dans l'iritis, c'est d'une façon irrégulière et seulement dans les endroits où le bord de l'iris n'est pas attaché au cristallin ; la pupille prend alors un aspect irrégulier avec des pointes rentrantes au niveau des synéchies (fig. 1).

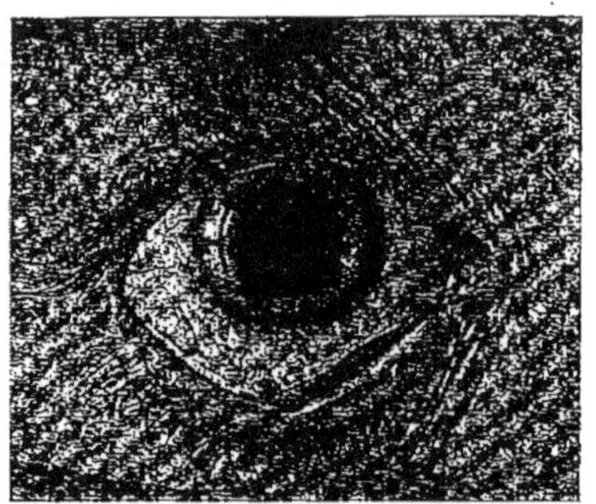

Fig. 3. — *Mydriase traumatique* (photographie). La pupille est dilatée et on perçoit sur le bord pupillaire de petites encoches qui sont des ruptures de l'iris.

Une immobilisation pupillaire peut encore se produire à la suite de *contusions violentes* du globe amenant une rupture du sphincter (mydriase traumatique) ; mais, en ce cas, outre les commémoratifs de traumatisme, il existe d'ordinaire de petites encoches ou incisures sur le bord pupillaire, marque de rupture (fig. 3).

Il suffit d'être prévenu de ces immobilisations pupillaires dans certaines affections du globe oculaire pour les distinguer facilement des immobilisations pupillaires d'origine nerveuse qui sont indépendantes de toute affection du globe oculaire lui-même.

Une immobilisation pupillaire d'origine nerveuse signifie qu'il existe, à coup sûr, une lésion organique du système nerveux ; je crois même qu'on peut ajouter : une lésion nerveuse d'origine syphilitique. Elle a une valeur égale au signe d'Argyll-Robertson pour diagnostiquer une lésion nerveuse et sa nature spécifique. Il est rare d'ailleurs qu'elle existe à l'état isolé ; presque toujours on retrouve facilement d'autres signes de syphilis cérébro-spinale (abolition ou exagération des réflexes, signe de Romberg, douleurs fulgurantes déjà passées, troubles mentaux).

DÉFORMATION PUPILLAIRE

La déformation pupillaire est un signe assez fréquent de lésion nerveuse de l'œil ; elle présente d'ailleurs des caractères assez particuliers.

Elle accompagne presque toujours l'immobilisation pupillaire. La

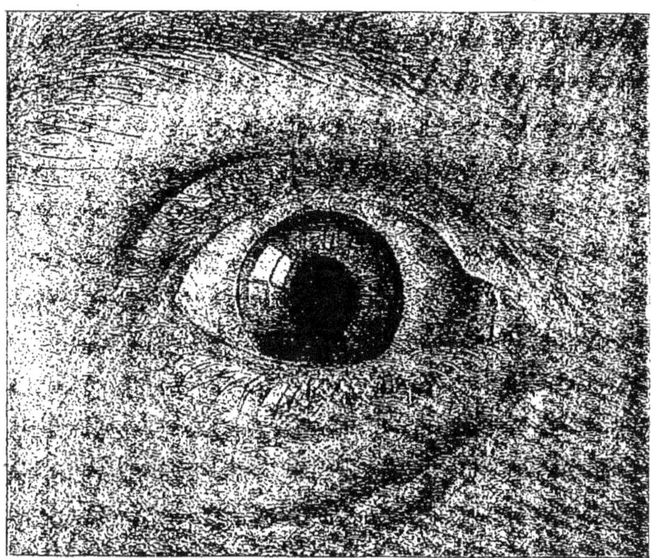

Fig. 4. — *Colobome congénital de l'iris* (photographie). La pupille en forme de poire conserve sa mobilité normale.

pupille, plus ou moins dilatée, d'ordinaire en dilatation moyenne, est inerte, sans réaction aucune, pas plus à la lumière qu'à l'accommodation ; elle prend une forme ovalaire, où polycyclique, mais ne présente jamais de pointes ou d'angles rentrants aigus comme on en voit dans les déformations pupillaires à la suite d'iritis ; la courbe qui borde la pupille présente bien quelques ondulations, mais toujours peu accentuées et très douces.

Cette déformation de la pupille, jointe à son immobilisation (absence de réflexe), est un signe de lésion nerveuse syphilitique, elle s'accom-

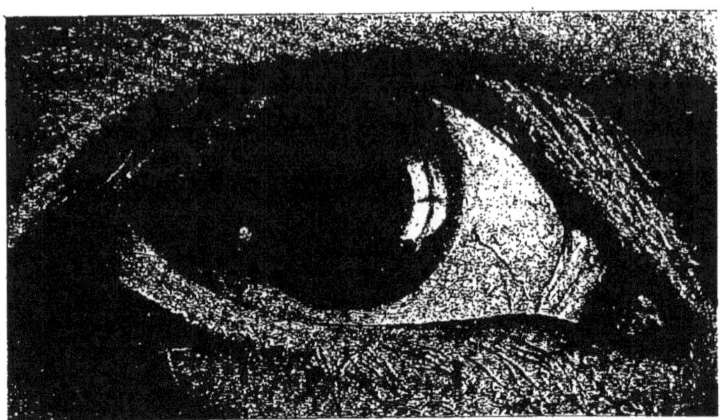

Fig 5. — *Leucome adhérent* (photographie). L'œil a été perforé dans le point où l'on voit une tache blanche (cicatrice), un leucome. L'humeur aqueuse s'est échappée entraînant l'iris dont le bord est venu adhérer à l'orifice de perforation. De là une déformation particulière de la pupille.

pagne presque toujours de troubles plus ou moins accentués dans le reste du système nerveux.

Des déformations pupillaires se rencontrent dans plusieurs affections du globe oculaire, mais, le plus souvent, la motilité pupillaire est con-

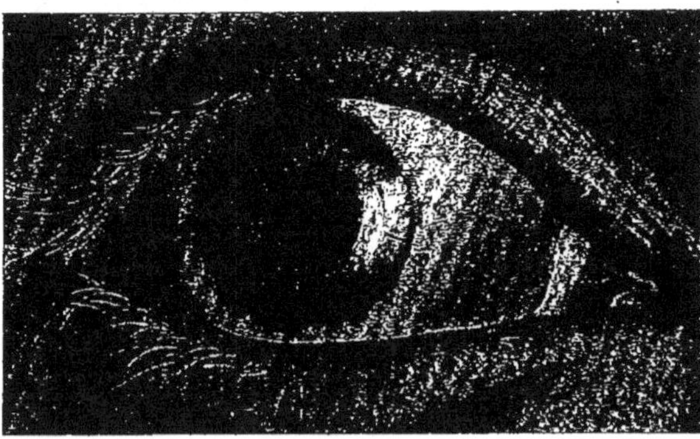

Fig 6. — *Désinsertion de l'iris ou iridodialyse* (photographie). A la suite d'une contusion du globe oculaire l'iris s'est désinséré à sa périphérie. Dans la partie correspondante à cette désinsertion, le bord pupillaire a glissé vers le centre de la pupille, donnant ainsi une déformation très particulière de la pupille.

servée (déformations congénitales, fig. 4 ; enclavements de l'iris, fig. 5 ;
synéchies à la suite d'iritis, fig. 2 ; glaucome ; traumatismes, fig. 3 et
fig. 6). Cependant, dans certains *glaucomes anciens*, la pupille peut être
complètement immobile ; il en est de même dans quelques *iritis* avec
adhérence complète du bord pupillaire au cristallin ; enfin, de fortes
contusions du globe, en rompant le sphyncter irien, et en désinsérant
l'iris sur un point de son pourtour (iridodialyse), peuvent donner une
déformation avec immobilisation complète de la pupille. Mais, toutes
ces déformations à la suite d'affections du globe oculaire peuvent être facilement reconnues et diagnostiquées. (V. Immobilisation pupillaire.)

TROUBLES RÉFLEXES DE LA PUPILLE

Les pupilles normales sont en mouvement continuel ; leurs dimensions varient d'un instant à l'autre, elles se dilatent et se contractent
alternativement sous des influences diverses : la lumière, l'obscurité,
l'accommodation, la convergence, une sensation cutanée agréable ou
pénible, une émotion, une pensée.

Tous ces mouvements se font sans l'intervention de la volonté, par le
mécanisme inconscient du réflexe.

Le jeu normal de ces réflexes est souvent altéré sous des influences
pathologiques variées, et, particulièrement, dans un grand nombre de
maladies touchant le système nerveux. On conçoit toute l'importance
séméiologique de ces modifications dans les mouvements pupillaires,
non seulement à cause de leur fréquence, mais encore en raison de
leur précision et de la facilité avec laquelle on peut les mettre en évidence. Parmi ces réflexes, il en est dont la valeur séméiologique est
moindre ; je les laisse de côté, pour limiter mon sujet à l'étude du
réflexe à la lumière et du réflexe à l'accommodation.

Réflexe à la lumière.

Chaque fois que la lumière est projetée dans l'œil normal, la pupille
se rétrécit ; elle se dilate à nouveau quand l'éclairage de l'œil cesse
et que l'œil se retrouve dans l'ombre. C'est là le réflexe à la lumière. Il
se produit en même temps dans les deux yeux, même si la lumière
n'atteint qu'un seul œil ; c'est ce qu'on exprime en disant que le réflexe
est consensuel.

Signification. — La perte du réflexe lumineux est, presque toujours, la
conséquence d'une lésion du *système nerveux*. Toutefois, ainsi que nous
l'avons vu à propos de la mydriase et du myosis, on peut observer la
perte du réflexe lumineux dans certaines affections du globe oculaire

même, quand *l'iris est altéré directeme nt* (iritis, glaucome etc.) ou par suite de l'action de certaines *substances chimiques*, comme l'atropine qui met la pupille en mydriase paralytique. Les lésions nerveuses qui modifient le réflexe lumineux siègent en un point variable de l'arc réflexe lumineux, dont la voie centripète est formée par la rétine, le nerf optique, le chiasma et les bandelettes, le centre réflexe par les noyaux du mésocéphale, et la voie centrifuge par le M. O. C. (Fig. 7.)

L'étude du réflexe à la lumière, en se basant sur ces notions anatomiques et physiologiques, nous fournit des renseignements précis pour localiser les lésions cérébrales.

Si, par exemple, il existe une cécité complète, avec persistance des réflexes pupillaires à la lumière, on doit admettre que la cécité vient d'une lésion des voies optiques en arrière de l'arc réflexe, au delà des noyaux réflexes du mésocéphale, entre ceux-ci et l'écorce cérébrale.

Quand, au contraire,

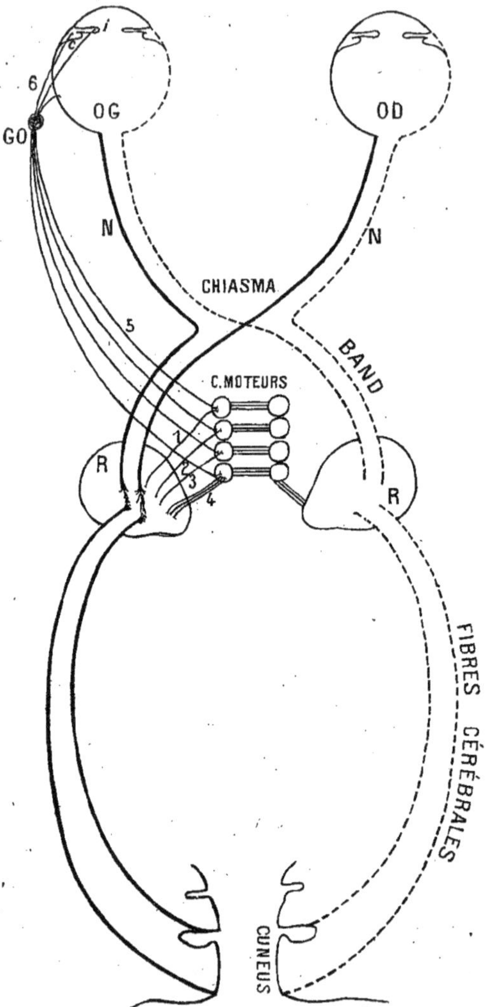

Fig. 7. — Schéma des voies optiques et de l'arc réflexe. N, nerf optique ; R, noyaux réflexes du mésocéphale ; GO, ganglion ophtalmique. En trait plein : voies optiques de gauche. 1, 2, 3, 4, Fibres d'association entre les noyaux réflexes et les noyaux d'origine des nerfs oculo-moteurs. 5 et 6, Fibres oculo-motrices ; *i*, iris ; *c*, corps ciliaire.

l'aveugle n'a plus de réflexes, on en conclut que la lésion siège sur l'arc réflexe, sur la portion centripète de cet arc (rétine, nerf optique, chiasma, bandelettes).

On conçoit que l'examen des réflexes puisse encore permettre de distinguer une cécité réelle par lésion organique des voies optiques pré-mésencéphaliques, d'une cécité simulée ou d'une amaurose hystérique.

Les réflexes pupillaires manquent dans la cécité par lésion des voies optiques en avant des noyaux réflexes du mésocéphale (rétine, nerf optique, chiasma, bandelettes). Les réflexes pupillaires persistent dans la cécité par lésion des voies optiques en arrière du mésocéphale (cécité corticale), affection assez rare, venant d'une double hémianopsie ; ils persistent encore dans la cécité simulée et dans l'amaurose hystérique.

On peut, cependant, sans qu'il existe aucune lésion apparente de la voie optique centripète (nerfs optiques) ou centrifuge (M. O. C.), constater l'absence isolée du réflexe à la lumière, sans que l'iris cesse de se contracter normalement pour toute autre excitation (convergence, accommodation, irritation cutanée). La voie centripète est intacte, puisque le sujet voit normalement ; la voie centrifuge paraît l'être aussi, puisque la pupille, toujours mobile, se contracte pour toute excitation autre que l'excitation lumineuse.

On a donné de ce fait des explications théoriques sans grande valeur réelle. Mais, quoique encore inexpliquée, cette perte, isolée et exclusive, du réflexe à la lumière, constitue un signe classique important décrit sous le nom d'Argyll-Robertson.

Signe d'Argyll-Robertson.—Malgré ses caractères précis, il ne semble pas que tous les médecins aient une notion exacte du signe d'Argyll-Robertson. Il n'est donc pas inutile de le définir une fois de plus.

Le symptôme décrit par Argyll-Robertson était caractérisé par une pupille en myosis, mobile à l'accommodation et immobile à la lumière. Le myosis faisait partie du syndrome. Avec raison, ce syndrome a été étendu à tous les cas où, sans myosis, la pupille, mobile à l'accommodation, reste immobile à la lumière. Le signe d'Argyll-Robertson ainsi amplifié, serait donc constitué par la perte du réflexe pupillaire à la lumière, tandis que le réflexe à l'accommodation est intégralement conservé.

Dans le signe d'Argyll-Robertson, la pupille n'est donc point paralysée, l'iris conserve toute sa souplesse et toute sa mobilité, il réagit d'une manière normale à l'accommodation et aux autres excitations réflexes ; seule, la lumière laisse la pupille indifférente.

Dans la mydriase paralytique, et dans l'immobilisation pupillaire, la pupille ne réagit pas à la lumière, mais elle ne réagit pas non plus à l'accommodation, elle ne bouge sous aucune influence ; ce n'est donc pas un signe d'Argyll-Robertson.

Beaucoup d'erreurs dans les discussions et dans l'interprétation des observations viennent de ce que le signe d'Argyll-Robertson est mal compris ou mal observé. C'est au point que, lorsqu'une observation signale le signe d'Argyll-Robertson on est obligé de se demander ce que l'observateur entend par ce signe ; quand un auteur rapporte un cas de guérison du signe d'Argyll, il convient de rester dans le doute, et de se demander si l'observateur a bien constaté ce signe dans son premier examen. Je suis d'ailleurs fortement porté à croire qu'il n'existe aucun cas de guérison du signe d'Argyll-Robertson, et que les cas rapportés sont des erreurs d'observation.

Quoi qu'il en soit, le signe d'Argyll présente une valeur séméiologique considérable. il est une des manifestations les plus précises du tabes, de la paralysie générale, et autres formes de syphilis cérébro-spinale. C'est un signe de syphilis nerveuse.

Je n'ai jamais rencontré ce signe en dehors de la syphilis nerveuse, mais il n'est pas impossible que d'autres maladies nerveuses puissent le produire. Si le signe d'Argyll se présente en dehors de la syphilis nerveuse, il doit subir un double contrôle : le premier consiste à préciser les caractères du signe constaté, à ne pas se contenter de dire « Signe d'Argyll » ; le second consiste à éliminer entièrement la syphilis par des moyens plus valables que les réactions actuelles du sang ou du liquide céphalo-rachidien. Sans ces deux garanties on ne peut tenir compte de l'observation.

Réflexe à la vision proche.
(Réflexe à l'accommodation.)

Chaque fois que les yeux passent de la vision lointaine à la vision proche, les pupilles se contractent ; l'inverse se produit quand le regard passe de la vision proche à la vision lointaine : la pupille se dilaté. On donne encore à ce réflexe le nom de réflexe à l'accommodation ou réflexe à la convergence. Pour le mettre en évidence, on demande d'abord au malade de regarder au loin, puis on l'invite à porter rapidement son regard sur un objet rapproché (30 ou 40 cm.), par exemple le nez ou le menton de l'observateur. On voit alors

les pupilles se rétrécir ; elles se dilatent à nouveau quand les yeux cessent de fixer le nez de l'observateur pour regarder au loin.

Ce réflexe fait défaut dans tous les cas de « mydriase paralytique » et
dans tous les cas « d'immobilisation pupillaire ». Il peut exister dans
certains cas où la pupille ne régit plus à la lumière. C'est cette dissociation qui constitue le signe d'Argyll-Robertson.

Il est possible que le réflexe à la vision rapprochée puisse manquer
sans qu'il y ait paralysie complète de l'iris, alors que l'iris réagit
encore à la lumière, constituant une dissociation analogue au signe
d'Argyll, mais en sens inverse.

Je n'en sais rien ; je n'ai jamais vu semblable manifestation, et je
ne crois pas qu'on l'ait jamais rencontrée. Mais ce que je sais
bien, c'est que ce signe que l'on donne dans les traits classiques,
comme une caractéristique de la diphtérie nerveuse, ne s'y voit
jamais.

La rectification d'une pareille erreur vaut la peine que je m'explique. Chaque fois que le regard passe de la vision lointaine à la
vision proche, les yeux convergent pour se diriger vers l'objet fixé, ils
s'accommodent pour se mettre au point sur ce même objet. Dans le passage à la vision proche, trois phénomènes se produisent en même
temps dans les yeux : la contraction des pupilles, la convergence des
yeux et l'accommodation, c'est-à-dire la mise au point de l'appareil
dioptrique de l'œil. Cette dernière fonction, l'accommodation, n'a aucun
rapport avec l'iris ; elle résulte d'une contraction du muscle ciliaire et
d'une augmentation de courbure du cristallin, ce qui a pour effet de
mettre au point l'appareil dioptrique de l'œil.

Bien qu'ils se produisent en même temps dans l'acte de vision
proche, ces trois phénomènes restent indépendants les uns des autres ;
ils sont d'ailleurs produits par des organes contractiles différents et
nettement isolés les uns des autres : la contraction des pupilles dépend
du sphincter de l'iris ; l'accommodation, du muscle ciliaire ; et la convergence, des muscles adducteurs des globes. Il n'est donc pas étonnant
que ces trois fonctions puissent être atteintes séparément.

La convergence, seule, est en défaut dans un grand nombre de stra-
bismes divergents. L'accommodation est atteinte, isolément, particulièrement dans la diphtérie. La contraction des pupilles cesse de se produire dans toutes les circonstances qui donnent la « mydriase paralytique » « ou l'immobilisation pupillaire».

Si j'insiste sur ces faits, et, particulièrement, sur l'indépendance de
ces phénomènes, c'est pour en arriver à détruire une erreur classique,

que les traités reproduisent sur la foi les uns des autres et que les lecteurs admettent sans discussion.

Ne dit-on pas que la diphtérie donne lieu à un symptôme qui est l'inverse du signe d'Argyll-Robertson : dans le signe d'Argyll la pupille ne se contracte pas à l'accommodation ; dans la diphtérie, c'est l'inverse, la pupille se rétrécit à la lumière, mais ne se rétrécit pas à l'accommodation. C'est faux ; jamais ce signe n'a existé dans la diphtérie.

Dans la diphtérie, il se produit une paralysie de l'accommodation, par atteinte des nerfs et des musles accommodateurs (muscles ciliaires) ; mais l'iris est intact, il se contracte à tous les réflexes et même à celui de la vision rapprochée, qu'on appelle encore réflexe à l'accommodation. L'accommodation peut être complètement paralysée, le réflexe se produit quand même ; car, ce n'est pas la mise en jeu de l'accommodation qui déclanche la contraction pupillaire.

L'accommodation est paralysée dans la diphtérie, mais rien autre n'est atteint autour d'elle ; l'iris est intact et tous ces mouvements se font admirablement. Il ne saurait donc être question de la perte du réflexe pupillaire à l'accommodation, ni à toute autre excitation d'ailleurs. Le trouble de l'accommodation, si caractéristique dans la diphtérie, n'a aucun rapport avec l'iris, ni aucune influence sur lui, c'est même là sa caractéristique principale.

La diphtérie, en atteignant l'accommodation, ne produit donc pas des troubles pupillaires qui seraient « l'inverse du signe d'Argyll-Robertson » ; elle donne une paralysie de l'accommodation, et cette paralysie ne se manifeste que subjectivement, par un trouble de la vision rapprochée (lecture) : jamais par un changement dans les contractions pupillaires.

QUATORZIÈME CONFÉRENCE

PAR

CH. FOIX
médecin des hôpitaux de Paris.

L'AUTOMATISME MÉDULLAIRE

MESSIEURS,

JE ne sais si vous vous rappelez, de vos études philosophiques, l'hypothèse de ce philosophe anglais, Love, je crois, qui pensait qu'à côté du moi conscient, il existe un moi inconscient, sorte de frère inférieur qui accomplit ses actes dans le silence et l'obscurité.

Les philosophes sont parfois comme nos cérébelleux, ils ont un peu de dysmétrie cérébrale, mais si leurs théories viennent alors à s'élargir à l'infini, il est rare qu'elles ne contiennent pas au moins une part de vérité.

Il en est ainsi de l'hypothèse qui nous occupe : à l'individualité près, le « moi inconscient » existe, ou plutôt il existe une foule de « moi », inconscients ou subconscients, dont les actes automatiques se superposent et se marient aux actes volontaires commandés par le cerveau conscient.

C'est ainsi que, pour ne parler que de ce que nous connaissons déjà, il existe un automatisme médullaire dont nous analyserons aujourd'hui les effets, un automatisme cérébelleux, surtout lié à l'équilibre et à la coordination des mouvements, un automatisme strio-thalamique, ou mieux strio-thalamo-sous-thalamique, un automatisme sympathique, etc.

Si nous examinons maintenant chacun de ces systèmes du point de vue de son action sur la motilité, nous verrons que cette action se traduit au moins par trois ordres de phénomènes :

Des mouvements réflexes proprement dits ;

Des mouvements associés syncinétiques ;

Des modifications du tonus.

Prenons comme exemple le cervelet : nous trouvons dans son fonc-

tionnement moteur les mouvements réflexes proprement dits : les divers
réflexes d'équilibration par exemple ; les mouvements associés syncinétiques : les contractions syncinétiques qui assurent la synergie des
mouvements dans l'équilibre et la coordination ; les modifications du
tonus qui se traduisent pathologiquement par l'hypotonie et la passivité
cérébelleuse.

Il en est de même de la moelle : elle présente ses réflexes proprement
dits, ses mouvements associés syncinétiques, les modifications du
tonus. Tout l'ensemble est en rapport avec ses grandes synergies primordiales et constitue à proprement parler l'automatisme médullaire.

Que cet automatisme vienne à s'exalter dans certaines conditions
pathologiques aboutissant à une libération de la moelle, et nous obser-
verons des *réflexes,* des *syncinésies,* une *contracture* d'automatisme
médullaire.

Ils constituent la division naturelle de cette leçon et nous les étudierons successivement.

1º **Réflexes d'automatisme médullaire.** — Ce sont essentiellement des mouvements coordonnés complexes, comportant la mise en
œuvre de groupes musculaires fonctionnellement synergiques, mais
anatomiquement distants et tendant à réaliser les mouvements primordiaux de l'automatisme médullaire.

Ces mouvements comportant non seulement la contraction de certains groupes musculaires, mais encore l'inhibition de leurs antagonistes. Ils sont caractéristiques de l'automatisme de la moelle, qu'il
s'agisse de réflexes, de syncinésies, de contracture. Ce sont, par exemple,
pour le membre inférieur, la synergie de raccourcissement, la synergie d'allongement, la synergie d'allongement croisé.

Tenons-nous-en pour le moment aux mouvements réflexes.

Les réflexes d'automatisme, latents à l'état normal, s'exaltent et
deviennent apparents dans les états pathologiques, hémiplégiques ou
paraplégiques, qui s'accompagnent de lésions du faisceau pyramidal.
On les observe surtout au niveau des membres, et c'est aux membres
inférieurs qu'ils sont les plus fréquents et les plus marqués.

Nous retrouvons à ce niveau trois phénomènes correspondant aux
trois grandes synergies primordiales : le phénomène des raccourcisseurs, le phénomène des allongeurs, le réflexe d'allongement croisé. Je
vais vous les démontrer successivement.

Voici un petit malade atteint de paraplégie, paraplégie grave par blessure de la moelle avec section incomplète. Chez lui les réflexes d'automatisme sont développés à un point tel qu'ils se produisent à propos du moindre attouchement, de l'effleurement des couvertures, parfois spontanément. Pour s'en rendre maître, il est obligé d'attacher ses jambes dans son lit à l'aide d'un système de bandages.

Provoquons chez lui le phénomène des raccourcisseurs par la manœuvre que nous avons décrite avec notre maître M. Pierre Marie : la flexion forcée passive des orteils. Vous voyez que rien n'est plus facile et que le membre est ramené avec une grande force.

Analysons de plus près le phénomène. Il consiste essentiellement en un mouvement synergique de triple retrait : du pied sur la jambe, de la jambe sur la cuisse, de la cuisse sur le bassin. Le membre passe ainsi de l'allongement au raccourcissement complet par flexion de ses trois segments l'un sur l'autre.

Le phénomène se déclenche souvent d'un seul coup. Quand il se développe progressivement il se propage à la façon d'une onde, commençant par la flexion dorsale du pied pour se continuer par la flexion de la jambe sur la cuisse et de la cuisse sur le bassin. Il varie quelque peu dans sa forme, suivant le malade et suivant le point excité ; il s'accompagne le plus souvent d'extension des orteils. Son aspect de triple retrait est essentiel et caractéristique.

Le *phénomène des raccourcisseurs* peut être provoqué par des excitations superficielles ou profondes : le pincement pour la sensibilité superficielle, la flexion forcée passive des orteils ou la pression transversale du tarse pour la sensibilité profonde. Les deux méthodes doivent être employées, car leurs résultats ne sont pas toujours absolument identiques. Nous préférons cependant les excitations portant sur la sensibilité profonde parce que, aussi longtemps qu'on les prolonge, le réflexe subsiste semblable à lui-même et peut être ainsi facilement distingué des mouvements volontaires de retrait.

La zone réflexogène du phénomène des raccourcisseurs s'étend jusqu'au 1/3 supérieur de la cuisse en avant, jusqu'à la fesse en arrière. Au-dessus on arrive dans la zone réflexogène du phénomène des allongeurs. Mais tandis qu'il est exceptionnel de provoquer dans la zone inférieure un autre phénomène que celui des raccourcisseurs, on peut voir celui-ci se produire pour des excitations portées beaucoup plus haut. Il y a dans ce cas superposition des deux phénomènes dans la même zone et une même excitation provoque tantôt l'un, tantôt l'autre, pour des raisons difficiles à préciser.

Chez ce malade on observe généralement un *phénomène des allon-*

geurs très net pour une excitation portant sur la partie inférieure de l'abdomen ou la partie supérieure de la cuisse. Je reproduis ce mouvement devant vous.

Vous voyez qu'il s'agit encore d'un mouvement coordonné complexe portant sur les trois segments du membre. Il en détermine ici l'allongement.

Ce phénomène des allongeurs est beaucoup moins fréquent que le phénomène des raccourcisseurs. Il se produit souvent sans grande force. Aussi son intérêt est-il avant tout théorique.

Il en est de même du *réflexe d'allongement croisé*, réflexe dont la réalisation complète est assez rare, bien qu'il soit fréquemment esquissé, et dont l'observation est souvent délicate.

Ce réflexe est complet et net chez ce malade. Il consiste essentiellement en ceci : L'excitation d'un des membres inférieurs produit non seulement le raccourcissement du membre excité, mais encore l'allongement du membre du côté opposé. Il en résulte un mouvement asymétrique, mais synergique : raccourcissement du côté excité, allongement du côté opposé, attitude du pédalage qui se retrouve dans la marche.

Je vous ai dit que si le réflexe d'allongement croisé était assez rarement complètement réalisé, on l'observait assez souvent à l'état d'ébauche. Il faut en effet, croyons-nous, considérer comme une esquisse de ce phénomène les cas où l'excitation du pied d'un côté, soit par la recherche du réflexe plantaire, soit par la flexion forcée passive des orteils, provoque l'allongement du pied du côté opposé, ou même simplement la flexion contralatérale des orteils.

Cette flexion contralatérale, en effet, ne s'observe que dans les cas pathologiques, lorsque l'excitation directe provoque une extension. Elle correspond donc bien à l'allongement croisé. On peut l'observer parfois pour des excitations éloignées de la plante portant sur la cuisse par exemple (Guillain) ou même sur l'abdomen.

Tels sont les trois principaux réflexes d'automatisme que l'on peut observer au membre inférieur. On peut les voir se modifier quelque peu. On peut observer des réflexes analogues au membre supérieur. MM. Claude, Oppenheim les ont signalés les premiers. Vous savez d'autre part quelle est leur valeur séméiologique. Mais je désire aujourd'hui m'en tenir strictement à ce qui en eux se rapporte à l'automatisme médullaire, et je passerai donc dès l'abord à leur signification physiologique.

Vous connaissez tous, Messieurs, l'expérience de la grenouille décapitée. Cette grenouille, si on la touche, elle saute comme une grenouille normale ; si on irrite sa peau, elle porte sa patte à l'endroit irrité ; si on la plonge dans l'eau, elle est capable de nager. Chez cet animal inférieur l'automatisme médullaire apparaît très développé et les réflexes d'automatisme permettent de reproduire la plupart des mouvements habituels.

Chez les animaux supérieurs il n'en est pas tout à fait de même, et c'est aux travaux du physiologiste anglais Sherrington que nous devons le plus grand nombre des notions que nous possédons sur la question.

Sur l'animal ayant subi une transsection haute de la moelle, sur le *chien spinal*, l'excitation de la patte ou de la cuisse provoque un mouvement de triple retrait, le « flexion reflex » — ; l'excitation de l'abdomen ou de la queue provoque un triple allongement, « l'extension reflex » — ; en outre, une excitation appropriée provoque à la fois le raccourcissement de la patte excitée et l'allongement de l'autre, c'est-à-dire le « crossed extension reflex ». Faisons un pas de plus. Sur l'animal convenablement suspendu une excitation appropriée provoquera non seulement le « crossed extension reflex », mais toute une série alternative de mouvements asymétriques et bilatéraux d'allongement et de flexion. C'est le « mark time reflex » qui reproduit tout simplement les mouvements de la marche.

Est-ce à dire que le chien spinal sera susceptible de marcher ? Non, car il s'effondrera par terre. Pour que la marche devienne possible, il faut une section plus haute, une section susmésocéphalique ou mieux sous-cérébrale déterminant ce que Sherrington a appelé la rigidité décérébrée. L'animal alors se tient debout (« standing reflex ») et son « mark time reflex » se trouve transformé en « stepping, walking, running reflex », en marche, en course véritable.

Il n'en est pas moins vrai que ce qui s'observe chez l'animal spinal est une partie de ce qui s'observe chez l'animal décérébré, que le « mark time reflex » est essentiellement un mouvement de marche, et que les flexion, extension, et « crossed extension reflex » sont eux-mêmes des ébauches du « mark time reflex » et doivent être rattachés au même mécanisme.

Ce sont donc essentiellement des réflexes d'automatisme, très analogues au fond à ceux de la grenouille décapitée, et tendant à réaliser l'une des fonctions à l'exécution automatique de laquelle la moelle concourt le plus : la marche.

Si nous rapprochons maintenant ces réflexes expérimentaux de nos réflexes pathologiques, nous voyons que la flexion « reflex » est l'équivalent de notre phénomène des raccourcisseurs, que l'extension « reflex » est l'équivalent du phénomène des allongeurs, que le « crossed extensión reflex » est le réflexe d'allongement croisé.

Ainsi donc se trouve élucidée la signification de cet ensemble de phénomènes. Ce sont les mêmes phénomènes que l'on observe chez la grenouille et chez le chien, ils représentent l'automatisme de la moelle et méritent bien le nom de « réflexes d'automatisme ».

On a fait à cette manière de voir deux objections principales. La première invoque le caractère « défensif » de ces mouvements. Ce caractère défensif peut être invoqué avec quelque apparence de raison quand on provoque le phénomène des raccourcisseurs par l'excitation du pied, mais comment expliquera-t-on alors que le même mouvement puisse être provoqué par l'excitation de la cuisse ? Comment expliquera-t-on l'allongement du membre ? Comment expliquera-t-on surtout les réflexes contralatéraux et le réflexe d'allongement croisé ?

Chez certains malades l'envie d'uriner provoque ces phénomènes : voilà certes une singulière défense. Un de nos malades ayant des calculs de la vessie présente des mouvements alternatifs de marche quand l'un de ces calculs s'engage dans son urèthre, etc.

Nous ne multiplierons pas les exemples à l'infini ; l'identité des phénomènes observés chez l'homme et chez le chien impose l'identité de l'interprétation. Il est possible que l'automatisme de défense entre pour une part dans la pathogénie de ces réflexes, mais pour la majeure part, ils se rattachent à l'une des fonctions essentielles de la moelle, c'est-à-dire à l'automatisme de marche.

Il existe d'ailleurs, chez l'animal tout au moins, d'autres réflexes d'automatisme ; réflexes de nage chez la grenouille, de vol chez le pigeon, de grattage chez le chien, des réflexes d'accouplement, etc. Le terme de réflexes d'automatisme est donc seul suffisamment compréhensif pour exprimer l'ensemble des phénomènes.

Cette démonstration est complétée par l'existence chez l'homme de réflexes rythmiques tout à fait analogues au « mark time reflex ».

Ces réflexes rythmiques que nous avons observés et étudiés en collaboration avec M. Strohl, de Strasbourg, qui a publié sur l'ensemble de la question des réflexes d'automatisme une thèse extrêmement remarquable, peuvent être obtenus soit du côté excité, soit du côté opposé (réflexe rythmique homolatéral, réflexe rythmique contralatéral).

Leur cadence est sensiblement la même que celle d'un homme au pas militaire dit « cadencé » (60 doubles pas par minute) et comporte, ainsi que le montrent les tracés ci-contre, un temps de repos égal à la

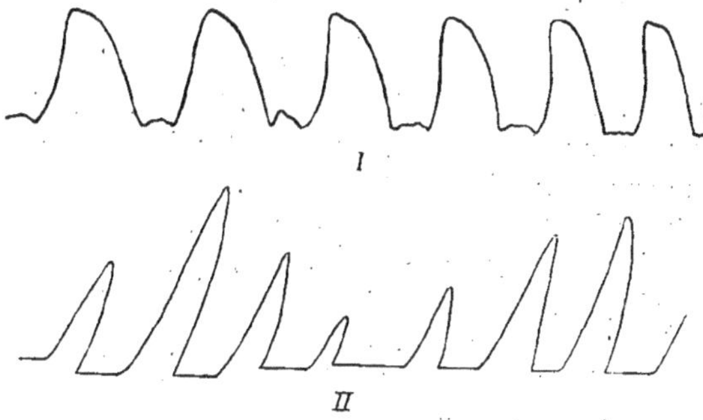

RÉFLEXES RYTHMIQUES.

1° Réflexe rythmique homolatéral (paraplégie par compression médullaire)
2° Réflexe rythmique contra-latéral (diplégie cérébrale infantile).

période de mouvement. Il en est de même dans la marche, ainsi que l'a démontré Marey.

La deuxième objection faite à notre manière de voir est que ces réflexes d'automatisme sont supprimés dans les sections complètes de la moelle et qu'on ne peut donc parler de « réflexes de la moelle libérée ».

Il en était bien ordinairement ainsi (avec des exceptions d'ailleurs démonstratives), dans les sections complètes d'avant-guerre dues à de gros traumatismes déterminant vraisemblablement des lésions diffuses.

Mais il n'en a pas été de même dans les sections complètes trop nombreuses de la guerre. Celles-ci évoluent comme l'a montré M. Lhermitte, dont vous connaissez sur ce sujet l'importante monographie, en deux phases : phase de shock, phase d'automatisme. Dans cette deuxième phase, les réflexes d'automatisme existent, exaltés.

Cette dernière objection tombe donc d'elle-même, et il reste que l'ensemble des phénomènes réflexes dont nous venons de parler expriment bien, selon l'opinion jadis émise par M. Pierre Marie et par nous, à l'automatisme de la moelle libérée. Ils tendent à reproduire les actes d'habitude, devenus automatiques par leur incessante répétition, ceux auxquels la voie a été le plus souvent frayée et dont les mouvements de marche constituent chez l'homme le type le plus important.

Il me resterait, pour être complet, à vous parler des rapports du signe de Babinski avec les réflexes d'automatisme. Il en constitue pour nous le seuil ou mieux l'ébauche. Mais c'est là une question difficile, contestée, encore insuffisamment élucidée. Nous ne nous y attarderons pas.

2° Syncinésies d'automatisme médullaire. — J'aborde maintenant le second des points que je désire traiter devant vous, c'est-à-dire la question des syncinésies d'automatisme.

Dans le travail que nous avons consacré, avec Pierre Marie, aux syncinésies des hémiplégiques, nous avons distingué trois grandes variétés de syncinésies : la syncinésie globale, les syncinésies d'imitation, les syncinésies de coordination.

Ce n'est pas à dire qu'il n'existe pas d'autres variétés de syncinésies, mais ce sont là, croyons-nous, les trois variétés principales auxquelles se rattachent la grande majorité des faits observés.

La syncinésie *globale* n'est autre chose que le renforcement de la contracture qui se produit à l'occasion d'un effort. Elle renforce l'attitude générale déterminée par cette contracture. Son développement va de pair avec cette dernière et avec l'exagération des réflexes tendineux. Elle est surtout marquée dans l'hémiplégie banale, pyramidale.

La syncinésie *d'imitation* est fort différente. Comme l'indique son nom, elle reproduit, elle imite les mouvements exécutés par le côté sain.

Voici une malade atteinte d'hémiplégie banale. Son poing est à l'avance fermé à demi par la contracture. Si je lui dis de serrer fort la main du côté sain, elle serre aussi la main du côté malade. Il semble y avoir imitation. Mais que je lui fasse ouvrir fortement cette même main saine, elle serrera encore la main du côté malade. Il n'y a en réalité que syncinésie globale, renforcement de la contracture.

Voici maintenant une seconde malade, bien différente de la première. Vous voyez qu'elle aussi est raide d'un côté, mais cette raideur est d'un tout autre aspect. Son bras est allongé, ses doigts sont allongés et non fléchis dans la paume, sa main présente de temps en temps des mouvements irréguliers de l'ordre de la choréo-athétose. Cette malade présente une hémiplégie infantile et très probablement une lésion importante des noyaux gris centraux entraînant l'altération d'autres voies que la voie pyramidale ici relativement indemne. Eh bien, si nous commandons à cette malade de fermer sa main saine, elle fermera en même temps sa main malade ; si nous lui commandons d'ouvrir sa main saine, elle ouvrira en même temps sa main malade, etc. Son côté malade imite réellement son côté sain. Il y a syncinésie d'imitation et la syncinésie d'imitation, en effet, s'observe surtout dans les lésions non pyramidales ou peu pyramidales du cerveau, dans celles en particulier qui frappent les noyaux gris centraux.

Arrivons maintenant aux syncinésies de *coordination*. Ce sont elles qui constituent réellement les syncinésies d'automatisme médullaire.

Elles sont essentiellement caractérisées par ce fait que, chez les hémiplégiques et les paraplégiques, la contraction volontaire de certains, groupes musculaires entraîne la contraction involontaire, syncinétique, des groupes musculaires fonctionnellement synergiques.

Les syncinésies de coordination deviennent ainsi des mouvements coordonnés complexes tendant à reproduire les grandes synergies normales que nous avons déjà étudiées. Elles peuvent s'observer au niveau du membre supérieur comme au niveau du membre inférieur. Etudions-les au niveau du membre inférieur où nous les reconnaîtrons plus aisément.

Vous vous rappelez que nous avions distingué au niveau du membre inférieur deux grandes synergies principales : la synergie d'allongement, la synergie de raccourcissement, auxquelles se rattachait une synergie bilatérale et asymétrique plus difficile à mettre en lumière chez l'homme : la synergie d'allongement croisé.

Etudions la synergie de raccourcissement. C'est toujours la plus facile à mettre en lumière.

Voici un malade, un hémiplégique. Je le fais étendre. Je lui commande de porter le pied en flexion dorsale sur sa jambe. Il ne peut pas. Il a pourtant compris mon ordre, puisqu'il l'exécute du côté sain. Ce n'est pas la contracture qui le gêne, puisque passivement le mouvement est réalisé sans effort de ma part. Il ne peut donc pas *volontairement* porter son pied en flexion dorsale sur la jambe.

Maintenant je lui donne un autre ordre : pliez le genou. Il le fait, et en même temps cette flexion dorsale du pied sur la jambe, qui tout à l'heure était impossible, s'exécute avec une grande force, et vous voyez saillir la corde du jambier antérieur. Même si je m'oppose à la flexion du genou, la flexion dorsale du pied n'en sera pas moins exécutée (c'est là proprement le signe de Strumpell). Tous les mouvements du raccourcissement sont solidaires, il y a véritablement *mouvement conjugué*, selon l'expression de MM. Babinski et Jarkowski, et le mouvement volontairement impossible est *involontairement* et *syncinétiquement* effectué.

Faisons en effet la contre-épreuve. Ordonnons au malade de fléchir·

le genou (ce qui entraîne dans sa position étendue la flexion de la hanche) en gardant le pied allongé. Quoiqu'il comprenne parfaitement mon ordre, il est incapable de l'effectuer. Tous les mouvements de la synergie sont solidaires et il y a par conséquent à la fois : 1° conservation du mouvement automatique alors que le mouvement volontaire est supprimé ; 2° impossibilité de dissocier par la volonté les éléments de la synergie d'ensemble.

Le phénomène de Strumpell, le signe de Neri sont des variétés de cette syncinésie de raccourcissement, ainsi que la flexion combinée de la cuisse et du tronc décrite par M. Babinski.

Une démonstration identique pourrait être faite en ce qui concerne la syncinésie d'allongement, la syncinésie d'allongement croisée, identiques au réflexe d'allongement et aux réflexes d'allongement croisé. Nous n'y insisterons pas, non plus que sur les syncinésies du membre supérieur, dont la plus caractéristique est le phénomène des doigts de Souques.

Nous pensons qu'il faut faire également rentrer dans ce cadre le phénomène de Hoover ou de l'opposition complémentaire, le phénomène de Grasset et Gaussel et les deux phénomènes de Raimiste (abduction et adduction associées).

Mais le point sur lequel je désire surtout attirer votre attention, c'est l'identité des synergies que réalisent les syncinésies de coordination et les réflexes d'automatisme. Nous retrouvons ici le raccourcissement, l'allongement, l'allongement croisé... Or ces synergies, nous avons appris à les reconnaître. Ce sont les synergies primordiales des membres inférieurs, en rapport avec le fonctionnement automatique de la moelle libérée. Ce sont les synergies de l'automatisme médullaire, et les syncinésies de coordination ne sont autre chose que des mouvements conjugués d'automatisme, des *syncinésies d'automatisme médullaire.*

Elles existent normalement, et se marient alors harmonieusement au mouvement volontaire. Ce n'est que par une volonté réfléchie que nous pouvons les empêcher de s'associer au mouvement principal, en déterminant un mouvement différent de la synergie essentielle.

Elles s'exaltent pathologiquement et le malade devenant alors incapable de les empêcher d'accompagner chacun des mouvements qui fait partie de la synergie d'ensemble, celle-ci est exécutée chaque fois en totalité.

Ainsi donc, même normalement, l'automatisme des centres inférieurs se marie harmonieusement à l'exercice de la motilité volontaire, et c'est cette activité latente que met en lumière et qu'hypertrophie la libéraration des centres inférieurs par les lésions de la voie centrale non seulement dans les mouvements purement réflexes, mais dans ce qui reste de mouvements volitionnels.

Il serait intéressant de voir les rapports de ces syncinésies d'automatisme médullaire avec les automatismes plus haut placés tels que ceux que révèlent les mouvements conjugués de la tête et des membres (phénomène de Magnus et de Kleyn) ; intéressant aussi d'étudier les rapports de l'automatisme des réservoirs (Goltz, M. Souques) avec l'automatisme de la moelle.

Mais le temps presse, avançons.

3º **Contracture d'automatisme médullaire.** — C'est à mon maître Brissaud, dont la mort prématurée fut un deuil pour la neurologie française, que revient l'honneur d'avoir étudié le premier les contractures en flexion ; mais c'est M. Babinski qui le premier en a établi toute l'importance en montrant qu'elles avaient une séméiologie, une signification pathologique complètement différentes des contractures en extension.

C'est en effet au sujet des paraplégies en flexion que M. Babinski a établi une distinction entre les contractures tendinéo et cutanéo-réflexes qui marque une date dans l'histoire des contractures.

Nous ne chicanerons pas ici M. Babinski sur le mot plus ou moins heureusement choisi de cutanéo-réflexe. Il est évident que cette contracture n'a rien de cutané, puisque les réflexes qui la caractérisent peuvent être aussi bien provoqués par l'excitation de la sensibilité profonde que par celle de la sensibilité superficielle. Il n'en est pas moins vrai que la contracture en extension est avant tout caractérisée par l'exagération des réflexes tendineux et la faible intensité des réflexes d'automatisme encore appelés de défense. Tandis que la contracture en flexion est caractérisée non seulement par l'exagération considérable des réflexes d'automatisme, mais encore par la diminution ou l'abolition des réflexes tendineux.

A cette différence de séméiologie répondent des différences profondes d'étiologie, de pronostic, de signification physiologique.

Voici une malade qui présente précisément cette contracture en flexion. Considérons-la un instant. Nous voyons tout d'abord quelle est son attitude. Ses jambes sont ramassées vers elle. Examinons-la de plus près. C'est une attitude de raccourcissement. Et ce raccourcissement comporte le triple retrait segmentaire que nous avons déjà deux fois rencontré : flexion du pied sur la jambe, de la jambe sur la cuisse, de la cuisse sur le bassin.

Poursuivons plus loin notre étude. Les réflexes rotuliens sont faibles, il n'y a pas de clonus du pied. Par contre, ses réflexes d'automatisme sont très faciles à provoquer : voici le phénomène des raccourcisseurs, une ébauche de réflexe d'allongement, un réflexe partiel d'allongement croisé. C'est bien la dissociation décrite par M. Babinski.

Comment peut-on interpréter cette séméiologie d'abord, cette attitude ensuite ?

En ce qui concerne les réflexes d'automatisme, leur intensité implique une libération de la moelle inférieure. C'est là un fait qui n'est pas sans importance, car il indique en général des lésions plus profondes que celles qui s'accompagnent de contracture en extension. On voit assez souvent la contracture en flexion se substituer à la contracture en extension. Pendant quelque temps alors il y a lutte entre les deux tendances et les deux réflectivités. Toujours la victoire de la flexion implique une aggravation de l'état du malade.

Y a-t-il seulement *libération* de la moelle ? N'y a-t-il pas en outre irritation, *exaltation* de l'automatisme médullaire ? C'est une chose que, pour ma part, je crois, mais il est difficile d'en donner la preuve.

La diminution des réflexes tendineux peut s'interpréter de plusieurs manières. En réalité, il est probable qu'elle fait partie de ces phénomènes d'inhibition dont je n'ai pas eu le temps de vous parler au début. Quand sur un malade présentant du clonus du pied ou de la rotule, on provoque l'un de ces clonus et qu'ensuite on excite la sensibilité superficielle ou profonde de façon insuffisante pour provoquer un réflexe d'automatisme, on voit cependant s'arrêter le clonus. Ainsi donc le premier effet de l'excitation de l'automatisme médullaire est l'inhibition de la réflectivité tendineuse. Il n'est donc pas étonnant de voir disparaître cette réflectivité chez des malades chez qui l'automatisme est exalté à un haut degré. Parfois même le choc du marteau sur le tendon rotulien provoque non la contraction du quadriceps, mais le phénomène des raccourcisseurs. Cette interprétation des faits n'est probablement pas à elle seule suffisante, elle doit à peu près certainement entrer en ligne de compte dans la diminution des réflexes tendineux.

Quant à la contracture en flexion elle-même, son aspect indique quelle en est la pathogénie. Elle n'est autre chose, en effet, qu'un phénomène des raccourcisseurs fixé.

Il est donc naturel par conséquent de lui attribuer la même pathogénie. Et puisque le phénomène des raccourcisseurs exprime l'automatisme médullaire, la contracture en flexion deviendra ainsi la *contracture d'automatisme*.

Tout cadre d'ailleurs avec cette interprétation des faits : l'intensité des réflexes d'automatisme, l'importance en général des lésions qui déterminent la contracture en flexion, le fait qu'il s'agit habituellement de compressions agissant sur l'ensemble de la moelle et non pas sur tel ou tel faisceau, excitant même vraisemblablement le segment médullaire sous-jacent à la lésion. Enfin, dans quelques cas de section complète, M. Lhermitte a vu un certain tonus réapparaître, et ce tonus avait une tendance à réaliser une *attitude en flexion*.

La *contracture en flexion* devient ainsi la *contracture d'automatisme* par libération et peut-être excitation du segment inférieur de la moelle. Elle est à séparer complètement de la contracture en extension, sans doute plus strictement pyramidale, puisqu'elle est réalisée par l'Hémiplégie.

Voici sensiblement terminé cet exposé de l'automatisme médullaire. Vous voyez que, comme je vous l'avais annoncé, il possède ses réflexes, ses syncinésies, sa contracture. Nul doute que les progrès de la physiologie pathologique ne les mettent en lumière pour chacun des autres automatismes.

Permettez-moi maintenant, avant de m'arrêter, d'aborder quelques derniers points relatifs à notre sujet. Je désire éviter, en effet, toute confusion dans vos esprits.

Quelques auteurs, discutant les idées que je viens d'exposer et qui sont celles de M. Pierre Marie et les miennes, nous ont involontairement attribué des opinions qui ne sont pas les nôtres.

C'est ainsi qu'on nous a fait dire qu'il existait sans doute dans la moelle des centres fonctionnels spécialisés, et notamment un centre de la marche. Nous ne l'avons jamais pensé Nous ne croyons pas à l'existence d'un centre médullaire de la marche. Ce qui est médullaire, c'est l'association habituelle d'un ensemble de mouvements réalisant une partie de l'automatisme de marche. A cela les centres connus et leurs relations cordonales suffisent.

On nous a fait dire encore que la marche est une fonction exclusivement médullaire. Nous ne le pensons pas non plus. Nous pensons même le contraire. La moelle concourt à la marche en réalisant ses synergies primordiales, mais elle ne suffit pas à l'assurer, tout au moins chez les vertébrés. Ainsi que l'indiquent les expériences physiologiques, il y faut encore de façon certaine l'action associée du cervelet, du mésocéphale, des noyaux de la base, d autres encore sans doute. La moelle ne fournit ici qu'un canevas sur lequel travaillent les autres automatismes.

Ceci dit, réfléchissez, Messieurs, à la nécessité de ces automatismes. Si chacun des mouvements de notre marche devait être pensé, marcher serait une œuvre de gymnaste qu'on réaliserait à 30 ans, et une promenade de 100 mètres, un effort surhumain d'adresse et de volonté. Heureusement les automatismes sont là que le cerveau dirige et coordonne un peu à la façon d'un maître d'industrie.

Réfléchissez encore à l'infinie complexité, à l'enchevêtrement de ces fonctions automatiques. Quand vous levez un doigt, il faut que votre cerveau commande, que votre cervelet coordonne, que vos noyaux gris dirigent le tonus, que votre moelle actionne ses grandes synergies... Le moindre déséquilibre dans un ces appareils engendre des troubles considérables. Bien plus, le mouvement, à mesure qu'il se crée, engendre de nouvelles sensations, déclanche de nouveaux réflexes, actionne de nouveaux automatismes qui réagiront à leur tour en une trame continue...

Ainsi s'avère à nous, dans sa vivante complexité, l'infini physiologique, aussi stupéfiant que l'infini anatomique et probablement comme lui impénétrable en son essence.

QUINZIÈME CONFÉRENCE

PAR

M. LAIGNEL-LAVASTINE

professeur agrégé de la Faculté, médecin de l'hôpital Laennec.

LES PSYCHOSES THYROIDIENNES

MESSIEURS,

PRENANT comme exergue cette phrase de Claude Bernard, dans son discours de réception à l'Académie française : « Le monde psychique ne se passe point du monde physico-chimique », j'emploierai dans cette vaste étude le procédé restrictif si de mode actuellement, analysant, fragmentant, individualisant les faits, suivant la quatrième règle indiquée par Descartes dans son *Discours de la méthode pour bien conduire son esprit et trouver la vérité dans les sciences,* et qui consiste à « diviser la difficulté en autant de parcelles qu'il se pourra pour la mieux résoudre. »

Des rapports endocrino-nerveux en général, et des rapports thyroïdo-psychiques en particulier, nous envisagerons :

1º des rapports de coïncidence ;

2º de solidarité, démonstration de l'existence d'un complexus thyroïdo-endocrinien ;

3º de causalité. Dans cette troisième partie j'essaierai de démontrer l'existence d'une *dysthymie thyroïdienne* (de δυς, difficile, et θυμός, cœur), le θυμός formant la trilogie aristotélicienne, avec le νοῦς, et l'ἐπι θυμία.

I. — RAPPORTS DE COINCIDENCE

On peut les considérer en partant de deux pôles, le pôle psychique et le pôle thyroïdien. Je vous rappellerai très brièvement cette division, dont je m'étais servi dans mon rapport au Congrès des aliénistes et neurologistes de 1908, à Dijon (*Troubles psychiques par perturbation des glandes à sécrétion interne* [1]).

---

1. LAIGNEL-LAVASTINE. Un vol. in-8 de 188 p., Masson, éd., 1908.

A. — Prenons d'abord le *pôle psychique*, c'est-à-dire les *troubles psychiques dans les syndromes thyroïdiens*. Nous les divisons en insuffisance et excitation. Dans *l'insuffisance thyroïdienne* ces troubles sont connus depuis longtemps. Vous savez quelles sont les caractéristiques de l'état mental des myxœdémateux : lenteur, inactivité, inertie.

Ces troubles psychiques peuvent s'expliquer par des lésions histochimiques, qui ont été mises en évidence par MM. Pierre Marie et Trétiakoff, dans un mémoire sur l'infiltration par des sels ferriques des gaines péri-vasculaires de l'encéphale chez les myxœdémateux (*L'Encéphale*, novembre 1920).

Après viennent les troubles psychiques des syndromes frustes d'*hypothyroïdie*, série décroissante commençant par l'*infantilisme thyroïdien avec puérilisme*, l'*arriération physique et mentale*, le *syndrome d'Hertoghe* ou hypothyroïdie bénigne chronique (lenteur, apathie, somnolence, difficulté de fixer l'attention), pour se terminer par le *tempérament hypothyroïdien* : individus bouffis, somnolents, au nez humide, aux extrémités froides, aux sourcils rares, etc., et la *neurasthénie hypothyroïdienne*, caractérisée par la céphalée, la lenteur de l'idéation, la fatigue matinale, etc.

Après les syndromes d'insuffisance, voyons les syndromes d'*excitation*. Mais il semble bien que dans beaucoup de manifestations d'excitation thyroïdienne il y ait plus que de l'hyperthyroïdie, et qu'il existe des perturbations de la glande, de la *dysthyroïdie*, et même des modifications d'autres glandes endocrines.

Ce sont d'abord les *troubles psychiques des basedowiens*, aujourd'hui classiques. Inutile d'y insister. Mais on doit y distinguer deux ordres de manifestations : ou bien des troubles psychiques, en quelque sorte nécessaires, répondant au fond mental normal du basedowien, caractérisé par l'hyperémotivité, l'instabilité, l'irritabilité, au point que Trousseau disait que le goitre exophtalmique était un état de colère perpétuelle.

Le plus souvent les manifestations psychiques arrivent à s'individualiser assez pour constituer un syndrome indépendant, où existe un véritable état de manie avec agitation, hyperactivité, hyperémotivité et facilité des manifestations coléreuses. Ou bien éclatent des psychoses *thyroïdo-toxiques*, où l'on voit l'exagération des manifestations maniaques ; enfin la fréquence de l'hystérie est depuis longtemps notée.

Il faut ensuite passer en revue les troubles psychiques de la *série hyperthyroïdienne* : ceux du *goitre basedowifié* du professeur Pierre Marie, ceux des manifestations d'hyperthyroïdie chronique bénigne avec yeux brillants et saillants, dyspnée, tachycardie, angine de poitrine vaso-motrice, instabilité du pouls, palpitations, instabilité de la pression artérielle, troubles gastriques et gastro-intestinaux, constipation ou diarrhée séreuse, polyurie, sueurs profuses ; enfin ceux du *tempérament hyperthyroïdien*, correspondant à la description magistrale donnée par le professeur Dupré de la constitution hyperémotive.

En troisième lieu il convient d'envisager les troubles de l'*instabilité* thyroïdienne, dont la première description est due à MM. Léopold Lévi et Henri de Rothschild [1] (1911), développement de leur premier travail sur la neurasthénie thyroïdienne (1907, Congrès des aliénistes et neurologistes français, Genève-Lausanne).

Parmi ces manifestations d'instabilité Léopold Lévi et H. de Rothschild ont décrit la psycholepsie, ou chute de la tension psychologique, qui paraît liée dans certains cas à la colloïdoclasie, cette modification dans l'équilibre physique des humeurs, capable de se déclancher sous l'influence de l'introduction dans le milieu intérieur d'albumines hétérogènes, ou même sous l'influence des émotions.

Il est intéressant de voir comment, dans l'instabilité thyroïdienne, des états de psycholepsie sont des manifestations d'endocrinolepsie par l'intermédiaire de la colloïdoclasie.

B. — J'arrive maintenant au pôle thyroïdien des rapports de coïncidence.

Un fait remarquable, et qui n'est en somme que l'exagération en psychiatrie d'une formule clinique de Landouzy, c'est la dualité de la pathologie selon les sexes. Les services de psychiatrie masculine sont essentiellement fournis par l'alcoolisme et la syphilis. Au contraire, les exemplaires féminins se distinguent par la variété, la multiplicité des manifestations morbides, tenant à l'existence d'un organe, l'ovaire, dont les modifications périodiques ont un retentissement psychique tel qu'il illumine véritablement toute la psychologie féminine.

Les *débiles mentales* ont assez souvent des manifestations thyroïdiennes (myxœdème).

Les *délirantes confusionnelles* présentent quelquefois des goitres ou des symptômes de dys ou d'hyperthyroïdie.

---

1. Léopold Lévi et H. de Rothschild. *Endocrinologie.* Doin, 1911.

Très souvent, c'est chez des femmes, qui ont simplement des modifications de leur *ton affectif*, qu'on trouve des altérations thyroïdiennes.

Amaldi, en 1898, avait remarqué la très grande fréquence des lésions thyroïdiennes chez les aliénées.

Une thèse de Lyon, due à Moncry, montrait, en 1903, l'augmentation considérable de la teneur en iode des thyroïdes chez les maniaques.

En 1904, Latarget, sous l'inspiration du professeur Poncet, remarquait la fréquence des manifestations goitreuses chez les maniaques et proposait de leur faire une thyroïdectomie partielle pour les améliorer.

Chez les mélancoliques, Biros, en décembre 1904, insiste sur la fréquence des troubles thyroïdiens. Dide et Perrin de la Touche avaient remarqué l'importance des lésions thyroïdiennes chez les mélancoliques et les maniaques ; de sorte que je me croyais autorisé, dès 1908, dans mon rapport, à affirmer que « les troubles psychiques basedowiens apparaissent surtout dans le ton maniaque ou mélancolique. Ce fait peut être interprété dans certains cas comme une confirmation des idées de Krœpelin sur l'unité nosologique de la manie et de la mélancolie constituant la psychose maniaque dépressive.

On peut même se demander avec Parhon et Marbé si certains cas de cette psychose ne relèvent pas d'une perturbation thyroïdienne. La prédominance de la mélancolie d'involution et de la psychose maniaque dépressive chez la femme, précisément comme le myxœdème et le goitre exophtalmique, permettrait peut-être de le penser [1] ».

Ce que j'émettais à titre d'hypothèse en 1908 est devenu une réalité dans les conclusions du rapport du professeur Parhon [2], de Bucarest, en 1910, sur les troubles glandulaires chez les aliénés, où il pose nettement cet axiome, que la psychose maniaque dépressive est en rapport avec les perturbations du corps thyroïde.

Comment interpréter ces faits ? Ils sont de trois groupes, au point de vue thyroïdien et psychique :

---

1. Laignel-Lavastine. Des tr. psychiques par perturbat. des glandes à sécrét. int., 1908. Masson, p. 148.

2. C. Parhon. *Cercetari asupra glandelor in secretione interna in raportul lor cu patologia mentala.* Bucarest, 1910, 450 p.

1° Myxœdème, dépression, mélancolie ;

2° Basedow, excitation, manie ;

3° Instabilité thyroïdienne, inquiétude, anxiété.

On peut dire qu'il existe des rapports neuro-thyroïdiens, et particulièrement psycho-thyroïdiens. Les uns sont fonction de lésion organique, soit par agénésie (myxœdème), soit par perturbation du métabolisme. Ou bien ce sont des rapports purement fonctionnels, physiogénétiques, réactionnels à des troubles ovariens, ou psychogénétiques, secondaires à des émotions [1].

II. — RAPPORT DE SOLIDARITÉ

Cette coïncidence s'explique, dans la plupart des cas, par un *rapport de solidarité*.

Je vais me limiter aux psychoses thyroïdiennes non confusionnelles et non déficitaires, sans troubles intellectuels, caractérisées par des modifications du ton de l'humeur, ce qu'on appelle à l'étranger les *psychoses affectives*. Nous passerons en revue un certain nombre de *critères* : critères *cliniques, anatomo-pathologiques, expérimentaux, thérapeutiques.*

1° ***Critère clinique.*** — Déjà les statistiques d'asiles montrent un rapport très étroit entre les deux ordres de faits. Phillipps [2], en 1919, sur 200 cas de psychopathes, relève 12 % de goitreux, parmi lesquels 70 °/₀ sont atteints de psychose maniaque dépressive. Pour analyser les faits je les grouperai en trois séries : la *série morphologique* ; la *série physiologique* (il y a une grande ressemblance entre les manifestations d'hyper ou de dysthyroïdie) ; et la *série psychologique* : manifestations psychiatriques, soit maniaques, soit mélancoliques, soit anxieuses.

Appliquons cette méthode à quelques malades.

Voici Mlle R., âgée de 28 ans. En 1918 elle a commencé par être une anxieuse avec dépression, tristesse, agitation, désespoir même, avec idées de persécution et de suicide. Après quelques semaines, est apparu un goitre. Elle présentait du tremblement, une tachycardie à 120, la tension artérielle à 19-12 au Pachon. Depuis que M. Dujar-

---

1. LAIGNEL-LAVASTINE. Sécrétions internes et système nerveux. *Revue de méd.*, août 1914, nov. 1915, p. 602-655 et 776-789 ; et *Nerv. and ment. disease monograph.* Séries n° 30, New-York, 1919, 59 p.

2. PHILLIPPS. Goitre et psychoses. *Journal of mental science*, 1919, n° 65, p. 235-248.

rier a fait l'ablation de son kyste thyroïdien, elle se porte bien. Tous les troubles du caractère avaient disparu trois mois après l'intervention.

Il y a ici nettement un rapport de solidarité entre l'hyperthyroïdie et la psychose.

Voici Mlle Georgette, âgée de 19 ans, surnommée dans le service « la Cruche Cassée » en souvenir du tableau de Greuze auquel elle ressemble. Elle présentait un corps thyroïde très gros, et en même temps du tremblement, de la tachycardie, de la tristesse et de la dépression avec ennui, pleurs fréquents non motivés, bouffées de chaleurs, anorexie et amaigrissement. Cette impression d'ennui constant augmentait régulièrement dans les cinq ou six jours qui précédaient les règles. Nous nous sommes contentés ici des moyens médicaux, nous avons fait la radiothérapie de son corps thyroïde, qui l'a beaucoup améliorée au point de vue physique et mental, en atténuant son syndrome de Basedow et sa mélancolie, maintenant disparue.

Je passe à un cas plus complexe : Mme Augustine rentre dans la catégorie des persécutées mélancoliques, ou mélancoliques persécutées.

Elle a un goitre depuis l'année dernière, un tremblement léger des mains, et de la tachycardie. Au point de vue mental, elle s'aperçoit depuis surtout deux ans qu'on la persécute, et pour échapper à ses ennemis elle a songé au suicide. « Dans ce qui m'arrive, dit-elle, il y a un peu de ma faute, mais il y a beaucoup plus de la faute des autres : je suis victime un peu de moi-même, beaucoup des autres. » Pourquoi cette association de deux syndromes ? C'est parce que cette malade a un caractère paranoïaque [1].

Comme l'a dit Falret, il faut, chez ces malades, considérer d'une part le fond et, d'autre part, le relief. Ici le relief l'emporte sur le fond. Le caractère paranoïaque dessine le délire qu'a préparé la psychose affective liée aux troubles thyroïdiens.

Je pourrais multiplier ces exemples de syndromes mélancoliques, hypomaniaques ou anxieux liés à des goitres.

Un autre type clinique, mis en évidence par A. Vigouroux, est la *dépression anxieuse post-ménopausique, avec hypertension et glycosurie.* C'est là un type psycho-physiologique très fréquent, où les symptômes d'hyperthyroïdie sont de règle.

---

1. Il n'en est d'ailleurs pas toujours ainsi, comme vient de le montrer Ceillier. *Ann. médico-psychol.*, juin-juill. 1921).

Aux inductions tirées des séries de faits précédents on peut objecter :

1° Qu'il s'agit de manifestations fréquentes en pathologie et que cette fréquence des goitres et des psychoses affectives explique qu'on rencontre souvent leur coïncidence chez le même sujet ;

2° Que pour des troubles thyroïdiens pareils (augmentation de volume), on voit des manifestations psychiques très différentes ;

3° Qu'enfin, on peut avoir des manifestations thyroïdiennes, sans aucun trouble psychique.

Néanmoins, nous savons que pour avoir

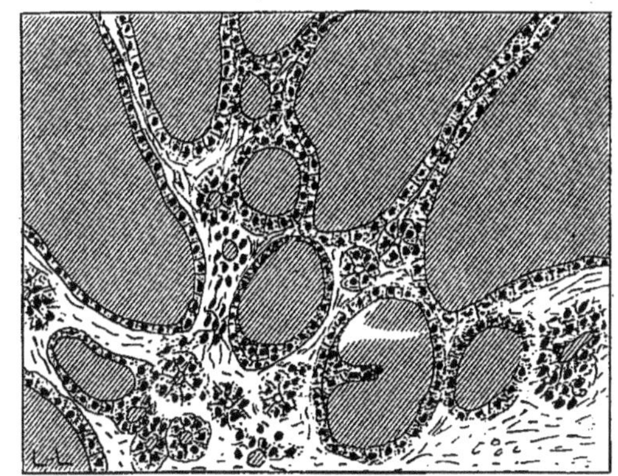

Fig. 1. — Femme de 31 ans : Manie délirante, n° 886.
Thyroïde : Formol, paraffine, hématéine-éosine.
Zeiss. oc. II. obj. 8 mm.
On remarque, entre des vésicules normales pleines de colloïde chromophile à prédominance basophile, des acini avec ou sans colloïde bordés de cellules épithéliales cylindriques. On voit même dans une vésicule une papille épithéliale qui s'enfonce dans la lumière.

des manifestations psychiques il faut une prédisposition mentale. Donc, on peut concevoir que les gens qui n'ont pas eu ces réactions psychologiques ont une résistance cérébrale supérieure. Dès que celle-ci baisse, ces manifestations apparaissent.

2° **Critère anatomo-pathologique.** — Je vais vous projeter des coupes, dues à mon collègue et ami M. Roussy et sur lesquelles vous verrez les amas lymphoïdes, les groupements de cellules éosinophiles, la prolifération de l'épithélium des vésicules qui devient cubique et forme des papilles intravésiculaires, modifications typiques des acini basedowiens.

Voici maintenant un cas de *manie* (n° 886 de ma collection) où l'aspect de la thyroïde est analogue aux préparations d'hyperthyroïdie obtenues expérimentalement par ablation thyroïdienne partielle. On voit des vésicules petites, à épithélium proliféré et qui tend à devenir cylindrique. (Figure 1.)

Voici un cas de *mélancolie délirante* (n° 885 de ma collection) chez une

femme atteinte de rétrécissement mitral, accompagné d'une sclérose
thyroïdienne telle que les vésicules ont complètement disparu sous la
sclérose et qu'entre les anneaux de celle-ci on ne voit plus que quelques

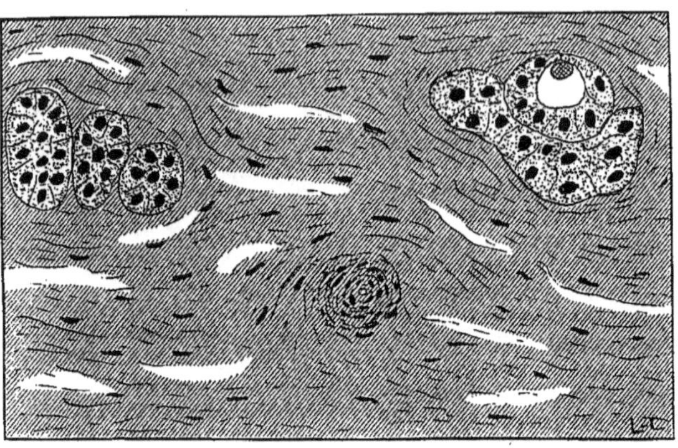

Fig. 2. — Femme de 54 ans. Mélancolie délirante avec asystolie terminale d'une maladie mitrale.
Thyroïde : formol, paraffine, hématéine-éosine.
Zeiss. oc II. obj. 4 mm.
Sclérose thyroïdienne atrophique intense. On remarque la disparition des vésicules et la persistance de
  quelques acini avec ou sans colloïde disséminés dans une sclérose conjonctive adulte considérable
  qui a transformé l'organe en un bloc fibreux. Au centre de la préparation, lésion d'artérite.

îlots de cellules acineuses limitant encore par endroits une lumière où
persiste une petite goutte de colloïde. (Figure 2.)

Voici enfin l'adénome colloïde enlevé à notre première malade. On y
remarque la grandeur des vésicules bordées d'épithélium cylindrique.
(Figure 3.)

Malgré leur diversité ces lésions ont un lieu commun : la quasi-cons-
tance de la cellule épithéliale cylindrique, qui paraît être l'expression
histologique de l'hyperthyroïdie.

3° **Critère expérimental.** — J'arrive au *critère expérimental.*

Déjà, *a priori*, la multiplicité des faits expérimentaux doit mettre en
garde. Il en est ici comme en thérapeutique. Lorsqu'il y a trop de
médicaments il est probable qu'aucun n'a de valeur sérieuse. De
même, plus les tests expérimentaux sont nombreux, moins il y en a de
réellement bons. Je me contenterai de vous énumérer les principaux.

Lœvi a décrit la *mydriase* après introduction de 3 gouttes d'une solution au millième d'adrénaline dans le cul-de-sac conjonctival. Har-

rower [1] a signalé la tachycardie à la suite de l'administration d'extrait thyroïdien à dose progressive pendant 3 jours ; Gœtsch, la formation d'une aréole blanche cerclée de rose et plus tard lavande, à la suite d'une injection sous-cutanée d'une solution au deux millième d'adrénaline. L'aréole lavande persistant 4 heures après l'injection serait

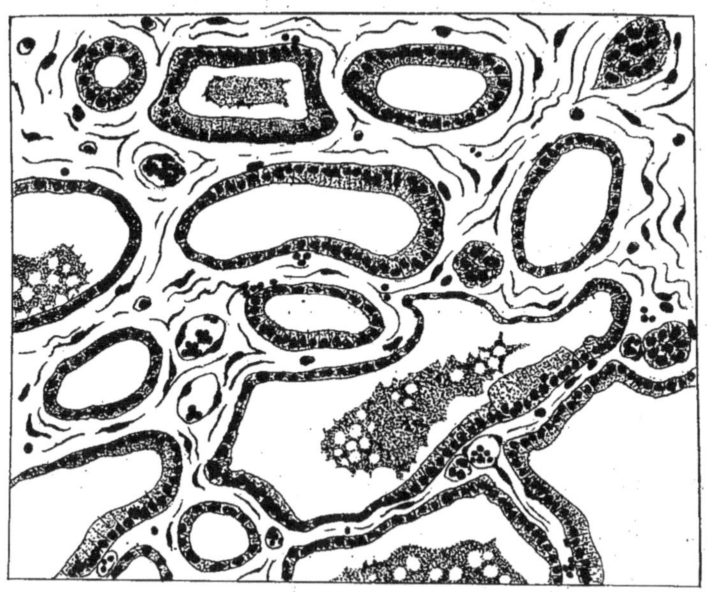

Fig. 3. — Femme de 25 ans. Mélancolie anxieuse par goitre kystique.
Thyroïde : formol, paraffine.
Leitz oc. IV. obj. 7.
Kyste colloïde : on remarque la grandeur des vésicules et l'épithélium cylindrique qui les borde.

caractéristique d'hyperthyroïdie. Tachaud, en 1911, a étudié l'hyperglycémie alimentaire après administration de 100 grammes de glycose. Bram, de Philadelphie, a fait remarquer que les hyperthyroïdiens et les individus en état de sympathicotonie supportent particulièrement bien la quinine.

Baudouin et Porak et Claude ont montré le ralentissement du pouls à la suite de l'injection d'extrait hypophysaire (test du corps pituitaire).

1. *Harrower's monographs on the internal secretions. I. Hyperthyroïdism*, janv. 1921, p. 59.

Des expériences faites avec mon interne, M. Coulaud, n'ont pas chez le lapin confirmé la valeur de ce dernier test. Les injections d'extraits hypophysaires ont entraîné des variations du pouls de même ordre, aussi bien chez des lapins à corps thyroïde longuement irradié par les rayons X que chez des lapins neufs.

De tous ces tests je ne retiendrai qu'un seul, c'est la seconde partie du test de Gœtsch, *l'épreuve de la glycosurie adrénalinique.* Une injection intra-musculaire d'un milligramme d'adrénaline détermine sou-

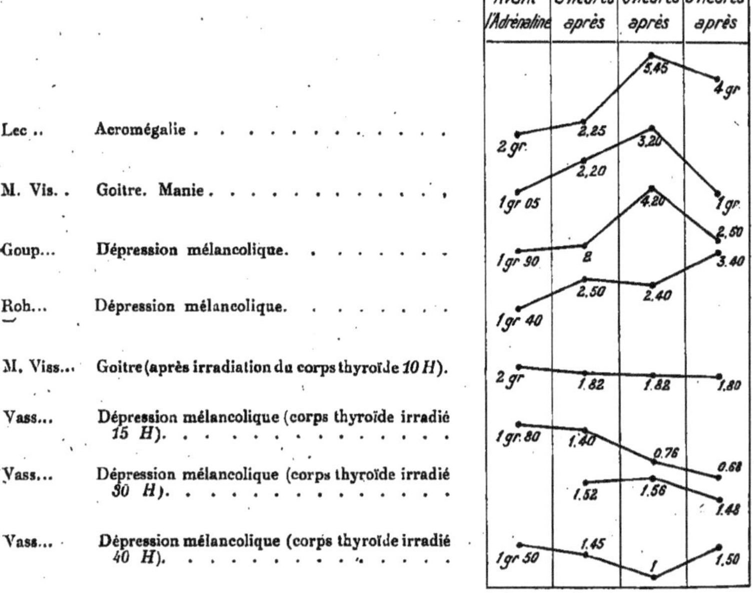

Fig. 4.

On remarque que les quatre premières courbes, prises chez des malades, où la clinique reconnaît l'hyperthyroïdie, sont caractérisées par l'hyperglycosurie, tandis que les quatre dernières courbes, prises chez la même malade et une cliniquement analogue, traitées toutes deux par la radiothérapie du corps thyroïde, sont caractérisées par l'hypoglycosurie relativement au taux initial.

vent de la glycosurie. On admet que cette glycosurie se produit plus facilement chez les individus en état d'hyperthyroïdie que chez les autres.

J'ai fait cette épreuve chez des malades soumis à un régime constant, très riche en hydrates de carbone.

Voici les résultats obtenus, représentés sur ces courbes. (Figure 4.)La richesse en glucose par litre est inscrite en grammes. Chez un acromégalique pris comme témoin, on trouve 2 grammes à l'origine et 5 gr. 45 après 6 heures.

Chez Goup.., une mélancolique avec tentatives de suicide, syndrome de mélancolie intermittente, hyperthyroïdie manifestée par un peu de tremblement et l'augmentation de la raie vaso-motrice de Vulpian, il y avait 1 gr. 90 de sucre avant l'épreuve, et après 6 heures, 4 gr. 20.

Georgette Vass..., dite la « Cruche cassée », après avoir été soumise aux irradiations du corps thyroïde par les rayons X, présente une glycosurie très faible, qui commence à 1 gr. 80 et tombe après 9 heures à 68 centigrammes.

Viss.., goitreuse avec manie, passait, avant radiothérapie d'1 gr. 05 à 3 gr. 20 et après radiothérapie, de 2 grammes à 1 gr. 80, c'est-à-dire avait après irradiation thyroïdienne une courbe inversée.

Par conséquent, vous voyez que l'épreuve de la glycosurie adrénalinique montre un rapport entre l'élimination exagérée du sucre et l'hyperthyroïdie.

L'hyperglycosurie adrénalinique nous a donc permis de saisir un lien entre l'hyperthyroïdie et certains syndromes affectifs, maniaques ou mélancoliques.

Ces dosages ont été faits avec la plus grande exactitude par mon interne en pharmacie, M. Louis de Saint-Rat [1], qui a imaginé un procédé très délicat, qui est une modification de la méthode de Gabriel Bertrand. C'est le dosage à la liqueur de Fehling et le titrage de l'oxydule de cuivre par le permanganate de potasse, après défécation par le réactif de Tanret (nitrite mercurique) et élimination du mercure par la poudre de zinc. Dans ce dosage des corps réducteurs seul l'acide glycuronique peut aussi fournir la réaction. Il suffit de connaître cette cause d'erreur pour l'éviter.

4° *Critère thérapeutique*. — J'arrive au quatrième critère, le *critère thérapeutique*. Voyons d'abord les faits chirurgicaux, puis les faits radiothérapiques.

Un des premiers faits chirurgicaux, observé par Ballet et Delmas, concerne une femme hospitalisée à Sainte-Anne, qui présentait un syndrome de Basedow avec état confusionnel. Elle eut la moitié droite du corps thyroïde enlevée par M. Quénu. Cette intervention fut suivie d'une amélioration et même de la guérison avec disparition des manifestations confusionnelles.

---

1. L. DE SAINT-RAT et J. RONFAUT. Sur le dosage de petites quantités de sucres réducteurs dans les liquides de l'organisme, *Bull. des sc. pharmacologiques*, n° 6, juin 1920.

Un cas très analogue a été étudié par moi avec mon interne Coulaud.
C'est cette petite anxieuse, qui avait un kyste colloïde du lobe gauche
de la thyroïde, et qui, une fois débarrassée de ce kyste, a complètement guéri.

Un autre cas identique a été publié par Murphy (Surgical clin. de
Philadelphie, 1916).

Si nous envisageons maintenant les faits radiothérapiques, nous
voyons qu'une malade, qui présentait de l'hyperthyroïdie avant la radiothérapie, est maintenant plutôt en état d'hypothyroïdie, présentant
une disparition de la glycosurie post-adrénalinique, et est guérie de
sa psychose.

Je crois donc qu'il existe un rapport de solidarité incontestable entre
la thyroïde et certaines psychoses. En somme, nous pouvons dire
qu'il existe un *complexe thyroïdo-périodique*, caractérisé par quatre
signes constants, et trois contingents. Les signes constants sont l'inter-
mittence, les troubles de la qualité de l'humeur, l'absence de déficit intellectuel et le changement de poids. Les contingents sont la prédisposition féminine, l'apparition à l'occasion des divers incidents de la vie
génitale (puberté, menstruation, grossesse, accouchement, aménorrhée,
aménopause), enfin l'extraordinaire fréquence de l'hérédité. De toutes
les psychoses, les psychoses thyroïdiennes sont les plus héréditaires. Est-ce bien le fait d'une hérédité psychologique ? Il semble
plutôt que ce soit le fait d'une hérédité glandulaire. C'est par
l'intermédiaire de l'hérédité thyroïdienne que les psychoses affectives
se retrouvent dans toute une suite de générations-dans les mêmes
familles.

III. — DYSTHYMIES

Parmi les psychoses thyroïdiennes, il existe des *dysthymies*, c'est-à-
dire des troubles de l'humeur d'origine thyroïdienne. Voyons quels
sont les caractères qui permettent d'en poser le diagnostic et le traitement. Ce qui caractérise ce complexe thyroïdo-périodique, c'est
d'être l'expression pathologique d'une *solidarité* physio-psycho-
logique.

Le corps thyroïde peut être considéré, avec Léopold Lévi, comme la
glande de l'émotion.

Un point intéressant, mis en évidence récemment par des expériences faites en Espagne et en Amérique, c'est la dissociation relativement fréquente entre le syndrome physiologique de l'émotion et les
manifestations affectives.

Marañon [1] et Kieley [2] ont constaté que, chez les hyperthyroïdiennes, une injection de 1 à 2 milligrammes d'adrénaline détermine le complexe physiologique de l'émotion, avec du tremblement, de la tachycardie, des yeux plus brillants, des troubles vaso-moteurs. Mais l'individu expérimenté dit : je suis comme si j'étais ému, mais je ne le suis pas.

Ceci vient à l'encontre de la théorie de William James et de Lange, d'après laquelle « nous sommes tristes parce que nous pleurons, et nous ne pleurons pas parce que nous sommes tristes », ce qui revenait à dire qu'il suffisait de déterminer en nous les modifications fonctionnelles de l'émotion pour que nous arrivions à la ressentir.

Déjà, avant les expérience des Marañon, Cannon avait montré qu'il y avait, sous l'influence de l'émotion, des modifications extrêmement intenses du milieu organique, en particulier au point de vue de la richesse du sang en adrénaline.

Par exemple, chez un chien qu'on effrayait, il y avait de l'hypertension artérielle, résultat du passage rapide de l'adrénaline dans le sang, en raison de ce fait que les nerfs régulateurs des surrénales arrivent à ces glandes sans relais.

Crile, dans son livre sur les psychonévroses, a longuement insisté sur leur caractère physiogénétique par perturbation glandulaire.

Ceci montre que, s'il y a des nécessités physiologiques aux expressions psychiques, néanmoins il existe une très grande contingence dans les manifestations de celles-ci par rapport à leur substratum.

Par conséquent, dans cette analyse psycho-physiologique, l'esprit reprend ses droits.

Nous pouvons donc, avec Bergson, parler d'une contingence spirituelle.

J'arrive à l'analyse d'un mécanisme permettant à l'esprit de mieux comprendre la genèse de ces états. C'est un progrès dû au professeur Widal, qui a montré que dans beaucoup de ces cas le mécanisme n'est pas, comme on le croyait, un mécanisme chimique, mais que très souvent il s'agit d'un mécanisme physique, et que ce sont les modifications colloïdales qui se produisent dans les humeurs, soit à la suite de chocs, soit d'une manière psycho-génétique. C'est ainsi que l'émotion détermine des modifications non seulement nerveuses, mais humorales, qui se manifestent par des changements de l'équilibre colloïdal.

---

1. Marañon G. La réaction émotive à l'adrénaline, *Medical Ibera*, 1920, n° 145, p. 353-357.

2. Kieley. La théorie des émotions de James en relation avec les glandes surrénales. *Journ. lab. and clin. méd. St-Louis*, 1920, an. in : *End ocrinology*, mai 1921, p. 328.

On a montré qu'au cours des grandes émotions il y avait leucopénie, chute de la pression artérielle, modifications de la tension superficielle, etc., ce qui justifie cette expression populaire : « J'en ai eu, les sangs tournés ».

Ceci montre, d'autre part, que le rapport très judicieux que faisaient les cliniciens entre les migraines, certaines formes d'épilepsie, certaines urticaires, et les modifications de l'humeur, était basé sur des considérations très justes.

A cet égard il faut faire ressortir l'importance des troubles thyroïdiens dans la colloïdoclasie. Comme, d'autre part, nous voyons dans un grand nombre de cas, en psychiatrie, le corps thyroïde jouer un rôle, et que la colloïdoclasie se rencontre dans des syndromes connexes à la thyropathologie et la psychiatrie, je me crois autorisé à ouvrir un vaste chapitre de *psychiatrie colloïdale*, dans lequel un certain nombre de *dysthymies thyroïdiennes* doivent rentrer.

Vous me direz : les modifications thyroïdiennes sont multiples, et souvent il n'y a pas de perturbations psychiques. Comment l'expliquer ?

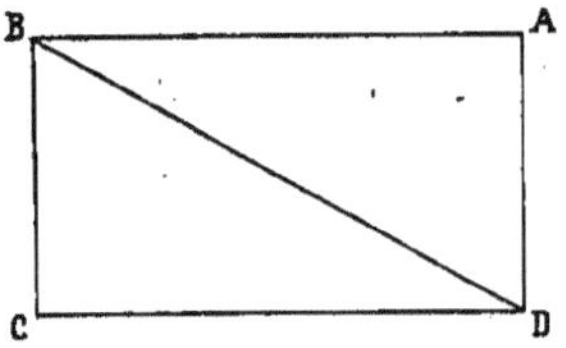

On le peut, je crois, assez facilement, par ce que j'ai appelé le schéma du rectangle.

Soit un rectangle ABCD partagé par la diagonale BD en deux triangles rectangles (fig. 5).

Le triangle rectangle inférieur représente la résistance cérébrale ; le supérieur, l'action thyroïdienne Nous aurons au point A une action thyroïdienne énorme avec résistance cérébrale extrêmement faible. Il suffira de modifications thyroïdiennes très légères pour entraîner des modifications psychologiques considérables. Ce sera l'inverse au point B.

Fig. 5.

Ceci montre que les cas s'enchaînent et qu'il n'y a pas d'hiatus entre les psychoses acquises et constitutionnelles.

Natura non facit saltus.

Cette représentation graphique peut s'appliquer non seulement à la psychiatrie, mais aussi à la clinique générale, pour expliquer les rapports existant entre le terrain et les actions morbides, quelles qu'elles soient.

Diagnostic. — Il faut appliquer la *grille diagnostique psychiatrique*, donc faire quatre diagnostics, celui du *syndrome*, celui de l'*affection*, et celui de la *maladie*, comme partout ailleurs et de plus ce que j'appelle le « diagnostic du concierge » ou *diagnostic pittoresque*, en souvenir de « la maison de fous » représentée par Goya [1]

Exemple : Voici une amoureuse de médecin, variété dangereuse. Je trouve chez elle des manifestations d'hyperthyroïdie, avec goitre, instabilité vaso-motrice, tachycardie. Un examen plus complet me révèle une insuffisance mitrale. Je remonte dans ses antécédents, et je trouve qu'en 1918 elle avait eu un rhumatisme articulaire aigu. J'énonce, diagnostic pittoresque : amoureuse de médecin ; diagnostic psychiatrique : hypomanie ; diagnostic de l'affection : hyperthyroïdie ; diagnostic de la maladie : rhumatisme articulaire aigu.

Traitement. — Le premier point, c'est de décortiquer la malade. Il s'agit de séparer tout ce qui est contingent, tout ce qui résulte de l'action et de la réaction de l'entourage et des interprétations multiples faites par la malade.

Donc, le premier traitement est le traitement psychique, la *psychothérapie*. Il faudra gagner la confiance, essayer d'obtenir le calme le plus complet.

Puis, le traitement *hygiénique*, l'hydrothérapie tiède, le séjour dans un climat sédatif, en face d'horizons lointains, ce qui réussit en général à amener une détente.

Vous y joindrez la prescription d'un *régime* diététique à prédominance végétarienne, la viande étant un excitant qu'il convient ici de réduire le plus possible.

De la thérapeutique *médicamenteuse* vous ferez le moins possible. Néanmoins, au point de vue du traitement de la cause (rhumatisme, etc.) le salicylate de soude quelquefois donne d'excellents résultats, comme l'a montré mon maître Babinski. La quinine diminue l'excitabilité du système sympathique, ainsi que Lancereaux l'avait vu le premier. Le corps thyroïde et l'hémato-éthyroïdine répondent à l'indication fonctionnelle. Puis viennent les rayons X, qu'il faudra manier avec une main légère, car ils peuvent entraîner un déficit sans retour. Enfin le traitement chirurgical, plus brutal, mais plus exactement limité, et mieux connu.

Ainsi, je crois vous avoir montré qu'il existe bien, parmi les psychoses thyroïdiennes, une variété organogénétique qu'on peut appeler les *dysthymies thyroïdiennes*.

1. L*AIGNEL*-L*AVASTINE*. Le diagnostic en psychiatrie, *Presse méd.*, 3 juillet 1920.

De cette leçon je déduirai une double *conclusion*, théorique et pratique.

Au point de vue *théorique*, rappelez-vous le schéma du rectangle, les idées nouvelles sur la psychiatrie colloïdale, le principe de la réversibilité psychothyroïdienne, les manifestations thyroïdiennes secondaires au choc émotif.

Au point de vue *pratique*, les grandes lois générales de la pathologie s'appliquent en psychiatrie. Il faut donc établir la forme morbide, sa nature et sa cause, en remontant du diagnostic pittoresque et du syndrome psychiatrique à l'affection et à la maladie. En second lieu il faut aboutir aux déductions thérapeutiques : psychiques, hygiéniques, diététiques, médicamenteuses, chirurgicales ou radiothérapiques. Vous voyez dans cette leçon la place que j'ai donnée à l'équilibre colloïdal et aux rayons X, l'un et l'autre du domaine de la physique, si bien qu'il me sera permis, pour terminer, de reprendre cette phrase de Claude Bernard que je citais au début, mais en la modifiant légèrement, et de dire que, si le monde psychique ne peut se passer du monde physico-chimique, *les dysthymies thyroïdiennes dépendent encore plus du monde physique que du monde chimique.*

SEIZIÈME CONFÉRENCE

PAR

Cl. VURPAS,

Médecin aliéniste de l'Hospice de Bicêtre.

PETITS SYNDROMES MENTAUX. — L'ÉTAT MENTAL
DES OBSÉDÉS

MESSIEURS,

L A crainte que des individus soient retenus sans raison suffisante dans des asiles d'aliénés est une préoccupation pour les pouvoirs publics et la magistrature et multiples sont les précautions prises pour éviter les séquestrations arbitraires.

Cependant le nombre des sujets atteints de troubles mentaux vivant de la vie commune est sans contredit bien plus élevé que celui des malades placés dans les asiles. Il n'y a rien d'étonnant qu'il en soit ainsi ; car ce sont des motifs d'utilité pratique qui décident du placement des malades.

Un aliéné est avant tout, en raison de ses troubles mentaux, un danger pour les autres et pour lui-même, et ce danger explique qu'il soit mis hors d'état de nuire. Lorsqu'il ne fait courir aucun risque, il n'y a pas lieu qu'il soit interné. Ce n'est donc pas le trouble mental lui-même qui conditionne le placement du malade à l'asile, mais les réactions qu'il peut provoquer.

Les différents troubles de l'esprit qu'on observe chez les malades susceptibles de vivre au dehors constituent l'ensemble des petits syndromes mentaux, c'est-à-dire la gamme des états intermédiaires entre le psychisme normal et l'aliénation mentale. Ils peuvent, d'une façon générale, être divisés en deux catégories, selon que le malade est ou non conscient de son trouble pathologique.

*
**

Chez les sujets *non conscients*, on rencontrera tantôt des états de petite confusion, tantôt des modifications de l'humeur dans un sens soit d'exaltation, soit de dépression.

Les états de petite confusion sont fréquents dans les toxi-infections et les diverses pyrexies ; — c'est même un trouble mental qui a servi à désigner la fièvre typhoïde. — L'esprit s'assoupit, réalisant tantôt le type du sommeil simple, tantôt celui du sommeil avec rêves, les rêves étant à vrai dire les hallucinations physiologiques du dormeur.

Dans le premier cas, on assiste à l'évolution de délires doux, tranquilles, dans lesquels le malade est absorbé, distrait, absent, pour ainsi dire, de son milieu ; il cause à voix basse. tient des propos insignifiants, reproduit les menus gestes de ses occupations courantes : on le voit ainsi rouler une cigarette inexistante, tirer une aiguille imaginaire, boire à une tasse absente, offrir du geste un siège fictif à un visiteur invisible, etc.

Dans d'autres cas s'ajoutent des hallucinations, tantôt intenses, s'accompagnant de délire violent et sortant par là même du cadre de notre sujet. tantôt peu accusées, fugaces, sans réactions dangereuses.

Un enfant atteint de tuberculose pulmonaire touche à sa fin. Il est heureux, car il entend des belles musiques : ce sont les anges qui viennent le chercher.

Une femme de 46 ans fait une crise de rhumatisme avec fièvre légère. Elle voit, au milieu de la nuit, l'image d'un mannequin de bois qui, placé à la devanture d'un magasin de confections, avait attiré son attention quelques jours auparavant. Il lui apparaît habillé de rouge. Elle reconnaît les personnes placées auprès d'elle, leur cause, mais voit toujours la vision grimaçante qui se cache sous son lit, prête à s'élancer sur elle. Vingt-quatre heures plus tard, l'hallucination s'était évanouie et ne devait plus reparaître.

D'autres fois encore, l'hallucination fait place à la simple illusion et le malade ébauche quelques conceptions délirantes. Un jeune homme fatigué par la préparation d'examens difficiles fait une promenade de trente kilomètres au soleil. Il présente la nuit suivante des maux de tête, de l'insomnie. des cauchemars : le milieu qui l'entoure devient brumeux : il a des illusions, prend son frère pour l'empereur d'Allemagne, le frappe et ne retrouve sa lucidité que huit jours plus tard.

De tels malades peuvent guérir chez eux ou à l'hôpital et ne doivent pas être internés.

Les modifications de l'humeur se manifestent soit par de l'exaltation intellectuelle, soit par de la dépression mentale.

L'exaltation intellectuelle se traduit par une exubérance générale :

exubérance des sentiments : euphorie, satisfaction ; exubérance des pensées : conceptions grandioses, audacieuses ; exubérance de langage : loquacité, bavardage, inconvenance des propos ; exubérance des actes, entreprises téméraires, spéculations aventureuses, achats inconsidérés, écarts de conduite, etc.

Si de tels sujets ne doivent pas encore être internés, il y a lieu de les surveiller attentivement et d'être prêt à signer leur internement, car l'audace de leurs propos ou l'indélicatesse de leurs actes peuvent les conduire devant les tribunaux, de même que leurs projets hasardeux et leurs dépenses excessives pourraient amener leur ruine et celle de leur famille.

La dépression mentale offre le tableau inverse de l'exaltation : le sujet, inerte, triste, découragé, pense avec difficulté, s'exprime avec peine, n'ose rien entreprendre, présente le type de l'aboulie ; il se croit souvent incapable, indigne : dans ces conditions le meilleur remède à sa situation lui semble être la mort ; un tel sujet ne doit donc pas être perdu de vue, la famille doit être avertie qu'il y a lieu d'exercer à son égard une surveillance attentive, et qu'à la moindre tentative ce malade doit être interné, seule mesure efficace pour éviter le suicide.

*
* *

Les sujets *conscients* de leur état pathologique viennent d'eux-mêmes consulter le médecin. Leurs troubles sont constitués principalement par les obsessions et les impulsions.

Le premier de ces troubles nous occupera seul ici : nous nous contenterons d'en ébaucher rapidement la description et nous en analyserons plus minutieusement le fond, c'est-à-dire l'état mental des obsédés.

Voici d'abord quelques exemples de phobies et d'obsessions. Une personne — une femme le plus souvent — s'occupe à nettoyer son appartement, à épousseter ses meubles ou est assise un livre à la main. Survient une souris ; immédiatement, elle abandonne ses occupations et monte sur une chaise ou sur une table en appelant au secours — ou bien elle gagne rapidement la porte et s'enfuit à toutes jambes — ou encore reste pétrifiée sur place, la bouche grande ouverte, complètement aphone C'est une phobie constitutionnelle. Nous disons constitutionnelle, parce que cette femme a eu de tout temps pour les rats et les souris une peur inexpliquée qui s'est toujours traduite par des réactions excessives.

L'an dernier, une femme de 45 ans vient à la consultation, se prétendant atteinte d'un début de paralysie. Habituellement elle allait et venait comme auparavant, vaquait à ses occupations ordinaires sans présenter aucun trouble. Mais au moment de traverser une place, elle restait figée, ses jambes refusaient d'avancer, elle était prise alors d'oppression, de palpitations, éprouvait un sentiment de malaise indescriptible allant jusqu'à l'angoisse : il lui semblait qu'un malheur la menaçait, que si elle traversait une place elle allait tomber foudroyée ou se faire écraser, etc. Elle n'avait pas toujours été ainsi. Jusqu'à l'hiver de 1918, elle n'avait jamais rien éprouvé de semblable : à ce moment, Paris étant bombardé par les Gothas et les Berthas, elle devait, pour aller de son domicile à la station du Métropolitain où elle était employée, se mettre à l'abri et raser les murs. Quatre mois plus tard, elle présentait le trouble que nous venons de décrire, et qui ne s'est pas modifié depuis trois ans. Cette femme n'est nullement, comme bien l'on pense, atteinte de paralysie ; ce qu'elle présente est l'agoraphobie. Voilà une phobie accidentelle — accidentelle parce qu'elle est apparue au cours de l'existence, sous l'influence, semble-t-il, d'une cause extérieure.

Lorsque cette personne rentre chez elle, elle se livre à ses occupations habituelles, vérifie ses comptes ou commence une lecture. A ce moment, l'idée qu'elle aura, le lendemain, à traverser de nouveau une place revient à son esprit et s'impose à elle, provoquant les mêmes troubles, le même malaise, la même anxiété que si elle se trouvait en présence de la place à franchir. Ce trouble n'est plus une phobie, mais une obsession.

L'obsession est ainsi à la phobie ce qu'est l'idée à la perception.

Une jeune femme va rendre visite à l'une de ses amies. C'est la mode des larges chapeaux maintenus par de longues épingles dont l'extrémité acérée devait, en vertu d'une ordonnance de police, être munie d'un protège-pointe. Cette dame avait oublié son protège-pointe. La visite se passe normalement et l'on se quitte en s'embrassant. A peine de retour chez elle, cette personne se demande si elle n'aurait pas crevé un œil à son amie : cette idée lui paraît d'abord absurde, mais revient néanmoins à sa pensée. Elle se dit que cet accident est impossible ; elle a toujours été assise à un mètre au moins de son amie ; elle se souvient cependant que cette dernière s'est approchée d'elle pour voir de plus près la broche qu'elle portait, et à ce moment, son épingle a pu lui piquer l'œil ; s'il en était ainsi, elle aurait crié, manifesté sa douleur ; elle se souvient alors que certaines personnes sont anesthésiques : son amie est peut-être atteinte de ce trouble. Mais elle le saurait, elle en aurait entendu parler. Il est vrai que le propre de l'anesthésie est d'être ignoré par celui qui en est atteint. — Peut-être son amie est-elle dans ce cas. — Oui, mais la piqûre de l'œil se serait traduite par une manifestation quelconque, aurait provoqué une égratignure dont quelqu'un se serait aperçu. — Peut-être, en l'embrassant au moment de la quitter, lui a-t-elle piqué l'œil, et comme la porte s'est à ce moment refermée sur elle, rien ne lui aurait traduit cet accident. —Notre malade retourne ses idées, les discute, reconstruit la scène, se donne des explications et des arguments pour ou contre la possibilité de ce fait pendant plusieurs heures, et jusqu'à la fin de la soirée elle a l'esprit tourmenté par l'inquiétude et la crainte. Elle a envie, à un moment, d'aller sonner à la porte de son amie pour se rendre compte si rien de fâcheux n'est arrivé pendant sa visite, mais elle voit tout le ridicule de cette démarche à laquelle elle n'ose se résoudre. Voilà un exemple d'obsession avec idée de doute.

Remarquons en passant le rôle de l'activité mentale dans l'élaboration de ces obsessions ; notre malade reconstruit la scène dans ses détails les plus minutieux, se souvient que son amie s'est approchée d'elle pour examiner sa broche, pour l'embrasser, etc. Elle fait appel à ses souvenirs, évoque tout ce qu'elle peut savoir, comme la connaissance de l'anesthésie, fait en un mot, si l'on veut, une sorte de travail de Pénélope modifié en ce sens qu'elle construit inconsciemment ce qu'elle essaye de défaire volontairement.

Si nous essayons maintenant d'analyser la constitution de l'obsession, nous voyons qu'elle se compose essentiellement de trois éléments :

a) Un élément *émotif*, — l'anxiété, — qui se traduit par des réactions exagérées ;

b) Un élément *intellectuel* dont le caractère est d'être : 1° involontaire (la pensée obsédante apparaissant spontanément et en dehors de la volonté des sujets) ; 2° impérieux et irrésistible (l'obsession s'impose malgré la volonté) ; 3° persistant (le malade est impuissant à chasser cette idée qui revient sans cesse à l'esprit et dure parfois plusieurs heures, parfois plusieurs jours et même davantage) ; 4° parasite (c'est un véritable corps étranger de la pensée, qui rompt le cours normal des idées jusqu'à dissocier la personnalité ou arrêter l'acte dans son exécution) ;

c) Un élément de *conscience* : le sujet se rend compte de son trouble et en reconnaît la nature pathologique.

* *

L'obsession doit être distinguée des *idées fixes*, des états *mélancoliques ou délirants* et des manifestations mentales *automatiques*.

Les *idées fixes* sont normales ou pathologiques.

Les idées fixes *normales*, comme celles du chercheur, de l'artiste, du savant, le doute scientifique, font essentiellement corps avec le sujet et lui appartiennent en propre. Elles n'arrêtent pas le cours régulier des idées, comme chez les obsédés, mais l'excitent. Elles n'entravent pas la production de l'œuvre, mais l'exaltent. Elles ne désagrègent pas la personnalité, mais la synthétisent. Elles ne sont pas un émiettement de la pensée, mais, au contraire, sa plus haute expression.

Les idées fixes *provoquées*, telles que les passions, le remords, sont bien parasites et rompent le cours régulier de la pensée, mais l'intensité de leur cause les justifie.

Il en est de même des idées fixes des *délires* systématisés ; malgré leur intensité, elles font essentiellement corps avec la personnalité du sujet qui, en aucun cas, n'en reconnaît l'état morbide ; malgré leur nature pathologique, elles s'élaborent selon un processus analogue à celui des idées normales. Ainsi en est-il, en particulier, des idées fixes *hypocondriaques*, des idées d'autoaccusation des délires mélancoliques, si voisins de l'obsession : le mélancolique, l'hypocondriaque, est convaincu du bien fondé de ses idées, alors que c'est précisément l'incertitude et le doute qui caractérisent l'obsession véritable.

Dans les états *mélancoliques*, dont l'anxiété est le symptôme fondamental, il n'y a pas davantage doute ou indécision ; l'idée pathologique fait essentiellement corps avec l'état mental du sujet qui croit de toutes ses forces à sa réalité.

D'autre part, les idées fixes *post-oniriques* et *hystériques* sont comme des souvenirs réellement vécus, qui persistent dans la personnalité, sans pour cela en troubler l'unité.

Chez les *épileptiques*, les idées persistantes, impulsives et confuses comme les phénomènes ordinaires de la névrose, sont insuffisantes pour éveiller l'anxiété de l'obsession.

Dans les états d'obtusion ou d'affaiblissement intellectuel, en raison de la pauvreté du fond mental, ce sont toujours les mêmes idées et images qui reviennent *automatiquement* : tels, le rabâchage de l'ivrogne ou du confus, ou les récits stéréotypés des débiles et des déments.

*
* *

Le nombre des obsessions est infini : il y en a autant qu'il peut y avoir d'images, de représentations ou d'idées, allant depuis la simple image motrice, représentation d'un mouvement, jusqu'à la pensée abstraite traduisant un concept métaphysique ou moral compliqué.

Certaine école avait tenté naguère de décrire à part chaque obsession ou phobie d'après son contenu représentatif, mais n'avait abouti qu'à individualiser sans intérêt une multiplicité de formes morbides et à créer une longue litanie d'appellations tirées de mots grecs et se terminant par « manie » ou « phobie ». Ces distinctions sont inutiles, et, quel que soit l'objet de l'obsession, — qu'il s'agisse de phobie, de doute, de scrupule, ou même d'impulsion, — c'est toujours la même maladie ; ce qu'il importe de distinguer, ce n'est pas leur contenu, mais le cadre dans lequel elles évoluent.

Tantôt l'obsession constitue à elle seule toute la maladie, tantôt elle n'est qu'un épisode au cours d'autres affections à caractère nettement défini.

L'obsession constitue toute la maladie. Nous venons de donner la peur des rats et des souris comme exemple de phobie constitutionnelle. Ces phobies sont, pourrait-on dire, monnaie courante. Elles ont même des noms; ainsi la cynophobie ou peur des chiens, la galéphobie ou peur des chats, etc. Certains individus ne peuvent pas voir des fleurs, des rubans, d'autres sentir un parfum, sans manifester les réactions les plus violentes. Des grands hommes eurent de ces petites défectuosités mentales, et ce n'est pas trahir un secret médical de rappeler que la vue d'un ânon faisait perdre connaissance au duc d'Epernon, amiral de France. Wladislas, roi de Pologne, se troublait et prenait la fuite quand il voyait des pommes ; le savant philologue Scaliger, né à Padoue, frémissait en voyant du cresson ; l'astronome suédois Tycho Brahé sentait ses jambes défaillir à la rencontre d'un lièvre. Henri III, le vainqueur de Jarnac et de Moncontour, le maréchal de Schomberg, Wellington, Napoléon Ier, Meyerbeer. ne pouvaient supporter la vue des chats [1]. D'ailleurs, depuis bien longtemps, on pouvait lire dans Montaigne : « J'ai vu des gens fuir la senteur des pommes plus que les arquebusades, d'autres s'effrayer pour une souris, d'autres rendre gorge à voir de la crème, etc. [2] »

Si ces manifestations mentales peuvent se rencontrer chez des hommes dont la situation ou les travaux témoignent de dispositions intellectuelles supérieures, comme corollaire on les voit s'atténuer à mesure que l'on descend les degrés de l'échelle intellectuelle : rares chez les débiles, elles disparaissent chez les imbéciles et les idiots.

Les obsessions peuvent se montrer à l'état pour ainsi dire isolé. Une

---

1. Gélineau. *Des peurs maladives ou phobies.* Paris, 1894.
2. In Pitres et Régis. *Les obsessions et les impulsions.* Paris, Doin, 1902.

idée s'imposera à l'esprit sous un motif quelconque, appelé par association directe ou par contraste, et durera un temps plus ou moins long ; elle sera une gêne, mais permettra néanmoins les occupations habituelles.

D'autres fois, les obsessions revêtiront un caractère subintrant, se succéderont sans discontinuité, se systématiseront dans une certaine mesure, et alors on assistera à une véritable crise d'obsession.

En voici trois types : le premier a trait à une femme qui, impressionnable et inquiète à l'excès, s'est toujours fait, d'après sa propre expression, « des montagnes d'un rien », voyant le côté fâcheux de toute chose, et vivant dans un pessimisme constant. A la suite d'une grippe, elle présente des accidents neurasthéniques avec crises d'obsession. Elle a un sentiment de vide cérébral avec impossibilité de réunir ses idées, de fixer son attention, est inapte à tout travail ; tout mouvement lui est pénible. Elle se figure être atteinte de toutes les maladies qu'elle connaît, désespère de guérir, et redoute une mort prochaine. A certains moments, elle se sent poussée malgré elle à se donner la mort. La vue d'un couteau éveille chez elle l'envie de s'en frapper, celle d'une corde l'idée de se pendre, etc., et chaque fois elle doit lutter pour ne pas donner suite à son désir. Cet état dura environ trois mois et notre malade redevint ce qu'elle était auparavant, inquiète et scrupuleuse. Depuis lors, à quatre reprises, elle contracta des infections grippales qui chaque fois furent suivies des mêmes manifestations d'une durée à peu près égale.

Ces crises d'obsession semblent liées à une infection et sous sa dépendance.

Le deuxième type concerne un sujet qui a toujours été phobique et obsédé : il se fatiguait vite, était sujet à des maux de tête et se plaignait le matin de lassitude. Enfant, il redoutait de monter en voiture, craignant toujours quelque accident, n'osait communier par crainte de confessions imparfaites. Il fait sa médecine et craint alors d'être incapable d'achever ses études et de passer sa thèse, bien que le succès couronne tous ses efforts. La guerre arrive : on lui donne un service d'hôpital. Peu après, il a des douleurs de tête, avec constriction en casque, une sensation de vide cérébral, et surtout des crises d'anxiété avec gémissements continuels et impossibilité de rester en place. Ces troubles sont plus accentués dans la seconde partie de la nuit et dans la matinée. La dominante de cet état est l'existence d'obsessions : notre sujet craint d'être accusé de désertion, de trahison même : il se voit déjà traduit en conseil de guerre et condamné. La crise d'obsession s'est ici développée sans cause bien caractérisée. — C'est le cas le plus fréquent.

Dans le troisième exemple, il est question d'une femme de trente ans qui a toujours été, elle aussi, phobique et scrupuleuse, s'accusant de faire mal ce dont elle était chargée. A l'époque de sa première communion, elle fut tourmentée par la crainte d'avoir toujours oublié quelque péché en se confessant. Plus tard elle se marie. A 28 ans, elle eut une fièvre typhoïde grave, accompagnée d'un délire dont elle ne conserva aucun souvenir. Un an plus tard, grossesse, normale jusqu'au cinquième mois. A ce moment, céphalalgie, impression de vide cérébral, pesanteur et faiblesse des jambes, constriction céphalique en casque. Quelques mois après l'accouchement, à ces sensations s'ajoutèrent de l'anxiété avec gêne respiratoire, angoisse précordiale, malaise indéfinissable, dégoût insurmontable de la vie, apathie.

La malade aurait désiré être morte, mais ne se sentait pas poussée à se tuer. Quelques semaines plus tard apparurent des accès d'obsessions et impulsions au suicide. Bien qu'étant parfaitement heureuse en tous points, elle se sentait poussée malgré elle et sans raison à se tuer, en même temps que s'accroissait l'anxiété. Ces obsessions n'étaient d'ailleurs pas les seules. Se trouvant un jour avec son jeune enfant sur les genoux, elle avait aperçu un couteau de cuisine. Cette vue avait éveillé en elle l'idée d'enfoncer le couteau dans la poitrine de l'enfant, et ce désir était devenu si impérieux qu'elle avait dû quitter l'appartement. Elle eut alors la représentation mentale vive de l'acte accompli, qui lui fit horreur et provoqua en même temps une détente. Une autre fois, au moment de se coucher, elle éprouva l'irrésistible besoin de s'exhiber en chemise dans la rue. Elle se dirigea vers la porte pour satisfaire ce désir, mais la vue de ses enfants arrêta cette tentative. Elle présentait également des impulsions : un jour, elle faillit succomber à la tentation de lancer sans motif un bol à la tête de son mari pendant le déjeuner. Mais l'obsession dominante était celle de suicide, et revenait environ deux fois par mois, par périodes de huit à dix jours. Ces accès étaient coupés par des phases d'exaltation dans lesquelles la mentalité se transformait. A la tristesse succédait une gaîté exagérée, également sans motif. La malade se reprochait d'avoir voulu se tuer et se promettait de n'avoir plus semblable pensée : elle se sentait forte, heureuse de vivre, s'occupait avec activité de son ménage, de ses enfants, voyait l'avenir en rose, voulait sortir, aller au bal, au théâtre : elle chantait la plus grande partie de la journée. Cette période d'excitation était d'une durée à peu près égale à celle des phases de dépression avec obsessions.

Ces différents cas sont distincts les uns des autres. Dans le premier, les

crises d'obsessions sont provoquées par une maladie infectieuse; dans
le deuxième, elles ne paraissent amenées par aucune cause bien déterminée; dans le troisième, au lieu d'être continues, elles revêtent le type
périodique ou circulaire, caractérisé par l'alternance de périodes d'exaltation et de dépression avec obsessions [1].

*
* *

Jusqu'ici nous avons vu que les obsessions présentaient un caractère intermittent. L'obsession isolée revient de temps à autre, mais ne
persiste pas de façon continue. Les crises d'obsession n'apparaissent
qu'à certaines périodes. Existe-t-il un état mental continu plus profond,
qui conditionnerait l'éclosion de ces troubles, ceux-ci n'en étant, pour
ainsi dire, que l'exagération? en un mot, les obsédés ont-ils un état
mental particulier?

Les dispositions mentales relevées chez eux pourraient être rapportées, les unes à l'*émotivité*, les autres à l'*intelligence*, d'autres enfin à
l'*activité*.

Le caractère principal du trouble *émotif* est l'exagération qui se traduit par de la *timidité*, de l'*inquiétude*, un état de *crainte générale*, un
sentiment de *dissatisfaction*, d'*incomplétude*.

Le sujet est *timide* devant les gens, devant les événements, les affaires,
devant la vie. Cette timidité envers les personnes le rend gêné, lui fait
perdre contenance, le prive de ses moyens : les impressions défavorables qu'il éprouve de ce fait lui font attribuer à autrui des sentiments en
rapport avec ces impressions : c'est ainsi que les gens avec lesquels il
entre en contact lui semblent désagréables et hostiles : « ce sont des
poseurs, des arrogants », etc.; il en résulte qu'il restreint de plus en
plus le cercle de ses relations. Timide devant les événements et les
affaires, il n'ose rien entreprendre, redoute toujours un malheur, une
catastrophe; il diminue son activité, réduit au minimum ses affaires et
circonscrit autant qu'il le peut le champ de ses entreprises. Il en est
de même pour toutes les autres choses de la vie : il est rebelle à toute
initiative, à tout ce qui sort de ses habitudes, de sa routine.

Il est *inquiet* pour lui, pour sa santé, pour sa vie, pour sa famille et
son entourage, pour ses affaires. Il vit dans un état de *crainte conti-*

---

1. La conception de l'obsession, manifestation dans certains cas de la psychose maniaque dépressive, a été soutenue par MM. Deny et René Charpentier au Congrès de
Nantes (août 1909) et dans l'*Encéphale* (octobre 1909), « Obsessions et psychose maniaque dépressive ».

nuelle, soit pour le présent, soit pour l'avenir, soit même pour le passé. Dans le présent, il est tourmenté par la peur de ne pouvoir arriver à la fin de ce qu'il entreprend : il s'imagine qu'il ne pourra jamais faire face à la tâche qui lui incombe : L'avenir lui apparaît plein de surprises inquiétantes et fâcheuses, il voit tout en noir et ne pense qu'aux catastrophes possibles, aux malheurs imprévus. Le passé lui-même le préoccupe : il lui est une source à la fois de regret et d'inquiétude : il regrette ce qu'il a fait, ce qu'il n'a pas fait, les occasions dont il n'a pas profité, celles dont — à tort peut-être — il a pu bénéficier, le sens dans lequel il s'est dirigé, etc.

Toujours *mécontent* de lui-même et des autres, il ne trouve rien de bien : son lit est mal fait, sa table mal mise, ses comptes sont mal tenus. Il veut toujours refaire son ouvrage ou le faire recommencer. Ce sentiment d'*incomplétude* domine d'ailleurs toute sa vie : il éprouve le besoin continuel de parachever, de perfectionner ce qu'il voit et qui lui semble avant tout incomplet, aussi tous ses efforts, toutes ses aspirations sont d'avance paralysés par ces sentiments.

Du côté de l'*intelligence*, la note dominante est le doute.

Le sujet n'est jamais sûr de ses sensations : il doute de lui et des autres. Il n'est pas certain d'avoir bien compris ce qu'il a entendu, ce qu'il a vu, ce qu'il a lu, etc. Il lui faut des vérifications continuelles. Il redoute tout de lui-même et des événements : il attend les pires conséquences d'incidents simples en eux-mêmes. Un parent va-t-il en voyage ? il voit le train qui l'emporte déraillant, la voiture versant ou tombant dans un précipice, le bateau coulant à pic. Un orage éclate-t-il ? c'est sur sa maison que la foudre va tomber : le vent va arracher la toiture qui ira tuer ou blesser un passant ; celui-ci lui deviendra une charge, puisqu'il devra lui fournir une pension, etc., etc.

Accompagné de ce pessimisme constant, le doute perpétuel sur sa conduite devient le scrupule. Le sujet a peur de mal s'acquitter de sa tâche, de n'avoir pas fait tout ce qui était son devoir. Il se reproche des négligences qui ont peut-être compromis les intérêts, la sécurité ou la vie d'autrui. Il revient sur son passé pour en voir les lacunes ou les défauts. Il en arrive ainsi à ressasser toujours les mêmes idées (véritable rumination intellectuelle), et se confine dans un cercle presque invariable de pensées (piétinement mental).

Pour sortir de cet état, une intervention étrangère est souvent nécessaire, et ce secours d'autrui lui est parfois apporté par simple affirmation, sans qu'il soit besoin de raisonnement ou de démonstration.

L'*activité* est essentiellement hésitante. L'obsédé est un indécis. Il ne peut se résoudre à aucun parti, recule perpétuellement devant toute initiative, même anodine.

Il résulte de tout cela que ces sujets, rompant leurs relations, restreignant leurs affaires, limitant leur activité, s'isolant de plus en plus du monde, diminuent leur expansion, creusent un fossé entre eux et la société, se recroquevillent sur eux-mêmes, et, comme on dit vulgairement, « rentrent dans leur coquille ».

Cet état, en lui-même, constitue une véritable maladie, moins apparente que l'obsession elle-même, qui en est l'exagération momentanée, véritable feu de paille flambant par intervalles. Ses conséquences n'en sont pas moins néfastes pour l'individu, soit dans sa mentalité, soit dans sa condition sociale.

*
* *

Les diverses particularités mentales que nous venons de voir à l'état permanent chez les obsédés forment, ainsi envisagées, des complexes peut-être un peu vagues et imprécis.

Il semble que l'on puisse trouver des signes à la fois plus nets, plus précis et plus objectifs en s'adressant aux manifestations les plus simples des fonctions soit *réceptrices*, soit *motrices*, et qui seraient la *traduction extérieure de cet état mental* [1].

Du côté *moteur*, notons d'abord qu'on ne relève aucune altération des organes musculaires ou nerveux. Le trouble apparaît dans l'exécution de certains mouvements. La première modification nous a semblé *l'exagération*. Un sujet a un ruisselet à franchir : il fait un bond d'une ampleur excessive. Un autre, ayant à transporter d'un buffet sur une table une tasse fragile, la saisira avec beaucoup de délicatesse, l'élèvera très haut pour être sûr de ne pouvoir rien rencontrer sur son

---

1. Une double remarque s'impose pour ce qui va suivre :

1º On pourrait objecter que ces manifestations, considérées comme caractéristiques du fond mental, sont elles-mêmes en réalité des phobies et des obsessions. Sans doute, peut-on répondre, on trouvera toujours à la base, des altérations relevant du même état mental, puisque l'obsession n'est que l'exagération morbide de cet état. Mais, par définition, ces troubles ne sont pas des obsessions, au sens propre du mot, puisqu'ils ne s'accompagnent pas d'anxiété, et que le malade ignore leur nature pathologique. C'est en effet le plus souvent le médecin qui les lui révèle au cours de l'examen.

2º Le médecin consulté doit compter, pour les établir, plus sur l'interrogatoire du malade que sur son observation directe. Cette dernière n'est en effet possible que lorsqu'il peut voir vivre le malade un certain temps, le suivre dans ses évolutions, comme cela est possible à l'hôpital. On ne peut pas, en effet, déclancher à volonté l'apparition de ces signes, comme on obtient la production d'un réflexe, et il faut les voir quand ils se présentent.

passage, et la déposera avec d'infinies précautions. *Partout il dépasse l'effort nécessaire.*

Une autre altération porte sur la mise en train du mouvement. C'est *l'hésitation du début.* Tel est le sujet qui, au moment d'écrire, ou de donner simplement sa signature, laissera quelques secondes, sa plume immobile ou à peine animée d'un léger mouvement, avant de tracer les traits qui, une fois commencés, se poursuivront normalement.

Une autre particularité s'observe également à la fin du mouvement, que le sujet prolonge sans nécessité. C'est la *continuation après achèvement.* Ferme-t-il une porte à clef ? Il continuera à tourner la clef dans la serrure, bien que cependant la fermeture soit complètement réalisée. Doit-il éteindre une lampe électrique ? Il continue la pression sur l'interrupteur, alors que la lumière a déjà disparu. Timbre-t-il une lettre ? Il continue d'appuyer le doigt sur le timbre bien plus longtemps qu'il n'est nécessaire pour en assurer l'adhérence.

Mais de tous les troubles moteurs, le plus intéressant et le plus fréquent est la *répétition du mouvement.* Regardons un de ces sujets faire une malle ou ranger un placard. Il place les objets une première fois, les ressort, les pose à un autre endroit, les reprend pour les mettre ailleurs, les retourne, ne les trouve jamais bien placés et les met dans divers sens avant de les laisser définitivement. Dépose-t-il un objet sur une table ? Il le déplace, le dérange à plusieurs reprises, le tourne, le retourne, avant d'être satisfait de sa position. Au moment de mettre une lettre à la poste, ces sujets vérifient à plusieurs reprises l'adresse, s'assurent que l'enveloppe est bien cachetée et s'y reprennent à plusieurs fois avant de la glisser à la boîte. Ferment-ils leur porte ? Ils la poussent à plusieurs reprises pour s'assurer qu'elle est bien fermée.

Dans le domaine *sensitivo-sensoriel,* nous retrouvons des *modifications exactement superposables* à celles observées dans le domaine moteur ; on ne relève pas de troubles organiques proprement dits : les sensations et perceptions sont normales, mais dans le domaine de la représentation et de l'imagination, on note principalement, là encore, *l'exagération, la persistance* et *la répétition.*

L'exagération s'observe dans l'exaltation des représentations mentales et dans celle de l'imagination évocatrice. A la vue d'une souffrance ressentie par une tierce personne, l'individu en éprouve de la douleur dans la même région. A un degré plus accentué, la lecture ou la description provoque les mêmes phénomènes. A la lecture d'un roman, à la vue d'une pièce de théâtre, le sujet oublie sa propre personnalité pour prendre celle des personnages du livre ou de la pièce. Il lui semble qu'il s'agit de lui, car il s'identifie avec les héros qui lui sont représentés.

La *persistance* des représentations mentales s'ajoute à cette exaltation. K... Léon, musicien, assiste, dans un cirque, à la chute d'un équilibriste qui s'est simplement blessé. L'impression de cette scène va en s'amplifiant, et pendant plusieurs jours, il ne peut chasser cette vision de son esprit.

Enfin, c'est la *répétition* des représentations et des idées. De telles personnes reviennent constamment sur les mêmes faits. Assistent-elles à une discussion ou à un accident? Pendant plusieurs jours elles n'entretiennent leur entourage que de cet événement. Il n'est pas nécessaire qu'une scène impressionnante les ait frappées. Mais un incident banal qui a fixé leur attention revient constamment à leur esprit. Elles répètent toujours les mêmes choses et racontent les mêmes histoires.

Il convient d'ailleurs de ne pas confondre cet état, qui relève d'un fond émotif, avec le rabâchage du débile ou du dément chez qui l'indigence intellectuelle et la pénurie des images ramènent toujours les mêmes à l'esprit.

Il ne faut pas davantage, dans l'ordre moteur, confondre avec ces caractères d'exagération, de persistance, de répétition, traduisant l'état mental des obsédés, les stéréotypies des déments, — déments précoces en particulier, — ainsi que les gestes ou attitudes voulues de certains délirants sous la dépendance même de leurs idées délirantes. Il y a donc lieu de ne pas isoler, chez les obsédés, les modifications de l'état moteur, des manifestations des représentations mentales et de l'imagination.

La lecture est assurément le plus facile à examiner de tous les actes dans lesquels se trouvent à la fois réunies des impressions sensitivo-sensorielles, des incitations motrices, des opérations intellectuelles multiples, telles que représentation, mémoire, imagination, etc. Cet examen sera particulièrement intéressant chez l'obsédé, soit qu'on le fasse lire devant soi, soit surtout qu'on l'interroge sur ses diverses réactions à la lecture. Tout d'abord, au lieu de lire d'un trait, avec une certaine vitesse, il s'arrête à chaque mot, voulant en avoir la signification et la représentation complètes, ce qui coupe la phrase et rend la compréhension plus difficile. Il revient alors sur les mots déjà lus, décompose la phrase et arrive à perdre le fil du récit en voulant trop le scruter et le comprendre. Ce qu'il fait pour les mots, il le refait pour les phrases, qu'il recommence à plusieurs reprises, afin d'en mieux pénétrer le sens, et par une trop grande minutie du détail il n'arrive qu'à obscurcir et embrouiller le sens général du texte, ce qui l'oblige à recommencer. Il en résulte une lenteur désespérante de la lecture qui, au lieu d'un plaisir, devient une fatigue et même un acte pénible.

Les mêmes lenteurs, dues aux mêmes hésitations et répétitions, se reproduisent dans les divers actes de la vie courante.

En somme, ces sujets ne manquent en général ni de vivacité ni d'adresse, mais ce qui *ralentit leurs actes*, c'est la *multiplicité des mouvements inutiles.*

L'imagination des obsédés est en général d'une richesse remarquable, et dans certains cas elle les dessert en assombrissant les moindres événements auxquels elle attache toujours quelques complications fâcheuses. Dans d'autres cas, par contre, elle devient un point d'appui pour le sujet et lui fournit parfois un moyen de lutter contre son obsession, témoin cette observation rapportée par Truelle et Eissen [1]. Un obsédé délirant, voulant essayer de guérir sa peur de l'obsession par une peur encore plus violente, imagine, — après lecture d'une histoire analogue, rapportée par un fait divers, — qu'il était médecin à bord d'un bateau. Ce bateau transportait des cobras dans une caisse. La caisse s'était ouverte et tous les serpents se répandaient à travers le navire. Pendant quinze jours, il vécut ce rêve volontaire, ne voyant rien de ce qui se passait autour de lui, faisant abstraction du milieu réel, et conformant sa conduite à la scène imaginée.

⁎
⁎ ⁎

Nous avons vu que les particularités observées dans l'état moteur, se manifestent surtout dans les menus faits de la vie courante. Comment se comportent les sujets dont la vie ordinaire se compose surtout de menus faits ?

Un teneur de livres vérifiait à tout instant ses comptes et sa caisse ; un receveur d'omnibus et un garçon de café recomptaient constamment leur monnaie, craignant toujours de s'être trompés ou de n'avoir pas fait payer un client. Une ménagère recommençait plusieurs fois de suite ses nettoyages. En somme, tous étaient gênés dans leurs occupations, que certains durent même interrompre pour ce motif.

Or, qu'exigent ces professions ? C'est avant tout un bon automatisme. Pour qu'un comptable exerce sa profession facilement et sans fatigue, il faut qu'il puisse faire ses comptes et sa caisse au milieu du

---

1. Truelle et Eissen, Pseudo-délire par auto-suggestion chez un obsédé, in *Annales médico-psychologiques*, mai 1913.

bruit du magasin et des conversations des clients. De même, pour le receveur d'omnibus qui, tout en faisant payer ses voyageurs, peut donner des renseignements et soutenir la conversation avec d'autres personnes. De même le garçon de café qui, tout en recevant sa monnaie, parle, plaisante même avec les consommateurs. Toutes ces occupations doivent être en quelque sorte tout automatiques. La gêne que l'on observera dans ces cas, traduira donc une défectuosité de l'automatisme. et il semble qu'en effet, ces troubles de l'automatisme sont précisément ceux qui forment le fond mental des phobiques et des obsédés [1].

⁎

Quelle est maintenant l'évolution de ces troubles ? La crise d'obsession guérit habituellement, quitte à se reproduire après un temps plus ou moins long, mais dans l'intervalle persistent toujours des obsessions isolées ou des idées obsédantes qui ne sont que l'exagération du fond mental même, et l'on doit parler, dans ces cas, de rémissions plutôt que de véritable guérison.

Il y a lieu de mentionner toutefois, qu'avec l'âge, les obsessions peuvent augmenter d'intensité, aller en s'aggravant, les paroxysmes devenir plus longs, en même temps que les intervalles qui les séparent se raccourcissent jusqu'à passer à l'état presque continu, se rapprochant, par certains côtés, dans ces cas, des phénomènes délirants.

Les relations des obsessions avec les délires peuvent affecter plusieurs types :

1° L'obsession est masquée par l'apparition d'un délire : confusion mentale, délire onirique, par exemple.

2° L'obsession existe à côté des idées délirantes : un obsédé fait un délire et conserve sa tournure d'esprit habituelle.

3° L'idée délirante prend un caractère obsédant.

4° C'est une hallucination qui prend ce caractère obsédant, et à ce sujet nous devons rappeler les cas d'hallucinations obsédantes et

---

1. Sans doute, l'exercice des professions intellectuelles peut être également gêné par les obsessions et les phobies, témoin le médecin ou le prêtre, obligés d'interrompre leur service, l'un s'accusant de la mort de ses malades, l'autre d'un état de conscience incompatible avec son ministère. Mais là encore, la fonction intéressée, quelle qu'elle soit, est l'équivalent, à un degré supérieur, de celle que nous venons de saisir dans le mécanisme le plus simple de la vie courante matérielle, les troubles moteurs que nous avons signalés en étant l'expression apparente.

d'obsessions hallucinatoires que M. Séglas [1] a si bien mis en lumière.

5° Le sujet prend son obsession comme point de départ d'un délire qu'échafauderont une activité mentale mal orientée et un besoin débordant d'analyse. Par ce mécanisme pourront éclore des délires par analyse ou, si l'on vent, par introspection, qui prendront des tournures différentes, suivant le sens dans lequel se dirigeront les investigations délirantes des sujets [2].

6° Il peut arriver, dans des cas très rares, chez les obsédés délirants, que le délire provoque la disparition des obsessions, réalisant, pour le malade, un véritable « truc » mental. L... Clémence, 56 ans, a toujours été une phobique, une douteuse, une obsédée. Elle doutait de la plupart de ses actes, s'accusait de fautes imaginaires, ne trouvait rien de bien dans ce qu'elle faisait, et aurait toujours désiré mieux. Survient le décès de son père qu'elle avait soigné avec beaucoup de dévouement. La veille de cette mort, l'idée que, pour lui, ce serait une délivrance, lui avait traversé l'esprit. Le lendemain, elle s'imagina qu'elle avait désiré sa mort ; huit jours plus tard, elle s'accusait de l'avoir tué par ces trois paroles. Elle fait alors un délire d'auto-accusation, disant qu'elle est une misérable, qu'elle a causé la mort de son père, qu'elle est damnée et qu'elle est morte. Mille démons cruels, dit-elle, lui ont arraché le cœur. Quelques mois plus tard, elle conservait l'idée qu'elle était morte et damnée. Ses obsessions et ses doutes ont disparu, une morte ne saurait avoir des obsessions ; et depuis lors, elle vit avec son délire, complètement débarrassée de ses obsessions. Depuis plus de vingt ans, ces troubles ne se sont pas modifiés : la malade vit calme et tranquille, n'a aucune des réactions du délire de négation ordinaire auquel se rapporteraient ces troubles mentaux, et l'affection n'évolue pas vers la démence. Il semble qu'il s'agisse là d'un véritable moyen de défense qui, une fois révélé au malade, lui sert à l'avenir pour se soustraire à ses obsessions.

---

1. SÉGLAS, *Annales médico-psychologiques*, 1892, et *Leçons de la Salpêtrière*, 1894. — Nous rappelons à ce sujet les descriptions remarquables et demeurées, classiques que M. Séglas a données de l'obsession et les pages importantes que M. Chaslin a consacrées à ce sujet dans son intéressant ouvrage : *Éléments de sémiologie et clinique mentales*, Paris, 1912 ; et nous regrettons que la place limitée dont nous disposons ne nous permette pas de mentionner les principaux auteurs qui ont traité de la question des obsessions, tels que Magnan, Pitres et Regis, Raymond et Pierre Janet, etc., etc., pour ne parler que des modernes.

2. VURPAS, *Contribution à l'étude des délires systématisés*, Thèse inaugurale, Paris, 1902.

VASCHIDE et VURPAS, La logique morbide, l'analyse mentale, Paris, 1903.

*
* *

Nous sommes ainsi amenés à considérer l'obsession au cours d'autres états morbides. C'est ainsi que l'on voit des obsessions dans des états neurasthéniques, symptomatiques de diverses affections, et même jusque dans les troubles neurasthéniques du début de certaines paralysies générales. Les obsessions que l'on observe dans ces cas se rapportent habituellement à l'objet de la maladie, et fréquemment à la crainte de la syphilis et de ses conséquences. Ces obsessions ne sont ordinairement pas très tenaces, et s'atténuent assez vite à mesure que l'affection marche vers l'affaiblissement intellectuel. S'il arrive que l'on en observe dans des périodes plus avancées, elles sont beaucoup plus rares, et marquées elles-mêmes du caractère profondément démentiel de cette maladie.

Au cours d'autres affections empreintes également d'affaiblissement intellectuel, on peut voir apparaître des obsessions. Ainsi en est-il, dans certains ramollissements cérébraux, à la suite de traumatismes craniens violents, dans l'artério-sclérose, ou dans la sénilité.

Dans tous ces états, les obsessions ne présentent pas de caractères très particuliers et tirent surtout leur physionomie des troubles sur lesquels elles évoluent.

Un fait paraît digne d'attirer l'attention : c'est l'existence, chez des artério-scléreux, de phénomènes de dépression avec crises d'obsessions précédant d'un an ou deux l'apparition d'une hémorragie cérébrale.

Un certain nombre d'obsessions et de phobies peuvent également s'observer dans l'hystérie et l'épilepsie. Il y a lieu de les distinguer des idées fixes, plus fréquentes dans ces deux névroses, — où elles n'ont, d'ailleurs, pas de caractère bien particulier.

Une place spéciale doit être faite aux obsessions que l'on observe dans la période prodromique de la démence précoce et qui sont remarquables surtout par l'intensité de leurs manifestations, — extérieures du moins, — car d'une façon générale, l'émotivité semble toujours diminuée dans ces états. Un second caractère serait constitué par leur précocité.

Des obsessions et des phobies s'observent également, — quoique plus mobiles et plus fugaces, — dans le cours de la démence précoce. Toutes ces obsessions ne sont en somme que des symptômes d'affections déterminées, dont l'évolution seule importe.

*
* *

Si nous faisons abstraction de cette seconde catégorie d'obsessions

pour n'envisager que celles de la première qui ne peuvent être rattachées à aucune affection précise, et qui constituent à elles seules toute
la maladie, nous pourrons dire que, *d'une façon générale, l'obsession ne
conduit pas à l'aliénation mentale. Les obsédés ne doivent donc pas être
internés.*

D'autre part, remarquons que l'on observe les obsessions surtout
dans la période prodromique des affections au cours desquelles elles
évoluent, lorsque le malade n'est pas encore un aliéné au sens propre
du mot, ou lorsque l'intelligence est encore relativement conservée. Il
semble qu'alors il y ait rupture d'équilibre entre les éléments intellectuels et automatiques, plutôt que véritable déficit intellectuel.

Si nous rapprochons ce fait de ceux que nous avons observés dans les
obsessions constituant à elles seules tout le trouble mental, nous arrivons à une constatation analogue. Tous les faits traduisant l'état de
l'intelligence chez les obsédés montrent, en effet, que ce ne sont pas les
fonctions supérieures proprement dites qui sont intéressées, et nous
sommes ainsi amenés à nous demander si l'obsession n'est pas simplement *la réaction de l'intelligence à la défectuosité de l'automatisme.*

DIX-SEPTIÈME CONFÉRENCE

PAR

GEORGES BOURGUIGNON
Chef du laboratoire d'Electro-Radiothérapie de la Salpêtrière.

LA CHRONAXIE

Messieurs,

Permettez-moi d'abord de remercier bien sincèrement M. le Professeur Pierre Marie de m'avoir fait l'honneur de me confier cette leçon sur la « Chronaxie ». Je vais essayer de vous démontrer ce qu'est la chronaxie et de vous exposer son rôle en électrophysiologie et en électrodiagnostic, tel que l'ont établi les recherches de M. le Pr Lapicque et mes recherches personnelles.

L'électrodiagnostic passe actuellement, si je puis dire, par une crise. Tous les électrothérapeutes savent que la loi de Dubois-Reymond, qui est la base des mesures classiques en électrodiagnostic, est erronée, et cependant ils continuent à s'en servir : c'est qu'on ne change pas du jour au lendemain ses habitudes d'esprit ni son instrumentation.

Depuis 1894, les recherches d'Hoorweg, médecin électrothérapeute à Utrecht, ont démontré définitivement, grâce à l'emploi des décharges de condensateurs, que la loi de Dubois-Reymond est fausse. Le professeur Weiss, actuellement professeur de physique médicale et doyen de la Faculté de médecine de Strasbourg, a donné, en 1901, la loi d'excitation qui porte son nom. Partant des recherches de Weiss, le professeur Lapicque, actuellement professeur de physiologie à la Faculté des sciences de Paris, a établi une mesure de l'excitabilité par un paramètre qu'il a appelée « Chronaxie » (1905). Mes recherches personnelles, commencées en 1911, ont eu pour but et pour résultat, après quelques tentatives de Doumer et de Cluzet, d'introduire cette mesure de l'excitabilité en électrodiagnostic et de mettre d'accord l'électrodiagnostic et l'électrophysiologie actuelle. Ce faisant, j'ai de plus découvert des lois d'électrophysiologie générale normale et pathologique.

Qu'est-ce donc que la « Chronaxie » ?

Pour le comprendre, il est nécessaire de repasser rapidement en revue les notions anciennes d'électrophysiologie, établies par Dubois-Reymond.

I. *Les ondes électriques employées en électrophysiologie.* — Considérons d'abord l'action sur les nerfs et les muscles du courant électrique le plus simple, le courant continu d'intensité constante, fourni A par une batterie de piles ou d'accumulateurs, établi ou coupé brusquement au moyen d'une pédale, c'est-à-dire dans les conditions dans lesquelles opérait Dubois-Reymond.

Au moment où l'on ferme le circuit, si ce circuit ne renferme aucune bobine, c'est-à-dire aucune self, le courant s'établit instantanément et l'intensité passe instantanément de 0 à sa valeur déterminée par la loi d'Ohm $I = \dfrac{V}{R}$ dans laquelle I représente l'intensité en ampères, V la différence de potentiel, en volts, à l'origine du circuit, et R la résistance, en ohms, supposée invariable, du circuit.

Une fois cette valeur atteinte, le courant passe avec la même intensité jusqu'à ce qu'on ouvre le circuit. A ce moment le courant cesse brusquement de passer, et instantanément, son intensité tombe de la valeur $I = \dfrac{V}{R}$ à 0. Le temps qui s'est écoulé entre la fermeture et l'ouverture du circuit est le temps de passage du courant.

Une portion de courant, comprise ainsi entre une fermeture et une ouverture, est ce qu'on appelle une *onde électrique*. Si nous faisons le graphique de l'onde que nous considérons en portant en abscisses les temps et en ordonnées les intensités, nous voyons que cette onde a une forme rectangulaire. La longueur totale de l'abscisse comprise entre le moment de la fermeture du circuit et celui de l'ouverture, mesure le temps de passage du courant ou durée de l'onde électrique. L'intensité étant constante, toutes les ordonnées d'intensité sont égales. La ligne qui réunit les points est donc une droite parallèle à l'axe des abscisses. La hauteur de cette ordonnée mesure l'intensité du courant : cette onde a donc une forme rectangulaire ; on l'appelle une « onde rectangulaire ». La surface du rectangle déterminée par la ligne parallèle à l'axe des abscisses, par cet axe et par les deux ordonnées d'intensité égales entre elles correspondant au moment de la fermeture et de l'ouverture du circuit (voir fig. 1), c'est-à-dire de l'établissement et de la rupture brusques du courant, mesure la quantité d'électricité qui a passé : c'est dire que, pour un courant constant, la quantité d'électricité est égale au produit de l'intensité du courant par le temps de son passage :

$$q = it.$$

C'est exactement la même chose que pour calculer la quantité d'eau

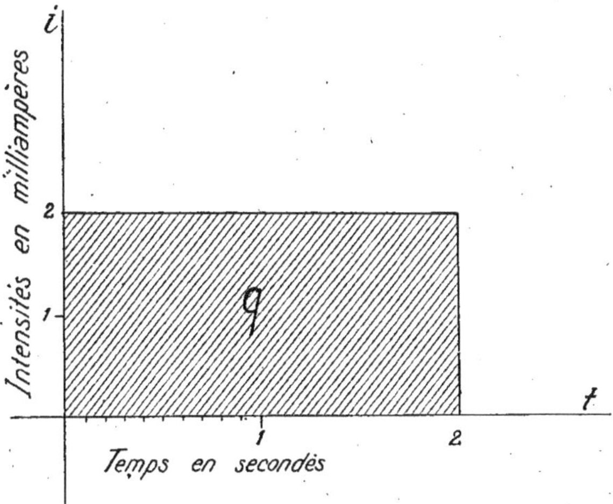

Fig. 1. — Onde rectangulaire. (La surface hachée du rectangle mesure la quantité d'électricité : $q = it$.)

fournie par un robinet de débit constant ; il suffit de multiplier le débit (nombre de litres à l'heure) par le temps pendant lequel le robinet a coulé.

Si, outre l'intensité, nous connaissons le voltage V, sous lequel le courant a passé, nous pouvons connaître, par un calcul très simple, l'énergie fournie par cette onde rectangulaire : l'énergie qu'on désigne par la lettre W est égale, pour un courant constant, au produit de la quantité d'électricité multipliée par le voltage : $W = qV$. On écrit aussi cette relation d'une autre manière, en remplaçant q par sa valeur it et V par sa valeur tirée de la loi d'Ohm $V = RI$. On obtient donc :

$W = RI \times IT = RI^2T$. C'est la forme sous laquelle on exprime le plus souvent l'énergie ; c'est sous cette forme qu'on calcule la quantité de chaleur dégagée par un courant circulant dans un circuit métallique dans lequel il ne se passe aucun phénomène autre que l'échauffement, toute l'énergie électrique étant alors transformée en chaleur.

Quand nous connaissons l'intensité d'une onde rectangulaire, son voltage, et sa durée, nous avons donc tout ce qu'il faut pour la définir et connaître la quantité d'électricité et la quantité d'énergie qu'elle a fournies.

Si maintenant nous considérons une onde de forme plus complexe, dont l'intensité n'est pas constante, mais varie à chaque instant, telle qu'une onde induite par exemple (voir fig. 2) ou l'onde de décharge d'un condensateur (voir fig. 5), nous aurons toujours à considérer la quantité d'électricité, représentée sur le graphique par la surface délimitée

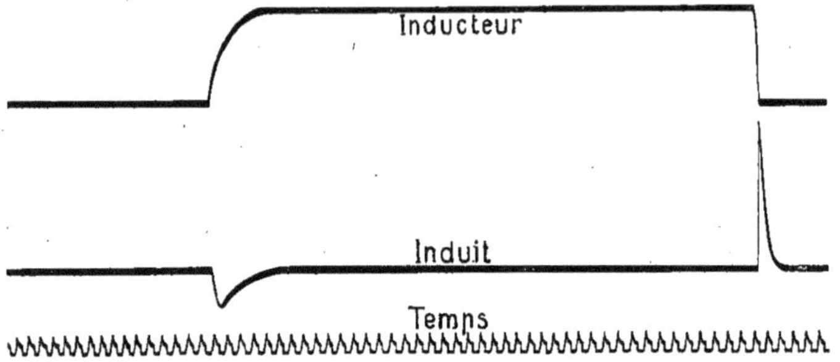

Fig. 2. — Courant inducteur et ondes induites de fermeture et ouverture. Cet oscillogramme a été pris dans le Laboratoire de M. Blondel avec la collaboration de MM. Camille Rapp et Villemin.

par la ligne qui représente la variation d'intensité entre le moment où l'onde s'établit et celui où elle disparaît et le temps de passage ou durée de l'onde, représentée par la longueur d'abscisse comprise entre le moment d'établissement de l'onde et le moment de sa disparition; mais la surface ainsi délimitée est complexe ; sa forme varie à l'infini avec toutes les ondes qu'on peut obtenir, et le calcul de cette surface n'est plus un calcul simple comme celui que l'on a à faire dans le cas de l'onde rectangulaire. Je n'entrerai pas dans le détail de ces calculs dans lesquels il faut faire intervenir le calcul intégral et le calcul différentiel.

Nous retiendrons seulement les notions générales suivantes : une onde électrique est caractérisée quand on en connaît *la durée, la forme et les quantités u'électricité* et *d'énergie*.

On peut donc étudier l'excitation électrique des nerfs et des muscles avec des ondes de n'importe quelle forme, pourvu qu'on en connaisse tous les éléments.

Pratiquement, pour exciter un nerf ou un muscle avec une onde électrique isolée, nous employons les ondes suivantes (je laisse de côté l'excitation par les ondes répétées, les séries d'ondes : il faut alors faire intervenir la période ou le rythme de ces ondes dites périodiques) :

1º L'onde rectangulaire, de beaucoup la plus simple et la plus facile à connaître dans tous ses éléments (voir fig. 1).

2º Des ondes de forme logarithmique, représentées par l'onde d'ouverture du chariot d'induction, et par les ondes de décharges de condensateurs dans un circuit sans self (voir fig. 2 et fig. 5).

3º Des ondes d'intensité constante, mais à établissement ou rupture progressifs, qui ont donc une période d'intensité constante, précédée ou suivie d'une période d'intensité variable : On les réalise de différentes manières, avec des rhéostats. avec des selfs introduites en série dans le circuit, avec des condensateurs en dérivation. Un exemple de courant à établissement progressif est donné par la forme du courant inducteur qui s'établit progressivement à cause de la self de la bobine primaire (voir fig. 2).

Dans le cas des selfs en série et des condensateurs en dérivation, des formules mathématiques permettent de calculer le temps de la phase variable du courant. On peut aussi réaliser de telles ondes avec les appareils connus en électrothérapie sous le nom d'onduleurs.

II. *Loi de Dubois-Reymond.* — Dubois-Reymond, dans les expériences qu'il a faites pour établir sa loi, s'est servi des ondes rectangulaires et des ondes d'intensité constante établies ou rompues progressivement. Il s'est servi des ondes induites dans certaines recherches, puisqu'il a construit le chariot qui porte son nom et dont nos chariots actuels ne sont que des modifications, mais il ne s'en est pas servi pour l'étude de la loi d'excitation.

Avec sa technique, Dubois-Reymond pouvait faire varier l'intensité de l'onde rectangulaire par fractions de milliampère depuis 0 jusqu'à un nombre de milliampères suffisant pour détruire les tissus par électrolyse ; mais le temps pendant lequel il pouvait faire passer le courant ne pouvait pas être inférieur au temps le plus court dans lequel on peut exécuter le double mouvement d'appuyer sur la clef pour fermer le circuit et de la lâcher pour l'ouvrir : or l'expérience a montré que le temps de passage de courant le plus court que l'on puisse ainsi réaliser est d'environ $\dfrac{5}{1000}$ de seconde.

Dubois-Reymond n'a donc pu étudier que les durées de passage du courant comprises entre $\dfrac{5}{1000}$ de seconde et l'infini. Il mesurait le temps avec un métronome.

Ses expériences ont porté sur un seul muscle, le gastrocnémien de la grenouille, excité directement ou par le nerf sciatique.

Les expériences de Dubois-Reymond peuvent se résumer de la façon suivante :

1ᶜ L'excitation ne se produit qu'à la fermeture et à l'ouverture du courant, pourvu que l'intensité soit suffisante. Pendant le passage du courant d'intensité constante, il ne se produit aucune excitation.

2º Si, pendant qu'un courant constant passe, on en augmente ou

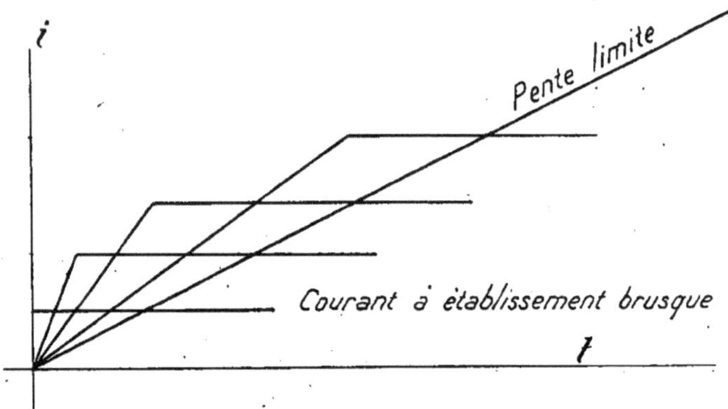

Fig. 3 — Efficacité décroissante des ondes établies progressivement : l'intensité est celle du seuil. — A la pente limite, aucune intensité n'est efficace.

diminue brusquement l'intensité, ces variations brusques d'intensité, agissent respectivement comme une fermeture ou une ouverture de courant et déterminent l'excitation.

3º Si on établit ou rompt un courant progressivement, il faut employer une intensité d'autant plus grande que la variation d'intensité est plus lente. Avec un établissement progressif du courant suffisamment lent, l'excitation ne se produit plus, quelle que soit l'intensité atteinte : il y a donc une pente limite d'établissement du courant, au-dessous de laquelle aucune intensité n'est efficace (voir fig. 3).

De cette première série d'expériences Dubois-Reymond conclut que ce n'est pas la valeur de l'intensité du courant qui est le facteur de l'excitation, mais simplement la *variation* d'intensité, et l'efficacité de la variation d'intensité est d'autant plus grande qu'elle est plus brusque : l'intensité la plus petite capable de donner la plus petite contraction visible ou seuil, est l'intensité du courant établi ou rompu brusquement.

Dubois-Reymond a complété ces expériences en cherchant si le temps de passage du courant jouait ou non un rôle dans l'excitation.

Avec les durées de passage du courant qu'il pouvait faire, Dubois-Reymond a trouvé que l'intensité donnant le seuil pour une fermeture brusque du courant était la même, quel que soit le temps de passage du courant. Le temps n'intervient donc pas.

Ce qu'on appelle « Loi de Dubois-Reymond » est simplement un symbole mathématique que Dubois-Reymond a donné et qui exprime l'ensemble de ces faits. On peut traduire ce symbole et résumer ces faits en disant : 1º L'excitation est produite exclusivement par la variation d'intensité en plus ou en moins et non par la valeur absolue de l'intensité. 2º La variation d'intensité est d'autant plus efficace qu'elle est plus rapide ; l'efficacité maxima est réalisée par la fermeture ou l'ouverture instantanées d'un courant constant. 3º Le temps de passage du courant, et par suite la quantité d'électricité et d'énergie, n'ont aucun rôle dans le processus de l'excitation.

La mesure d'excitabilité par l'intensité qui donne le seuil avec le courant galvanique n'est que l'application à l'électrodiagnostic de la loi de Dubois-Reymond.

III. *Découvertes en contradiction avec la loi de Dubois-Reymond*. — Quelques années après les travaux de Dubois-Reymond, qui datent de 1845 à 1849, dès 1864, Fick essaya de vérifier la loi de Dubois-Reymond sur des muscles autres que les muscles striés des vertébrés. Les muscles striés des vertébrés ont une contraction de durée courte ; ils ont ce qu'on appelle une contraction vive, ou mieux une contraction rapide. Ils ont reçu le nom de *muscles rapides*. D'autres muscles, tels que les muscles lisses des vertébrés, ou les muscles volontaires de certains invertébrés, tels que les mollusques ou les crustacés, ont au contraire des contractions de longue durée, ils ont ce qu'on appelle des *contractions lentes*. Ces muscles sont appelés « muscles lents ».

En répétant sur des *muscles lents* et en particulier sur l'adducteur des valves de l'anodonte, les expériences de Dubois-Reymond, Fick trouva des résultats contradictoires. S'il confirma le rôle de la variation d'intensité, il vit que l'établissement ou la rupture progressive pouvaient être faits, sans cesser d'être efficaces, beaucoup plus lentement sur les muscles lents que sur les muscles rapides.

Dans l'étude de l'influence du temps de passage du courant, il vit que pour les temps supérieurs à une certaine valeur, l'intensité don-

nant le seuil avec une fermeture brusque ne variait pas, c'est-à-dire
qu'il retrouvait la loi de Dubois-Reymond ; au contraire. pour les
temps plus courts, il fallait augmenter l'intensité pour obtenir le seuil

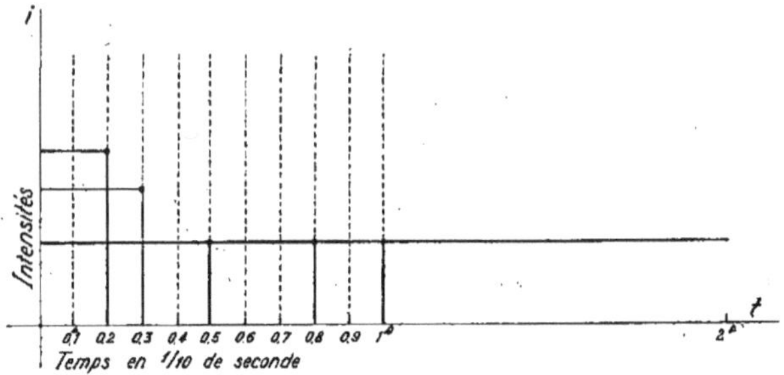

Fig. 4 — Expérience de Fick sur un muscle lent. — Croissance de l'intensité
donnant le seuil pour les temps de plus en plus courts inférieurs à une certaine
valeur (0·5 dans le cas particulier).

au fur et à mesure qu'on diminuait la durée dé passage du courant
(voir fig. 4) : *l'intensité donnant le seuil dépendait donc du temps de pas-*
sage du courant. La loi de Dubois-Reymond ne s'appliquait plus, et il
fallait faire jouer un rôle dans l'excitation, non seulement à *l'intensité,*
mais encore à la *quantité d'électricité.*

Fick chercha alors à étudier les muscles rapides avec des durées de
passage du courant plus petites que celles que Dubois-Reymond avait
réalisées, en substituant aux fermetures et ouvertures du circuit produites par une clef, des fermetures et ouvertures produites par un
appareil permettant des durées plus courtes que celles que la main peut
réaliser. Il retrouva sur les muscles rapides les mêmes phénomènes
que sur les muscles lents, mais le temps limite à partir duquel la loi de
Dubois-Reymond est exacte était beaucoup plus petit sur les muscles
rapides que sur les muscles lents.

Les résultats de Fick furent contestés en ce qui concerne les muscles
striés, en raison d'objections techniques faites à son appareil. La loi de
Dubois-Reymond continua donc à régner, malgré les expériences de
Fick, confirmées par d'autres auteurs, en particulier par Helmholtz et
par Engelmann (1870).

Il faut arriver jusqu'en 1894, aux expériences de Hoorweg [1], pour voir
ébranler la loi de Dubois-Reymond.

---

1. Hoorweg, *Archives de physiologie,* 1897, page 269. Résumé des travaux antérieurs
publiés en allemand.

Hoorweg fit ses expériences sur l'homme, dans les conditions de l'électrodiagnostic, à l'aide des décharges de condensateurs que les travaux de Chauveau, d'Arsonval, etc., venaient d'introduire dans la pratique de l'électrophysiologie.

Si on charge un condensateur, en réunissant ses armatures aux deux pôles d'une source de voltage connu, une batterie de piles ou d'accumulateurs par exemple, le condensateur se charge au même voltage V que la source, et l'armature reliée au pôle positif se charge positivement et *vice versa*. Il se charge d'une quantité d'électricité qui est proportionnelle à la capacité C du condensateur, et au voltage, c'est-à-dire que la quantité d'électricité se mesure par le produit de la capacité par le voltage : $q = CV$. Si, le condensateur étant chargé, on cou-

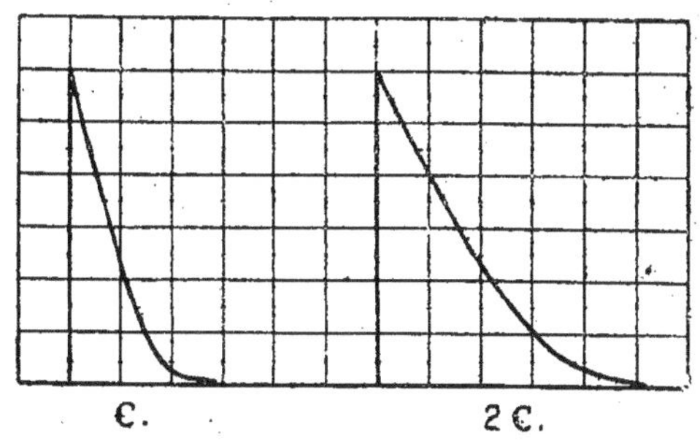

Fig. 5. — Ondes de décharge dans un circuit de même résistance de deux condensateurs de capacité C et 2 C, chargés au même voltage.

pe la communication avec la source, il reste chargé. Si alors on réunit l'une à l'autre les deux armatures par un circuit *sans self* de résistance R, le condensateur se décharge d'une manière continue, suivant une loi bien définie. Le sens de l'onde de décharge est tel que l'électricité chemine dans le circuit extérieur de l'armature chargée positivement à l'armature chargée négativement. Dès que le circuit de décharge est fermé, l'onde s'établit instantanément avec une intensité initiale mesurée par la loi d'Ohm, c'est-à-dire égale à $\dfrac{V}{R}$; mais, pendant toute la durée de la décharge, le voltage, et par suite l'intensité, diminuent jusqu'à devenir nulles. Cette chute d'intensité se fait suivant une courbe (voir fig. 5) qui a une formule logarithmique.

La durée de l'onde de décharge dépend de deux facteurs, la capacité du condensateur et la résistance du circuit, et est proportionnelle à ces deux facteurs, c'est-à-dire à leur produit. La durée de la décharge dépend donc du produit RC de la résistance par la capacité. Ce produit *RC* est ce qu'on appelle la constante de temps du condensateur. Il est facile de comprendre que, avec le même voltage de charge, des condensateurs de capacités différentes se chargeant de quantités d'électricité proportionnelles à leur capacité, il faudra plus de temps pour faire écouler, sous le même voltage, une grande quantité d'électricité qu'une petite. De même, avec des condensateurs chargés de la même quantité d'électricité, il faudra plus de temps pour les décharger à travers une grande résistance qu'à travers une petite.

. Si donc nous déchargeons à travers des circuits de résistance égale des condensateurs de capacités différentes, chargés au même voltage, la durée de la décharge sera proportionnelle à la capacité (voir fig. 5).

Il était donc facile de vérifier la loi de Dubois-Reymond avec les condensateurs. La résistance du circuit étant considérée comme constante, il suffisait d'étudier l'efficacité de condensateurs de capacité différente chargés au même voltage. La résistance étant la même, l'intensité initiale était la même. Les ondes fournies par ces différents condensateurs ne différaient donc entre elles que par *la durée de la variation d'intensité*. D'après la loi de Dubois–Reymond, la rapidité seule de la variation d'intensité étant en jeu, le condensateur de la plus petite capacité devait, pour un voltage déterminé, être plus efficace que les condensateurs de capacité plus grande. Si on avait le seuil avec un condensateur de $0^{mf}01$ par exemple, un condensateur de $0^{mf}05$ ou plus ne devait donner aucune contraction. C'est l'expérience que fit Hoorweg : elle lui donna le résultat opposé à celui que faisait prévoir la loi de Dubois-Reymond. Donc la loi de Dubois-Reymond est fausse, et c'est Fick et Engelmann qui ont raison.

IV. *Loi de Weiss.* — En 1901, le professeur Weiss [1], avec le courant continu, a réalisé des ondes rectangulaires de très courte durée, au moyen d'un pistolet dont la balle, de vitesse connue, coupe successivement deux fils : la coupure du premier fil placé en dérivation sur le circuit d'utilisation, établit le courant ; la coupure du 2e fil, placé en série avec le sujet d'expériences, rompt le courant ; le 2e fil peut être placé plus ou moins loin du 1er (voir fig. 11). La durée du courant dépend de la distance des fils et de la vitesse de la balle. Avec le pistolet dont je me sers à la Salpêtrière, dont la vitesse de balle est de 227 mètres à la seconde, le temps de passage du courant est de $0^s,000044$ pour un centimètre d'écart des fils, et de 0^s0088 pour 2 mètres ; on peut donc étudier avec cet appareil l'action des courants de durées comprises entre ces deux limites.

Weiss a étudié le gastrocnémien de la grenouille. Il place de gros-

---

1. Weiss, *Archives italiennes de Biologie*, 1901.

ses résistances sans self (100.000 ω au moins) en série, de sorte que les variations de résistance des tissus sont négligeables, et qu'on peut substituer à la lecture des intensités, rendue impossible pour ces courtes durées de |passage du courant, celle des voltages, toujours possible. La résistance étant constante, l'intensité est toujours proportionnelle au voltage.

Dans ces conditions, Weiss a confirmé les expériences de Fick et Engelmann et montré que l'intensité qui donne le seuil diminue quand on augmente la durée du passage du courant, jusqu'à une intensité minima qui reste la même, bien qu'on continue à augmenter la durée de passage du courant.

En portant les temps en abscisses et les intensités donnant le seuil en ordonnées, Weiss a établi une courbe qui est de forme hyperbolique ; à partir d'une certaine durée de passage du courant. l'intensité ne varie plus ; l'hyberbole se continue donc par une droite : c'est cette partie rectiligne de la loi que Dubois-Reymond avait trouvée. A cette hyperbole d'intensité correspond une droite de quantité, lorsqu'on porte en ordonnées les quantités d'électricité

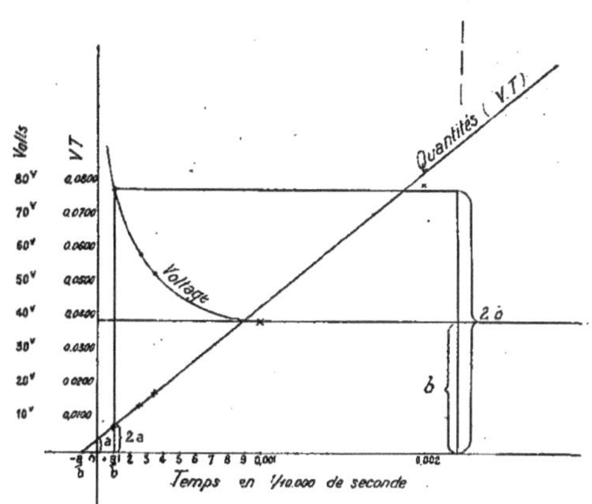

Fig 6. — Loi de Weiss Homme. — Biceps droit (Point moteur).
$a = 0,0035 \quad b = 39 \quad t = \frac{a}{b} = 0\cdot00009$

qui ont donné le seuil, au lieu des intensités. Ces relations de l'intensité et de la quantité d'électricité avec le temps de passage du courant, constituent la loi de Weiss, qui est générale. La droite de quantité et l'hyperbole d'intensité s'expriment par les équations suivantes :

$$it = a + bt$$

$$i = \frac{a}{t} + b$$

dans lesquelles t représente le temps pendant lequel le courant a passé, i l'intensité qui a donné le seuil pour le courant de durée t, et a et b deux constantes, dont l'une, a, est une constante de quantité, et l'autre, b, une constante d'intensité : a est l'ordonnée à l'origine de la droite, b est l'intensité minima à partir du moment où le temps n'in-

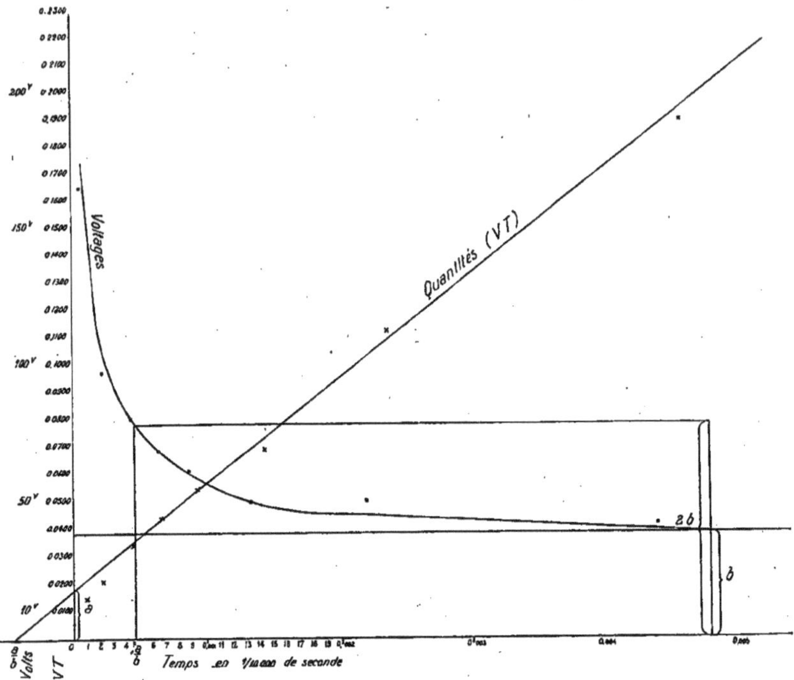

Fig. 7. — Loi de Weiss. — Homme. Extenseur commun des doigts gauche (Point moteur).

$$a = 0.0185 \quad b = 39 \quad t = \frac{a}{b} = 0.00047.$$

(Nota : les points les plus voisins de l'origine s'infléchissent vers l'origine et n'appartiennent pas à la droite. Ce fait a été démontré par Lapicque.)

tervient plus, c'est le seuil de Dubois-Reymond, c'est le seuil galvanique classique. (Voir fig. 6 et 7)

Ce que je viens de vous dire vous montre qu'on ne peut caractériser l'excitabilité par la connaissance du seul seuil galvanique.

Dès ses premiers travaux, le professeur Weiss avait dit que la valeur des constantes a et b de la loi d'excitation dépend non seulement de l'excitabilité du tissu étudié, mais aussi des conditions expérimentales telles que la distance des électrodes, leur surface, leur pression, etc. Mais, si, en variant ces conditions expérimentales, les valeurs a et b trouvées pour un même nerf ou un même muscle varient, le rapport $\frac{a}{b}$ des deux constantes est invariable et ne dépend que de l'excitabilité ; le professeur Weiss avait suggéré que c'était dans la mesure de ce rapport $\frac{a}{b}$ qu'on

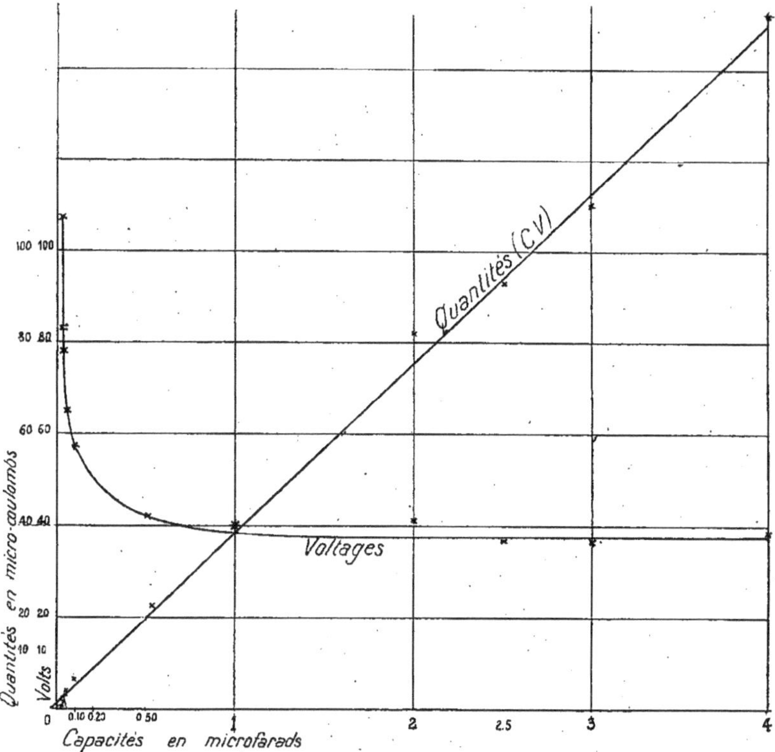

Fig. 8. — Loi de Hoorweg. — Homme. Long supinateur gauche (Point moteur). $a = 1$ microcoulomb $b. = 37\cdot5$ $\frac{a}{b} = 0^m026$ $t = 0^m026 \times 0,004 = 0\cdot00010$.

devrait chercher la caractéristique de l'excitabilité des nerfs et des muscles sains ou malades

Hoorweg, dès 1894, avait montré, avec les condensateurs, sur l'homme, que le voltage nécessaire pour obtenir le seuil diminue au fur et à mesure qu'on emploie des capacités plus grandes jusqu'à une valeur minima qui reste la même, quelle que soit la capacité employée. Cette variation du voltage en fonction de la capacité a sensiblement une forme hyperbolique, comme la variation de l'intensité en fonction du temps de passage du courant dans la loi de Weiss. De même, en portant en ordonnées les quantités d'électricité ($q = $ CV) on obtient sensiblement une droite. (Voir fig. 8.)

Cette loi, applicable seulement aux condensateurs, appelée « loi d'Hoorweg », s'exprime par les équations suivantes :

$$V = \frac{a}{c} + b : \text{c'est la loi des voltages}$$
$$CV = a + bc : \text{c'est la loi des quantités.}$$

Dans ces formules V représente le voltage qui a donné le seuil, C la capacité employée et a et b les deux constantes de la loi.

La constante a est la constante de quantité, comme dans la loi de Weiss.

La constante b est la constante de voltage et correspond à la constante d'intensité b de la loi de Weiss. Les deux lois sont donc superposables, mais la loi d'Hoorweg est moins exacte que celle de Weiss et n'est pas générale, tandis que celle de Weiss est générale. Le rapport $\frac{a}{b}$, en condensateurs, est donc une capacité au lieu d'un t emps ; mais nous avons vu que lorsque la résistance est constante, le temps de la décharge du condensateur est proportionnel à sa capacité.

V. *La chronaxie.* — Partant de ces données, le professeur Lapicque[1], par une étude systématique, a montré que le rapport $\frac{a}{b}$ était le seul élément constant pour un muscle ou un nerf déterminés. Lorsqu'on fait une série de déterminations sur un même muscle ou un même nerf en changeant les conditions expérimentales, on trouve autant d'hyperboles d'intensité et autant de droites de quantités qu'on a employé de dispositions expérimentales différentes (surface des électrodes, distance des électrodes, etc.) ; mais toutes les hyperboles sont parallèles, et toutes les droites convergent en un même point (voir

---

1. On trouvera les travaux du Pr Lapicque et de Mme Lapicque sur l'excitabilité dans les publications suivantes :

  a) Revue générale des sciences, 15 février 1910.

  b) Mme LAPICQUE. Thèse de la Faculté des sciences, 1905.

  c) Journal de Physiologie et de Pathologie générales. Comptes rendus de l'Académie des sciences. Société de Biologie (1906 à 1914.

fig. 9) : elles se rencontrent au point où elles coupent l'axe des abscisses
du côté négatif lorsqu'on les prolonge. Il y a donc une longueur d'abscisse, c'est-à-dire un temps de passage du courant, constants pour un

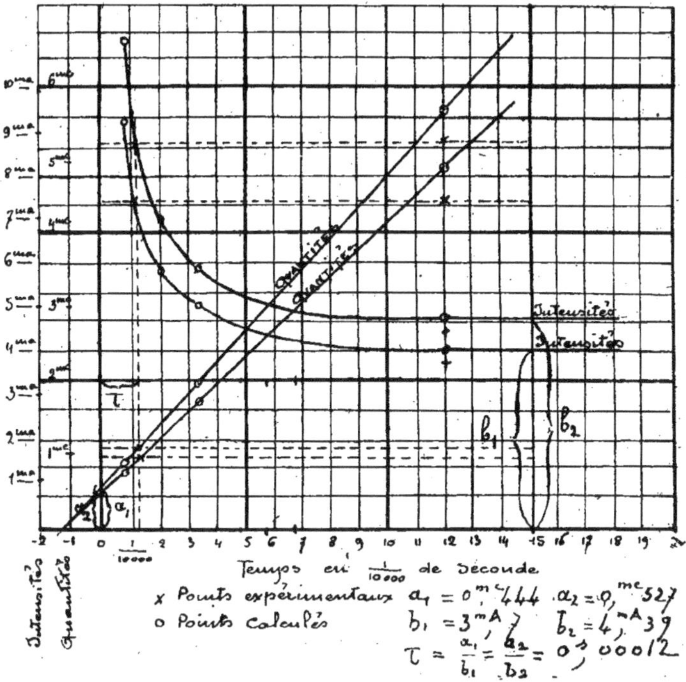

Fig. 9. — Deux lois de Weiss obtenues sur le même muscle pour deux situations différentes de l'électrode active. — Homme. Long supinateur gauche.

organe donné : c'est ce temps qui en caractérise l'excitabilité, c'est lui
que Lapicque appelle « chronaxie ». Or ce point de convergence des
droites est celui où $q = o$. Le calcul montre que précisément lorsque
$q = o$, $t = -\dfrac{a}{b}$. Si nous cherchons, du côté positif, quelle est
l'intensité qui donne le seuil, lorsque le temps de passage du
courant est égal à $\dfrac{a}{b}$, c'est-à-dire à la chronaxie, il est facile de voir
que c'est lorsque l'intensité est égale à $2\,b$. En effet, si, dans la formule
de Weiss, nous prenons :

$$t = \frac{a}{b}, \text{ la formule } i = \frac{a}{t} + b$$

$$\text{devient} : i = \frac{a}{\frac{a}{b}} + b. \text{ Or } \frac{a}{\frac{a}{b}} = \frac{ab}{a} = b$$

$$\text{donc } i = b + b = 2\,b.$$

Le professeur Lapicque donne à la constante b (seuil galvanique) le nom de « Rhéobase » ou « seuil fondamental ».

Dès lors, on peut donner, comme l'a fait le professeur Lapicque, une définition empirique de la rhéobase et de la chronaxie indépendante de toute considération théorique sur la loi d'excitation :

La « Rhéobase » est l'intensité nécessaire pour obtenir le seuil de la contraction avec une fermeture de courant prolongé (seuil galvanique classique).

La « Chronaxie » est le temps de passage du courant nécessaire pour obtenir le seuil de la contraction avec une intensité double de la Rhéobase.

Pour connaître la chronaxie, il suffit donc de chercher le seuil de fermeture galvanique avec une clef, puis de doubler le voltage correspondant, et de chercher le temps de passage du courant nécessaire pour obtenir le seuil avec le voltage double de celui de la rhéobase. (Voir fig. 6, 7, et 9.)

Pour mesurer le temps de passage du courant on peut employer un appareil donnant des ondes rectangulaires de durée connue, comme le pistolet de Weiss [1].

Mais on peut aussi employer les décharges de condensateurs. Pour cela, il suffit, comme l'a fait Lapicque, de constituer un circuit de telle manière que la résistance du circuit soit indépendante de celle du tissu ou du sujet en expérience. On réalise un tel circuit en mettant une résistance en série avec le sujet, une résistance en dérivation sur ce système et une résistance en série avant la bifurcation du circuit.

En physiologie animale, dans les expériences sur les nerfs et les muscles isolés de l'organisme, Lapicque met 7.000 ω en série dans le circuit général, 3.000 ω en dérivation, et 10.000 ω en série dans la branche de bifurcation dans laquelle se trouve le tissu en expérience.

---

1. Depuis cette leçon, le professeur agrégé Ströhl a présenté un appareil appelé « égersimètre », qui remplace avantageusement le pistolet de Weiss parce qu'il est d'une manœuvre plus rapide.

Ce circuit a une résistance constante à $\frac{1}{10}$ près de 10.000 ω quelle que soit la résistance du tissu mis dans le circuit. Le temps de la décharge est donc proportionnel exclusivement à la capacité. On cherche donc la capacité qui donne le seuil avec le voltage double de celui qui a donné le seuil avec le courant galvanique. Cette capacité correspond à la chronaxie, que Lapicque désigne dans les formules par la lettre τ : je l'appelle donc $C\tau$. On peut donc, si on connaît préalablement la chronaxie mesurée en temps avec le pistolet de Weiss, poser :

$\tau = RC\tau \times K$, K étant une constante.

Lapicque a trouvé cette constante égale à 0,37. On peut donc calculer la chronaxie par la formule :

$\tau = RC\tau \times 0,37$.

En étudiant la chronaxie dans la série animale, soit avec les condensateurs, soit avec le pistolet de Weiss ou d'autres appareils basés sur le même principe, Lapicque a donné une série de lois de physiologie générale qu'on peut résumer ainsi :

1º La chronaxie caractérise l'excitabilité et ne varie pas avec les conditions expérimentales, sauf la température.

2º Un muscle et son nerf moteur ont la même chronaxie : c'est la loi de l'*isochronisme du nerf moteur et du muscle*.

3º Lorsque la chronaxie de l'un des deux organes varie seule, il y a inexcitabilité par le nerf lorsque le rapport des chronaxies du nerf et du muscle dépasse 2.

Ainsi le curare modifie la chronaxie du muscle sans changer celle du nerf : la curarisation est complète, c'est-à-dire qu'il y a inexcitabilité par le nerf lorsque la chronaxie du muscle a doublé. Au contraire, la strychnine fait varier la chronaxie du nerf sans modifier celle du muscle. Sous l'influence de la strychnine, la chronaxie du nerf diminue : il y a inexcitabilité par le nerf lorsque la chronaxie du nerf est arrivée à la moitié de sa valeur. L'excitation du muscle par le nerf exige, en quelque sorte, la *résonance* des deux organes. L'*isochronisme* est la condition de leur fonctionnement, qui n'est compatible qu'avec un *hétérochronisme* ou une discordance, légers.

Cette découverte est capitale. Elle nous montre qu'il faut distinguer, en pathologie, deux sortes d'inexcitabilité par le nerf : 1º l'inexcitabilité réelle, qui correspond à la mort du cylindraxe, comme il arrive après section au bout de quelques jours ; 2º l'inexcitabilité apparente du nerf, qui traduit seulement l'hétérochronisme du nerf et du muscle.

Le seul procédé qui permettrait de distinguer ces deux inexcitabilités du nerf serait la recherche de la variation négative du nerf : le nerf réellement inexcitable ne donne plus de variation négative, tandis que dans l'inexcitabilité par hétérochronisme la variation négative persiste. Malheureusement nous n'avons encore aucun moyen pratique de faire cette recherche sur un sujet entier. Aussi je m'abstiens toujours de dire : « *Le nerf est inexcitable* », mais je dis : « *Le muscle est inexcitable par l'intermédiaire du nerf* ». Espérons que les progrès de la science nous permettront un jour d'aller plus loin.

Quoi qu'il en soit, ces faits doivent nous mettre en garde contre des jugements hâtifs et nous ne devons tirer de conclusions diagnostiques et pronostiques de l'inexcitabilité du muscle par le nerf qu'avec la plus grande réserve et en tenant compte de toutes les conditions cliniques et autres dans lesquelles cette inexcitabilité par le nerf est observée.

4° La chronaxie classe les muscles des divers animaux comme les classe la durée de leur contràction, mais avec beaucoup plus de précision.

Voici quelques exemples de la classification des muscles par la chronaxie et, pour quelques-uns, par la durée de la contraction, en physiologie comparée, d'après Lapicque : ce tableau nous montre l'étendue de l'échelle des variations de la chronaxie dans la série animale.

MUSCLES	CHRONAXIE	DURÉE DE LA CONTRACTION
Gastrocnémien de grenouille vulgaire. . .	0·0003	0ˢ15 à 0ˢ3
— crapaud — . . .	0ˢ0009	
Muscle du pied de l'escargot.	0ˢ0048	
Cœur de tortue.	0·0082	
Pince du crabe.	0ˢ03	3ˢ
Estomac de grenouille	1ˢ	15ˢ à 20ˢ

5° Non seulement la chronaxie varie avec la durée de la contraction, mais elle varie dans le même sens que le temps perdu et en sens inverse du rythme du tétanos. C'est dire que la chronaxie exprime toutes les propriétés fonctionnelles du nerf et du muscle.

VI. *La chronaxie en physiologie et pathologie humaines.*

1° TECHNIQUE.

M'appuyant sur les travaux et les beaux résultats de Lapicque, confirmés par les travaux de Keith Lucas, j'ai cherché à introduire en médecine la mesure de l'excitabilité par la chronaxie, en utilisant les décharges de condensateurs, dont la manœuvre est beaucoup plus facile et plus rapide que celle des appareils utilisables avec le courant galvanique, tels que le pistolet de Weiss, appareils qu'on désigne du nom de « Rhéotomes balistiques ». Quelques tentatives avaient été faites par Doumer et Cluzet avec les condensateurs, mais n'avaient pas donné de résultats incontestables. Rien de nouveau n'était sorti de ces premières recherches.

Dès le début de mes recherches, il m'apparut que les conditions dans lesquelles se plaçaient Doumer et Cluzet, comme Hoorweg d'ailleurs, c'est-à-dire les conditions ordinaires de l'électrodiagnostic, étaient mauvaises à cause des variations de résistance du sujet, déterminées à la

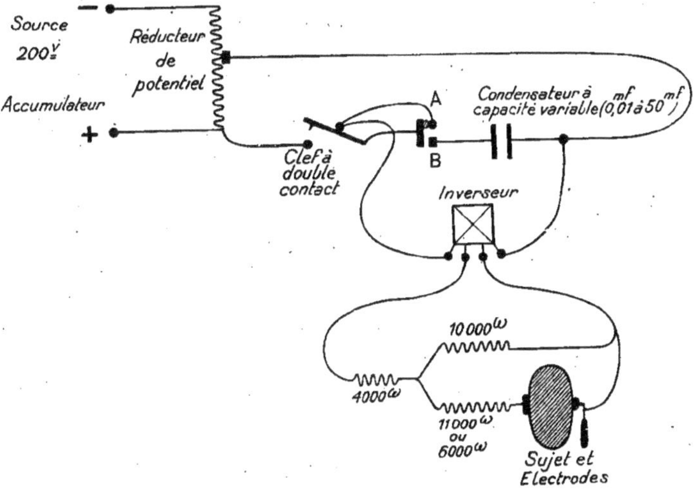

Fig. 10. — Schéma de montage pour la mesure de la chronaxie avec les décharges de condensateurs chez l'homme. — Commutateur à deux directions : Position A de la fiche (représentée sur la figure) ; fermeture et ouverture du courant continu. Position B : charge et décharge des condensateurs.

fois par la valeur de l'intensité et par le temps du passage du courant. J'ai donc commencé par chercher à étudier la résistance du sujet, et j'ai vu que toutes les mesures de résistance à l'aide du courant galvanique étaient illusoires et ne pouvaient servir pour les ondes brèves [1]. Aussi je suis arrivé à rechercher, non la manière de connaître cette chose insaisissable qu'on appelle d'un très mauvais mot, la résistance du sujet, mais la manière de l'éliminer.

J'ai employé le montage de Lapicque, en modifiant simplement la valeur des résistances. Je constitue un circuit dérivé en mettant

1. G. Bourguignon, *Soc. de Biologie* (avec la collaboration de Barré), 17 octobre 1914. *Journal de Radiologie et Electrologie*, mai 1915. *Acad. des sciences*, 14 février 1916.

10.000 ω dans l'une des branches de la dérivation, le sujet et 11.000 ω en
série avec lui dans l'autre branche de la dérivation, et 4.000 ω en série
dans le circuit général (voir fig. 10.)[1] avant la bifurcation. La résistance en série avec le sujet peut être abaissée à 6 000 ω quand le seuil
galvanique est trop élevé ; mais c'est la valeur minima compatible
avec une précision suffisante.

Le circuit ainsi constitué a une résistance sensiblement constante,
quels que soit le sujet ou la région examinés : sa valeur moyenne est de
10.500 ω. Le voltage dont il faut disposer est plus élevé que dans les
procédés classiques. Il faut au moins disposer d'une source de 200 v.
Je me sers d'électrodes impolarisables [2].

La mesure de la chronaxie est des plus simples. On cherche le seuil
galvanique, en volts : on a ainsi la rhéobase. On double le voltage
rhéobasique et on cherche la capacité qui donne le seuil avec le voltage
rhéobasique doublé. On connaît ainsi la capacité C_τ qui correspond à
la chronaxie.

Pour calculer la chronaxie en fraction de secondes, on peut employer
une formule plus simple que celle de Lapicque. En effet, la résistance
R étant constante, on peut se contenter de multiplier la capacité chronaxique par un coefficient bien choisi. En exprimant la capacité en
microfarads au lieu de l'exprimer en farads, on voit, en appliquant la
formule de Lapicque, que 1 microfarad correspond à une chronaxie de
0^s004.

$$\tau = RC_\tau \times 0{,}37$$
$$\tau = 1^{mf} \times 10500 \ \omega \times 0{,}37 = 0^s004$$

On peut donc simplifier la formule de Lapicque et écrire :
$$\tau = C_\tau \times 0^s004$$

Si le seuil galvanique est trop élevé, dans certains cas pathologiques,
pour qu'on puisse doubler le voltage, on cherche la capacité qui donne
le seuil avec le voltage maximum dont on dispose, soit 200 v, et on calcule la capacité chronaxique par la loi d'Hoorweg.

En effet, $C_\tau = \dfrac{a}{b}$

$$De \quad CV = a + bc \quad \text{on tire :}$$
$$a = CV - bC = C \ (V - b)$$
$$d'où \quad \frac{a}{b} = \frac{C \ (V - b)}{b}$$

1. G. BOURGUIGNON, *Soc. Biologie*, 30 avril 1921.
2. G. BOURGUIGNON, *Soc. d'Electrothérapie*, juin 1913. *Revue Neurologique*, juin 1913.

Ayant établi cette technique de mesure de la chronaxie avec les condensateurs chez l'homme, j'en ai vérifié l'exactitude en collaboration avec H. Laugier [1] au moyen du pistolet de Weiss.

Nous avons employé le montage de Weiss, mais en ne mettant que des résistances de 10.000 ω (voir fig. 11) au lieu de plusieurs centaines de mille ohms.

Nous avons trouvé avec le pistolet exactement les mêmes chronaxies pour les muscles normaux que celles que j'avais trouvées avec les condensateurs en employant la formule $\tau =$ C$\tau \times 0^s004$. Nous avons donc vérifié, non seulement les résultats que j'avais obtenus, mais encore l'exactitude du coefficient.

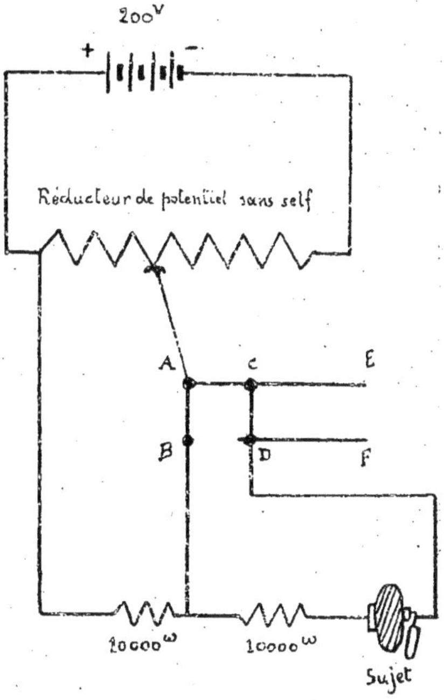

2° PHYSIOLOGIE NORMALE.

En étudiant la chronaxie des muscles normaux de l'homme, au point moteur, par le nerf, et par excitation longitudinale j'ai trouvé qu'elle est la même pour un muscle donné, au point moteur, par le nerf et par excitation longitudinale, ce qui est d'accord avec la loi de l'isochronisme du nerf moteur et du muscle de Lapicque.

Fig. 11. — Schéma du montage pour l'application du pistolet de Weiss à l'homme :
AB : 1er fil coupé par la balle.
CD : 2e fil coupé par la balle.
AE et DF : conducteurs le long desquels on peut déplacer le 2e fil.

Non seulement j'ai ainsi établi des valeurs étalons qui servent de comparaison pour juger des variations pathologiques, mais encore j'ai découvert que la chronaxie classe les muscles normaux suivant leurs fonctions.

Au membre supérieur, les lois de la distribution de la chronaxie sont les suivantes :

1° Dans un même segment, la chronaxie est la même pour tous les muscles synergiques d'une même fonction.

1. G. BOURGUIGNON et H. LAUGIER. *Soc. Biologie*, 5 mars 1921.

2º Les fléchisseurs ont une chronaxie plus petite que les extenseurs dans le rapport de 1 à 2.

3º Dans une même fonction, les muscles du segment proximal ont une chronaxie plus petite que ceux du segment distal dans le rapport de 1 à 2, 5.

4º Les muscles extenseurs doivent être divisés en deux groupes : a) les extenseurs proprement dits, qui ont une chronaxie double des fléchisseurs ; b) *les synergiques de la flexion qui ont la même chronaxie que les fléchisseurs.*

C'est par l'étude du triceps brachial et des radiaux que j'ai découvert cette dernière loi.

Dans le triceps, le vaste interne a la même chronaxie que le biceps, tandis que le vaste externe et la longue portion ont une chronaxie double.

A l'avant-bras, les radiaux ont la même chronaxie que le médian et le cubital, tandis que les extenseurs ont une chronaxie double.

Or la contraction des radiaux fixant le poignet est nécessaire pour fléchir les doigts. De même on constate facilement sur soi-même que, dans une flexion légère de l'avant-bras, seul le vaste interne se contracte. C'est le rôle attribué aux antagonistes par Duchenne de Boulogne. C'est par cette hypothèse que j'ai expliqué l'égalité de chronaxie de quelques faisceaux extenseurs et des fléchisseurs.

Dans mes premières publications, ayant laissé de côté le triceps et les radiaux, j'avais cru que la chronaxie classait les muscles suivant leurs origines radiculaires[1]. L'étude du triceps et des radiaux[2] m'a montré que cette distribution de la chronaxie suivant les origines radiculaires n'était que contingente, et qu'en réalité la distribution de la chronaxie est fonctionnelle.

La distribution anatomique est contingente.

La distribution fonctionnelle est nécessaire.

La preuve, c'est qu'il y a des variations individuelles dans la distribution radiculaire ; *il n'y a pas de variations individuelles dans la distribution de la chronaxie.*

Les mêmes lois se retrouvent au membre inférieur[3], à condition de ne pas parler de flexion et extension, mais de plan antérieur et postérieur, à cause de l'orientation inverse du pli de flexion du genou et du coude.

Tous ces faits ressortent des deux tableaux suivants.

1. G. BOURGUIGNON, *Acad. des sciences*, 17 juillet 1916. *Soc. Biologie*, 1er juillet 1916.
2. G. BOURGUIGNON, *Acad. des sciences*, 29 janvier 1917. *Revue Neurologique*, juillet 1917.
3. G. BOURGUIGNON, *Acad. des sciences*, 29 mai 1917.

CLASSIFICATION RADICULAIRE ET FONCTIONNELLE DES MUSCLES PAR LA CHRONAXIE

CHRONAXIES NORMALES DES MUSCLES DU MEMBRE SUPÉRIEUR DE L'HOMME

ORIGINES RADICULAIRES	MUSCLES	CHRONAXIE MOYENNE EN SECONDES	GROUPEMENT PAR LA CHRONAXIE		
			GROUPE	CHRONAXIE MOYENNE DU GROUPE EN SECONDES	FONCTION
C 5, C 6	Deltoïde 3 port.	0,00015			
	Biceps.	0,00011			
	Long supinateur.	0,00011	Nº 1	0,00012	Flexion et antagonistes
	Vaste interne.	0,00011			
C 6, C 7	Vaste externe.	0,00020	Nº 2	0,00021	Extension
	Long triceps.	0,00022			
	Radiaux.	0,00023			
C 8, D 1	Grand palmaire.	0,00027			
	Fléch. superf.	0,00027			
	Eminence thén.	0,00029	Nº 3	0,00027	Flexion et antagonistes
	Cubital antér.	0,00027			
	Fléchiss. prof.	0,00024			
	Interosseux.	0,00029			
C 7	Extens. comm.	0,00062			
	Long ext. pouce.	0,00070	Nº 4	0,00055	Extension
	Court ext. pouce.	0,00063			
	Cubital post.	0,00000			

II. — CHRONAXIES NORMALES DES MUSCLES DU MEMBRE INFÉRIEUR DE L'HOMME

ORIGINES RADICULAIRES	MUSCLES	CHRONAXIE MOYENNE EN SECONDES	GROUPEMENT PAR LA CHRONAXIE		
			GROUPE	CHRONAXIE MOYENNE DU GROUPE EN SECONDES	FONCTION
L 2, L 3, L 4	Grand fessier	0,00010			
	Grand adduct.	0,00011			
	Couturier.	0,00014			Mouvements d'arrière en avant :
	Droit interne.	0,00014			
	Vaste interne.	0,00012	Nº 1	0,00014	Cuisse + 1 ant.
	Droit antér.	0,00010			Jambe
	Vaste externe.	0,00017			Pied
	Moyen adduct.	0,00018			
	Jambier antér.	0,00025			
L 4, L 5, S 1	Long péron. lat.	0,00027			Mouvement d'arrière en av^t
	Extens. comm.	0,00033	Nº 2	0,00035	Pied
	Pédieux.	0,00037			
L 5, S 1, S 2	Biceps crural.	0,00055			
	Demi-membran.	0,00050			Mouvements d'av^t en arrière
	Jumeau interne.	0,00060	Nº 3	0,00058	Cuisse
	Jumeau externe.	0,00055			Jambe
	Fléch. comm.	0,00060			Pied
	Adduct. gros orteil.	0,00066			

Récemment, avec la collaboration de G. Banu et de H. Laugier [1], j'ai étudié la chronaxie des points moteurs chez les nouveau-nés. Nous avons constaté que, à la naissance, la chronaxie est plus grande que chez l'adulte pour tous les muscles. Ce fait est d'accord avec les recherches de Westphal, F. Meyer, Soltman, G. Weiss, etc., qui ont montré que la contraction a une durée plus longue chez le nouveau-né que chez l'adulte. A Westphal avait de plus trouvé de l'hypo-excitabilité faradique chez le nouveau-né ; mais, la mesure de l'excitabilité par le courant faradique n'est ni assez précise ni assez sensible, pour suivre l'évolution, comme j'ai pu le faire ensuite avec G. Banu.

A la naissance, les muscles qui seront les plus différenciés chez l'adulte le sont le moins, de sorte que les plus grandes chronaxies se trouvent justement dans les muscles qui ont, chez l'adulte, les chronaxies les plus petites. En voici quelques exemples :

MUSCLES	NOUVEAU-NÉ	ADULTE
1° *Membre supérieur*.		
Deltoïde.	0^s00110.	0^s00008 à 0^s00016
Biceps.	$0,00110$.	
Vaste externe du triceps.	$0\ 00100$.	$0,00020$ à $0,00025$
Fléchisseur profond des doigts.	$0,00050$.	0.00020 à $0,00035$
Extenseur commun des doigts.	$0,00070$.	$0,00045$ à $0,00065$
2° *Membre inférieur*.		
Vaste interne du quadriceps crural.	0^s00150.	0^s00010 à 0^s00016
Jumeau interne.	$0,00400$.	$0,00050$ à $0,00070$
Long péronier latéral.	$0,00070$.	$0,00028$ à $0,00035$

En suivant l'évolution de la chronaxie des nerfs et des muscles du membre supérieur [2], nous avons vu que les muscles du segment proximal, qui ont à la naissance des chronaxies plus grandes que celles des muscles du segment distal, contrairement à ce qui existe chez l'adulte, évoluent plus longtemps que ceux des muscles du segment distal. La figure ci-jointe (voir fig. 12) montre cette évolution : la courbe d'un extenseur et celle d'un fléchisseur au même segment ne se rencontrent jamais ; mais les courbes du segment proximal coupent les courbes du segment distal entre le 4e et le 7e mois. Les muscles du segment distal ont acquis les chronaxies de l'adulte entre le 5e et le 7e mois, tandis que ce n'est que vers le 16e mois que ceux du segment proximal ont terminé leur évolution.

Par contre, les nerfs évoluent beaucoup plus vite et ont les chronaxies

1. G. Banu, G. Bourguignon et H Laugier *Soc. Biologie*, 11 juin 1921.
2. G. Banu et G. Bourguignon, *Soc. de Biologie*, 16 juillet 1921.

de l'adulte dès le 2e mois, Ce fait est encore en accord avec les recherches histologiques de A. Westphal [1] qui a montré que la myélinisation
des nerfs est sensiblement complète entre la 6e et la 8e semaine.

Là encore, chez le nouveau-né, nous vérifions la loi du rapport de la
chronaxie avec la durée de la contraction et avec la valeur fonction-

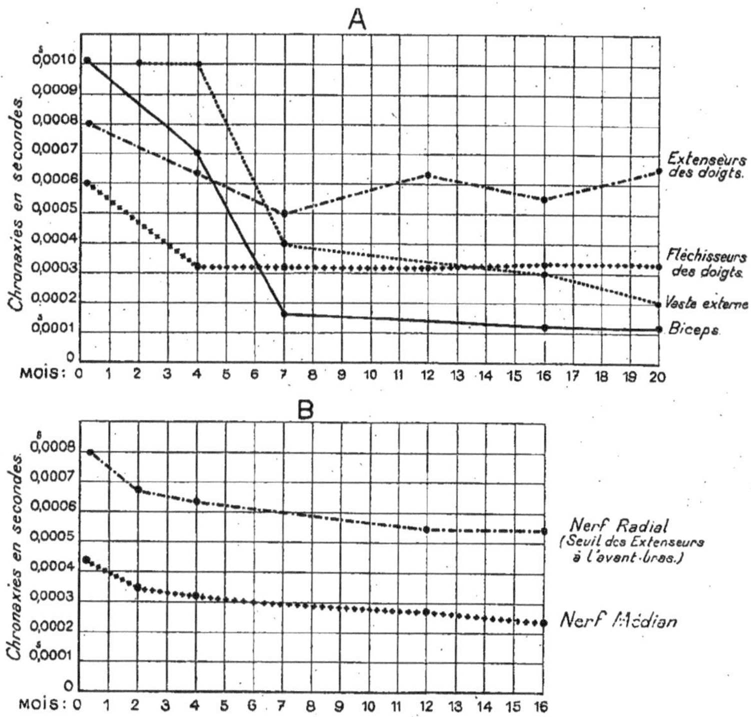

Fig. 12. — Evolution de la chronaxie des nouveaú nés.
A. Chronaxies des points moteurs des muscles.
B. Chronaxies des nerfs Médian et Radial.

nelle des nerfs et des muscles. Le nouveau-né remue beaucoup plus les
doigts et la main que l'avant-bras et le bras, et c'est au moment où les
chronaxies atteignent les valeurs de l'adulte que l'enfant fait ses premiers essais de se mettre debout et de marcher.

5o Quand on étudie l'attitude que prend le membre supérieur abandonné à lui-même, au repos, on voit une demi flexion des doigts sur la

[1]. A, WESTPHAL, *Archiv. für Psychiatrie und Nervenkrankenheiten*, XXVI Band. 1894.

main, de la main sur l'avant-bras, de l'avant-bras sur l'épaule. Cette attitude est due à la prédominance du tonus des muscles fléchisseurs sur celui des muscles extenseurs. Or les muscles antérieurs ont une chronaxie plus petite que les muscles postérieurs, c'est-à-dire qu'ils sont plus excitables. Il y a donc un rapport entre le tonus des muscles normaux et la valeur de la chronaxie. Je ne veux pas dire que la chronaxie donne toute l'explication du tonus, mais il me semble qu'elle en est un des facteurs : cette hypothèse reçoit d'ailleurs une confirmation de l'étude des muscles hypertoniques dans certains états pathologiques, comme nous allons le voir.

Telles sont les lois de physiologie générale du système nerveux que l'étude de la chronaxie normale de l'homme m'a permis de découvrir.

3° Physiologie pathologique.

L'étude des variations de la chronaxie en pathologie se montre aussi féconde que celle de la chronaxie normale. Cette étude est en cours ; mais de ce que j'ai étudié actuellement, je puis tirer quelques lois générales, précieuses pour nous guider au milieu de l'infinie variété des processus pathologiques.

Avant tout, l'étude de la chronaxie doit nous faire rectifier la manière de considérer les résultats fournis par l'électrodiagnostic. Les auteurs classiques, depuis Erb, ont cherché à établir un rapport entre l *état anatomique* des nerfs et des muscles et les *réactions électriques*. Ce point de vue doit être radicalement abandonné. L'excitabilité, aussi bien que la forme de la contraction, sont des *propriétés exclusivement physiologiques*. Il ne faut donc tirer des réactions électriques que des *conclusions physiologiques*. Ce n'est que secondairement, en faisant entrer en ligne de compte les circonstances dans lesquelles on a observé les modifications des réactions électriques, l'étiologie, l'évolution, en un mot toutes les données fournies par la clinique, que l'on pourra remonter de la physiologie pathologique à l'anatomie pathologique.

En électro-neurologie, comme dans toutes les branches de la médecine d'ailleurs, mais à un plus haut degré peut-être, il devient nécessaire de substituer à la pensée anatomique la pensée physiologique.

Comment et sous quelles influences se modifie donc la chronaxie en pathologie nerveuse ?

Vous savez que tous les troubles de la motilité se divisent en deux grands groupes, suivant que la lésion causale siège sur le neurone moteur périphérique, y compris le muscle, ou en dehors de ce neurone moteur périphérique, dans les voies motrices centrales, cérébrales, cérébelleuses ou extrapyramidales (corps opto-striés).

En règle générale, mais ce n'est pas absolu, les écarts entre la chronaxie pathologique et la chronaxie normale sont beaucoup plus grands dans les lésions du neurone moteur périphériqne que dans les lésions centrales.

1º *Lésions du neurone moteur périphérique et des muscles.*

Au point de vue anatomo-pathologique, on distingue la dégénérescence wallérienne, dans laquelle les lésions musculaires sont secondaires à une lésion du neurone moteur périphérique (cellule motrice de la corne antérieure de la moelle, racine antérieure, plexus, trajet des nerfs périphériques) et les lésions musculaires primitives, sans lésion du système nerveux qu'on rencontre dans les myopathies et la maladie de Thomsen.

Déjà, en découvrant que les myopathies présentent toujours soit la réaction myotonique, comme les thomséniens, soit la contraction galvanotonique, comme la dégénérescence wallérienne, j'avais montré que les modifications de la forme de la contraction sont les mêmes dans toutes ces affections et qu'elles traduisent un même complexus anatomo-physiologique [1].

La chronaxie confirme d'une manière tellement éclatante cette synthèse de la pathologie musculaire, qu'il est impossible d'étudier les modifications de la chronaxie dans l'une de ces affections sans le faire en même temps dans les autres.

En même temps, la pathologie nous apporte, comme l'étude de la chronaxie normale de l'adulte, comme celle de la chronaxie des nouveau-nés, une confirmation de la loi du rapport de la chronaxie avec la durée de la contraction d'une part, avec la fonction d'autre part.

Lorsque la fibre musculaire s'altère, elle s'altère toujours d'une manière très uniforme. La striation transversale s'atténue, puis disparaît ; les noyaux et le sarcoplasma se multiplient.

Parallèlement, la forme et la durée de la contraction se modifient. (Voir fig. 13.) Au degré le plus léger, on constate simplement un léger ralentissement de la décontraction (fig. 13, II). A un degré plus accentué, on voit apparaître une contraction tonique du muscle pendant le passage du courant, mais la mise en contraction reste rapide ; c'est à cette contraction tonique que j'ai proposé de donner le nom de contraction galvanotonique ou de galvanotonus [2] (fig. 13, III), en reprenant

1. G. Bourguignon. *Archives d'électricité médicale et de physiothérapie*, 10 juillet 1916.
2. *Id.* La contraction galvanotonique dans la réaction de dégénérescence. *Soc. d'Electrothérapie*, juin 1913.

une vieille expression de Remak, à la place du terme extrêmement mauvais de « tétanos galvanique » sous lequel on désignait ce phénomène. Il ne peut être en effet, question de tétanos, puisque le tétanos est produit par une série d'excitations fusionnées, et qu'ici il s'agit d'une excitation unique prolongée.

Ce degré, le galvanotonus, se trouve à la fois dans la dégénérescence, la myopathie et le Thomsen[1], ainsi que je l'ai démontré en collaboration avec E. Huet.

Ensuite, on voit se ralentir la mise en contraction : c'est alors la contraction lente, accompagnée ou non de galvanotonus (fig. 13, IV et V). Quand la contraction lente se prolonge longtemps après le passage du courant, elle prend le nom de contraction myotonique (fig. 13, VI) : on la rencontre avec son maximum de développement dans la maladie de Thomsen ; mais on la trouve aussi, d'une manière à peu près constante, dans la myopathie, et même dans la dégénérescence.

Ces altérations des fibres musculaires peuvent être étendues à toutes les fibres composant un muscle, ou à une partie seulement de ses fibres. Le premier cas ne se réalise que dans une seule condition : la

1. E. Huet et G. Bourguignon, *Congrès international de médecine de Londres*, 9 août 1913, et G. Bourguignon, *Archives d'Électricité médicale*, 25 septembre 1916.

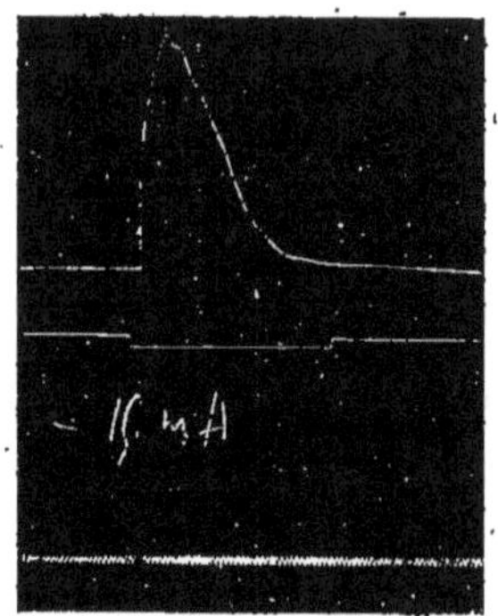

I. Secousse normale.

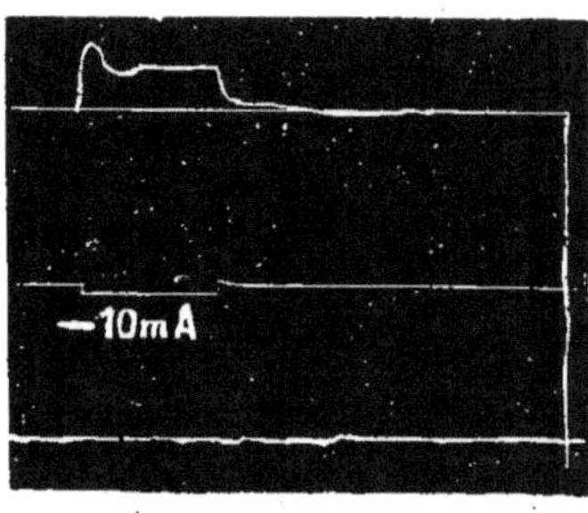

III. Galvanotonus à début brusque.

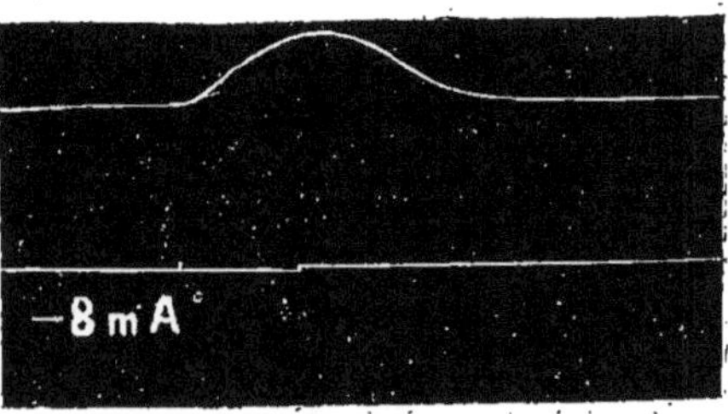

V. Secousse lente.

Fig. 13. — Les diverses formes de la

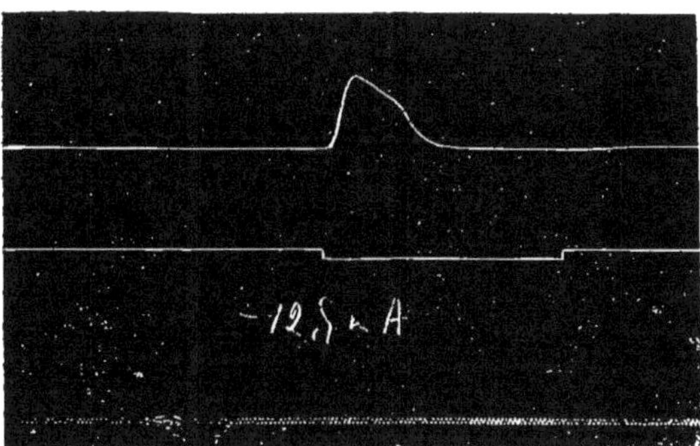

II. Secousse avec ralentissement de la décontraction.

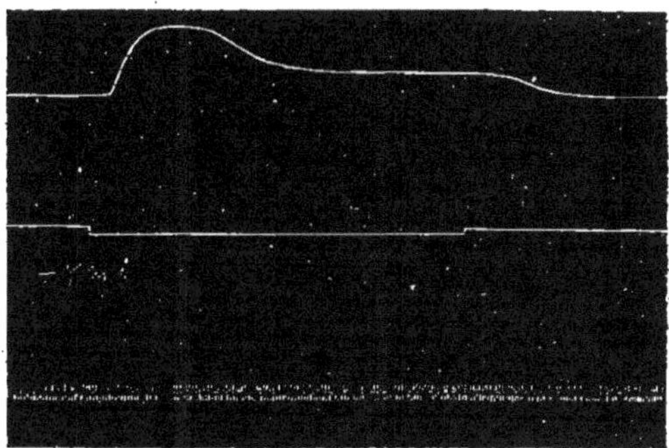

IV. Galvanotonus à début lent.

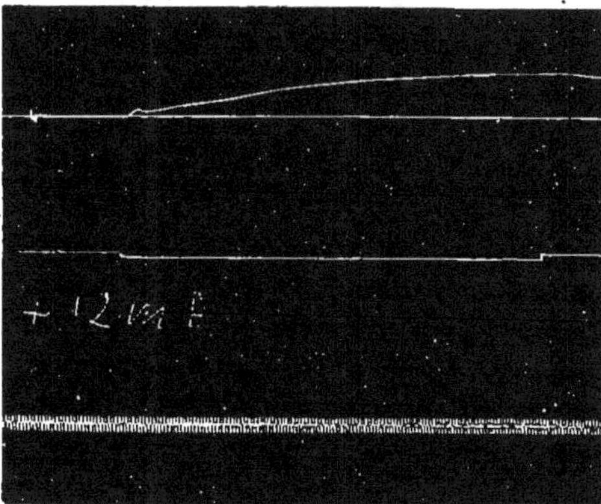

VI. Contraction myotonique.

CONTRACTION NORMALE ET PATHOLOGIQUE

lésion globale de tous les cylindraxes innervant un muscle, car à chaque cylindraxe correspond une seule fibre musculaire. Ce cas n'existe donc que dans ce qu'on appelle la « dégénérescence totale ».

Dans tous les autres cas, une partie seulement des fibres du muscle malade est atteinte. C'est le cas de la « dégénérescence partielle ». de la myopathie et du Thomsen. Or, dans ces cas-là, les fibres saines restent excitables par le nerf, tandis que les fibres malades ne le sont plus. En excitant le point moteur, nous exciterons, suivant les cas, les fibres saines ou les autres ; mais par excitation longitudinale. nous exciterons toujours, électivement, les fibres musculaires ; et comme le seuil galvanique des fibres malades est toujours plus petit que celui des fibres saines dans l'excitation longitudinale (hyperexcitabilité longitudinale des classiques), ce sont les fibres altérées que nous exciterons électivement par ce procédé. C'est donc par excitation longitudinale que nous devons étudier la chronaxie des fibres musculaires altérées.

Or, dans ces conditions, la chronaxie n'établit aucune différence entre la dégénérescence wallérienne, la myopathie et la maladie de Thomsen [1], mais se montre liée exclusivement à la forme de la contraction. Ce que nous trouvons, ce n'est donc pas la chronaxie de la dégénérescence, de la myopathie ou du Thomsen, mais la chronaxie du ralentissement de la décontraction, du galvanotonus à début brusque, de la contraction lente avec galvanotonus ou sans galvanotonus, de la contraction myotonique, et le degré de l'altération sera exactement mesuré par la chronaxie, de sorte que la chronaxie permettra de voir des différences entre deux faisceaux ayant la même forme de contraction.

Voici les limites de la variation de chronaxie en fonction de la forme de la contraction :

FORME DE LA CONTRACTION.	CHRONAXIE.
Contraction restée vive dans tous ses éléments.	De la normale à 10 fois la normale
Ralentissement de la décontraction.	10 à 15 fois la chronaxie normale.
Galvanotonus à début brusque.	De 15 fois la normale à 0s009.
Contraction lente avec galvanotonus.	0s009 à 0s02.
Contraction lente sans galvanotonus et contraction myotonique.	0s01 à 0s07.

Dans les lésions légères, on ne peut exprimer la variation de la chronaxie qu'en fonction de la valeur normale. Une chronaxie de 0 s. 0003 est une chronaxie pathologique pour un biceps et une chronaxie normale pour un fléchisseur des doigts. Au fur et à mesure que les lésions sont plus graves, et les chronaxies plus éloignées de la normale, les différences entre les différents muscles s'effacent : la pathologie fait disparaître les différenciations musculaires qu'on trouve en physiologie, de sorte que les plus grandes valeurs de la chronaxie sont les mêmes sur tous les muscles, quelle que soit leur chronaxie normale. C'est pour cette raison que j'exprime les chronaxies pathologiques, par leur rapport avec la normale, pour les lésions les plus légères, et par une valeur absolue, sans rapport avec la valeur normale de la chronaxie des différents muscles pour les lésions plus graves.

1. G. BOURGUIGNON. *Académie des Sciences*, 30 mai 1921. *Revue neurologique*, avril 1920. *Soc. d'Electrothérapie*, juin 1921.

Au niveau des nerfs, ce n'est qu'exceptionnellement que la chronaxie s'écarte beaucoup de la normale : pour le nerf, de deux choses l'une : ou il y a encore des fibres musculaires excitables par le nerf, et la chronaxie ne dépasse guère 5 à 6 fois la normale, ou il n'y a plus de fibres musculaires excitables par le nerf, et l'excitation du nerf est inefficace.

Au point moteur, les phénomènes sont très complexes, et, en général, on n'excite pas les mêmes fibres avec le courant prolongé qu'avec les ondes brèves, de sorte que la chronaxie du point moteur n'est pas une vraie chronaxie, mais une sorte de moyenne entre les chronaxies les plus petites et les plus grandes : suivant qu'il y a plus ou moins de fibres encore saines ou de fibres malades, la chronaxie du point moteur se rapproche plus de celle du nerf ou de celle de l'excitation longitudinale.

Nous pouvons donc dire que le muscle sain est homogène et qu'il n'a qu'une chronaxie, qui est la même sur le nerf, le point moteur et l'excitation longitudinale, tandis que le muscle pathologique est hétérogène et présente au moins deux chronaxies, une petite qu'on trouve par l'excitation du nerf et une grande qu'on trouve par excitation longitudinale.

Un seul cas pathologique ramène l'homogénéité : c'est celui de la dégénérescence totale, mais c'est le cas le plus rare. Encore toutes les fibres sont-elles rarement exactement au même degré de dégénérescence en même temps, de sorte que, même dans ce cas, on trouve des chronaxies différentes en modifiant le mode d'exploration : seulement les différences sont moindres que dans tous les autres cas.

La chronaxie nous permet donc de dire :

1° La synthèse des lésions musculaires (dégénérescence, myopathie, Thomsen) que j'avais tentée par l'étude de la seule forme de la contraction, est confirmée par la chronaxie.

2° Le terme de *dégénérescence partielle* doit s'entendre dans le sens de répartition du processus pathologique à une *partie* seulement des fibres musculaires et non dans celui de *degré de la dégénérescence*. La chronaxie donne raison à Vernicke et tort à Erb. Le degré de la dégénérescence est révélé seulement par la valeur de la chronaxie.

3° A l'*homogénéité* du muscle normal, la pathologie substitue l'*hétérogénéité*. On pourrait d'ailleurs en dire autant de la pathologie de tous les organes ; mais le muscle est l'organe sur lequel l'exploration directe met le plus facilement ce fait en évidence.

4° L'évolution de la chronaxie nous permet de suivre de très près celle

des processus pathologiques et d'en construire la courbe, comme nous
avons pu construire celle du développement neuro-musculaire chez le
nouveau-né. Je n'ai pas eu, jusqu'à présent, l'occasion de suivre l'évolution d'une dégénérescence, d'une myopathie ou d'un Thomsen ; mais
j'ai pu suivre la régénération d'un nerf médian sectionné complètement

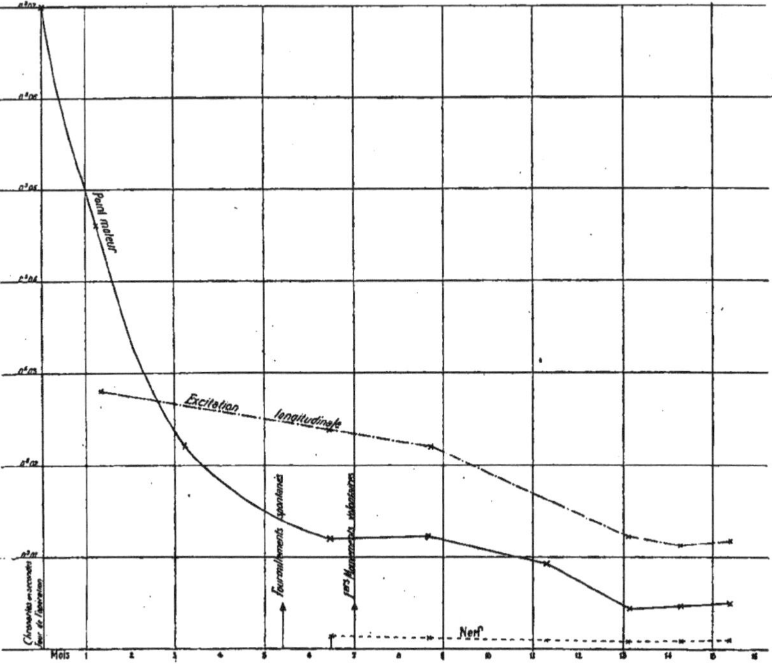

Fig 14. — Evolution de la chronaxie pendant la régénération d'un nerf médian suturé au poignet.

et suturé au poignet, pendant **15** mois : cette observation a été publiée
en détail à la Société de neurologie [1], je vous présente ici la courbe de
l'évolution de la chronaxie au point moteur, sur le nerf et par excitation longitudinale, avec l'indication du moment où sont apparus
d'obord les fourmillements, puis les mouvements volontaires (voir
fig. 14). Vous y voyez que dès le premier mois après l'opération, alors
qu'on est encore en pleine dégénérescence totale, avec inexcitabilité
par le nerf, la chronaxie commence à diminuer, ce qui m'a permis de

G. Bourguignon et Ch. Dujarier. *Revue neurologique*, janvier 1921.

porter un pronostic favorable très précoce, pronostic que les événements ont confirmé, puisqu'au moment où j'ai cessé de pouvoir suivre le malade, la restauration clinique motrice et sensitive était complète, et les chronaxies très voisines de la normale.

Très précieuse au point de vue du diagnostic, la chronaxie l'est peut-être encore plus au point de vue du pronostic et des indications thérapeutiques.

2º *Variations de la chronaxie, sans lésion des muscles ni du neurone moteur périphérique.*

Dans cette classe d'altération de la chronaxie, les variations sont beaucoup plus légères, sauf quelques cas exceptionnels. Si, dans l'étude de la dégénérescence, la chronaxie a surtout apporté des précisions à des faits connus déjà, au moins en partie, ici, tout ce que la chronaxie me donne est nouveau.

En effet, ces variations légères d'excitabilité échappent complètement aux procédés classiques d'investigation : le seuil galvanique ne donne rien, et le seuil faradique varie avec tant de facteurs étrangers à l'excitabilité qu'on ne peut tenir compte que des variations énormes, comme celles que l'on constate dans la dégénérescence.

Les premiers faits de cet ordre que j'ai découverts sont les répercussions des blessures d'un nerf d'un côté sur la chronaxie des points moteurs du côté opposé. Ces variations sont légères et se font tantôt en plus et tantôt en moins. La loi générale, c'est que la réaction se montre toujours d'abord dans les muscles innervés par des nerfs de même chronaxie que le nerf blessé. Cette réaction ne fait jamais défaut. Elle peut s'accompagner de variations de la chronaxie des antagonistes des muscles innervés par le nerf blessé, mais le fait n'est pas constant.

Les cas dans lesquels on a décrit, exceptionnellement, de la réaction de dégénérescence classique dans les nerfs et muscles symétriques du côté opposé au côté blessé ne sont qu'un cas extrême et rare de la loi générale que la chronaxie m'a permis de découvrir [1].

Les atrophies réflexes s'accompagnent aussi de variation de la chronaxie de même ordre.

Les altérations de la chronaxie dans ces deux ordres de fait, sont dues certainement au même mécanisme et il faut étendre le sens du terme « troubles réflexes ».

En dehors de ces faits de réaction de la lésion d'un nerf mixte sur le côté opposé, et de la lésion d'une articulation (j'y ajouterais aussi d'un

---

1. G. BOURGUIGNON. *Académie des sciences*, 29 août 1921.

os) sur la chronaxie des nerfs et muscles correspondants, j'ai vu qu'il y a des altérations de la chronaxie du nerf moteur et du muscle dans tous les cas où une lésion siège sur un neurone central en rapport fonctionnel avec le neurone moteur périphérique.

La seule catégorie de faits de cet ordre que j'aie pu étudier complètement jusqu'ici concerne les syndromes parkinsoniens, dans la maladie de Parkinson classique et dans les syndromes porkinsoniens post-encéphalitiques [1] ; mais ce que j'ai vu dans quelques cas de lésions du faisceau pyramidal, soit dans la moelle, soit dans l'encéphale, me permet de poser les lois générales suivantes :

1º Toute lésion d'un neurone en rapport fonctionnel avec le neurone moteur périphérique retentit sur la chronaxie du point moteur du muscle, et souvent du nerf lui-même.

2º Tout muscle hypertonique ou contracturé a une chronaxie plus petite que la normale. Tout muscle hypotonique a une chronaxie plus grande que la normale. L'attitude des divers segments des membres dépend du rapport de la chronaxie des muscles antérieurs et postérieurs.

3º La chronaxie du nerf varie, en général, en sens inverse de celle du point moteur ; mais souvent elle reste normale.

Je ne puis m'étendre davantage sur ce sujet, qui est encore à l'étude. J'ai tenu cependant à vous montrer où j'étais arrivé actuellement.

J'espère que, de cette leçon, dans laquelle je m'excuse d'avoir dû parler un langage encore peu familier, vous tirerez cependant les enseignements suivants :

Il n'y a qu'une mesure réelle de l'excitabilité, c'est la chronaxie.

La chronaxie a permis de mettre en lumière des lois importantes de physiologie normale et pathologique qui éclairent le fonctionnement du système nerveux, expliquent les attitudes normales et pathologiques des divers segments des membres au repos révèlent et précisent les relations fonctionnelles entre les divers muscles et groupes de muscles et nous font entrevoir la possibilité d'un rapport entre le tonus et l'excitabilité.

Au point de vue pratique, la chronaxie nous donne une mesure précise de la valeur fonctionnelle des nerfs et des muscles.

Elle nous permet de suivre de très près l'évolution des processus pathologiques. Elle nous permet de juger de l'efficacité d'une thérapeu-

1. H. CLAUDE et G. BOURGUIGNON. *Revue neurologique*, janvier 1921. G. BOURGUIGNON et LAIGNEL-LAVASTINE. *Réunion neurologique annuelle*, juin 1921. G. BOURGUIGNON, *Réunion neurologique annuelle*, juin 1921.

tique. Si elle ajoute relativement peu de chose au diagnostic, elle est indispensable à connaître pour porter un pronostic, juger d'une évolution, poser avec précision les indications thérapeutiques.

Voilà, Mesdames et Messieurs, ce qu'est la « chronaxie » que nous ont donnée les recherches de G. Weiss et de Lapicque. Voilà ce que j'ai essayé d'en tirer au point de vue de la physiologie, de la pathologie et de la thérapeutique du système nerveux de l'homme.

DIX-HUITIÈME CONFÉRENCE

PAR

M. le Dr P. BÉHAGUE

Chef de clinique adjoint à la Faculté de Médecine de Paris.

CARACTÉRISTIQUES ET TRAITEMENT DE L'ÉPILEPSIE TRAUMATIQUE

Messieurs,

L'épilepsie traumatique constitue un sujet d'étude tellement vaste, qu'il m'est impossible de le traiter complètement en un temps aussi bref que celui dont je dispose. Je m'en excuse ; mais je crois plus utile d'essayer de tirer de l'étude des caractéristiques de l'Epilepsie traumatique les indications de la variété de traitement à instituer dans chacun des cas particuliers que vous pouvez rencontrer.

C'est qu'en effet, sous le nom d'Epilepsie traumatique, se groupent une foule de phénomènes qui n'ont de commun que la crise convulsive.

Celle-ci éclate tantôt immédiatement, tantôt très tardivement après le traumatisme, les accès en sont très rapprochés, souvent même existe un véritable état de mal : ces faits caractérisent l'**Epilepsie aiguë** correspondant à une irritation de l'Encéphale par un processus en évolution.

D'autres fois le premier accès n'éclate qu'après un certain temps de latence, l'évolution et la marche des accès sont semblables à celles du mal comitial : il s'agit alors d'**Epilepsie durable** relevant de cicatrices méningées ou cérébrales chroniques. C'est l'étude de cette variété que nous allons entreprendre en commençant par ses causes.

Lésions causales. — Les traumatismes qui engendrent l'Epilepsie durable sont de toute nature et de toute intensité : depuis la transfixion du crâne et de son contenu, jusqu'à la simple commotion par éclatement d'obus dans le voisinage.

Les lésions encéphaliques causées par les traumatismes ne sont cependant pas comparables. D'une part, il n'y a pas atteinte directe de l'encéphale, qui reste toujours séparé des plaies visibles par l'intégrité de la table interne du crâne. Nous réunissons ces blessures sous le nom de *traumatismes non pénétrants*, y comprenant les commotions à distance, les contusions du cuir chevelu, et même les embarrures osseuses de la table externe du crâne. Depuis les travaux de Logre et de Bouttier, il faut en effet considérer contusionnés et commotionnés comme atteints des mêmes troubles encéphaliques relevant du même mécanisme. Ces lésions, nous les connaissons du reste : MM. Mairet, Durante et de nombreux auteurs ne nous ont-ils pas montré les petites hémorragies fines, disséminées dans tout le système nerveux de chiens sacrifiés après commotions? Ces désordres anatomiquessont en tout point comparables à ceux décrits par MM. Pierre Marie et Couvelaire chez les nouveau-nés dont le cerveau avait été pressuré lors de l'accouchement. Ces auteurs pensaient que lorsque l'enfant résistait, il devenait épileptique, et nous avons souvent entendu notre Maître, dans des cours sur l'épilepsie, recommander de chercher la cause du mal comitial dans les circonstances pathologiques de l'accouchement. Rien d'étonnant alors à ce que des manifestations comparables au « morbus sacer » éclatent après les contusions ou les commotions du crâne ; à une seule condition toutefois, c'est que ces dernières soient véritables, et l'on sait combien, pendant la guerre, furent confondus commotionnés et émotionnés.

Les traumatismes de l'encéphale sont souvent bien plus grossiers, mais aussi plus localisés, car sans cela le blessé n'y survivrait pas. Leurs traces restent marquées dans l'encéphale par la persistance de cicatrices macroscopiques : ce sont les *traumatismes pénétrants* ayant fracturé la table interne du crâne. Parmi eux, nous citerons les cals osseux, bombant à l'intérieur du crâne, et toutes les plaies des méninges et de l'encéphale laissant en séquelles des cicatrices volumineuses. Les manœuvres chirurgicales, telles que la réduction d'une hernie cérébrale, une mauvaise plastie après trépanation, entrent dans cette catégorie, car en irritant la corticalité cérébrale et en réduisant le volume de la boîte cranienne, elles entraînent l'épilepsie.

Traumatismes non pénétrants et traumatismes pénétrants ne sont pas cependant, Messieurs, toujours aussi distincts que je viens de vous l'exposer. En effet, la cicatrice méningo-encéphalique grossière consécutive aux seconds, s'accompagne toujours de lésions fines, piquetant tout l'encéphale, comparables aux désordres dus aux traumatismes non pénétrants. Peut-être est-ce l'importance de ces différentes lésions les unes par rapport aux autres qui entraîne de l'épilepsie généralisée ou jacksonienne? Mais ceci est du domaine de l'hypothèse et nous n'y pénétrerons pas.

Fréquence. — Bien plus certaine, hélas, est la fréquence de l'épilepsie consécutive aux traumatismes de tout ordre ; *plus de douze pour cent des blessés de tête en sont atteints* [1].

Causes favorisant son éclosion. — Lorsque les traumatismes réunissent certaines conditions, les risques d'épilepsie sont bien plus considérables. Le siège de la lésion encéphalique, les caractères du corps vulnérant, les antécédents pathologiques du blessé ont grande importance.

Situation de la plaie. — Les plaies pariétales sont responsables de 1/2 des cas d'épilepsie constatés, alors que des plaies frontales, occipitales et temporales ne dépendent respectivement que de 1/4. 1/8 et 1/16 des observations que nous avons recueillies [2].

Les plaies du cervelet ne semblent pas épileptogènes. Sans doute, avons-nous pu constater des phénomènes épileptiques chez des blessés cérébelleux ; mais toujours existaient chez eux des signes évidents de l'atteinte d'une autre partie de l'encéphale, et il ne nous a pas été donné d'observer l'épilepsie à la suite de l'atteinte isolée du cervelet. Par contre, les blessures des lobes temporo-occipitaux et orbitaires sont certainement épileptogènes, et nombreux sont les cas d'épilepsie consécutive aux fractures de la base du crâne, qui les irritent.

Caractères du corps vulnérant. — Quelle que soit la situation de la plaie cérébrale, plus la cicatrice qui la suit est volumineuse, plus les risques d'épilepsie sont considérables. Les grandes dimensions du projectile, sa moindre vitesse, son plus long parcours, la suppuration consécutive, sont causes aggravantes.

C'est pourquoi l'éclat d'obus, volumineux, lent, arrachant et dilacérant l'encéphale sur une large surface, souvent chargé de terre ou de débris de coiffures, occasionne des plaies plus souvent épileptogènes que celles dues aux balles de fusil, petites, rapides, perforantes, beaucoup moins septiques.

C'est pourquoi encore, les transfixions du crâne et les projectiles intra-cérébraux entraînent si fréquemment l'épilepsie.

Pour ces derniers, il est juste de dire que les dégâts encéphaliques sont souvent notablement augmentés par les tentatives d'extraction qui

---

1. Exactement : 12,11 pour 100.
2. Sur 100 épileptiques par traumatismes pénétrants du crâne :
    55,20 sont blessés dans la région *pariétale*, soit sensiblement 1|2
    25,93   —   *frontale*   —   1|4
    10,53   —   *occipitale*   —   1|8
     8,33   —   *temporale*   —   1|16

d'ordinaire ont été pratiquées, quelquefois même à plusieurs reprises.
Sans doute, dans les mois suivant l'opération, l'épilepsie disparaissait,
et l'on pouvait crier victoire ! Mais la cicatrice lentement se créait,
d'autant plus longue à se constituer qu'elle était plus volumineuse ; et
un an, un an et demi après l'intervention chirurgicale, les crises re-
paraissaient plus intenses et plus fréquentes encore qu'auparavant. Vers
la fin de la guerre, M. le professeur Lecène avait systématiquement
renoncé à extraire les corps étrangers encéphaliques bien tolérés. Il
abaissa ainsi très notablement parmi les blessés de cet ordre le pourcentage d'épileptiques qui de 23 0/0 passa à 16 0/0.

Antécédents du blessé. — Le terrain physio-pathologique du blessé
influe notablement sur l'éclosion consécutive de phénomènes épileptiques. La syphilis et l'alcoolisme sont causes aggravantes, et nous
avons pu remarquer combien l'épilepsie traumatique était plus fréquente chez les coloniaux de carrière, souvent porteurs de ces
tares. Il est classique de citer ce mineur du Nord devenu épileptique
après un coup de pic sur le crâne et qui n'avait de crises que le jour
suivant ceux consacrés au culte excessif de Gambrinus. Enfin, plusieurs fois, en soignant activement la syphilis, nous avons pu améliorer
et même fait disparaître l'épilepsie.

L'intensité des troubles subjectifs que M. Pierre Marie a décrits chez
les trépanés, la plus ou moins grande durée de la perte de connaissance après le traumatisme, ne semblent nullement influer sur les
crises consécutives,

Par contre, le mal comitial fruste, préexistant au traumatisme, est
toujours très aggravé par lui. Nombreux sont les jeunes gens qui
n'avaient de temps à autre que quelques vertiges passagers, si légers
qu'ils avaient été incorporés, et qui, après une plaie de tête parfois
minime, eurent plusieurs crises convulsives par semaine ! C'est pourquoi il est toujours dangereux de trépaner un malade épileptique sans
qu'il y ait de formelles indications à le faire. Une trépanation constitue non seulement un traumatisme perforant, mais encore par les
vibrations, les chocs, les heurts qu'elle nécessite, elle entraîne une
violente commotion de l'encéphale qui, déjà lésé, n'en est que plus
grièvement atteint.

Mais nous voici loin de l'épilepsie purement traumatique. Revenons y.

Temps de latence. — Nous avons vu que le premier accès d'épilepsie durable ne survenait que lorsqu'un certain temps de latence
s'est écoulé, d'ordinaire entre trois et dix mois. Mais cette « incubation »

est très variable, et nombreux sont les cas où le temps de latence est inférieur à trois mois ou supérieur à dix mois. Cependant, moins de quatre pour mille blessés de tête n'ont leur premier accès d'épilepsie qu'un an 1/2 ou plus après la blessure. On peut donc dire pratiquement qu'un blessé qui n'a pas eu de manifestations épileptiques un an et demi après sa blessure n'en aura vraisemblablement pas.

Causes. — Quelles sont les causes de plus ou moins grande longueur du temps de latence ? C'est la durée de la cicatrisation et la situation de la plaie encéphalique. Toutes les raisons de retard de la cicatrisation (profondeur, étendue, suppuration) sont facteurs d'allongement du temps de latence. De même l'éclosion des accès est d'autant plus retardée que la plaie est plus éloignée des zones de projection du cerveau.

Conséquences. — La durée du temps de latence influe-t-elle sur la marche de l'Epilepsie consécutive ? Il ne le semble pas. Cependant l'incubation paraît être plus courte pour les phénomènes jacksoniens que pour les phénomènes généraux.

Qualité de l'Epilepsie. — L'Epilepsie traumatique, en effet, n'est pas, comme on l'a cru longtemps, synonyme d'Epilepsie jacksonienne. Bien au contraire, les accès généralisés sont, chez elle, plus fréquents que les phénomènes localisés et l'on compte 2/3 des premiers pour 1/3 des seconds.

Dans ces derniers sont cependant compris tous les équivalents sensoriels ou moteurs localisés (cécité brusque, paralysie partielle transitoire), alors que nous avons compté parmi les phénomènes généraux les vertiges et les céphalées.

Causes. — De quelles causes dépend donc la qualité de l'épilepsie engendrée par une plaie cérébrale ? Plus les cicatrices sont volumineuses, ou fines mais parsemant tout le cerveau, plus il est vraisemblable que l'épilepsie engendrée sera généralisée. Il en sera de même lorsque la plaie siège dans une zone neutre du cerveau, alors que les lésions des zones de projection sont suivies le plus souvent de phénomènes jacksoniens [1].

1. Sur 100 épilep. par plaie *pariétale* : 49 0/0 accès *jacksoniens* ; 51 0/0 *généralisés.*
Sur 100 — — *occipitale* : 30,22 — 69,77
Sur 100 — — *temporale* : 27,27 — 72,72
Sur 100 — — *frontale* : 14,14 — 85,84
Sur 400 — — du crâne : 120,65 — 279,83
Soit sensiblement : $\frac{1}{3}$ d'accès jacksoniens, $\frac{2}{3}$ généralisés.

Ces causes de la qualité de l'épilepsie engendrée sont comparables à celles de la durée du temps de latence. On peut les réunir en une sorte de schéma : *Aux plaies multiples et profondes des zones neutres du cerveau, entraînant d'ordinaire de l'Epilepsie généralisée après un long temps de latence, s'oppose la plaie unique, corticale, d'une zone de projection, suivie d'Epilepsie jacksonienne après un temps de latence généralement plus bref.*

Phénomènes propres à l'Epilepsie traumatique. — Il est convenu, Messieurs, que je ne vous parlerai que des caractères de la seule épilepsie traumatique. Aussi, ne vous dirai-je rien de l'aura, des accès, des équivalences, des phénomènes d'épuisement post-paroxystique, qui sont en tout point comparables à leurs homologues du mal comitial.

Les Equivalents localisés. — Je vous signale toutefois, a propos des équivalents, la fréquence toute particulière avec laquelle on rencontre dans l'Epilepsie traumatique des phénomènes d'inhibition ou d'excitation d'une ou de plusieurs fonctions cérébrales ne durant que quelques instants. C'est ainsi qu'on relève fréquemment les hyperesthésies ou au contraire les anesthésies transitoires consécutives aux blessures du lobe pariétal ; les scotomes scintillants ou les cécités temporaires après lésions occipitales ; les perceptions musicales ou les surdités passagères après atteinte du lobe temporal ; les troubles du langage de type dysarthrique ou dysphasique suivant la situation de la plaie encéphalique dans l'une ou l'autre des zones décrites par M. le professeur Pierre Marie. Quant aux parésies localisées brusques et transitoires, elles constituent des équivalents au même titre qu'une crise convulsive localisée après blessure de la frontale ascendante et sont suivies des mêmes phénomènes d'épuisement post-paroxystique. Ceux-ci, du reste, que la crise soit généralisée ou localisée, sont toujours plus prononcés d'un côté, ce qui prouve bien qu'entre ces deux manifestations épileptiques, il n'existe pas une différence aussi nette qu'on a bien voulu le dire.

Les Prodromes. — Vous avez dû remarquer, Messieurs, que lorsque j'énumérais la série des phénomènes épileptiques communs au mal comitial et à l'épilepsie traumatique, les prodromes de la crise n'y figuraient pas. Cet oubli était volontaire : c'est que certains des signes précurseurs de l'accès ont été décrits à propos des crises consécutives aux plaies de tête.

Si tous les prodromes subjectifs de la crise comitiale ont pu être relevés dans l'Epilepsie traumatique, certains signes précurseurs objectifs appartiennent en propre à cette dernière. Je veux parler de la *tension anormale de la cicatrice* et de *l'inégalité pupillaire temporaire*.

Un temps variable avant l'accès : de un jour et demi à un quart d'heure, le blessé ressent autour de sa brèche cranienne de légers chatouillements, qui bientôt font place à un agacement comparable à celui d'une mouche courant autour de la plaie. Puis, lorsque cette sensation est devenue plus douloureuse, et pour peu que l'épicrâne fût assez souple, on peut constater la disparition de l'impulsion et du battement de la cicatrice. Bientôt celle-ci se tend, et de creuse qu'elle était devient au contraire bombée et saillante au dehors. Vient-on à soustraire du liquide céphalo-rachidien par la ponction lombaire ? la surélévation cicatricielle persiste, ce qui prouve bien qu'il s'agit d'une véritable dilatation du cerveau. Tension et douleurs augmentent ; le blessé, en proie à de violents maux de tête, reste prostré ; et c'est lorsque cette hernie cérébrale est tendue au maximum que la crise éclate brusquement.

Beaucoup plus rare est l'inégalité pupillaire temporaire, qui apparaît, elle aussi, un temps très variable avant le début de la crise. Tantôt la pupille la plus grande est homolatérale à la plaie cérébrale, tantôt au contraire elle est située du côté opposé, sans que nous ayons pu trouver de règle fixe à cet égard.

La constatation de ces prodromes objectifs a la plus grande valeur et nous verrons tout l'intérêt qu'elle présente au point de vue du traitement. De toute manière, il est toujours utile d'attirer sur eux l'attention du blessé, qui sera averti de l'imminence de l'accès. L'un d'eux, dans ce but, ne palpait-il pas tous les matins sa cicatrice qu'il appelait son « baromètre à crises » ? C'est qu'en effet, lorsque les prodromes existent, ils apparaissent avant chaque accès ; bien plus, leur modalité indique souvent la violence de la crise qui se prépare. Nous avons connu des blessés qui partaient en promenade alors que certains prodromes les avertissaient qu'un équivalent épileptique allait se dérouler ; ces mêmes blessés restaient au lit lorsque d'autres prodromes annonçaient l'imminence d'une crise convulsive.

Traitement des Epilepsies traumatiques. — Voici, Messieurs, les principales caractéristiques de l'Epilepsie traumatique, tout au moins celles qui donnent des indications sur la modalité du traitement à appliquer.

Epilepsie aiguë. — A ce point de vue, reprenons, si vous le voulez bien, les causes les plus fréquentes de l'Epilepsie aiguë.

Traitement chirurgical. — Qu'il s'agisse d'hématome péridural, d'abcès méningé ou cérébral, d'esquille ou de corps étranger irritant la corticalité : toutes ces causes sont *localisées et évacuables* ; c'est dire que le *traitement chirurgical* est le seul indiqué quand bien même par la suite il entraînerait des cicatrices méningo-encéphaliques devant entraîner plus tard de l'Epilepsie durable.

Traitement médical. — L'épilepsie aiguë peut encore relever d'irritations encéphaliques *diffuses ou profondes* : l'hémorragie intra-ventriculaire, les méningites diffuses, l'encéphalite aiguë non suppurée. Ces lésions ne sont pas accessibles chirurgicalement, c'est dire que le *traitement médical* s'impose. Autant que possible, celui-ci doit être *causal*, et négliger le symptôme épilepsie pour atteindre sa source.

Epilepsie durable. – Ces remarques peuvent s'appliquer au traitement de l'EPILEPSIE DURABLE. Seules, les crises relevant de traumatismes pénétrants, n'ayant pas lésé la dure-mère, doivent être soignées chirurgicalement.

Traitement chirurgical. — Autrement dit, *il n'y aura indication opératoire que lorsque la radiographie du crâne aura décelé d'une manière précise l'existence d'un cal exubérant de la table interne du crâne (parfois dû à une mauvaise plastie), ou un corps étranger compris entre l'os et la dure-mère intacte.*

Traitements médicaux. — Il est compréhensible que *toutes les autres causes de l'Epilepsie durable étant des cicatrices méningées ou encéphaliques* indestructibles chirurgicalement, *indiquent la nécessité d'un traitement uniquement médical,* malheureusement encore *symptomatique.* On améliorera l'Epilepsie, on cherchera à diminuer le nombre des accès ou la violence des crises, mais on ne pourra lutter directement, contre ses causes, qui, nous le répétons, sont, non point les plaies méningo-encéphaliques, mais les cicatrices qui les comblent.

Tous les traitements médicaux appliqués au mal comitial ont été mis en œuvre pour lutter contre l'Epilepsie traumatique.

Pratiquement on peut réunir les médications les plus usitées en trois groupes ; celui des bromures, celui des composés borés et celui des Uréides.

Les Bromures. — Vous connaissez certainement, Messieurs, la posologie des *Bromures*, réunis entre eux ou isolés, administrés ou non suivant la méthode de Toulouse et Richet. Aussi me bornerai-je à vous rappeler les inconvénients de cette médication : bromides si elle est trop prolongée, affaissement intellectuel constant particulièrement pénible pour les blessés épileptiques condamnés à un emploi de bureau.

Le Bore. — La *Médication borée*, outre l'acide borique peu usagé, compte deux principaux représentants. Le *biborate de soude* (alias : *borate, borax, orthoborate*) est d'un usage ancien. Nous avons pu le prescrire en cachets, mieux supportés que les solutions où l'adjonction de glycérine est obligatoire. Le *tartrate borico-potassique* vient d'être récemment révélé comme anti-épileptique par mes Maîtres : MM. Pierre Marie et Crouzon, et mon collègue et ami Bouttier qui vous en donnera tout à l'heure les caractéristiques bien mieux que je ne saurais le faire moi-même. La médication borée a l'avantage de n'avoir aucune action déprimante sur les fonctions psychiques de l'individu ; en outre, elle est d'un emploi pratique et n'expose à aucune intoxication. Malheureusement, ses représentants ont une action inconstante dans l'Epilepsie traumatique, et nous verrons combien sont rares les cas où ils peuvent être utilisés.

Les Uréides. — La médication par les *Uréides* est assez récente. Ses représentants dérivent des somnifères connus : véronal et dial (diethyl- et diallyl — malonylurée). Vient-on à remplacer l'un des radicaux « éthyl » du véronal par un radical « phényl » ? ou bien adjoint-on au dial un radical « phényl » ? on obtient deux puissants anti-épileptiques peu somnifères : le luminal (ou Gardénal) et la dialacétine. Ces deux produits donnent les meilleurs résultats dans le traitement de l'épilepsie traumatique. Ne déprimant pas le psychisme du blessé, ne lésant pas le rein même après un emploi prolongé, on ne peut reprocher aux Uréides que l'obligation de les employer continuellement. Dès que l'on cesse d'en administrer, les crises en effet reparaissent plus nombreuses que jamais.

Voici, Messieurs, les principales médications anti-épileptiques les plus communément prescrites à l'heure actuelle. Lesquelles emploierons-nous dans l'Epilepsie traumatique durable? Reprenons encore une fois ses causes et ses lésions.

Choix du médicament. — I. S'agit-il de *petites lésions fines, disséminées, occasionnées par un traumastisme non pénétrant* ? Comme dans l'Epilepsie maladie, la médication borée donne de bons résultats. *Prescrivez 3 à 4 grammes de tartrate borico-potassique*, à prendre quotidiennement, en plusieurs prises, et vous verrez disparaître les manifestations épileptiques dans la proportion de 3 sur 4. Si, cependant, celles-ci sont encore trop fréquentes, donnez, outre le tartrate, dix ou vingt centigrammes de gardénal. Grâce à cette association, vous supprimerez environ dix crises sur onze.

II. Par contre, il est inutile de prescrire le tartrate borico-potassique *lorsqu'il s'agit d'Epilepsie relevant d'une volumineuse cicatrice méningée ou encéphalique. Donnez du gardénal,* d'abord trente centigrammes quotidiennement, puis diminuez peu à peu cette dose jusqu'à l'obtention d'un seuil au-dessous duquel les crises réapparaissent. De temps à autre, cessez cette ration quotidienne, mais avec les plus grandes précautions. Parfois, rarement il est vrai, vous aurez l'heureuse surprise de constater la disparition des crises. Mais ne vous hâtez jamais de parler de guérison ; souvent il ne s'agit que de longues rémissions et, s'il survient un paroxysme, il peut avoir des conséquences d'autant plus terribles qu'il est plus inattendu.

III. Car vous n'userez de ces médications continues que lorsque les accès ne sont pas annoncés par des prodromes. Si ces *signes précurseurs existent d'une manière nette,* vous tenterez d'employer un autre mode de traitement. Celui-ci consiste à donner journellement une médication continue à très (et même trop) faibles doses ; exemple : un gramme de bromure, ou un gramme de tartrate borico-potassique, ou encore dix centigrammes de gardénal. Mais le blessé sera toujours porteur de 5 grammes de bromure dissous dans 15 centimètres cubes d'eau, ou encore de 5 cachets de un gramme de biborate de soude, ou bien encore de trente centigrammes de gardénal. Dès l'apparition des prodromes il avalera cette forte médication anti-épileptique et son accès avortera sept fois sur huit environ. Parfois vous pourrez ne pas donner au blessé de traitement quotidien, le simple fait d'avaler sa provision portative arrêtera l'évolution des accès.

Cette méthode a l'avantage de ne pas soumettre le rein à une fatigue continuelle, qui, si minime soit-elle, a tout de même des inconvénients.

Voici, Messieurs, les principales caractéristiques et les causes de l'Epilepsie traumatique. En regard des lésions, vous trouverez dans le tableau ci-contre l'indication du traitement à opposer à leurs conséquences.

Ces règles, vous les appliquerez, hélas ! trop souvent, étant donné le nombre si important des blessés de tête laissés par la guerre et celui toujours croissant relevant de la trépidante vie moderne. Mais n'oubliez jamais, Messieurs, que lorsqu'il s'agit de soigner des épileptiques, quels qu'ils fussent, à côté du traitement médicamenteux, vous devez toujours instituer une véritable cure morale. Un des devoirs primordiaux du médecin, dans ce cas, est de rassurer les pauvres blessés, et de les soutenir dans leur vie tout entière dominée par la perpétuelle anxiété de la survenue d'une crise.

	CAUSES :	LÉSIONS :	TRAITEMENT :		
ÉPILEPSIE AIGUE — Début très précoce.	Corps étrangers superficiels. Hématome méningé. Abcès méningé. Abcès cérébral.	Localisées extirpables.	CHIRURGICAL.		
ÉPILEPSIE AIGUE — Début très tardif.	Méningite aseptique diffuse. Méningite aiguë diffuse. Hémorragie tardive intraventriculaire. Encéphalite aiguë non suppurée	Diffuses ou profondes.	MÉDICAL de l'affection causale.		
	Hémorragie tardive péridurale. Abcès méningé tardif. Abcès cérébral tardif.	Localisées superficielles.	CHIRURGICAL.		
ÉPILEPSIE DURABLE — Plaie pénétrante.	Corps étranger *extra-encéphalique*. Cal exubérant de la *table interne*. Mauvaise plastie.	Superficielles extirpables.	CHIRURGICAL *après radiographie*.		
ÉPILEPSIE DURABLE — Plaie non pénétrante.	Cicatrice méningée. Cicatrice encéphalique. Corps étranger *de l'encéphale*. Commotion. Plaie du cuir chevelu. Embarrure *table externe* du crâne.	Profondes inextirpables.	MÉDICAL symptomatique.	Luminal au Bromure. / Tartrate b. p. au Luminal.	*Si prodromes instituer traitement spécial.*

DIX-NEUVIÈME CONFÉRENCE

PAR

M. le Dr Henri BOUTTIER
chef de clinique à la Faculté de médecine de Paris.

L'ÉTAT DE MAL ÉPILEPTIQUE

Messieurs,

L'épilepsie dite essentielle a suscité et suscite chaque jour tant de travaux qu'on aborde avec timidité un si vaste sujet et si plein de mystère encore... Les auteurs les plus importants ont attaché leur nom à l'étude du mal comitial. Aussi la bibliographie même élémentaire de la question suffirait-elle à occuper le temps qui nous est aujourd'hui réservé.

Nous nous excusons donc par avance de ne faire délibérément aucune place aux indications bibliographiques ; notre intention est en effet tout autre.

Nous avons eu depuis deux années, sous la direction immédiate de notre Maître Monsieur le Professeur Pierre Marie et suivant ses conseils, le privilège d'examiner un grand nombre de malades épileptiques aussi bien dans le service de Clinique des Maladies du Système Nerveux qu'à la Consultation externe de la Salpêtrière. Aussi nous a-t-il paru intéressant de vous apporter ici le résultat de quelques-unes de nos recherches cliniques, biologiques et thérapeutiques.

Certaines d'entre elles ont abouti déjà à des conclusions positives ; les autres ont la valeur de documents d'attente. Ces documents peuvent en tout cas servir à des travaux ultérieurs, et c'est à ce titre que nous croyons utile de vous les communiquer avec quelques détails, en dépit de leurs caractères parfois négatifs.

Nous nous appuierons donc d'une façon exclusive sur des observations personnelles et le plus souvent inédites.

Dans les manifestations diverses du mal comitial la simple obser-

vation des faits, tojours si délicate en médecine, est particulièrement difficile.

Cela tient avant tout à la fugacité des symptômes et à la brusquerie
de leur apparition. Au lieu d'être fixés pendant quelques jours ou quelques mois dans une immobilité propice à l'étude, ils apparaissent en
quelques secondes et disparaissent souvent en quelques minutes ; or
c'est cette évolution dont il faut saisir les phases, si l'on veut faire une
étude exacte des phénomènes cliniques.

D'ailleurs chaque épileptique réagit, pour des raisons encore inconnues, suivant un mode qui lui est propre ; il n'y a pas, suivant un mot
classique, deux épileptiques qui se ressemblent. Et tout l'intérêt du
problème consiste à dissocier, dans le fond commun à toute l'épilepsie,
les caractères morbides propres à chaque épileptique. Cette étude n'a
pas seulement un intérêt théorique, elle peut conduire aussi à des conclusions d'une portée plus générale, relatives en particulier au traitement.

L'objet principal, sinon exclusif, de cette leçon sera *l'état de mal épileptique*. La raison de ce choix est la suivante : dans l'état de mal, les
manifestations cliniques de l'épilepsie sont en quelque sorte portées à
leur plus haut degré : si des investigations d'ordre humoral ont quelque
chance de donner des résultats positifs, c'est bien, semble-t-il, dans cet
état paroxystique où les troubles nerveux et viscéraux ont une intensité
et une durée beaucoup plus grandes que dans la crise isolée. Si, au contraire, la plupart des recherches biologiques sont ici négatives, cette
constatation n'en sera que plus intéressante.

Ainsi l'état de mal épileptique, par les conditions d'étude qu'il
offre, nous semble digne de retenir d'une façon toute particulière l'attention des cliniciens et des biologistes.

Il ne semble pas d'ailleurs qu'il ait été décrit par les anciens.

C'est Calmeil qui, en 1824, écrivit : « il y a des cas où, un accès à
peine fini, un autre recommence et successivement, coup sur coup, si
bien qu'on peut compter 40, 60 accès sans interruption ; c'est ce que
les malades appellent entre eux l'Etat de mal. »

Herpin donnait à ces accidents le nom de « paroxysmes » et en
connaissait la gravité pronostique.

Mais c'est surtout depuis les travaux de Bourneville en particulier
que l'état de mal est mieux connu.

Il faut d'ailleurs remarquer que nos malades diffèrent sensiblement
des malades d'asile dont l'histoire a servi à faire l'étude clinique de
l'état de mal. Il n'y a donc pas lieu de s'étonner des quelques diver-

gences qu'il peut y avoir entre nos observations et celles des auteurs classiques.

L'*état de mal épileptique* est caractérisé essentiellement par le fait suivant : le malade a des crises convulsives fréquentes, parfois même subintrantes : leur nombre peut atteindre et même dépasser cent en vingtquatre heures.

Entre les crises, et c'est là un fait beaucoup plus important que le nombre même des crises, le malade ne reprend pas connaissance, ou tout au moins son état mental ne lui permet pas de participer à la vie extérieure. Il y a donc un trouble grave des fonctions de conscience le plus souvent abolies, toujours très diminuées.

L'état général du malade est sérieux et l'évolution se fait assez souvent vers la mort avec hyperthermie terminale.

Tels sont les principaux éléments symptomatiques qui nous permettront de faire le diagnostic positif de l'état de mal épileptique.

L'*étiologie* de l'état de mal comporte des conclusions pratiques, et c'est pourquoi nous nous y arrêterons un peu.

La question d'âge ne nous a pas paru très importante : dans nos observations nous trouvons aussi bien des individus jeunes (22 ans) que des individus âgés de 50 ou même de 60 ans.

Toutefois l'enquête étiologique relative à la cause de l'épilepsie devra être faite, vous le verrez, avec d'autant plus de soin qu'on sera en présence d'une épilepsie tardive ou d'une épilepsie sénile. Vous savez, en effet, l'importance que le Professeur Pierre Marie attache en clinique à la notion de l'âge auquel surviennent les maladies.

L'*absence de médication ou la suspension du traitement* semblent avoir une influence incontestable sur l'apparition des accidents : une de nos malades entre en état de mal le 8 décembre 1919 : elle a des crises convulsives nombreuses presque subintrantes jusqu'au 12 décembre. Finalement elle guérit et n'a plus de crises : elle demande à aller en congé dans sa famille. En dépit de toutes les recommandations, elle ne suit pas, ou mal, son traitement. Le 3 mars 1920, elle a 9 crises en 24 heures, tombe à nouveau en état de mal et elle meurt le 9 mars 1920.

Une autre malade a 15 crises dans la nuit du 14 au 15 septembre 1920 avec état de mal ; elle ne se soigne pas, malgré ce grave avertissement, et le 13 octobre 1920 elle a, dans la journée, des crises subintrantes incomptables, avec état de mal typique.

Dans un autre cas il s'agissait d'une malade qui n'avait pas de crises depuis fort longtemps : le 29 janvier 1921 elle entre en état de mal et y reste pendant plusieurs mois.

Vous voyez que la suspension du traitement paraît avoir une influence sur l'apparition des accidents graves de l'épilepsie. Est-ce à dire que la mauvaise application du traitement suffit à expliquer l'éclosion de ces accidents ? Nous ne le pensons pas.

Au cours de nos recherches sur la médication borée dans l'épilepsie faites en collaboration avec MM. Pierre Marie et Crouzon, nous avons été amenés à étudier l'effet de la suspension du traitement chez quelques épileptiques. Nous avons vu que la suspension du traitement était en général suivie d'une recrudescence du nombre des crises et des vertiges, puisque telle malade, qui n'avait eu aucun accident le mois précédent, lorsqu'elle était soumise au traitement, avait 10 à 20 crises par jour dès qu'on supprimait la médication. Mais *aucune de ces malades*, choisies pourtant parmi nos épileptiques les plus atteintes, n'a réagi suivant le mode de l'état de mal à la suspension de la médication.

On a beaucoup plutôt l'impression, quand on interroge les malades, que certains d'entre eux ont en quelque sorte l'*habitude* de faire des états de mal : il semble que ce soit là leur mode de réaction, tandis que d'autres épileptiques passeront leur vie, fort gênés par des crises fréquentes, mais sans que celles-ci prennent jamais un caractère subintrant. Plusieurs de nos observations sont à cet égard très caractéristiques. Que l'état de mal dure 5 heures, 4 jours ou plusieurs semaines, le tableau clinique est très comparable : ce sont des sujets qui font plus ou moins brusquement une décharge de crises subintrantes avec suppression totale des fonctions de conscience ; s'ils guérissent, ils peuvent rester longtemps sans avoir même une crise et mènent alors une vie sensiblement normale.

Enfin la *période menstruelle* joue souvent, vous le savez, Messieurs, un rôle dans l'apparition des crises d'épilepsie. C'est là une notion classique importante à connaître, que nous avons eu mainte fois l'occasion de vérifier. La même remarque s'applique à l'état de mal. Qu'il s'agisse du début des accidents ou de leur recrudescence, lorsqu'ils durent pendant plusieurs mois, il n'est pas douteux que la menstruation a sur l'augmentation du nombre des crises et des vertiges au cours de l'état de mal une influence incontestable.

Vous pouvez, d'ailleurs, vous en convaincre en jetant les yeux sur la courbe n° 9.

Nous laissons de côté l'état de mal symptomatique d'un traumatisme ou d'une tumeur cérébrale par exemple, car l'étiologie et le traitement en sont absolument différents.

De ces remarques on peut conclure dès maintenant qu'il n'y a pas de

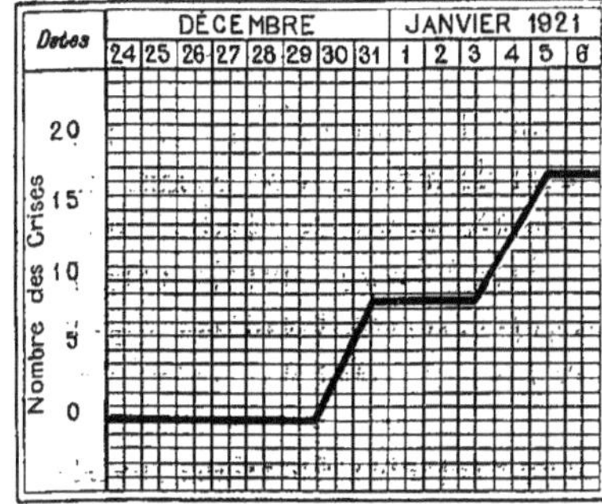

Fig. 1. — Cas Pic... Etat de mal épileptique. Mode de début des crises.

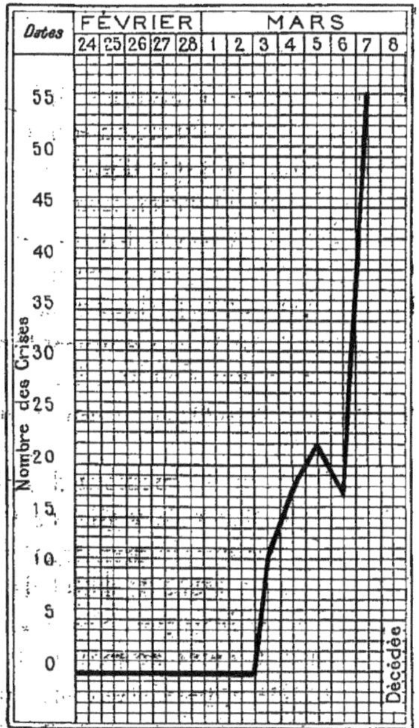

Fig 3. — Cas H... Etat de mal épileptique. Mode de début.

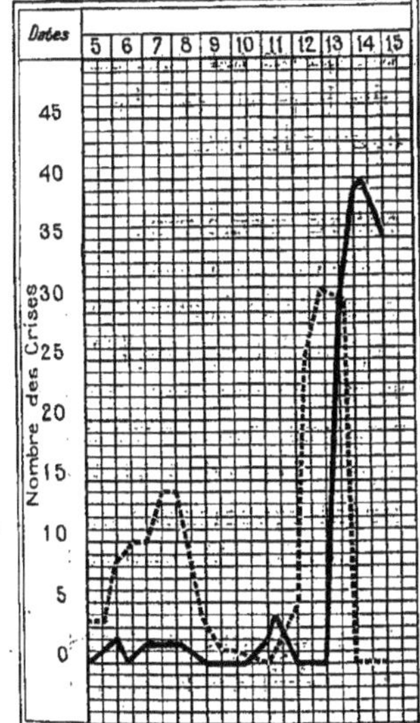

Fig. 2. — Cas Aug. Etat de mal épileptique. Mode de début des crises et des vertiges. Les crises sont représentées en trait plein. Les vertiges sont représentés en traits pointillés.

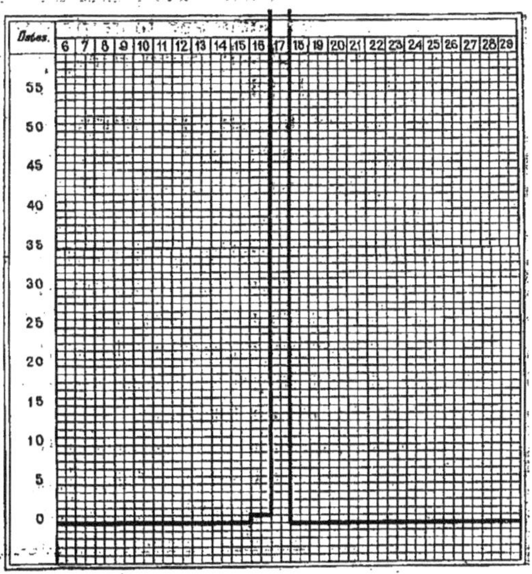

Fig 4. — Cas R... Etat de mal épileptique.

rapport entre le nombre de crises qu'a eues le malade dans le mois précédent et l'apparition chez lui d'un état de mal. Il y a des malades plus prédisposés que d'autres à réagir suivant le mode de l'état de mal, tel est le fait d'observation. Pour quelle raison? Je ne saurais vous le dire. Jusqu'à présent les recherches biologiques ne semblent pas apporter d'éclaircissement à ce problème dont l'importance est grande au point de vue de la pathologie générale.

Le fait n'en est pas moins intéressant : il montre que même dans les périodes de calme absolu il faut toujours réserver le pronostic chez un malade qui a déjà présenté une ou plusieurs fois les symptômes de l'état de mal.

C'est surtout au moment des règles que chez les épileptiques femmes vous redoublerez de vigilance thérapeutique, en raison de l'influence fâcheuse qu'exerce la menstruation sur l'apparition des accidents graves.

Le mode de début de l'état de mal, d'après notre expérience, est en général assez brusque : c'est d'ailleurs un fait paradoxal que la période antérieure à l'état de mal soit souvent calme et que les convulsions subintrantes apparaissent soudainement.

Ce n'est pas à dire qu'il n'y ait pas des nuances dans le mode de début des accidents.

C'est parfois à la suite d'une phase un peu agitée qu'on les voit survenir, ainsi qu'en témoigne le graphique Aug., fig. 1. D'autres fois, le début est un peu plus brusque. Ainsi que vous pouvez le voir d'après les graphiques 2 et 3.

Voici encore un cas qui répond sensiblement au même type : le 29 janvier, à 20 heures, cette malade, qui n'avait eu aucun accident comitial depuis 14 mois, pousse un cri : « Je suis perdue » ; la surveillante ouvre la porte, et elle trouve la malade debout, les yeux fixes, complètement égarée ; on la reconduit dans la salle, on la fait recoucher. Dans la nuit du 29 au 30, la malade a deux crises consécutives, huit crises du 30 au 31. Elle entre alors dans un état confusionnel : les crises et les vertiges vont en augmentant ; elle perd complètement conscience ; elle est alors en état de mal, bien que le nombre des crises ne dépasse pas 25 dans la période de 24 heures.

En opposition avec ces cas où le début se fait en un laps de temps variant entre 24 et 48 heures, il faut mettre ceux où le début a un caractère en quelque sorte *foudroyant*. (Voyez le graphique 4.)

Une de nos malades n'avait eu aucun accident comitial dans les jours précédents : elle se portait fort bien le matin en se réveillant et personne n'avait rien remarqué de suspect dans son attitude. A

10 heures 45 du matin, elle tombe en crise : d'emblée ces crises deviennent subintrantes, la malade ne reprend pas conscience, l'état général est très grave, la température dépasse 41° en quelques heures. Tel est le mode de début foudroyant de l'état de mal épileptique.

Vous voyez quels renseignements précieux peut vous fournir l'étude du mode de début de l'état de mal sur lequel nous avons cru utile d'insister avant d'aborder l'analyse des principaux symptômes cliniques que vous observerez au cours de ces accidents. Les plus importants d'entre eux sont représentés par

L'ÉTAT MENTAL

Le plus souvent, le malade est plongé dans un état d'inconscience absolue, ne fait aucune réponse aux questions, les yeux sont mi-clos et ne suivent pas l'interlocuteur. Vient-on à pincer fortement les téguments, on entend parfois une plainte ou un soupir qui témoignent seuls de l'impression douloureuse mal perçue, mal localisée, le malade faisant seulement un retrait global des membres inférieurs si l'excitation a porté sur les téguments des jambes par exemple. Il y a enfin des malades qui ne réagissent à aucun mode d'excitation sensitive périphérique.

D'ailleurs il ne faudrait pas croire que l'état mental reste absolument le même pendant toute la durée de l'état de mal.

Dans un premier groupe de faits, vous observerez le coma complet avec inconscience absolue et absence de réaction aux excitations douloureuses périphériques. Ces faits correspondent parfois, mais non toujours, au cas où les crises ont un caractère subintrant.

Dans un deuxième groupe, on peut ranger les cas où le malade est manifestement plus atteint dans l'ordre mental *à la suite* de chaque crise convulsive que dans l'intervalle de deux crises. Dans les minutes ou le quart d'heure qui suivent la crise, c'est le coma complet avec inconscience absolue ; puis lorsque les crises s'espacent, de petites améliorations de l'état psychique peuvent être notées ; le malade suit parfois des yeux l'interlocuteur lorsque celui-ci se déplace autour du lit, et bien qu'il ne puisse répondre à aucune question, on a l'impression, d'après l'aspect du visage, que la conscience élémentaire est moins complètement abolie que dans le cas précédent. Puis le malade a une nouvelle crise convulsive et retombe dans le coma complet.

Vous pourrez observer enfin, et c'est un troisième groupe de faits, des cas où les malades sont simplement obnubilés, incapables de prendre part aux actes de la vie extérieure, de répondre aux questions autrement que par des gestes de la tête ou de la main. Leur visage exprime souvent une très grande fatigue ; mais lorsqu'on arrive à un moment favorable et qu'on leur pose des questions simples et souvent répétées, on peut parfois se faire comprendre d'eux.

Ces modifications de l'état mental que nous vous exposons ici d'une façon très sommaire et sans aucune prétention à l'analyse psychologique fine, ont une grande importance clinique : en effet, l'état psychique se modifie profondément au cours de l'épilepsie grave, non pas seulement dans l'espace d'une même journée, mais encore d'un jour à l'autre ; et lorsque vous verrez l'état mental s'aggraver progressivement et aboutir au coma complet, vous aurez soin de réserver votre pronostic. Au contraire l'amélioration des troubles psychiques est un symptôme favorable et de grande valeur. Vous assisterez alors à une reprise des fonctions de conscience, entrecoupée encore par des phases confusionnelles de plus ou moins longue durée.

Ainsi l'étude minutieuse et quotidienne de l'état mental fournit, vous le voyez, au cours de l'état de mal des éléments très fins d'information.

Les crises convulsives sont, par leur fréquence même, un des symptômes primordiaux de l'état de mal épileptique. Mais cette fréquence est elle-même variable. Elles sont parfois subintrantes, séparées à peine par un intervalle de quelques minutes.

La malade est alors secouée par des convulsions cloniques ou toniques à peu près incessantes ; d'autres fois le nombre des crises est moins grand, il est de 25 à 30 dans les 24 heures par exemple ; mais cependant entre les crises, les malades restent dans un état d'obnubilation intellectuelle très accentuée.

Nous n'insisterons pas ici sur les caractères cliniques de la crise convulsive comitiale ; ils sont classiques et vous les connaissez. Néanmoins il importe de préciser le caractère de ces crises pour *chaque malade* en particulier. C'est en effet une chose digne de remarque que même dans l'épilepsie généralisée, chaque malade ait très souvent sa crise exactement de la même façon. Dans un de nos cas, notre malade tournait toujours la tête d'abord vers la gauche avec 5 ou 6 secousses convulsives, puis la tête était tournée vers la droite pendant la plus grande partie de la crise ; à la fin, la tête était toujours sur la ligne médiane. De même il est fréquent d'observer dans l'Epilepsie essentielle, le début des phénomènes convulsifs toujours par le même membre, la généralisation des convulsions ne se faisant que secondairement.

Ces faits se comprennent très bien, lorsqu'il s'agit d'Epilepsie Jacksonienne. Ils sont déjà d'une interprétation plus difficile dans la crise isolée d'Epilepsie dite essentielle, ils deviennent très difficiles à expliquer dans l'état de mal épileptique, où, en dépit du caractère subintrant des crises, le rythme de chacune d'elles semble rester absolument fixe ; cette remarque clinique pose des problèmes fort intéressants d'ordre physiologique sur lesquels malheureusement nous ne pouvons vous apporter de documents plus complets.

L'*intensité* des crises est loin d'être toujours la même : on a d'ailleurs souvent l'impression que l'amplitude des secousses convulsives est heureusement modifiée par les agents thérapeutiques. Il est très fréquent d'observer deux ou trois crises relativement plus faibles mais qui sont suivies, au bout d'un temps variable, d'une crise plus forte, plus longue et qui laisse à sa suite la malade plus fatiguée. Cette notion a une importance pronostique, et la qualité des crises dans l'observation journalière d'un Epileptique en état de mal doit être notée avec autant de soin que leur quantité, si l'on veut modifier d'une façon opportune, suivant les moments, les méthodes de traitement.

A la suite de chaque crise, en dehors des troubles circulatoires et respiratoires sur lesquels nous reviendrons, on observe généralement des phénomènes sympathiques qui ne sont pas toujours aussi généralisés qu'on pourrait le supposer. Sans doute la vaso-dilatation est toujours très marquée, la sudation est abondante, mais il arrive qu'on observe, par exemple, comme dans l'un de nos cas, un larmoiement localisé à un seul œil : ce fait était constant et a été noté souvent chez cette malade par M. le Professeur Pierre Marie et par nous-même. Il nous est impossible actuellement d'en préciser la signification, mais l'étude méthodique de ces troubles sympathiques objectifs (nous reviendrons plus loin sur les phénomènes sympathiques provoqués) doit toujours être faite avec grand soin.

A la suite de la crise convulsive, la malade retombe dans un état de torpeur dont l'intensité varie, comme nous l'avons vu, selon les cas et suivant la période de l'évolution de la maladie.

D'ailleurs dans l'état de mal on ne note pas seulement des crises convulsives. Vous observerez aussi des *absences*.

Quand on examine une épileptique en état de mal et qu'on reste auprès d'elle pendant quelque temps pour préciser l'allure clinique des accidents, on remarque que, même pendant la période de torpeur, il y a des *degrés* dans l'intensité des troubles de conscience et on peut numérer, non seulement les crises convulsives, mais encore les *absences*.

Une de nos malades était à cet égard très caractéristique, et les accidents qu'elle présentait et qui ont duré pendant plusieurs mois, avaient toujours très exactement le même aspect clinique.

Les phénomènes débutaient par des troubles vaso-moteurs (pâleur de la face), l'expression du visage devenait hagarde, les globes oculaires se déviaient en haut et à gauche, puis en haut et à droite, pour revenir lentement, enfin, à la position normale ; la respiration était très superficielle, on entendait un léger grincement de dents, quelques plaintes suivies de petits mouvements automatiques de déglutition ; puis la face devenait rouge, l'inspiration profonde, la respiration de plus en plus rapide et plus ample, on ne notait pas de convulsions généralisées et la malade retombait progressivement dans l'état de torpeur où elle resta pendant plusieurs mois.

Ainsi, vous observerez chez vos malades ou bien seulement des crises convulsives, ou des crises entrecoupées d'absences sans convulsions avec prédominance des phénomènes sympathiques.

LES RÉFLEXES TENDINEUX ET CUTANÉS

Leur étude est très importante : ils ont dans l'état de mal un caractère fondamental, c'est leur variabilité d'un moment à l'autre, et aussi selon la phase de l'évolution de la maladie.

Ceux qu'on recherche le plus souvent sont évidemment les réflexes rotuliens et les réflexes achilléens. Or un exemple montre bien la variabilité dont nous parlons :

Une de nos malades en état de mal à 10 heures 1/2 du matin, a une abolition des réflexes rotulien et achilléen, incontestable ; à 10 h. 45, nous revoyons la malade, toujours avec M. Pierre Marie : les réflexes rotulien et achilléen ont réapparu très nettement. Il faut noter que ces modifications des réflexes n'étaient pas liées à un état pathologique de la tonicité musculaire, qui était restée sensiblement la même d'un moment à l'autre.

D'une façon générale, aussitôt après la crise, les réflexes tendineux sont vifs.

Quant au réflexe radial, il nous a paru particulièrement fragile au cours de l'état de mal épileptique ; il est souvent impossible de l'obtenir, alors que les réflexes rotulien et achilléen existent très nettement ; même lorsque ce réflexe radial est vif nous ne l'avons jamais vu subsister dans la supination, contrairement à ce qu'on observe souvent lorsqu'il s'agit de troubles réflectifs d'ordre pyramidal.

Une de nos observations montre bien la variabilité des réflexes tendineux à la suite de la crise d'Epilepsie.

Aussitôt après les phénomènes convulsifs, les réflexes rotulien et achilléen sont très vifs : une minute après, on ne les obtient qu'avec les plus grandes difficultés, et très faibles ; deux minutes plus tard (trois minutes par conséquent après la fin de la crise) on les obtient très facilement. Il semble donc qu'il y ait bien eu dans ce cas un phénomène d'épuisement passager qui s'est produit au moment optimum, c'est-à-dire une minute environ après la fin des phénomènes convulsifs.

Jusqu'à présent, nous n'avons eu en vue que des troubles passagers de la réflectivité tendineuse. Lorsque ces troubles deviennent permanents, nous pensons qu'il y a lieu de réserver beaucoup le pronostic.

Que les crises deviennent ou non subintrantes, on observe en effet à la période terminale de l'état de mal une abolition complète ou une extrême faiblesse des réflexes tendineux ; ce symptôme, qui précède quelquefois de 24 heures l'issue fatale, paraît donc avoir une signification pronostique des plus fâcheuses et traduit un état d'épuisement complet des centres nerveux.

LES RÉFLEXES CUTANÉS

Le plus important et le plus fréquemment recherché est le *réflexe cutané plantaire* : nos conclusions confirment celles de M. Crouzon qui avait montré la fréquence avec laquelle on observe l'extension plantaire immédiatement après la crise d'Epilepsie. Ces conclusions s'appliquent aussi à l'état de mal. Toutefois, dans ce cas particulier, un fait nous a beaucoup frappé : c'est l'extrême *variabilité* du réflexe cutané plantaire suivant le moment. Un de nos malades, vu avec M. Pierre Marie, présente une flexion plantaire très nette le vendredi ; le lendemain samedi, l'extension plantaire bilatérale est indiscutable, alors qu'aucun symptôme de localisation n'est apparu depuis le jour précédent. Le dimanche, l'excitation cutanée plantaire ne produit aucune réponse, les réflexes tendineux sont d'ailleurs abolis et le malade meurt à 1 heure de l'après-midi.

Ce qu'on observe fréquemment aussi à la suite de la crise convulsive, c'est, lorsqu'on excite la plante du pied, une réponse très vive dans le tenseur du fascia lata et un mouvement de retrait en masse du membre inférieur. Nous n'avons pas observé en général de clonus du pied, mais la flexion forcée des orteils produisait fréquemment le phénomène des raccourcisseurs de Pierre Marie et Foix.

On voit par là, l'intérêt qui s'attache à l'examen méthodique des réflexes tendineux et cutanés au cours de l'évolution de l'état de mal épileptique et les précieux renseignements que l'on peut tirer de leur étude.

LES SIGNES GÉNÉRAUX

L'étude de la courbe thermique a dans l'état de mal une grande valeur pronostique :

Le plus souvent, au début, la température est intermédiaire à 37 et à

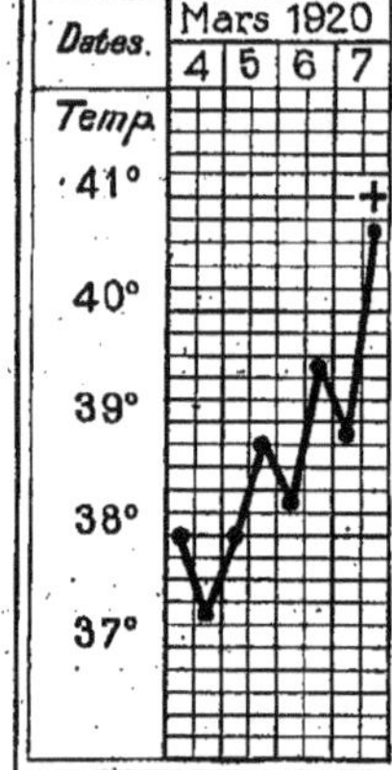

Fig. 5. — Etat de mal épileptique, courbe thermique.
Evolution vers la mort.

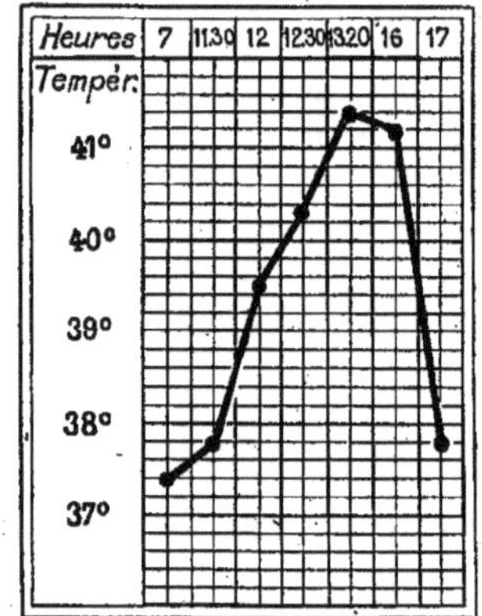

Fig. 6. — Cas R. — Etat de mal épileptique, courbe thermique

38 degrés : si l'état de mal dure, elle peut rester pendant quelques jours entre 38° et 39°5 ; quand l'état général s'aggrave, l'hyperthermie augmente et certains de nos malades ont atteint 40°5. 41°, 41°3. Il convient d'ailleurs de remarquer que cette hyperthermie ne s'accompagne pas toujours d'une augmentation parallèle des crises convulsives. (Courbe 5.)

D'autres fois l'hyperthermie est d'emblée considérable : il suffit de se reporter à la courbe 6 pour constater que la température a, chez cette malade, atteint en 4 heures 41°8. Et cependant le lendemain l'état de mal avait pris fin et la malade avait 37°5.

Enfin dans le troisième groupe de faits on peut ranger les cas où la température ne dépasse jamais 38°, en dépit de la persistance de l'état de mal, lequel, dans l'une de nos observations, s'est prolongé pendant 5 mois (courbe 7).

Nous conclurons donc que la température a une importance considérable au point de vue du pronostic : lorsque, en dépit du traitement, elle s'élève progressivement et atteint au bout de quelques jours ou dépasse 40°, il faut faire de sérieuses réserves en ce qui concerne le pronostic vital. Celui-ci nous a paru au contraire moins grave lorsque la température monte d'emblée à un chiffre considérable, et la constatation d'une

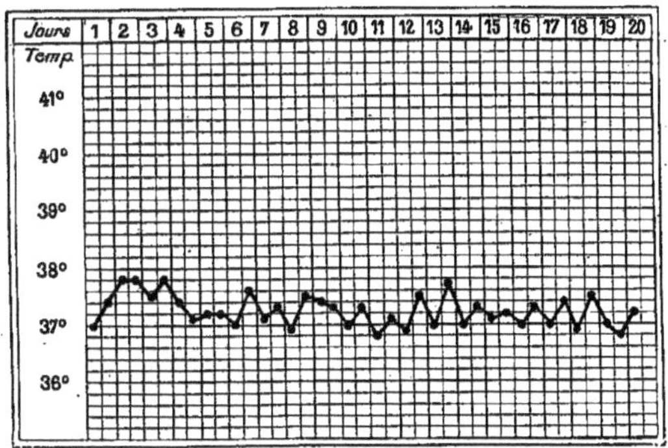

Fig. 7. — Cas. P. — Courbe thermique. — Etat de mal épileptique — Forme prolongée. — La température n'a jamais dépassé 38°.

température de 40 ou 41°, survenant brusquement, ne comporte pas, d'après notre expérience, et contrairement à ce qu'on pourrait penser, un pronostic fatal.

Enfin, quand la température ne dépasse jamais 38°, quels que soient le nombre et l'intensité des crises, nous avons l'impression qu'en général le pronostic est favorable. C'est là un point sur lequel je tiens à insister devant vous, sur les conseils de M. Pierre Marie lui-même.

TROUBLES CARDIO-VASCULAIRES

Ils ont été très étudiés au cours de l'Epilepsie ; et dans un article récent M. Hartenberg est revenu sur ce sujet en apportant ses constatations personnelles.

D'après notre expérience, nous avons constaté au cours de l'état de mal une tendance très nette à l'hypotension artérielle : cela a une grosse importance, en ce qui concerne en particulier le diagnostic avec les convulsions urémiques.

Autant qu'on peut le dire en raison des difficultés techniques, nous avons l'impression qu'il y a avant la crise comitiale une hypertension passagère dont une de nos courbes rend très bien compte.

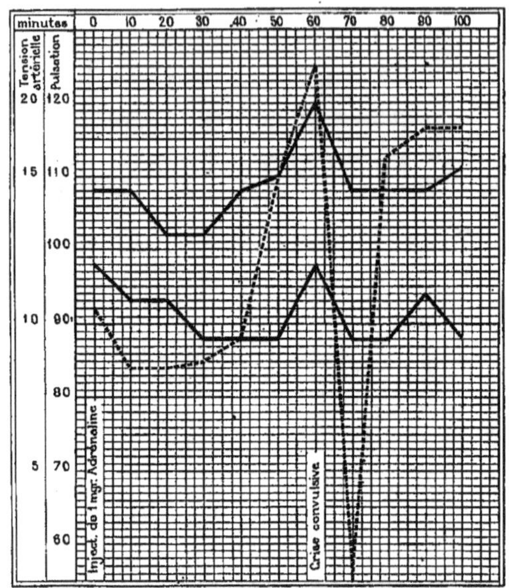

Fig. 8 — Cas. P. — *État de mal épileptique.*
Etude comparée de tension maxima et minima et de la fréquence du pouls. Après une injection de 1 milligr. d'adrénaline.
La courbe supérieure — en plein — représente la tension maxima.
La courbe inférieure — en plein — représente la tension minima.
La courbe en pointillé représente le nombre des pulsations.

Pour mettre ce phénomène en évidence, nous avons dans un de nos cas avec M. René Mathieu, fait à la malade une injection d'un milligramme d'adrénaline. Or, la crise épileptique se produisit 60 minutes après l'injection : la pression systolique passa de 13 à 14° ; au bout de 50 minutes elle était à 15° et juste avant la crise épileptique elle était à 18 pour retomber 10 minutes après à 13. Quant à la pression diastolique elle était passée aussitôt avant la crise de 10 à 12, pour retomber, aussitôt après, à 10. (Voir courbe figure 8.)

On voit donc que dans ce cas, où peut-être d'ailleurs l'injection d'adrénaline a permis de mieux mettre en évidence les phénomènes, la crise convulsive a été précédée d'une hypertension artérielle très notable.

Cette hypertension, dans la plupart des cas, paraît tout à fait passagère : le malade étant, comme nous l'avons vu, plutôt hypotendu dans l'intervalle des crises.

Nous voulons insister surtout sur l'intérêt qui s'attache à l'étude des phénomènes oscillométriques au cours de l'état de mal.

OSCILLOMÉTRIE

On sait les renseignements que peut donner un examen méthodique de la courbe oscillométrique. Les travaux de Delaunay, de Barré, de Billard, de Jeanneney en particulier ont montré les renseignements qu'on peut tirer de son étude en ce qui concerne l'état vaso-tonique de la paroi artérielle. Nous-même, en collaboration avec notre Maître M. le Professeur Lecène et notre ami Logre, avons appliqué ces méthodes à l'étude des troubles vasculaires dans leurs rapports avec les traumatismes craniens. C'est un sujet que nous ne pouvons donc développer ici. Nous voulons simplement présenter 4 courbes qui montrent bien, à notre avis, le rapport qui peut exister entre les phénomènes convulsifs de l'état de mal et l'état oscillométrique des vaisseaux périphériques (voir courbe Huet).

La courbe nº 1 vous représente un graphique oscillométrique pris aussitôt après une crise convulsive : vous y noterez l'amplitude considérable des oscillations, qui atteint presque 5, et la persistance jusqu'au 0 des oscillations infra-minimales.

Voyez maintenant la courbe nº 2 : c'est un graphique oscillométrique pris *sur la même malade* 10 minutes après la crise convulsive et 5 minutes après la ponction lombaire. Vous noterez que la tension artérielle n'est que faiblement modifiée par rapport à la courbe précédente : au contraire, l'amplitude oscillométrique est beaucoup moindre. Il n'y a plus d'oscillation infra-minimale et la forme des deux courbes est aussi différente que possible.

Il semble vraiment difficile de ne pas établir un rapport entre les troubles convulsifs d'une part et les modifications de la courbe oscillométrique et de la ponction lombaire d'autre part.

Toutefois, pour éliminer l'influence de la ponction lombaire sur l'allure de la courbe, nous avons répété une deuxième fois l'expérience sur la même malade. La courbe nº 3 a été prise aussitôt après une crise convulsive ; elle vous montre, encore une fois, la grande amplitude

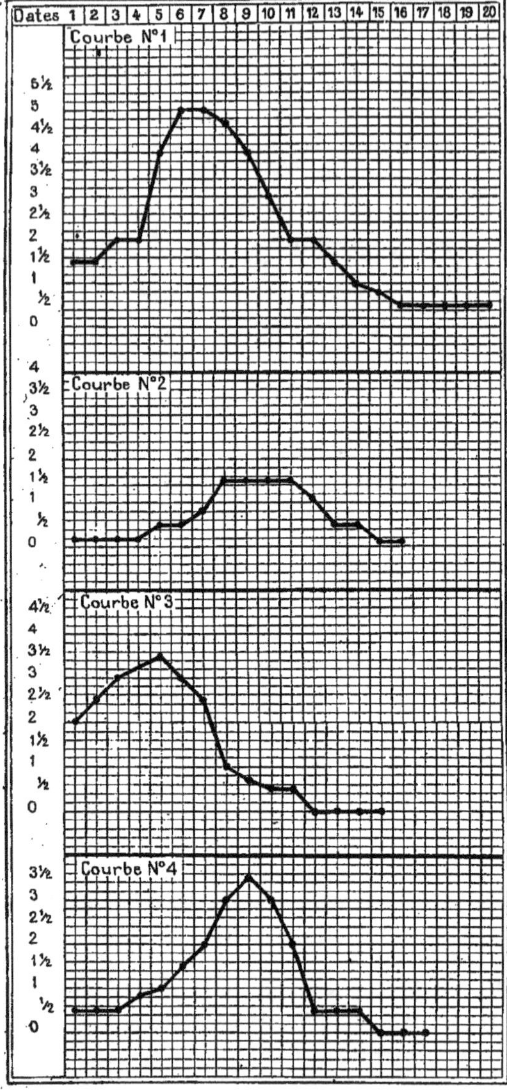

Cas H.
Courbes oscillométriques.

Courbe I.
Aussitôt après une crise convulsive
Noter l'amplitude des oscillations la persistance jusqu'au 0 des oscillations infra-minimales.

Courbe II.
10 minutes après la crise convulsive et 5 minutes après la ponction lombaire.
Noter : l'amplitude des oscillations a beaucoup diminué Les oscillations infra-minimales disparaissent beaucoup plus vite.

Courbe III.
Aussitôt après une 2ᵉ crise convulsive.
Noter : l'amplitude des oscillations la persistance des oscillations infra-minimales jusqu'au 0.

Courbe IV.
10 minutes après la 2ᵉ crise convulsive.
Noter : la forme de la courbe est très différente des oscillations infra-minimales qui ne persistent plus jusqu'au 0.

des oscillations, l'hypotension artérielle et la persistance jusqu'au 0 des oscillations infra-minimales.

Voici, au contraire, le graphique n° 4, pris 10 minutes après la crise : vous voyez combien la forme en est différente et surtout combien les oscillations infra-minimales sont vite supprimées, au lieu de persister jusqu'au 0.

Nous ne voulons pas dire qu'il soit fréquent d'observer les phénomènes d'une façon aussi schématique que dans ce cas-là. Celui-ci ne nous en paraît que plus intéressant, il montre à quel point le système vasculaire peut réagir aux influences nerveuses d'origine centrale. Alors que les modifications de la tension artérielle ont souvent une importance secondaire, au contraire l'oscillométrie peut donner des renseignements précis. C'est une question que nous avons développée longuement ailleurs à propos de traumatismes cérébraux, en insistant sur la nécessité d'une méthode très rigoureuse basée sur l'étude comparée des graphiques oscillométriques chez un même sujet, suivant les phases de sa maladie. Il y a des modifications objectives, dont, en dehors de toute idée théorique, il est légitime de tenir compte. En particulier, la persistance des oscillations infra-minimales jusqu'au 0 mesure surtout, sans doute, les modifications du tonus de la paroi artérielle, et il n'est pas étonnant qu'il puisse être particulièrement atteint, après la crise convulsive, au cours de l'état de mal épileptique.

Le rythme du pouls est naturellement très modifié par la crise comitiale ; c'est là un fait bien connu. Le graphique Pic montre que le nombre des pulsations à la minute peut atteindre presque 130 au moment de la crise comitiale, pour tomber à 70 dix minutes après, et subir dans les minutes suivantes une nouvelle ascension jusqu'à 110. S'agit-il là encore d'une sorte de phénomène d'épuisement comparable à ceux que l'on observe pour les troubles réflectifs à la suite de crises convulsives graves et prolongées ? C'est très possible.

Ces remarques sur les modifications du pouls au cours de l'état de mal montrent une fois de plus que le système vasculaire participe là encore au phénomène de *variabilité* qui domine toute la question de l'Epilepsie.

Cette remarque s'applique aussi à l'étude des réflexes *oculo-cardiaque* et oculo-vaso-moteur.

Des recherches que nous avons faites à ce propos sur un grand nombre de malades, nous ne pouvons pas tirer de loi fixe. Ce réflexe oculo-cardiaque nous a paru souvent très vif au cours de l'état de mal. Il passait chez un de nos malades de 56 à 26 pulsations à la demi-minute ; mais cette recherche ne nous a pas paru apporter d'élément décisif au diagnostic ni surtout au pronostic. Tout récemment,

M. Roubinovitch vient de signaler, chez les épileptiques, la persistance de la bradycardie après la cessation de la compression oculaire : c'est là un fait intéressant, mais que nous n'avons pas eu encore le temps d'étudier chez nos malades.

Le *système respiratoire* participe aux perturbations générales dans l'état de mal. En dehors des modifications bien connues qui suivent la crise convulsive, nous voulons signaler qu'on observe souvent un rythme très irrégulier, rappelant d'assez près le rythme de Cheyne-Stokes, et dans un cas où nous avons observé très souvent le phénomène chez la même malade, avec M. le Professeur Pierre Marie, l'évolution s'est faite néanmoins vers la guérison. Ajoutons d'ailleurs qu'il n'y avait pas d'hyperazotémie et que le trouble respiratoire avait par conséquent, malgré ses analogies avec le rythme de Cheyne-Stokes, une pathogénie sans doute fort différente. Cette constatation pose d'ailleurs des problèmes de physiologie pathologique d'un certain intérêt et montre aussi que la constatation d'un trouble du rythme respiratoire qui rappelle le rythme de Cheyne-Stokes, ne doit pas suffire à faire porter, dans l'état de mal, un pronostic vital très grave.

En présence de troubles aussi importants de l'état général et des diverses fonctions organiques, on est amené à penser qu'il existe aussi des perturbations d'ordre humoral susceptibles d'apporter au diagnostic et au pronostic des éléments très sérieux d'information.

Vous savez qu'un grand nombre d'auteurs ont déjà poursuivi des recherches dans ce sens. Vous en trouverez l'indication dans un livre récent et très documenté de M. Barbé ; nous avons cru néanmoins utile de les reprendre, à propos de nos malades, pour compléter leurs observations cliniques, et aussi parce que les progrès des techniques modernes ont mis parfois à notre disposition des procédés d'investigation — chimiques en particulier — plus délicats que ceux dont on se servait il y a encore quelques années. C'est le résultat de ces recherches personnelles que nous voulons maintenant résumer brièvement devant vous.

LIQUIDE CÉPHALO-RACHIDIEN. EXAMEN CYTO-CHIMIQUE

Le plus souvent on n'observe aucune altération cyto-chimique du liquide céphalo-rachidien dans l'état de mal comitial. C'est ainsi que chez une de nos malades, nous notons les chiffres de 0 gr. 31 en pleine période de crises subintrantes, de 0 gr. 27 *cinq jours après la fin de l'état de mal.* On ne peut vraiment pas établir un rapport entre une aussi petite différence et l'allure tout à fait opposée du tableau clinique dans les deux cas. Trois mois plus tard la malade retombe en état de mal et le dosage de l'albumine céphalo-rachidienne n'indique que 0 gr. 36 centigrammes !

Chez un autre de nos malades où la ponction lombaire est faite en pleines crises subintrantes il n'y avait que 0 gr. 20 d'albumine.

C'est encore le même résultat que nous avons obtenu dans un autre cas d'état de mal confirmé où la ponction lombaire fut faite aussitôt après une crise convulsive, le 7 février 1921. L'examen cyto-chimique complet que nous devons à l'obligeance du Dr Mestrezat a donné les résultats suivants :

> Albumine normale.
> Chlorure de sodium : normal (7 gr. 33).
> Légère hyperglycosie.
> Acétone, o.

L'augmentation du taux du sucre est également notée dans une autre de nos observations où le chiffre du sucre s'élève à 1 gramme 40, ce qui est très supérieur au taux normal.

Dans un autre cas d'état de mal, 6 heures avant la mort, le taux de l'albumine n'était encore que de 0 gr. 30.

Voici encore un dosage que nous devons à l'amabilité de M. le Dr Mestrezat. Il porte sur un liquide céphalo-rachidien prélevé, *aussitôt après la crise convulsive*, chez une de nos épileptiques en état de mal :

4 mars 1921 — Liquide céphalo-rachidien :
> Urée
>> Hypobromite . . . . 0 gr. 16
>> Méthode de Fosse . . . . 0 gr. 15
> Chlorures. . . . . 6 gr. 59
> Albumine. . . . . 0 gr. 14
> Sucre . . . . 0 gr. 80
> Acétone 0   00

Vous voyez que ces chiffres, si on en excepte une légère hyperglycosie, sont normaux.

Ce fait montre qu'au cours de l'état de mal, l'examen cyto-chimique du liquide céphalo-rachidien donne les mêmes résultats qu'à la suite de la crise d'épilepsie isolée : voici en effet, à titre documentaire, les chiffres que nous avons obtenus dans six cas où le liquide a été prélevé aussitôt après la crise d'épilepsie isolée :

> Aud. . . . . . . 0 gr. 18
> Heid. . . . . . . 0 gr. 31
> Goub. . . . . . . 0 gr. 17
> Tred. . . . . . . 0 gr. 33
> Sal . . . . 0 gr. 18
> Barb . . . . . . 0 gr. 28

Ces chiffres vous montrent que l'état de mal n'a pas plus d'influence
sur le liquide céphalo-rachidien que la crise d'épilepsie vulgaire et
isolée. Ils concordent d'ailleurs avec les chiffres indiqués par les auteurs
qui se sont également occupés de la question. On en trouvera une
bibliographie assez complète dans un article récent d'Hartenberg.

En opposition avec les résultats négatifs que donnent les recherches
cyto-chimiques dans l'Épilepsie dite essentielle, il faut mettre les
résultats positifs obtenus lorsque l'état de mal est symptomatique
d'une affection diffuse des centres méningo-encéphaliques. Une de nos
malades, qui a présenté un état de mal, avait une réaction méningée très
forte (0 gr. 90 d'albumine, 25 lymphocytes par centimètre cube à la cellule
de Nageotte, et la réaction de Wassermann était positive dans le liquide
céphalo-rachidien). Il s'agissait évidemment d'une Épilepsie symptomatique d'une syphilis cérébrale. Or rien ne permettait cliniquement
de faire, en dehors de la ponction lombaire, ce diagnostic étiologique. Il
ne semble d'ailleurs pas que la formule cyto-chimique ait pour le
traitement même de l'état de mal une importance décisive : en effet, cette
malade a guéri de son état de mal en quelques heures, avant qu'on ait pu
savoir les résultats de l'examen du liquide céphalo-rachidien, et instituer
par conséquent le traitement spécifique. Par contre, cette constatation
a eu une valeur considérable pour l'établissement du traitement ulté-
rieur.

LES VARIATIONS DU TAUX DE L'URÉE DANS L'ETAT DE MAL ÉPILEPTIQUE

Au cours des recherches que nous avons faites en collaboration avec
le Dr Rodriguez (de Barcelone) sur les variations du taux de l'urée dans
l'Épilepsie, nous avons été amené à étudier comment se comporte le taux
de l'azotémie dans l'état de mal épileptique.

L'étude des variations biologiques de l'urée envisagée dans ses rapports
avec les crises d'Épilepsie, a fait l'objet de nombreux travaux. Nous citerons surtout le mémoire de Krainsky, ceux d'Allers et Rohde, et surtout
un important travail d'Obregia et Urechia. Depuis lors, MM. Dufour et
Semelaigne ont étudié, dans une intéressante observation clinique, l'azotémie qui précéda chez une de leurs malades la crise épileptique. M. Sicard
n'a pas observé une augmentation du taux de l'azotémie dans les jours ou
les heures qui précèdent l'éclosion de la crise convulsive. Signalons encore
que pour MM. Laurès et Gascard la rétention de l'urée dans le liquide
céphalo-rachidien serait un élément de diagnostic entre l'Épilepsie et
l'Hystérie.

Les conclusions de nos recherches avec M. Rodriguez ne nous permettent pas de confirmer cette manière de voir, et à cet égard il est intéressant de comparer les résultats obtenus à la suite de la crise d'Épilepsie banale ou dans l'état de mal épileptique.

Pour permettre de comparer les faits, nous empruntons au mémoire précité le tableau des pages 508 et 509.

Voici maintenant les résultats de nos recherches dans un cas d'état de mal épileptique ayant évolué une fois vers la guérison et la seconde fois vers la mort.

Les conclusions que nous avions adoptées avec le Dr Belarmino Rodriguez sont résumées dans le tableau de la page 510.

La première ponction lombaire a été faite alors que la malade avait depuis 24 heures des crises subintrantes ; nous avons observé alors une rétention très notable de produits azotés dans le sang avec une dissociation évidente entre les résultats par les deux méthodes de dosage (1 gr. 31, 0 gr. 52).

Dans le liquide céphalo-rachidien, la rétention a été moins marquée, et la différence beaucoup plus faible entre les produits azotés d'une part et l'urée d'autre part.

En même temps, l'élimination uréique urinaire était importante. Lorsque cette malade évolua vers la guérison, nous avons vu diminuer progressivement le taux des corps azotés dans le liquide céphalo-rachidien, et lors de la troisième ponction le chiffre en était normal.

Par contre, dans le sérum sanguin, la rétention azotée a persisté plus longtemps, et même lors du dernier examen la prédominance du taux des corps azotés sur celui de l'urée existait toujours dans des proportions anormales (0 gr. 43).

Ces études en série montrent que dans l'état de mal étudié par nous la formule de la rétention uréique est différente de celle que nous avons observée dans l'épilepsie vulgaire, puisqu'il y a, dans notre cas d'état de mal, rétention de produits azotés dans divers liquides de l'organisme.

D'autre part, il y a prédominance de la rétention dans le sérum sanguin et non pas dans le liquide céphalo-rachidien.

Lorsque l'évolution se fait vers l'atténuation des signes cliniques, la disparition de l'azotémie céphalo-rachidienne est assez rapide, tandis que persiste une azotémie sanguine notable avec dissociation entre le taux de l'urée et des produits azotés non uréiques.

Il est évident que ces faits s'opposent à tout ce que nous a révélé, au point de vue de la rétention azotée, l'étude des crises d'épilepsie vulgaires et espacées.

CAS TÉMOIN	RÉSUMÉ DES OBSERVATIONS CLINIQUES	DOSAGE DES PRODUITS AZOTÉS		
		ÉPILEPSIE ESSENTIELLE		
		Liquide cépha'o-rachidien :		
Audr	Ponction lombaire en période de crises. — Malade très obnubilée. - A précédé de 24 h. une forte crise et suivi de 36 h. 4 fortes crises convulsives.	Hypobromite. . . . . 0 gr. 312 Méthode de Fosse. . . 0 gr. 254 Albumine céph.-rachid . 0 gr. 018		*Urines :* 2600 centigrammes. Hypobromite. . . . . 16 gr. 165 Méthode de Fosse. . . . . . . 10 gr. 742
Simonn.	Ponction lombaire en période d'obnubilation. — 8 crises en 24 h. - Ponction lombaire immédiatement consécutive à une crise.	Hypobromite . . . . 0 gr. 33v Méthode de Fosse. . . . 0 gr. 257		
Heydr.	Période d'obnubilation, 1/2 heure après forte crise ; pas de crise le lendemain.	Hypobromite. . . . . 0 gr. 306 Méthode de Fosse. . . 0 gr. 194 Albumine céph.-rachid. . 0 gr. 031		Quantité : 2700 centigrammes. Hypobromite. . . . . 12 gr. 282 Méthode de Fosse. . . . . 5 gr. 428
Goub.	Ponction lombaire aussitôt après la crise.	Hypobromite. . . . . 0 gr. 336 Méthode de Fosse. . . 0 gr. 182 Albumine céph.-rachid. . 0 gr. 017		*Sérum sanguin :* Hypobromite. . . . . 0 gr. 50
Lecl. Soufl.	1re ponction lombaire faite aussitôt après la crise.	Hypobromite. . . . . 0 gr. 332 Méthode de Fosse. . . 0 gr. 257 Albumine céph.-rachid. . 0 gr. 38	*Sérum sanguin :* Hypobromine. . . . 0 gr. 467 Méthode de Fosse. . . 0 gr. 314	*Urines :* Quantité : 1250 gr. Hypobromite . . 10 gr. 361 Méthode de Fosse. 9 gr. 084
	2e ponction lombaire 4 h. après la crise, 7 crises sont survenues 6 j. après. Phase non confusionnelle.	Hypobromite. . . . . 0 gr. 482 Méthode de Fosse. . . 0 gr. 268 Albumine céph.-rachid. . 0 gr 33	Hypobromite. . . . 0 gr. 503 Méthode de Fosse. . . 0 gr. 451	Quantité : 1200 centigr. Hypobromite. . . 13 gr. 514
Sa1.	Épileptique jeune arriérée. — Phase d'agitation psycho-motrice, mais P. L. non consécutive à une crise. — Crise précédente datant de 3 jours. — Crise suivante 16 jours après la P. L.	Hypobromite. . . . . 0 gr. 256 Méthode de Fosse. . . 0 g. 182 Albumine céph.-rachid. . 0 gr. 18		
Barb.	Ponction lombaire consécutive à une crise et en période de crises (5 crises dans les 24 heures).	Hypobromite. . . . . 0 gr 252 Méthode de Fosse. . . 0 gr. 165 Albumine céph.-rachid. . 0 gr. 28 Acétone. . . . . Néant. Wassermann. . . . . Négatif.	Hypobromite . . 0 gr 313 Méthode de Fosse. . 0 gr. 194	Quantité : 2 litres. Hypobromite. . . 7 gr. 407 Méthode de Fosse. 6 gr. 056
	Ponction lombaire quelques heures après la crise. — 3 crises dans la période précédente (24 heures). — Malade moins obnubilée que lors de la 1re ponction lombaire.	Hypobromite. . . . . 0 gr. 280 Méthode de Fosse. . . 0 gr.08 (?) Albumine céph.-rach. . 0 gr. 30		

CAS TÉMOIN	RÉSUMÉ DES OBSERVATIONS CLINIQUES	DOSAGE DES PRODUITS AZOTÉS	
		CAS PARTICULIERS	
Duf.	Epilepsie E ancienne. Ponction lombaire faite en dehors d'une crise.	Hypobromite . . . . 0 gr. 415 Méthode de Fosse. . . 0 gr. 285 Albumine céph.-rachid. . 0 gr. 52 Wassermann. Positif faiblement.	Quantité : 1 litre. Hypobromite. . . . . 12 gr. 645
X.	Crises subintrantes d'épilepsie. — Etat de mal. — Période préagonique.	Hypobromite. . . . . 2 gr. 382 Méthode de Fosse. . . . 1 gr. 904 Albumine céph.-rachid. . 0 gr. 30	
		AFFECTIONS NERVEUSES AUTRES QUE L'ÉPILEPSIE	
Pag.	Gâtisme. — Coma. — Période préagonique.	Hypobromite de soude. . 0 gr. 536 Méthode de Fosse . . 0 gr. 471 Albumine céph.-rachid. . 0 gr. 19 Acétone. . . . . . . Néant.	*Sérum sanguin :* Hypobr. de soude. . 0 gr. 934 Méthode de Fosse. . 0 gr. 445 *Urines :* Quantité : 250 centigr. Hypobromite. . . 9 gr. 958 Méthode de Fosse. 7 gr. 142
Pez.	P. G. 42 ans, avec mouvements myocloniques.	Hypobromite. . . . . 0 gr. 409 Méthode de Fosse. . . . 0 gr. 185 Albumine céph.-rachid. . 1 gr. 08	
Herv.	Encéphalite léthargique.	Hypobromite. . . . . 0 gr. 299	Hypobromite. . . 20 gr. 308 Arétone. . . . . Présence
Joign.	Encéphalite léthargique.	Hypobromite. . . . . 0 gr. 263 Méthode de Fosse. . . . 0 gr. 171 Albumine céph.-rachid. . 0 gr. 17 Acétone. . . . . . . Néant. Wassermann. . . . . Négatif.	Quantité : 1 litre. Hypobromite. . . 21 gr. 577
	2ᵉ ponction lombaire. — Encéphalite léthargique. — P. L. faite à la phase terminale 6 heures avant la mort.	Hypobromite. . . . . 0 gr. 268 Méthode de Fosse. . . . 0 gr. 171 Albumine céph.-rachid. . 0 gr. 25 8 lymphocytes par millim. cube	
Bin.	P. G.	Hypobromite. . . . . 0 gr. 321 Méthode de Fosse. . . . 0 gr. 200 Cytologie : 55 lymphocytes par millim. cube à la cellule de Nageotte. Wassermann. Fortement positif. Albumine céph.-rachid. . 0 gr. 54	
Ramp.	Compression médullaire.	Hypobromite. . . . . 0 gr. 459 Méthode de Fosse. . . . 0 gr. 266 Pas de réaction cytologique Wassermann négatif. Albumine céph.-rachid . 2 gr. 65	

CAS TÉMOIN	RÉSUMÉ DES OBSERVATIONS CLINIQUES	DOSAGE DES PRODUITS AZOTÉS

ÉTAT DE MAL ÉPILEPTIQUE (Évolution vers la guérison)

CAS TÉMOIN	RÉSUMÉ DES OBSERVATIONS CLINIQUES	Liquide céphalo-rachidien :	Sérum sanguin :	Urines :
	Une ponction lombaire en période de crises subintrantes violentes. Etat de mal depuis 24 heures.	Hypobromite. . . . . 0 gr. 463 Méthode de Fosse. . . . 0 gr. 334 Albumine. . . . . 0 gr. 31 Acétone. . . . . . Néant.	Hypobromite. . . . 1 gr. 341 Méthode de Fosse. . 0 gr. 524	Quantité : 450 centigr. Hypobromite. . . 26 gr. 163 Méthode de Fosse. . 21 gr.
Hu. . . .	L'état de mal a duré 3 jours. 2ᵉ ponction lombaire faite 5 jours après la fin de l'état de mal. Malade assez présente au point de vue intellectuel. Pas de crises ni de vertiges dans l'après-midi qui a précédé la P. L.	Hypobromite. . . . . 0 gr. 315 Méthode de Fosse . . . 0 gr. 262 Albumine. . . . . 0 gr 27	Hypobromite. . . . 0 gr. 563 Méthode de Fosse. . 0 gr. 262	Quantité : 950 gr. Hypobromite . . . 24 gr. 678 Méthode de Fosse. . 23 gr. 428
	Etat stationnaire. Malade assez présente. Aucune influence de la P. L. 3ᵉ ponction lombaire 6 jours après la précédente.	Hypobromite. . . . 0 gr. 216 Méthode de Fosse. . . 0 gr. 140 Albumine. . . . . 0 gr. 53 Mais liquide légèrement hémorragique. R, de Weber faiblement positive.	Hypobromite. . . . 0 gr. 631 Méthode de Fosse. . 0 gr. 207	

ETAT DE MAL ÉPILEPTIQUE (Évolution vers la mort)

CAS TÉMOIN	RÉSUMÉ DES OBSERVATIONS CLINIQUES	DOSAGE DES PRODUITS AZOTÉS	
	1ʳᵉ ponction lombaire faite en période de crises subintrantes. — Etat d'obnubilation très marquée. — Ne répond à aucune question. — Début de l'état de mal.	Hypobromite. . . . . 0 gr. 377 Méthode de Fosse. . . . 0 gr. 262 Albumine céph.-rachid . 0 gr. 36	
Hu. . . .	2ᵉ ponction lombaire. — Etat de mal confirmé durant depuis 9 jours. — 0 = 38°2. — Cette P. L. a précédé de 48 heures la mort survenue après une longue phase de crises subintrantes.	Hypobromite. . . . . 0 gr. 750	Hypobromite. . . . . 0 gr. 82

Il nous reste à signaler les résultats des examens en série pratiqués chez la même malade (cas Hu.) quand l'évolution s'est faite vers la mort. Malheureusement, en raison des difficultés techniques, nos analyses ne sont pas aussi nombreuses ni aussi complètes que dans la série précédente.

Toutefois, il est intéressant de constater que lors du premier examen, la malade étant en état de mal, le chiffre des produits azotés fut légèrement supérieur à la normale.

Lorsque l'état s'est aggravé, la rétention azotée a augmenté dans le sérum sanguin sans toutefois atteindre un taux considérable.

Par contre, la rétention azotée dans le liquide céphalo-rachidien a atteint un chiffre plus élevé que lors de tous les examens précédents : il y a donc eu, dans ce cas terminal, une prédominance très nette de la rétention azotée dans le liquide céphalo-rachidien au détriment de la rétention des mêmes produits dans le sérum sanguin.

L'opposition est évidente avec les chiffres obtenus chez la même malade quand l'évolution s'est faite vers la guérison.

A la rétention azotée maxima dans le liquide céphalo-rachidien a correspondu l'évolution fatale : ce fait est à rapprocher de l'autre cas d'état de mal rapporté plus haut.

Dans un autre cas observé avec M. Mestrezat le résultat des dosages de l'urée nous a donné les résultats que voici :

Dosage des produits azotés dans un cas d'état de mal épileptique.

	13 octobre — État de mal	14 octobre — Grande amélioration	21 octobre — Période intercalaire
Urée du C. R. (Hypobr.)	0,33	1,04	0,29
Urée du sérum (Hypobr.)	0,44	1,42	0,29
Différence du sérum et C. R.	+ 0,11	+ 0,38	+ 0,0
Différence : Hypob. et Fosse (C. R.) .	+ 0,10	+ 0,25	»
Différence : Hypob. et Fosse (sérum). .	+ 0,12	+ 0,32	+ 0,16

Nos conclusions ont été les suivantes : pendant la phase aiguë de l'état de mal, le taux de l'urée dans le liquide céphalo-rachidien et dans le sang n'a pas atteint 0 gr. 50 centigrammes. On ne peut donc pas dire qu'il y ait eu alors hyperazotémie.

Le lendemain, alors que les crises convulsives avaient cessé et que l'amélioration était considérable (0 = 37°8), l'hyperazotémie était par contre très notable, plus marquée dans le sérum sanguin que dans le liquide céphalo-rachidien, avec une notable différence entre les dosages par l'hypobromite et par le procédé de Fosse, ce dernier ne dosant que l'urée à l'exclusion des corps azotés non uréiques. Sept jours plus tard, en l'absence de toute crise convulsive pendant la période intercalaire, le taux de l'urée était redevenu normal dans les humeurs, égal dans le sang et dans le liquide céphalo-rachidien, et la différence plus faible que lors du dosage précédent entre les résultats fournis par la méthode de l'hypobromite et par la technique de Fosse.

Nous n'avons pas l'impression qu'il faille attacher une grande importance à ces azotémies observées parfois dans l'état de mal épileptique.

D'abord, ce sont des azotémies dont le taux n'est jamais bien considérable : il est beaucoup plus faible que celui qu'on observe au cours des accidents épileptoïdes des néphrites urémigènes, par exemple.

D'autre part, pendant l'état de mal lui-même, nous avons vu que le taux de l'urée est parfois normal dans le sérum sanguin. C'est seulement le lendemain qu'il augmente, alors que les accidents convulsifs ont pourtant disparu.

Ce fait montre qu'il faut être très réservé dans l'appréciation des troubles du métabolisme azoté au cours de l'état de mal.

Les conditions dynamiques de l'état de mal, les modifications du régime alimentaire, la déshydratation, la fatigue, l'épuisement musculaire lié aux crises convulsives subintrantes, toutes ces causes apportent sans nul doute au métabolisme de l'urée de telles perturbations qu'on est plutôt surpris de ne pas observer un taux plus élevé de l'azotémie à la suite de ces accidents. Et nous avons plutôt, avec M. Rodriguez, avec M. Mestrezat, l'impression que les azotémies passagères rapportées plus haut sont beaucoup plutôt *la conséquence* que *la cause* des signes cliniques de l'état de mal épileptique.

Ces recherches n'en conservent pas moins, nous le verrons, une haute valeur diagnostique.

Vous noterez enfin que, dans les dosages faits par M. Mestrezat, on n'a pas observé non plus la présence de l'acétone dans le liquide céphalorachidien

TOXICITÉ DU LIQUIDE CÉPHALO-RACHIDIEN

Cette question a été l'objet de très nombreux travaux et les résultats des auteurs sont souvent contradictoires.

Certains prétendent que le liquide céphalo-rachidien des épileptiques est toxique lorsqu'il a été prélevé aussitôt après la crise : c'est ce qui nous engage à relater une série d'expériences que nous avons faites avec mon collègue et ami René Mathieu sur ce sujet.

Nous avons prélevé immédiatement après une crise convulsive du liquide céphalo-rachidien d'une de nos épileptiques en état de mal, et nous l'avons injecté aseptiquement dans le cerveau d'un cobaye.

Nous avons recommencé l'expérience à plusieurs reprises sur trois cobayes différents que nous vous présentons aujourd'hui : ils n'ont eu à la suite de cette injection aucun accident grave, et en particulier ils n'ont présenté aucune crise convulsive : leur état est aujourd'hui normal, et cependant l'injection remonte à un temps variant de 2 à 3 mois. Nous avions injecté très lentement 1 centimètre cube de liquide céphalo-rachidien dans le cerveau des cobayes. Ce fait démontre qu'il peut y avoir *état de mal épileptique* sans que ce liquide céphalo-rachidien, prélevé aussitôt après une crise, soit toxique pour le cobaye, quand il est introduit directement dans le cerveau.

EXAMENS HÉMATOLOGIQUES

Vous savez, Messieurs, quel intérêt les travaux récents de M. Widol et de son école, relatifs à l'hémoclasie, ont donné aux recherches hématologiques. Il n'est pas étonnant qu'on ait appliqué à l'épilepsie ces méthodes d'investigation. Vous trouverez le résumé de ces travaux dans un article récent de M. Pagniez, dans un rapport de M. Courot, dans la thèse de M. Chwatt et dans celle de M. Brillet.

Je voudrais seulement vous apporter, à titre documentaire, le résultat des examens que M. René Mathieu a pratiqués chez une de nos épileptiques en état de mal.

Cas *Pic.* — État de mal épileptique.

Hémoglobine, 95 0/0 valeur globulaire.
Globules rouges, 4.000.000.
Très légère anisocytose.
Globules blancs 18.200

Pourcentage

Polynucléaires neutrophiles . . . . 56 %
Polynucléaires éosinophiles . . . . 1 %
Formes de transition. . . . . 1 %
Lymphocytes.   )
Monos Moyens.) . . . . 42 %

On voit qu'il y a seulement une leucocytose modérée avec prédominance des éléments mononucléés, mais que cette formule, dans son ensemble, n'a rien que de très banal. De plus, l'examen du sérum sanguin de cette malade a montré qu'il se comportait d'une façon normale à l'égard de globules rouges d'individus normaux et de sujets épileptiques. Enfin la résistance globulaire chez cette malade était normale.

La malade avait eu 5 crises dans la journée, mais, le soir, à 4 h. 15, elle était en assez bon état, et consciente.

A 4 h. 30, elle a une crise très violente d'épilepsie généralisée, à 4 h. 51, une nouvelle crise, à 5 heures, une grande crise avec cyanose très marquée du visage. A 5 h. 09, à 5 h. 20, nouvelles crises, puis les crises se succèdent sans interruption ; on peut en compter une douzaine en une demi-heure.

Pendant 2 heures, l'observation a porté sur le nombre des leucocytes dans le sang, sur la tension artérielle, sur le nombre des pulsations, sur la température.

Nombre des leucocytes :

Les numérations ont été, au début, pratiquées de 5 en 5 minutes, pendant les crises et durant leur intervalle. Puis, les numérations ont été faites, en cherchant à saisir le début même des crises.

Il convient de remarquer combien sont grandes les difficultés techniques de ces examens : en effet, la malade a des crises de cyanose trés marquée, il est donc vraisemblable que le nombre des globules rouges et blancs doit varier, par le fait même de cet accès passager, dans tous les capillaires périphériques.

Dans l'intervalle des crises, la respiration est superficielle, la malade est pâle et la circulation dans les capillaires périphériques subit des modifications inverses de celles qui accompagnent l'état de crise.

Cette remarque préalable étant faite, voici les résultats obtenus :

Au début de la période initiale, la malade étant en état de contracture tonique, avec visage cyanosé.

Nombre de globules blancs : 9.200.

5 minutes après, malade dans la phase stertoreuse.

Nombre des globules blancs : 10.600.

5 minutes, crise terminée.

Globules blancs : 10.200.

5 minutes après, inconscience absolue, mais pas de crises.

Globules blancs : 7.200.

4 h. 51. On fait le prélèvement tout à fait au début de la crise, au moment où apparaissent les signes précurseurs. (Rotation des yeux en haut et à droite.)

Globules blancs : 6.200.

5 h. 06. Après la fin d'une crise.

Globules blancs : 9.000.

5 h. 20. Examen pratiqué tout à fait au début d'une grande crise.

Globules blancs : 11.000.

L'examen de la tension artérielle, fait en se mettant dans les conditions techniques les moins défavorables, montre qu'au cours de la crise comitiale, on observe une augmentation de la tension qui retombe bientôt à son chiffre normal ; dans le cas particulier, la tension était passée de 15 à 21 et était retombée à 15 après la fin de la crise convulsive.

Vous retiendrez de ces faits, Messieurs, que dans un de nos cas d'état de mal les plus longuement étudiés, les modifications hématologiques ont été minimes ou nulles.

Ces résultats négatifs n'ont qu'une valeur documentaire, c'est à ce titre que nous avons cru utile de vous les signaler. Bien loin de nous la pensée d'en tirer des conclusions d'une *portée* générale.

Il est seulement intéressant de souligner l'opposition qui existe, dans l'état de mal, entre la gravité des phénomènes cliniques et le résultat très modeste — presque nul à la vérité — des examens biologiques.

On peut donc se demander si les phénomènes sympathiques dont l'étude est actuellement à l'ordre du jour ne jouent pas un rôle important dans la production de ces accidents graves. Cette question mérite d'autant plus de retenir l'attention que la notion de *répercussivité sympathique* a été introduite récemment par M. André Thomas.

PHÉNOMÈNES SYMPATHIQUES

Nous avons déjà vu plus haut, à propos des troubles vasculaires, l'intérêt qui s'attache à l'étude des courbes oscillométriques. Je vous ai signalé aussi la variabilité des réflexes oculo-cardiaque et oculo-vaso-moteur.

Le réflexe pilo-moteur nous a toujours paru vif au cours de l'état de mal. Les injections de pilocarpine que nous avons souvent pratiquées chez ces malades ont produit en général une sudation et une salivation abondantes, alors qu'elles avaient une action peu marquée sur l'oscillométrie et sur le réflexe oculo-artériel en particulier.

Dans une série de recherches encore inédites faites en collaboration avec M. J. Robert Pierre, Interne du service de la clinique, nous nous sommes demandés s'il n'était pas possible de modifier les vertiges et les absences par l'introduction dans l'économie de substances vago ou sympathicotoniques, et au début, pour la commodité des expériences, nous nous sommes servis de pilocarpine et d'adrénaline. Nous avons l'impression très nette que l'étude du labyrinthe des épileptiques pourra nous fournir des renseignements très intéressants et que certains malades réagissent d'une façon tout à fait anormale à l'action de la pilocarpine et de l'adrénaline en particulier. Le détail de ces faits sera d'ailleurs rapporté ultérieurement par M. J.-Robert Pierre.

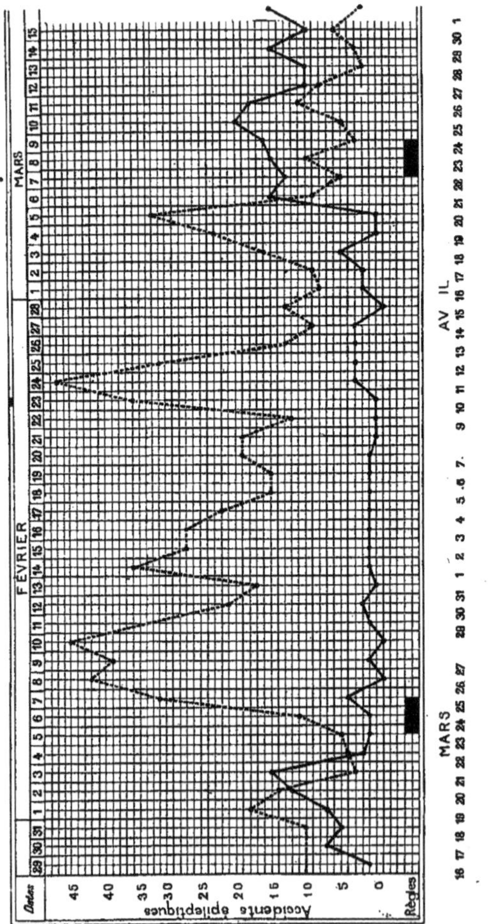

Il semble donc que l'étude provoquée des réactions sympathiques puisse, au moins chez certains épileptiques, conduire à des conclusions fort intéressantes au point de vue de la pathologie générale de ce syndrome.

ÉVOLUTION CLINIQUE

Le résultat négatif de la plupart des recherches biologiques dans l'état de mal rend d'autant plus intéressante l'étude simplement clinique

Fig. 9. — Cas P... État de mal épileptique. Forme prolongée.
Tableau du nombre des crises et des vertiges.
Les crises sont indiquées en trait plein.
Les vertiges sont indiquées en trait pointillé.
Les époques cataméniales sont représentées au bas de chaque graphique par un trait plein.

de ce grand syndrome. C'est en définitive à la clinique, comme nous le conseille souvent le Professeur Pierre Marie, qu'il faut vous reporter pour essayer de faire le pronostic de l'état de mal.

Rien n'est curieux à cet égard comme l'évolution tout à fait différente de l'état de mal suivant les cas. On pourrait dire qu'il n'y a pas en clinique deux états de mal qui se ressemblent, et décrire par conséquent autant de *formes cliniques* qu'il y a de malades : ce serait faire œuvre stérile.

Nous dirons seulement qu'il y a des formes à *début foudroyant*, telles que le malade est terrassé en quelques minutes par des crises subintrantes ; des *formes abortives* telles que, peut-être sous l'influence du traitement ou de toute autre cause que nous ignorons, la maladie tourne court au bout de quelques heures, des *formes hyperthermiques* dans lesquelles la température s'élève d'emblée à 41°, et qui ne comportent pas toujours un pronostic grave ; des formes à *hyperthermie progressive et terminale* : ce sont de beaucoup les plus sévères : il s'agit alors de malades chez qui la température monte au bout de quelques jours à 39°-39°5 et chez lesquels, en dépit du traitement, on ne peut obtenir aucune rémission, même si le nombre des crises s'atténue.

Au contraire, l'évolution peut se faire vers la guérison : d'ordinaire c'est au bout de 3 ou 4 jours que les crises s'atténuent, que la conscience revient progressivement et que la malade, très asthénique d'ailleurs, entre en convalescence.

Elle peut, nous l'avons vu, rester pendant plusieurs semaines, plusieurs mois ou même plusieurs années sans présenter à nouveau de manifestations aussi graves.

Mais nous voulons insister surtout sur une forme vraiment très spéciale : c'est la *forme prolongée de l'état de mal épileptique*. Veuillez jeter les yeux sur le tableau des crises et des vertiges qui se sont succédé d'une façon ininterrompue pendant 5 mois chez une de nos malades (fig. 9). C'est vraiment un des phénomènes les plus curieux que l'état de ces malades plongés pendant plusieurs mois dans une inconscience absolue ou relative, incapables de subvenir à leurs besoins ou de prendre part aux manifestations élémentaires de la vie extérieure, secoués plusieurs fois dans la journée par des crises convulsives d'intensité variée et chez lesquels néanmoins les fonctions de la vie organique se font d'une façon sensiblement normale.

Pas d'élévation thermique au-dessus de 38° ; les investigations biologiques sont, nous l'avons vu, dans l'état actuel de nos connaissances, pratiquement négatives, et cependant les malades restent dans le même état et soumises pendant plusieurs mois aux mêmes excitations convulsives et aux vertiges.

Puis elles reviennent progressivement à elles, fatiguées, anémiées, voient disparaître peu à peu les crises et les vertiges, mais la convalescence dans ces cas est particulièrement longue et difficile.

C'est là une des modalités cliniques de l'état de mal qu'il importe, vous le voyez, de bien connaître.

DIAGNOSTIC

Vous nous permettrez d'être très bref à cet égard. Lorsque vous savez qu'une malade est atteinte d'épilepsie et que vous êtes appelé auprès d'elle pour un état de mal, le diagnostic différentiel ne présente aucune difficulté.

Au contraire, lorsqu'on voit une malade pour la première fois il faut éliminer en particulier le diagnostic d'urémie convulsive qui peut dans certains cas se poser.

C'est alors qu'en dehors même des 'commémoratifs toutes les recherches biologiques prennent une grosse importance.

La recherche de l'azotémie sanguine et céphalo-rachidienne, le caractère normal du liquide céphalo-rachidien, l'absence de bruit de galop, l'hypotension artérielle sont des éléments de diagnostic d'une très haute valeur entre ces deux états.

Le caractère négatif des constatations biologiques sur lesquelles nous avons insisté longuement permet d'établir le diagnostic d'épilepsie essentielle.

Lorsque vous aurez des doutes relativement au diagnostic de l'état de mal, vous ferez toujours la ponction lombaire : d'abord c'est un bon moyen de traitement, et surtout l'examen du liquide céphalorachidien vous permettra d'éliminer les causes si nombreuses de convulsions généralisées, que vous connaissez bien. Par lui, vous saurez si vous avez affaire à une épilepsie dite « essentielle » ou au contraire à une épilepsie symptomatique : le pronostic et le traitement diffèrent dans l'un et l'autre cas.

A cet égard, l'un des diagnostics les plus importants est celui de méningite chronique syphilitique. Nous en avons observé un cas dont nous vous avons rapporté l'histoire plus haut : rien ne permettait cliniquement pendant l'état de mal de faire le départ entre une Épilepsie essentielle et une Épilepsie symptomatique d'une syphilis cérébrale en évolution. Mais la ponction lombaire, en montrant une lymphocytose abondante avec hyperalbuminose et réaction de Wassermann positive, à permis de lever tous les doutes et d'instituer ensuite un traitement spécifique.

Malheureusement, dans le cas de méningite tuberculeuse, le diagnostic n'aura pas la même utilité pratique.

Nous avons observé, en effet, avec notre collègue M. André-Pierre Marie, Interne du service de la clinique, d'une façon tout à fait terminale, un état de mal épileptique lié vraisemblablement à une méningite tuberculeuse (les coupes histologiques ne sont pas encore terminées) chez un malade porteur de cavernes pulmonaires au niveau des sommets.

Notons d'ailleurs que, dans ce cas, l'injection du liquide céphalo-rachidien faite dans le cerveau du cobaye a provoqué chez celui-ci des secousses convulsives et une mort rapide.

C'est encore la ponction lombaire qui permettra de faire le diagnostic étiologique dans le cas où on a affaire à des hémorrhagies méningées d'intensité variable, symptomatiques ou essentielles, et qui sont capables d'être la cause ou le témoin des manifestations convulsives à type d'état de mal.

L'une de nos malades avait une formule céphalo-rachidienne dont l'interprétation est assez délicate.

> Liquide clair.
> Pas de bacilles de Koch.
> Pas de microbes à l'examen direct.

Réaction cellulaire notable, 14 éléments par millimètre cube à la cellule de Nageotte.

> Pourcentage : polynucléaires... 75 %
>   lymphocytes...   25 %
> Assez nombreux globules rouges.

Néanmoins la proportion des éléments cellulaires est trop considérable pour qu'on puisse incriminer seulement la présence du sang.

> Albumine. . . . .   0 g. 20 centigr.
> Sucre. . . . .   1 g. 40.

Ensémencements et réaction de Wassermann négatifs.

On voit qu'il s'agit là d'une formule très particulière, liée vraisemblablement à une petite hémorrhagie méningée histologique, avec légère réaction méningée : les phénomènes congestifs, en l'absence d'hyperalbuminose céphalo-rachidienne, l'emportant de beaucoup sur les troubles inflammatoires.

Nous n'avons pu dans ce cas avoir la vérification anatomique, mais il nous paraissait néanmoins intéressant de vous signaler cette formule céphalo-rachidienne très particulière au point de vue étiologique, puisque nous ne l'avons pas rencontrée dans les autres cas d'état de mal dit essentiel.

, Il est enfin une variété étiologique d'état de mal fort intéressante. C'est celle qui est en rapport avec une tumeur cérébrale susceptible, après avoir produit des manifestations jacksoniennes, de déterminer tardivement l'état de mal épileptique.

Ici, l'examen méthodique du malade, la recherche des symptômes jacksoniens, les modifications persistantes des réflexes d'un côté par rapport à l'autre, les parésies localisées consécutives aux crises jacksoniennes, l'examen du fond de l'œil, l'intensité de la céphalée, parfois les vomissements vous permettront de faire le diagnostic.

Il ne faut négliger aucun de ces éléments, car les chirurgiens et en particulier M. Lenormant ont récemment encore beaucoup insisté sur les résultats heureux dans ce cas de la trépanation décompressive, et nous-même en avons observé en collaboration avec MM. Roux-Berger et Bollack un bel exemple dont nous avons publié l'histoire dans le *Bulletin de la Société de Chirurgie.*

Tous ces faits montrent, et c'est cela que vous devez retenir avant tout, qu'on a le *droit* de faire le diagnostic d'état de mal en rapport avec une Epilepsie essentielle seulement lorsque toutes les conditions requises (antécédents, âge, histoire clinique, constatations objectives) concordent et lorsque toutes les investigations biologiques sont pratiquement négatives.

Le problème étiologiqne constitue à notre avis le point le plus intéressant du diagnostic de l'état de mal épileptique, et c'est sur lui qu'il convient de faire porter tout votre effort.

PRONOSTIC

Vous avez pu vous convaincre que nous n'avons pas actuellement de procédés biologiques qui nous permettent de faire le pronostic de l'état de mal. Il faut donc nous en tenir aux seules données de la clinique. D'après notre expérience, ce n'est pas tant le nombre des crises que la *température* qui a une signification pronostique de premier ordre. Nous avons vu plus haut quelle fâcheuse signification a une température qui s'élève en dépit de l'atténuation des crises convulsives, qu'il s'agisse ou non d'un phénomène d'épuisement. Il faut encore attacher une signification importante à l'état des réflexes, leur abolition permanente étant toujours d'un mauvais augure. De plus, il y a des cas où vous aurez l'impression que la thérapeutique agit sur tel ou tel symptôme, sur le nombre et l'intensité des crises en particulier, alors qu'elle n'a aucune influence sur l'état mental ni sur les phénomènes généraux Il vous faudra tenir compte de toutes ces nuances.

Il convient donc, dans ce syndrome grave, de lutter jusqu'au bout par tous les moyens de traitement qu'il nous faut maintenant envisager.

TRAITEMENT

Dans tous les cas il doit être symptomatique d'abord, et si vous connaissez la cause de l'état de mal, autant que possible, étiologique.

En présence d'une malade en état de mal, nous vous conseillons d'abord de faire une saignée : elle peut être d'emblée assez abondante (300-400 grammes); d'autres fois, lorsque l'état de la malade paraît assez précaire, nous nous sommes trouvés bien de faire des émissions sanguines moins abondantes (100-150 grammes répétées au besoin tous les deux jours).

La ponction lombaire ne nous a pas paru avoir d'inconvénients, à condition bien entendu qu'elle soit faite en position couchée et que l'on retire lentement une quantité moyenne de liquide céphalo-rachidien (10-12 centimètres cubes par exemple). Nous avons eu l'impression que dans quelques cas cette petite intervention a été suivie d'une certaine atténuation des crises convulsives.

Traitement des crises convulsives. — Trois médicaments ont une action certaine sur l'élément comitial, l'un est très anciennement connu : c'est le bromure. Vous connaissez son mode d'administration et les travaux classiques de Richet et Toulouse sur la déchloruration associée à la bromuration ; nous n'y reviendrons pas. Cette méthode est exposée aussi dans une thèse récente de Lucchini ; les deux autres médicaments sont d'application beaucoup plus récente : c'est le *Luminal* ou le *Gardenal* et enfin le *tartrate borico-potassique*.

En raison de la gravité des symptômes et surtout de l'intérêt qui s'attache à les atténuer dans le plus bref délai, nous vous conseillons une médication d'attaque fort énergique et comprise par exemple de la façon suivante :

Dans une période de 24 heures donner 3 à 4 grammes de la solution des 3 bromures, 20 à 30 centigrammes de Luminal et 6 à 8 grammes de tartrate borico-potassique.

Il est évident que ces médicaments ne doivent pas être absorbés simultanément ; vous espacerez les prises dans la période de 24 heures. Vous vous trouverez bien, après avoir fait un grand lavage intestinal, de faire donner à vos malades un petit lavement de chloral. Il est inutile et même nuisible de purger ces malades. M. Sicard recommande aussi une injection sous-cutanée de 1 à 2 dixièmes de milligramme de scopolamine et au besoin l'inhalation sur une compresse de quelques gouttes de chloroforme.

Il convient d'ailleurs de surveiller de très près l'état du foie et du rein, l'état des réflexes, du cœur, de la tension artérielle et de modifier les doses au jour le jour, suivant le résultat thérapeutique obtenu et la tolérance de l'organisme.

Si le malade réagit bien au traitement et sort assez vite de l'état de mal, vous vous garderez bien néanmoins d'interrompre tout de suite la médication anti-épileptique, mais vous diminuerez progressivement les doses. On peut ainsi voir à quelle médication le malade réagit de la façon la plus favorable et maintenir celle-ci d'une manière prédominante.

Il est souhaitable de ne pas avoir à donner longtemps de grosses doses de bromure, en raison de la dépression générale causée souvent par ce médicament. Au contraire, le tartrate borico-potassique donné à la dose de 4 à 6 grammes par jour et dont nous avons montré, dans une série de travaux en collaboration avec MM. Pierre Marie et Crouzon, toute la valeur thérapeutique, n'exerce sur l'état général aucune influence défavorable : il constitue seul ou associé à d'autres produits, du gardénal en particulier donné à la dose de 10 à 20 centigrammes par jour, *une excellente médication* de fond de l'épilepsie dite essentielle. C'est aussi la conclusion de la thèse récente de M. Bénard.

Cette remarque a d'autant plus d'importance qu'une phase de dépression générale fait souvent suite à l'état de mal et qu'il convient de ne pas en augmenter les effets par l'emploi trop prolongé des bromures. L'autohémothérapie, l'hyposulfite de soude dont René Mathieu a montré les heureux effets dans d'autres affections, ne nous ont pas donné ici de résultat appréciable.

Traitement général et diététique. — Il a une importance considérable. Il ne faut pas oublier, en effet, que les sujets en état de mal ont un métabolisme profondément troublé, que surtout ils ne peuvent pas s'alimenter et qu'ils subissent une déshydratation intense. Pour rétablir l'équilibre dans un organisme dont les conditions d'existence sont à ce point modifiées, vous alimenterez artificiellement ces malades, vous introduirez, grâce au tube de Faucher, des liquides dans l'estomac et vous lutterez ainsi le mieux possible contre la déshydratation aiguë à laquelle vos malades sont soumis.

On peut faire aussi avec avantage des injections sous-cutanées de sérum glucosé. Dans tous les cas il faut surveiller le cœur et le tonifier, en particulier par la spartéine, s'il vient à faiblir sous l'influence des crises convulsives.

Enfin, qu'il s'agisse de formes prolongées ou de malades évoluant vers la guérison d'une façon plus rapide, il convient de soutenir dès qu'on le peut les forces du sujet en le soumettant à une alimentation légère sans doute, mais aussi normale que possible. C'est le meilleur moyen de lutter contre l'asthénie profonde et prolongée qu'on observe si souvent à la suite de l'état de mal.

Je vais vous dire un simple mot du *traitement chirurgical de l'état de mal*. C'est une question fort importante à laquelle M. Souques a déjà, en 1910, consacré une partie de son rapport sur le « Traitement des épilepsies symptomatiques par la trépanation cranienne ». Elle a fait récemment encore l'objet de nombreux travaux et rapports à la Société de chirurgie. Vous devrez discuter l'indication opératoire toutes les fois où vous serez en présence d'un état de mal symptomatique d'une tumeur ou d'une lésion traumatique, ancienne ou récente, de l'encéphale. C'est donc une indication qu'il faut pour l'instant réserver aux cas graves, rebelles et qui se distinguent par l'existence de symptômes en foyer. Vous pourrez alors rendre à vos malades de grands services sur lesquels M. Lenormant, M. Robert Picqué, M. Roux Berger, Bollack et nous-même avons insisté, en apportant chacun une ou plusieurs observations démonstratives. Mais vous n'oublierez pas que si l'épilepsie est un syndrome et non une maladie, l'état de mal épileptique est lui aussi un syndrome qui comprend des faits très disparates. Nous nous sommes efforcé de vous montrer comment il faut les dissocier, si l'on veut appliquer à chaque cas particulier, suivant les résultats de l'enquête étiologique, une médication rationnelle.

Enfin, lorsque votre malade sera sortie de l'état de mal, vous aurez garde de ne pas l'abandonner à elle-même. Vous instituerez un *traite-*

ment de fond de l'épilepsie, en évitant, grâce à l'emploi du tartrate borico-potassique, du luminal en particulier, l'usage prolongé et exclusif des bromures.

Vous varierez ces médications, selon les résultats obtenus ; d'autres fois, au contraire, vous pourrez laisser vos malades au même traitement pendant plusieurs mois de suite, lorsque celui-ci sera bien efficace et toléré. C'est souvent le cas, en particulier, pour le tartrate borico-potassique, puisque nous avons, avec MM. Pierre Marie et Crouzon, des malades de la clinique qui suivent, avec avantage et sans intolérance, ce traitement depuis plus de 18 mois, Et surtout vous montrerez à vos malades l'importance qu'il y a à *ne pas suspendre* la médication, à ne pas en modifier les doses, sans avis préalable.

Vous pourrez ainsi, par ce traitement préventif, éviter dans beaucoup de cas l'apparition des accidents de l'état de mal dont vous avez apprécié, par les exemples que nous vous avons donnés, la gravité clinique et souvent pronostique.

VINGTIÈME CONFÉRENCE

PAR

M. le Professeur PIERRE MARIE

EXISTE-T-IL CHEZ L'HOMME, DES CENTRES PRÉFORMÉS OU INNÉS DU LANGAGE ?

(Conférence recueillie par M. André-Pierre Marie,
Interne des Hôpitaux .

Messieurs,

Dans une précédente leçon je vous ai présenté, en série, des malades qui offraient un tableau très net de différents troubles du langage appartenant à l'Aphasie, ou considérés comme tels.

Vous vous souvenez que nous avons pu classer ces malades en trois catégories parfaitement distinctes les unes des autres.

A. — Ceux qui parlent sans trouble notable de l'articulation et souvent même avec une certaine abondance, mais avec un vocabulaire extrêmement restreint, et en employant parfois des mots impropres, incorrects ou incompréhensibles.

— Ils comprennent mal et exécutent incomplètement les ordres qui leur sont donnés verbalement.

— Ils ne peuvent plus lire.

— Ils ne peuvent plus écrire.

Ce sont les *Aphasiques typiques*.

B. — Ceux qui ne parlent qu'avec une difficulté extrême d'articulation, parfois seulement par monosyllabes, mais qui :

— Comprennent et exécutent très bien les ordres donnés verbalement ;

— Exécutent très bien les ordres qui leur sont donnés par écrit.

— Ils peuvent écrire, mais de la main gauche, car ils sont hémiplégiques à droite.

Ce ne sont pas là des Aphasiques, ce sont simplement des *Anarthriques*.

C. — Ceux qui :

— Ne parlent pas ou répètent tout au plus quelques syllabes sans signification ;

— Ne comprennent pas et n'exécutent pas les ordres qui leur sont donnés verbalement ;

— Ne peuvent pas lire ;

— Ne peuvent pas écrire, même de la main gauche, étant donné qu'ils sont hémiplégiques à droite.

Ce sont les *Aphasiques de Broca*.

Après vous avoir présenté ces malades, je vous ai montré sur l'écran les projections photographiques des lésions cérébrales qui donnent lieu à ces différents états cliniques.

Pour la catégorie A — les *Aphasiques typiques* :

Lésion : du pli courbe :

du pied des deux premières temporales

et parfois aussi du gyrus supramarginalis.

Pour la catégorie B — les *Anarthriques* :

Lésion dans un segment du cerveau limité en avant par un plan vertical passant au-devant de la circonvolution antérieure de l'insula et en arrière par un plan vertical passant derrière la circonvolution postérieure de l'insula. — La 3e circonvolution frontale étant maintenue en dehors de ce segment que j'ai appelé « quadrilatère de l'Anarthrie ».

Pour la catégorie C — les *Aphasiques de Broca* :

Lésion des mêmes territoires que dans l'Aphasie typique, c'est-à-dire :

Lésion : du pli courbe ;

du pied des deux premières temporales,

parfois aussi du gyrussupramarginalis.

Et en outre, *lésion du même territoire que dans l'Anarthrie*, c'est-à-dire :

Lésion dans le quadrilatère de l'Anarthrie.

En un mot l'Aphasie de Broca n'est autre chose qu'une combinaison de l'Aphasie typique avec l'Anarthrie.

Je n'ignore pas, Messieurs, que cette Doctrine que j'ai établie et développée il y a une quinzaine d'années est tout l'opposé de la Doctrine Classique, mais j'ai tout lieu de penser qu'elle est beaucoup plus près de la vérité que cette dernière. Je vais chercher à vous démontrer, dans cette Leçon, combien fragiles sont les bases sur lesquelles repose la Doctrine Classique.

Vous savez tous, Messieurs, que c'est à Paul Broca que l'on doit d'avoir, en 1861 pour la première fois, bien étudié et décrit l'Aphasie. Il lui assigna comme cause une lésion de la IIIe circonvolution frontale. Son œuvre fut toute de Clinique et d'Anatomie Pathologique.

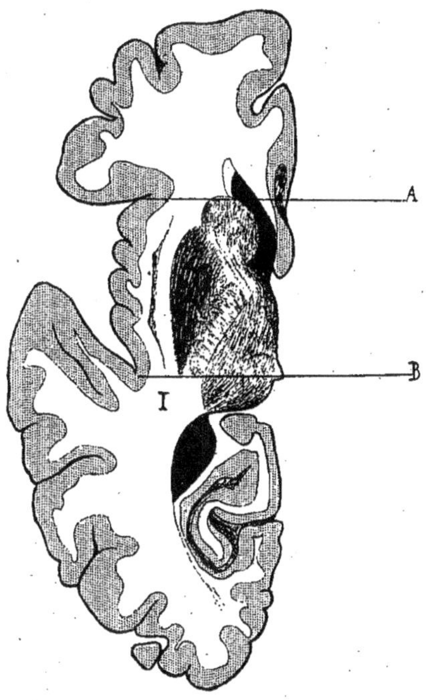

Fig. 1. — Coupe horizontale de l'hémisphère gauche du cerveau. Le quadrilatère compris entre les lignes A et B représente le quadrilatère de l'Anarthrie. On remarquera que la IIIe frontale qui est en avant de la ligne A se trouve tout à fait en dehors de ce quadrilatère. — En I se trouve l'Isthme de substance blanche qui relie le quadrilatère de l'Anarthrie avec la zône de Wernicke.

Un autre élément n'allait pas tarder à dominer l'étude de l'Aphasie et à la faire dévier de la méthode anatomo-clinique d'Observation pure ; cet élément fut l'Elément *Théorique.* Il semble bien qu'une fois de plus un « Pourquoi » prématuré ait nui à la recherche un peu plus terre à terre mais combien plus sûre du « Comment ».

C'est Wernicke, l'un des meilleurs neuro-psychiatres allemands de la seconde moitié du xixe siècle qui ouvrit l'ère des théories, et il l'ouvrit brillamment.

En effet, en 1879, Wernicke montrait qu'il existe une autre Aphasie que l'Aphasie de Broca, une Aphasie dans laquelle les troubles « moteurs » de la parole faisaient défaut. Il appela cette Aphasie nouvelle *Aphasie sensorielle*.

Cette dénomination contenait toute une théorie.

Pour Wernicke et bientôt après pour Kussmaul, qui développa avec talent les mêmes idées, l'écorce cérébrale renferme, en certains territoires, des « Centres Sensoriels » servant de lieu de réception, d'emmagasinement, et au besoin d'élaboration aux « Images » recueillies par les appareils des sens (appareils sensoriels). Donc, pour ce qui a trait au langage, l'écorce cérébrale contiendrait un *centre d'images auditives* et un *centre d'images visuelles* du langage.

Si, par une lésion quelconque, ces centres viennent à être détruits, le malade privé de ses Images auditives devient incapable de comprendre ce qu'on lui dit et de parler de façon normale, il est atteint de *Surdité Verbale*. — Est-il privé, par une autre lésion, de ses Images visuelles, il devient incapable de lire et d'écrire, il est atteint de *Cécité Verbale*. Ce sont là : Surdité Verbale et Cécité Verbale, les deux éléments constituants de l'Aphasie Sensorielle de Wernicke.

On pensait alors, en 1874, que le Centre Visuel siège au *Pli Courbe* ou dans son voisinage ; — que le Centre Auditif, d'après Meynert, siège dans la région postéro-moyenne de la *1re Circonvolution Temporale*.

Or c'est précisément au niveau du Pli Courbe et de la 1re Circonvolution Temporale que se trouvaient les lésions, chez les malades atteints de la Nouvelle forme d'Aphasie que Wernicke venait de faire connaître.

Le Psychiatre allemand, en décrivant ce qu'il croyait être une nouvelle forme d'Aphasie, admettait d'ailleurs, sans conteste, l'existence et la localisation de l'Aphasie Classique décrite par Broca, mais il en donnait une interprétation physio-pathologique particulière. — Pour lui, l'Aphasie de Broca était une *Aphasie Motrice* et non pas Sensorielle. Il n'émettait d'ailleurs aucun doute sur la spécificité de la *IIIe Frontale* en tant que *centre du langage*, mais c'était là un « Centre Moteur » du langage tout à fait différent des « Centres Sensoriels » constituant la base de sa doctrine, et, chez les Aphasiques de Broca, c'était la lésion de ce Centre Moteur du langage qui déterminait les troubles mécaniques de la parole et l'Aphasie.

La théorie de Wernicke était extrêmement séduisante, et au moment où elle fut émise, tout semblait concorder pour en démontrer le bien fondé. Depuis lors les choses ont beaucoup changé.

En effet, un grand nombre d'auteurs pensaient en 1874 que le centre cortical de la vision siège sur la face convexe de l'hémisphère, au niveau du Pli Courbe. Les travaux ultérieurs ont montré qu'en réalité le centre de la vision siège sur la face interne de l'hémisphère, dans les circonvolutions juxta-calcarines. — Voilà pour le soi-disant Centre Sensoriel Visuel au niveau du Pli Courbe.

Quant au Centre Auditif, si tant est qu'il existe un Centre Cortical de l'Audition, son siège est loin d'être connu d'une manière certaine, malgré de nombreux travaux, y compris le remarquable volume consacré récemment à ce sujet par le professeur Henschen, de Stockholm. En réalité, nous sommes fondés à nous demander s'il existe dans l'Ecorce Cérébrale un *Centre de l'Audition*. — Et si un pareil centre existe, rien encore ne nous autorise cliniquement à lui assigner un siège déterminé.

Pour la IIIe Circonvolution Frontale considérée comme *centre du langage parlé*, nous verrons dans le cours de cette Leçon ce qu'il en faut penser. Qu'il me suffise actuellement de rappeler qu'un certain nombre de cas ont été publiés dans lesquels une lésion manifeste de la IIIe Frontale ne s'accompagnait pas d'Aphasie.

Voilà trois catégories d'arguments qui auraient dû, sans doute, faire réfléchir les adeptes de la théorie de Wernicke.

Mais l'élan était donné, de toutes parts les Neurologistes se précipitaient pour décrire dans ces Centres Sensoriels quelques centres plus spéciaux, par exemple ceux des lettres de l'alphabet, ou de la musique, etc., ou encore pour établir des connexions plus ou moins compliquées entre les différents Centres sensoriels, de même qu'entre ceux-ci et le Centre moteur du langage.

On pourrait, en toute vérité, donner à cette époque de l'Histoire de l'Aphasie le nom de *Phase Géométrique*, car on ne tarda pas à voir les Neurologistes travailler, bien moins d'après les malades eux-mêmes, que d'après des Épures de leur invention.

Le médecin allemand Lichtheim semble avoir été l'introducteur du premier schéma sur l'Aphasie, et on sait avec quel succès !

Ce fut à qui inventerait et décrirait à l'avance telle ou telle forme d'Aphasie, ou même prédirait la possibilité de l'observer cliniquement suivant que tels ou tels centres seraient isolément ou conjointement lésés, ou suivant que la lésion porterait sur telle ou telle des connexions par lesquelles ces centres étaient réputés reliés entre eux. Et on a vu surgir des Aphasies Corticales, Souscorticales, Transcorticales, etc., etc.

Mon Maître Charcot, lui-même, se laissa gagner par l'enthousiasme général. Le Professeur Grasset, de Montpellier, fut et demeura l'un

des plus chauds et des plus brillants partisans de la Géométrie Poly-
gonale pour l'étude de l'Aphasie, comme pour celle des processus
psychologiques les plus délicats.

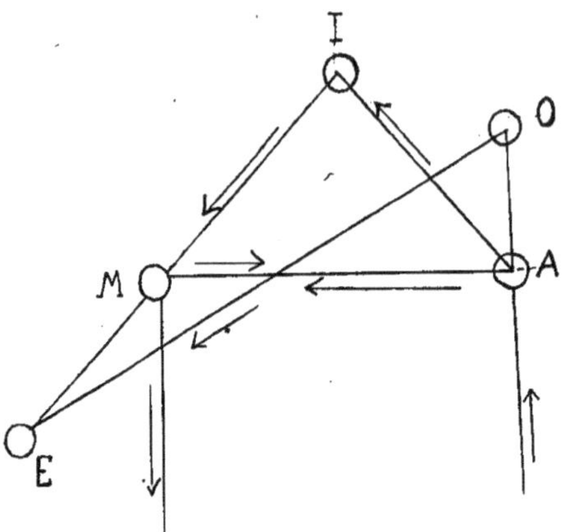

Fig. 2. — Epure représentant d'après Lichtheim-Kussmaul les connexions des différents centres du
langage et leurs voies afférentes et efférentes. I, centre intellectuel. A, centre auditif. O, centre visuel.
M, centre moteur du langage. E, centre de l'écriture.

En résumé, pour établir la Doctrine Classique de l'Aphasie, on est
parti d'une hypothèse non démontrée et on a érigé sur cette hypothèse
tout un édifice qu'il a fallu ensuite démolir. Je m'y suis employé de
mon mieux.

Je ne crois pas qu'aucune démonstration vous fasse mieux comprendre
l'inanité des soi-disant Centres Sensoriels du langage que celle qui
ressort de l'étude de l'EVOLUTION DU LANGAGE ÉCRIT.

C'est une bien longue histoire que celle de l'Ecriture, je dis à dessein
« écriture » et non pas « langage écrit », car vous allez voir que ces
deux mots sont loin d'être synonymes.

Il semble légitime de considérer comme une forme d'« écriture » certains documents ethnographiques, émanant de peuplades sauvages,
qui donnent une représentation réelle et directe de certains objets ou
de certains faits sur lesquels l'auteur du dessin très primitif sans
doute, veut appeler l'attention de ses compagnons demeurés loin de lui.

Parfois encore ces représentations graphiques ont pour but de fixer dans la mémoire des membres de la tribu le souvenir de telle ou telle expédition, de tel ou tel haut fait. Elles rappellent, par des sortes de dessins rétrospectifs et explicatifs, comment l'expédition a eu lieu dans le temps ou dans l'espace ; par exemple en figurant le nombre de bateaux qui ont pris part à l'expédition, le nombre de jours (images alternées du soleil, de la lune), pendant lesquels il a fallu marcher ou naviguer pour joindre l'ennemi, etc., etc.

C'est là l'*Ecriture Représentative*. Il est évident qu'elle n'a rien à faire avec le langage écrit, bien que, comme celui-ci, elle puisse être conservatrice de souvenirs et évocatrice d'idées.

Pour constituer le « Langage Ecrit » il faut quelque chose de plus, il faut qu'il y ait *traduction graphique* du langage parlé, il faut que le « mot » passe sur la pierre ou sur le papier.

Mais ne croyez pas, Messieurs, que ce soit par la simple mise en œuvre de son prétendu centre visuel du langage que l'homme soit arrivé à ce progrès mémorable de la matérialisation de la parole.

Les faits sont tout autres. Il a fallu des milliers d'années et d'innombrables générations successives d'hommes évoluant dans une civilisation déjà assez raffinée, pour parvenir à transformer la parole en signes écrits.

Rien n'est plus curieux et plus suggestif qu'un coup d'œil sur la succession des phases si diverses qu'a subies la conquête du langage écrit. C'est surtout aux travaux des Egyptologues et des Sinologues que nous devons de les connaître. Parmi ceux-ci je vous signalerai les ouvrages de M. de Rougé et de M. Berger auxquels sont empruntés les éléments de la démonstration que je désire faire devant vous.

La vénérable Egypte, berceau de la plupart des civilisations méditerranéennes, va nous fournir tous les documents nécessaires.

On peut distinguer dans l'évolution de l'Ecriture, sur les monuments Egyptiens, les périodes suivantes :

A. — Une première Période, celle des *Idéogrammes*, pendant laquelle les hiéroglyphes sont déjà des signes nettement conventionnels mais dérivés vraisemblablement d'une période préhistorique de Représentations graphiques directes, telles que celles dont il a été question plus haut dans certaines peuplades sauvages.

C'est-à-dire que ces Idéogrammes qui ont, de par une convention déjà plus ou moins ancienne, une signification précise et désignent soit un objet, soit une idée simple, ne sont autre chose qu'un vestige parfois méconnaissable et tout à fait schématique de la représentation même de l'objet qu'ils désignent.

C'est une Montagne, une Fleur, un Œil, le Ciel. — Tous ces signes
sont d'un dessin simplifié, schématique, conventionnel. — Mais ce qui,

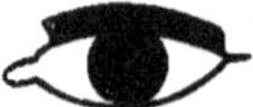

Fig. 3. — Hiéroglyphe de l'œil.

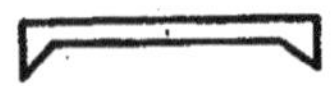

Fig. 4. — Hiéroglyphe du ciel.

au point de vue de l'évolution de l'Ecriture, constitue un progrès considérable sur les Représentations graphiques pures et simples, c'est que
plus ces hiéroglyphes se schématisent linéairement, plus leur signification et les idées qu'elles indiquent se multiplient et se compliquent.

Prenons par exemple l'hiéroglyphe du *Ciel* : nous le voyons acquérir
l'équivalence non pas seulement de « plafond », mais de toute une
série d'idées abstraites qui, dans le domaine figuré, sont venues se
greffer sur l'idée de hauteur du Ciel, par exemple l'idée de « supério-
rité », d' « élévation ».

A un point de vue un peu moins abstrait et plus voisin des Représentations Graphiques simples, une Etoile attachée au Ciel (fig. 5) indi-

Fig. 5. — Hiéroglyphe du ciel auquel est ap-
pendue une étoile, représentation de la nuit,
de l'obscurité.

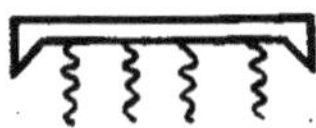

Fig. 6. — Hiéroglyphe du ciel auquel sont appendus de petits tourbillons, signifie pluie,
orages.

quera l'idée de « Nuit », d' « Obscurité ». — Si au lieu d'une Etoile ce
sont de petits tourbillons qui descendent du Ciel, on aura l'idée de
« Pluie », de « Nuages », d'Orage » (fig. 6).

Ces Idéogrammes avaient fini par se prêter même à la représentation
de l'idée de « Mouvement », ainsi qu'en témoignent les deux hiéroglyphes
reproduits ici (fig. 7) où l'on voit, d'après la position d'un serpent
dans un Enclos, ou une Maison, la figuration de l'idée d' « entrer »
et de l'idée de « sortir ». Quant à l'idée de « Négation », elle était traduite d'une façon très avisée par l'hiéroglyphe représentant deux mains

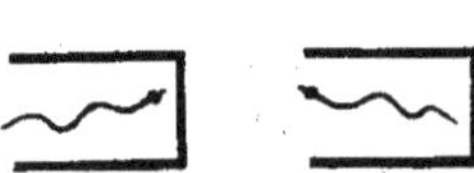

Fig. 7. — Deux hiéroglyphes indiquant l'idée
de mouvement, celui de gauche l'acte d'entrer, celui de droite l'acte de sortir.

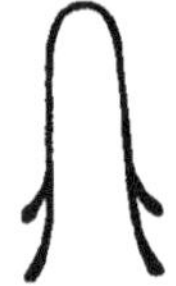

Fig. 8. — Hiéroglyphe de la négation : deux
mains tournées en sens opposé.

dirigées en sens contraire, comme pour rejeter la chose en question (fig. 8).

On voit que, dans cette période, l'Ecriture Hiéroglyphique n'est presque plus directement représentative d'objets, elle est devenue surtout indicatrice et évocatrice d'idées, même d'idées abstraites. — Et cependant elle n'a encore en réalité, avec le langage parlé, aucune connexion.

B. — Il faut arriver à une deuxième Période, d'une antiquité beaucoup moins reculée, pour voir se produire l'un des plus grands progrès qu'ait faits l'Humanité dans son perpétuel « devenir ».

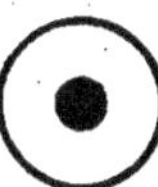

Fig. 9. — Hiéroglyphe du soleil « ra » qui plus tard représenta phonétiquement la syllabe « ra ».

Fig. 10. — Hiéroglyphe du pain « ta » qui plus tard représenta phonétiquement la syllabe « ta » puis la lettre « t ».

L'Ecriture va contracter d'intimes rapports avec le Langage Parlé : elle va devenir PHONÉTIQUE. Au lieu de reproduire, par des signes schématiques, des objets ou des idées liées à ces objets, l'Ecriture reproduira désormais *les sons* mêmes du langage parlé. Voici comment :

A force de désigner, de générations en générations, les objets et les idées par leur hiéroglyphe figuratif, les Egyptiens avaient fini par relier si intimement, dans leur esprit, le nom de l'objet et son hiéroglyphe que, pour les noms qui étaient monosyllabiques, ils en arrivèrent à identifier la syllabe représentative de l'objet et son hiéroglyphe. C'est ainsi que le nom du « Soleil » étant *ra* (fig. 9), l'hiéroglyphe du « Soleil » désigna la syllabe *ra*. — Le « pain » se disant *ta* (fig. 10), l'hiéroglyphe du « pain » désigna la syllabe *ta*. — La « Bouche » s'appelant *rou* (fig. 11), l'hiéroglyphe de la « bouche » désigna la syllabe *rou*.

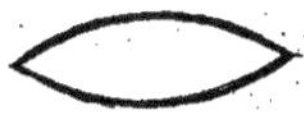

Fig. 11. — Hiéroglyphe de la bouche « rou » qui plus tard phonétiquement représenta la syllabe « rou », puis la lettre « r ».

Peu à peu l'habitude fut prise également, pour certains noms polysyllabiques d'objets, de désigner par l'hiéroglyphe de ces objets la première syllabe de leur nom. — C'est ainsi que grâce à ces différentes syllabes, représentées chacune par un hiéroglyphe particulier, on arriva à constituer une ECRITURE PHONÉTIQUE SYLLABIQUE. Dès ce moment les sons étaient fixés et reproduits par l'écriture, la base du système phonétique actuel était acquise.

Un nouveau progrès restait à réaliser ; il fallait, pour traduire toutes les finesses de la parole, que l'Ecriture ne demeurât pas phonétique syllabique, mais pût traduire par une série de lettres, avec leurs combinaisons multiples presque infinies, tous les sons différents du langage parlé. Il fallait, en un mot, que l'Ecriture devînt une Ecriture Phonétique Alphabétique. Cette fois encore aucune trouvaille de génie n'intervint, c'est le flux et le reflux des générations successives qui, par une sorte de lente érosion, détacha les lettres d'avec les syllabes. En effet, peu à peu le son par lequel commençait une syllabe fut isolé et constitua une lettre représentée par l'hiéroglyphe même de la syllabe. c'est ainsi que l'hiéroglyphe du « pain », *ta* (fig. 7), devint la lettre *t*, que l'hiéroglyphe de la « bouche » *rou*, devint la lettre *r* (fig. 8), et ainsi de suite. — L'Ecriture Phonétique Alphabétique était enfin créée. On sait l'usage qu'en ont fait les civilisations ultérieures. Cette Ecriture est le merveilleux instrument qui nous permet de traduire, avec toute la souplesse phonétique possible, nos pensées et notre langage, et qui relie d'une façon si intime et si féconde, celui-ci et celles-là.

J'en ai fini, Messieurs, avec cette digression, un peu longue peut-être, sur l'Evolution du Langage écrit. Nous allons chercher maintenant à tirer quelques conclusions des notions que je viens d'exposer devant vous, et qui, vous vous en convaincrez facilement vous-mêmes, sont loin d'être un hors-d'œuvre dans l'étude de la fonction du langage et des troubles qu'elle peut présenter.

La première Conclusion qui me semble s'imposer est la suivante : Dans la formation du langage écrit, il faut avouer que l'Homme, en tant qu'Unité ou parcelle de Société, a joué un rôle bien effacé. On pourrait, sans paradoxe, soutenir que ce n'est pas l'Homme qui a inventé le langage écrit, ce n'est pas une Idée qui a déterminé la formation de celui-ci. Le grand, l'admirable Monument s'est élevé sans plan, sans architecte, comme au hasard. Seul le Temps, ouvrier lent et sûr, s'est chargé de dégrossir l'amas informe, et il l'a poli, comme nos grands glaciers tant de fois millénaires savent polir le roc sur lequel leurs vagues immobiles glissent inlassablement.

Si j'insiste sur le rôle effacé de l'homme dans la formation du Langage Ecrit, c'est pour en tirer un argument lorsque, dans la suite de cette Leçon, je chercherai à vous démontrer l'inanité de l'opinion classique qui a peuplé de centres innés du langage la corticalité du cerveau humain.

En effet, vous pensez bien, Messieurs, que l'usage de tout centre existant dès la naissance dans le cerveau humain correspond à une fonction qui s'exécute aisément, naturellement, et comme d'elle-même. S'il existait, ainsi qu'on l'a enseigné, dans le cerveau humain, des centres innés pour l'écriture et pour la lecture, soyez assurés que l'Homme n'aurait pas attendu tant de milliers d'années pour être en état de traduire son langage oral en langage écrit.

Soit, diront les partisans des centres cérébraux pour la lecture et pour l'écriture, il est possible qu'à l'aube de ses obscures origines l'homme primitif n'ait pas eu dans son cerveau de centres spéciaux pour le langage écrit, mais depuis tant de siècles qu'il y a des hommes, et qui lisent, ces centres spéciaux se sont peu à peu formés par un de ces lents processus d'adaptation dont Darwin et ses élèves ont cité de si curieux exemples.

Eh bien, Messieurs, même ainsi modifiée, la doctrine de l'existence de centres du langage écrit, se transmettant par hérédité, n'est pas soutenable. Pour s'en convaincre il suffit de réfléchir un instant. Comment une pareille transmission héréditaire aurait-elle pu se produire ? Certes le langage écrit phonétique est connu depuis au moins deux ou trois mille ans, mais il faut noter ce fait capital qu'à ce langage écrit les *élites seules* ont eu part. Pendant tout le Moyen Age il fut surtout l'apanage des prêtres et des moines qui le transmettaient à leurs élèves, donc aucun lien de parenté n'existait entre ceux-ci et les maîtres ; dans ces conditions aucune influence héréditaire ne saurait être invoquée. Considérez maintenant nos Sociétés actuelles, combien de leurs membres trouveriez-vous pouvant affirmer que le père de leur trisaïeul savait lire ou écrire ?

N'oubliez pas, Messieurs, que par une loi inéluctable les élites disparaissent et ne laissent guère de progéniture. Incessamment leur place vide est prise par ce que l'on a appelé si justement « les nouvelles couches » ; or les ascendants de ces nouveaux venus ne savaient ni lire ni écrire et n'ont pu, par conséquent, transmettre à leurs descendants des centres pour la lecture et l'écriture, puisqu'ils en étaient eux-mêmes dépourvus. Est-ce donc en trois ou quatre générations que de tels centres seraient en état de se former pour être ensuite transmis héréditairement ? Qui pourrait le penser un seul instant ?

*
* *

J'arrive maintenant au LANGAGE PARLÉ. — Procède-t-il de centres innés ? — Quels seraient ces centres ?

Je ne vous cacherai pas, Messieurs, que cette partie de ma tâche sera de beaucoup la plus ardue, non pas à cause des faits, objectivement ils sont patents, lumineusement évidents ; — ce qui crée la difficulté de ma tâche, c'est qu'ici je vais me heurter à un parti pris formel de croire quand même et malgré tous les arguments, de croire pour croire, non seulement parce que « le Maître l'a dit », mais parce que des générations de Maîtres et d'Élèves l'ont répété, de croire en un mot parce qu'il y a, même dans le domaine scientifique, des dogmes qu'il n'est pas permis d'ébranler et dont la foule ignorante, mais d'autant plus croyante, prend instinctivement la défense.

Ici nous sommes en présence du *Dogme de la IIIe frontale*, et je sais ce qu'il en coûte de s'y attaquer.

En 1906, après une consciencieuse étude préalable d'une dizaine d'années, j'avais eu l'imprudence de dire ce que je pensais, sur la réalité des fonctions de la IIIe frontale. J'avais exposé mon opinion que cette troisième circonvolution n'avait rien à faire avec la fonction du langage. Hélas ! le ban et l'arrière-ban des Neurologistes et des Psychiatres, surtout à l'étranger, se dressèrent contre moi, et les anathèmes de pleuvoir,...... je passe sur les injures.

Je dus livrer un assez dur combat pour soutenir mes idées, mais je parvins à dire ce que j'avais à dire. C'était tout ce que je demandais. Depuis lors je me suis tu, attendant que l'évolution se fasse, elle s'est faite ou plutôt elle est en train de se faire, mais avec quels tâtonnements ! avec quelles hésitations ! surtout lorsqu'il s'agit de la IIIe frontale ! — Devant ce dogme une horreur sacrée s'empare des auteurs, même les mieux intentionnés, il semble que la crainte d'un sacrilège continue à les hanter.

J'aurais volontiers continué à garder le silence, car il est généralement assez fastidieux de revenir sur un sujet qu'on a déjà traité, mais il se trouve que mes idées sur la fonction du langage ont un peu évolué, je suis actuellement convaincu que *dans le cerveau humain il n'existe pas plus de centres innés pour le langage parlé que pour le langage écrit*. Et c'est là la thèse que, pour la première fois, j'ai voulu exposer aujourd'hui devant vous.

Après ce préambule indispensable pour vous prémunir contre tout réflexe de dogmatophilie exagérée, nous allons envisager ce qui a trait à la IIIe frontale et au Langage Parlé.

J'ai eu déjà l'occasion de vous dire, au début de cette Conférence, qu'au point de vue anatomo-pathologique les arguments les plus sérieux militent contre l'opinion classique qui place dans la IIIe Circonvolution frontale gauche la fonction du Langage Articulé : cas de lésion de la IIIᵉ frontale gauche sans Aphasie — et d'autre part observations très nombreuses d'Aphasie (dite Motrice) sans lésion de la IIIᵉ Frontale. — Il s'agit là d'une série de faits dont l'énumération ne pourrait trouver place dans une Conférence telle que celle-ci. Ceux d'entre vous qui désireraient se documenter plus amplement sur ces faits anatomiques n'auront qu'à se reporter à la remarquable Thèse de mon ancien interne M. le Dʳ F. Moutier [1] qui contient une véritable mine de documents sur la question de l'Aphasie. Depuis cette thèse d'autres observations ont été publiées, notamment celle de M. René Sand (de Bruxelles) dans laquelle une lésion incontestable de la IIIᵉ frontale gauche existait sans Aphasie.

Plus récemment, une nouvelle et hélas trop nombreuse série de démonstrations directes s'est offerte à nous à l'occasion des examens que nous avons dû faire de milliers de blessés du crâne recueillis dans le gouvernement militaire de Paris. Nous avons, avec mon collègue M. Ch. Foix, étudié spécialement les troubles du langage consécutifs à ces blessures du crâne et du cerveau. Pour chacun des cas la topographie de la blessure a été soigneusement relevée. Nous pouvons affirmer que, dans aucun cas, nous n'avons constaté l'Aphasie par blessure localisée à la région de la IIIᵉ frontale, et qu'au contraire c'étaient les blessures de la région temporo-pariétale gauche situées en arrière du sillon de Rolando qui s'accompagnaient d'Aphasie bien caractérisée.

Mais je ne veux pas insister plus longtemps sur ces arguments anatomo-pathologiques, quelle que soit leur valeur objective incontestable, car la possibilité vous manquerait d'en faire ici la critique et de les discuter à un un. Vous seriez obligés d'accepter purement et simplement mes affirmations, et c'est justement ce que je tiens à éviter. Mon désir le plus vif est que vous vous formiez vous-mêmes une opinion, grâce à l'exposé que je vais vous faire de l'historique de la question, et que de vous-mêmes, par un travail personnel d'appréciation et de jugement, vous parveniez à une notion nette de l'inanité du dogme de la IIIᵉ frontale.

L'Etude de l'évolution Historique du langage écrit vient de nous montrer qu'on ne saurait logiquement admettre l'existence de centres innés pour le Langage Ecrit. Je suis convaincu que l'étude de l'évolution Historique de la localisation du langage articulé dans la IIIᵉ fron-

---

1. François Moutier. — L'Aphasie de Broca, Thèse de Paris, 1908.

tale vous démontrera non moins nettement que rien n'autorise à
admettre l'existence d'une pareille localisation.

J'utiliserai, à cet effet, quelques passages d'un article sur l'Historique de l'Aphasie que j'ai publié en 1906 dans la *Presse Médicale*.

Quelle curieuse histoire en effet, que celle de la localisation du Langage dans la IIIe Circonvolution frontale !

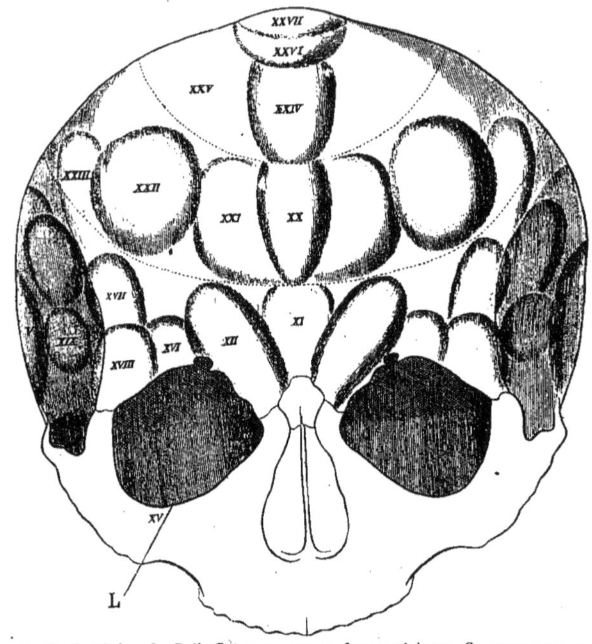

Fig. 12. Planche C de l'Atlas de Gall. Crâne vu par sa face antérieure. On remarque en L, au niveau
du rebord inférieur de l'orbite, le siège de la « bosse du langage » (d'où yeux proéminents, yeux
pochetés de Gall). — Les chiffres romains inscrits sur les différentes « bosses » désignent le siège
des différentes facultés ou « des penchants de l'âme ».

C'est à Gall qu'il faut en faire remonter sinon la paternité réelle,
tout au moins la plus grande part de responsabilité.

Vous savez, Messieurs, que Gall, dans les toutes premières années du
xixe siècle, ayant quitté le pays de Bade, dont il était originaire, était
venu comme tant d'autres chercher fortune à Paris. Malgré l'opposition formelle de Laënnec et de Cuvier, deux esprits trop grands pour
être dupes, il y avait presque réussi. — C'est que, malgré la chute de la
Royauté, malgré le Drame Révolutionnaire et l'Epopée Napoléonienne,
Paris était resté le Paris de Mesmer et de Cagliostro, toujours prêt à

accueillir les aventuriers ou les songe-creux quels qu'ils fussent, pourvu qu'ils eussent un nom et un accent étrangers.

Sous le nom de Phrénologie [1], Gall professait une singulière doctrine d'après laquelle chacune des facultés et même chacun des « penchants de l'âme » doit se trouver représenté par une *bosse crânienne* spéciale, indice d'un développement particulier de la région sous-jacente du cerveau dans laquelle étaient sensés siéger cette faculté ou ce penchant. — Palper le crâne d'un homme suffisait donc pour connaître à fond son caractère. — Il convient de remarquer, que ces prétendus sièges de telle ou telle faculté étaient déterminés de la manière la plus arbitraire et ne relevaient que de l'imagination de l'auteur. On en jugera par le passage suivant que je vous cite textuellement d'après le texte même de Gall dans son grand ouvrage sur les Fonctions du Cerveau :

« De chez mon oncle, mon jeune camarade et moi nous allâmes à Bade, près de Rastadt. Deux de mes nouveaux condisciples surpassaient même mon ancien camarade par leur facilité à apprendre par cœur. Comme l'un et l'autre avaient de très grands yeux à fleur de tête, nous leur donnâmes le sobriquet « yeux de bœuf ». — Après trois ans, nous allâmes à Bruchsal, là encore quelques écoliers à « yeux de bœuf » me donnèrent du chagrin lorsqu'il était question d'apprendre par cœur. Deux ans plus tard j'allai à Strasbourg, et je continuai de remarquer que les élèves qui apprenaient par cœur avec le plus de facilité étaient ceux qui avaient de grands yeux à fleur de tête, et que quelques-uns d'entre eux n'étaient, pour tout le reste, que des sujets très médiocres.

« Quoique je n'eusse aucune espèce de connaissances préliminaires (Gall était alors âgé de 14 ans !), *je dus tomber sur l'idée que des yeux ainsi conformés sont la marque d'une excellente mémoire.* Ce ne fut que plus tard que je me dis, comme je l'ai rapporté dans l'Introduction du premier volume : Si la Mémoire se manifeste par un caractère extérieur, pourquoi les autres facultés n'auraient-elles pas aussi leur caractère visible au dehors ? — *Et c'est là ce qui me donna la première impulsion pour toutes mes recherches, et ce qui fut l'occasion de toutes mes découvertes* ».

D'après Gall « les personnes qui ont les yeux pochetés possèdent non seulement une mémoire des mots excellente, mais elles se sentent une

---

1. Il convient de remarquer que la Phrénologie de Gall était, jusqu'à un certain point, la continuation de la Physiognomonie de Lavater. Ce dernier appartenait à la génération précédente et ses publications avaient déjà mis à la mode ce jeu d'esprit qui consiste à découvrir le caractère des gens par l'examen de certains traits de leur visage.

disposition particulière pour l'étude des langues, pour la critique, en général pour tout ce qui a trait à la littérature ».

Ce fameux centre du langage — avant la lettre pourrait-on dire, — où Gall le plaçait-il donc ?

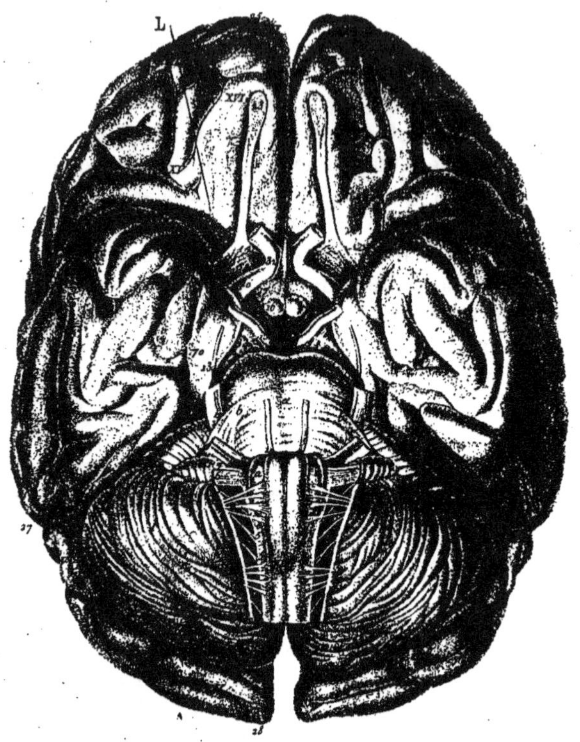

Fig. 13. Planche IV de l'Atlas de Gall. Face inférieure du cerveau. On voit en L le centre du langage d'après Gall. On remarquera que c'est sur l'*hémisphère droit* que Gall a désigné, dans cette figure, la délimitation du centre du langage entre les points xv et 39.

La nomenclature des circonvolutions était alors très peu avancée, aussi est-ce surtout aux figures qui accompagnent l'Œuvre de Gall qu'il faut se rapporter pour se faire une idée du point de l'Ecorce cérébrale où il localise la faculté du langage. Il est aisé de se rendre compte que c'est *dans la région de la face inférieure du lobe frontal, au niveau de la partie postérieure du lobule orbitaire.* Cette portion du cerveau étant, d'après lui, très développée chez les individus qui jouissent

d'une grande mémoire des mots, repousserait en avant la partie postérieure de l'orbite et déterminerait la saillie des yeux, ces « yeux de
bœuf » qui ont si fort attiré l'attention de Gall, puisqu'il en a fait la base
de son « Système ».

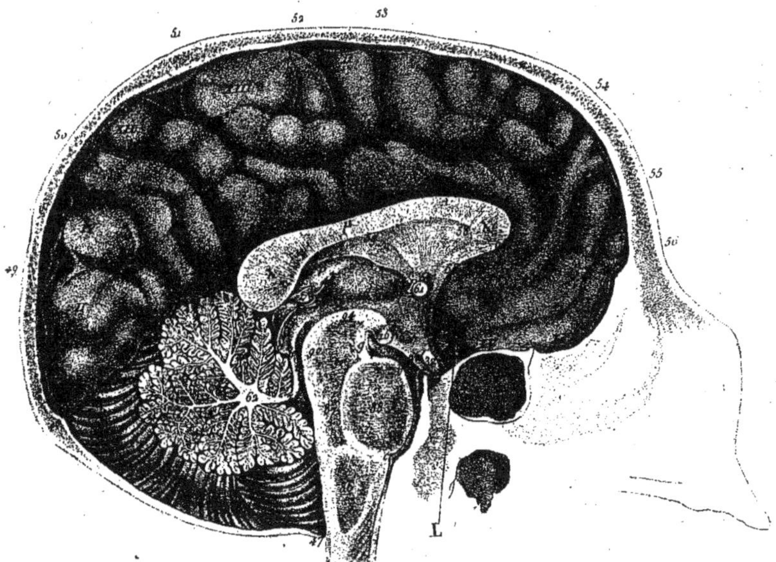

Fig. 14. Planche XI de l'Atlas de Gall. On voit en L le centre du langage d'après cet auteur.

Il fut dès lors entendu, pour tous les adeptes de la doctrine de Gall,
et ils étaient nombreux, que « la faculté du langage siège dans les régions antérieures du cerveau ».

En 1825, Bouillaud, qui avait connu Gall (celui-ci mourut seulement
en 1828 à Paris), publiait un Mémoire pour « démontrer que la perte
de la parole correspond à la lésion des lobules antérieurs du cerveau,
et confirmer l'opinion de M. Gall sur le siège de l'organe du langage
articulé ».

Chose curieuse, ni Gall, ni Bouillaud n'avaient la moindre idée que
la fonction du langage fût localisée dans l'hémisphère gauche. Broca
lui-même, en 1861 et jusqu'en 1863, après une communication de Dax
fils, ignorait tout de cette particularité.

C'est en 1861 que Paul Broca, jeune chirurgien des Hôpitaux, qui
venait d'être nommé à Bicêtre, entreprit, grâce aux nombreuses autop-

sies qu'un chef de service a l'occasion de faire dans cet admirable centre de travail, de vérifier si la doctrine de Gall et de Bouillaud était fondée, et si réellement la perte de la faculté du langage correspond à une lésion des lobes antérieurs du cerveau.

Le premier cas d'Aphasie dont il eut, dans son service, l'occasion de faire l'autopsie, au point de vue qui le préoccupait, fut le cas d'un nommé Leborgne qui cliniquement offrait, de la façon la plus nette, le type d'Aphasie qu'on a très justement depuis appelé « Aphasie de Broca ». Ce malade avait été apporté dans le Service de Chirurgie, pour

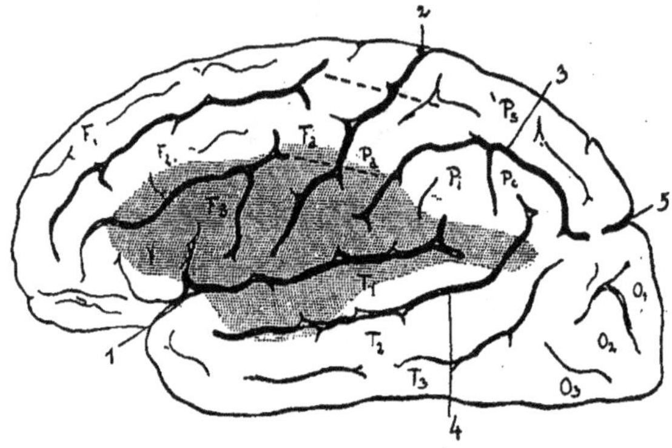

Fig 15. Schéma des lésions de l'hémisphère gauche du cerveau de Leborgne, autopsie princeps de Broca. Ce schéma a été relevé directement sur le cerveau de Leborgne conservé au Musée Dupuytren. On constatera qu'en outre de la 3ᵉ frontale la plus grande partie du territoire cortical de l'artère sylvienne, y compris la zone de Wernicke, est atteinte.

un phlegmon diffus du membre inférieur dont il mourut au bout de six jours. L'autopsie faite par Broca montra un ramollissement étendu à une grande partie du territoire de la Sylvienne gauche avec prédominance au niveau de la portion antérieure de la Scissure de Sylvius, et englobant par conséquent le pied de la 3ᵉ frontale et aussi la moitié antérieure de la 1ʳᵉ temporale. En réalité, quand on examine cette pièce « princeps » actuellement encore conservée dans un bocal d'alcool au Musée Dupuytren, on constate qu'il s'agit d'un Ramollissement très ancien et très étendu ayant amené une rétraction et une atrophie assez prononcées de tout l'hémisphère gauche. Le Ramollissement s'étend dans toute l'étendue antéro-postérieure de la Sylvienne, il a donc déterminé, outre la destruction de F³ dans sa moitié postérieure, la destruction des Circonvolutions Rolandiques dans leur moitié inférieure, la destruction de T¹ dans la plus grande partie de son étendue, la destruction d'une notable partie du Gyrus Supramarginalis.

Ici les faits sont patents, il suffit d'examiner le cerveau de Leborgne pour constater l'étendue des lésions et la multiplicité des circonvolutions détruites par le ramollissement.

Comment d'une lésion aussi étendue, aussi complexe, Broca a-t-il pu conclure à la localisation de la faculté du langage dans le pied de la 3ᵉ frontale ? La réponse à cette question est très simple : — En 1861 les connaissances anatomo-pathologiques, sur le système nerveux, étaient encore extrêmement rudimentaires. A cette époque on croyait, et Broca le croyait comme tout le monde, que le ramollissement cérébral est une sorte de lésion inflammatoire à tendance progressive, débutant en un point du cerveau et s'étendant de là aux parties voisines, comme une tache d'huile, comme une plaque de gangrène, et cela pendant des années et des années, « le mal se propageant, dit Broca, de proche en proche, à d'autres circonvolutions, au lobe de l'Insula, etc... » — Voici d'ailleurs, en propres termes, comment Broca explique que, dans le cas Leborgne, malgré la présence de lésions corticales multiples, il ait attribué à l'altération de la seule 3ᵉ frontale le rôle capital dans la production de l'Aphasie :

« Sachant qu'au début de la maladie, et pendant une longue période de 10 ans, le malade avait perdu uniquement la faculté d'articuler les mots... j'ai été conduit à penser que *la perte de la parole avait été la conséquence d'une lésion primitivement assez circonscrite, et que l'organe central du langage articulé était probablement celui dans lequel cette lésion avait débuté* ; pour découvrir cet organe parmi tous ceux qui étaient lésés au moment de la mort, J'AI CHERCHÉ QUEL ÉTAIT LE POINT OU L'ALTÉRATION PARAISSAIT LA PLUS ANCIENNE, ET J'AI TROUVÉ QUE, SELON TOUTE PROBABILITÉ, LA TROISIÈME CIRCONVOLUTION FRONTALE, PEUT-ÊTRE AUSSI LA SECONDE, AVAIENT DU ÊTRE LE POINT DE DÉPART DU RAMOLLISSEMENT. »

En résumé, il s'agissait d'une oblitération en bloc de la Sylvienne ; toutes les circonvolutions marginales de cette artère étaient atteintes par le ramollissement, aussi bien celles de la Zone de Wernicke ou Zone de l'Aphasie proprement dite (Gyrus Supramarginalis, pli courbe, 1ʳᵉ temporale) que la 3ᵉ frontale. Mais, sous l'influence des doctrines de Gall, les esprits étaient prévenus, la seule question qui intéressât Broca et Auburtin, gendre de Bouillaud, présent à l'autopsie, était celle-ci : — trouverons-nous une lésion dans le « lobe antérieur du cerveau » ? — Et comme il existait en effet, parmi tant d'autres, une lésion de la 3ᵉ frontale, et que cette circonvolution fait partie du lobe frontal, ce fut la seule lésion à laquelle Broca attacha de l'importance.

La question était tranchée : la perte de la parole correspondait bien, comme le disait Bouillaud, à la lésion des lobes antérieurs du cerveau. L'autopsie fut publiée. Gall triomphait. Les adeptes de ses théories, et j'ai dit qu'ils étaient nombreux, s'emparèrent de cette autopsie de Broca comme d'un argument capital. Le dogme de la 3ᵉ frontale était désormais établi..... sur quelles bases erronées, vous venez de le voir.

*
* *

Je pense vous avoir démontré, Messieurs, d'une manière irréfutable, au début de cette Leçon, qu'on ne saurait admettre l'existence de centres innés pour le langage écrit (lecture, écriture). Je crois vous avoir démontré également que la 3ᵉ frontale ne peut être considérée comme le centre du langage parlé. Je voudrais examiner maintenant avec vous la question suivante :

Existe-t-il un centre inné pour le langage parlé ? C'est-à-dire, existe-t-il, dès la naissance, en un point quelconque de l'encéphale, un centre dont la fonction propre et unique soit le langage parlé (disons, pour simplifier, la parole) ?

Force m'est de vous dire, de prime abord, que je ne le crois pas. Ma conviction est qu'il n'y a pas plus de centre inné, préformé, de la parole, qu'il n'y a de centre inné de la lecture ou de l'écriture.

Je vais, Messieurs, vous donner les raisons de cette manière de voir, les arguments sur lesquels elle est fondée.

Tout d'abord un argument anatomique qui, sans être péremptoire, n'en a pas moins une réelle valeur :

Depuis que les progrès des techniques anatomo-pathologiques ont permis de suivre dans l'Encéphale des dégénérations secondaires de faisceaux de fibres, on s'est ingénié de différents côtés à découvrir chez les aphasiques la dégénération d'un faisceau de la parole. On n'y est jamais parvenu. Tous les faisceaux de la parole que vous verrez figurés dans vos livres tirent uniquement leur origine de l'imagination des auteurs. — On n'a jusqu'à présent jamais constaté objectivement, que je sache, l'existence d'un faisceau de la parole qui, partant d'un centre cortical, viendrait dans la protubérance et le bulbe innerver les groupes de cellules nerveuses tenant sous leur dépendance les organes d'exécution de la parole : langue, lèvres, palais, etc. Il est donc évident qu'il n'existe pas un « faisceau de fibres de la parole ». — Mais comment admettre que, s'il existait un centre inné de la parole, ce centre soit dépourvu d'une voie anatomique d'exécution ? Les circonvolutions motrices qui, elles, sont des centres innés, ont leur voie d'exécution : le faisceau pyramidal. — Pourquoi, si la parole avait un centre inné, serait-elle dépourvue d'une voie de ce genre ?

D'ailleurs, Flechsig, il y a bien des années déjà, par ses beaux travaux sur l'Anatomie générale du système nerveux, n'a-t-il pas montré que toute la région que nous considérons actuellement comme la région de l'Aphasie (Gyrus Supramarginalis, pli courbe, 1res temporales) est purement une région où n'existent que des fibres d'association sans fibres de projection. Or l'Aphasie est par excellence un trouble des Associations Psychiques et des phénomènes de la Mémoire.

Un autre argument qui doit faire douter qu'il y ait un centre inné de la parole est le suivant : Les centres innés que nous connaissons (et ils ne sont pas nombreux) sont toujours bilatéraux et même très nettement symétriques. Les centres moteurs des membres, — les centres de la vision ont leur siège dans chacun des 2 hémisphères et dans des régions symétriques. Pour le langage parlé il en est tout autrement, puisque nous savons que c'est seulement dans l'hémisphère gauche qu'une lésion de la zone de Wernicke donnera l'Aphasie ; la même lésion dans la zone symétrique de l'hémisphère droit ne produira aucun trouble évident du langage intérieur. Comment admettre l'existence d'un centre inné de la parole qui ne serait ni bilatéral [1] ni symétrique ?

Outre ces arguments d'ordre anatomique et physiologique, il est, au point de vue clinique, certaines considérations qui, elles aussi, militent fortement contre l'hypothèse d'un centre inné du langage parlé.

Observons ce qui se passe pour les *Sourds-Muets*. Ils ne parlent pas parce qu'ils sont sourds, tout le monde est d'accord sur ce point. On comprend en effet que les mots étant en somme le résultat d'une pure convention, ces malades, que leur infirmité ne laisse pas participer à cette convention, ne sont pas en état de parler telle ou telle langue usuelle.

Mais s'il existait un centre inné de la parole, les Sourds-Muets devraient, en dehors de toute rééducation, être capables d'un langage parlé, incompréhensible il est vrai, puisqu'il serait en dehors des lan-

---

1. On remarquera que tout ce qui est dit ici vise un centre psychique de la parole, mais, pour ce qui est du mécanisme de l'articulation, on doit admettre qu'il peut être troublé par une lésion siégeant dans l'un ou l'autre hémisphère au niveau de la région du « quadrilatère ».

gages conventionnels, mais un langage tout de même, comportant de véritables paroles ayant « forme humaine ».

On sait qu'il n'en est rien et que ces infortunés n'émettent spontanément qu'une série de sons discordants et informes qui n'ont même pas la valeur significative des grognements si variés émis par nos chiens familiers pour nous faire part de leurs diverses émotions. Le sourd-muet peut apprendre à parler, mais il faut qu'il soit éduqué de toutes pièces à la parole. S'il jouissait d'un centre inné de la parole, on n'aurait, pour qu'il parlât, qu'à l'initier à la valeur conventionnelle de nos paroles : dès qu'il connaîtrait cette valeur conventionnelle, grâce à son centre inné de la parole il devrait parler. — Les choses se passent tout autrement, parce qu'en réalité il n'y a pas de centre inné de la parole. On sait à quel long apprentisssge doit être soumis ce malheureux sourd-muet, par quels détours on arrive à lui faire émettre des sons qui aient quelque apparence humaine, et avec quelle difficulté on parvient à le faire réellement parler. Ici rien d'inné ne se manifeste, tout le résultat obtenu est dû à la seule éducation, à un véritable dressage.

Envisageons maintenant un autre côté de la question et regardons ce qui se passe, au point de vue du langage, pour l'*Enfant au berceau.*

Son incapacité absolue de parler avait si vivement frappé nos ancêtres latins qu'ils en ont fait la caractéristique de cet âge, et de cette caractéristique ont tiré la dénomination d'*infans*, « celui qui ne parle pas ».

Observez-le, ce petit être humain, alors qu'il est âgé de 12 à 15 mois : — il se tient déjà sur ses jambes; il commence à marcher, il sait tendre les bras à sa mère, et de ses petites mains presser le sein qui l'a nourri, il peut téter, il peut crier et pleurer ; en un mot, il peut déjà, à cet âge, exercer librement toutes les fonctions auxquelles président ses centres réellement innés... — Mais à part quelques syllabes redoublées péniblement apprises (papa, maman, lolo, etc.), il ne peut pas « parler »; — il est toujours l'*infans*, et cela uniquement parce qu'il ne possède pas de centre inné pour le langage parlé.

Si, quittant le terrain de l'Etat Physiologique, nous nous tournons maintenant vers celui de la Pathologie de l'Enfant, un nouvel argument va nous être fourni par l'étude de l'Hémiplégie Infantile.

Tous les auteurs, qu'ils soient neurologistes ou pédiatres, sont d'accord sur ce fait que les enfants atteints d'hémiplégie droite ne présentent jamais d'Aphasie, à la condition que cette hémiplégie se soit produite dans les toutes premières années qui suivent la naissance. — On a proposé pour ce fait différentes explications. — La plus naturelle, la plus légitime, n'est-elle pas de reconnaître que, puisqu'il n'existe pas de centre inné du langage, celui-ci n'a pu être détruit par la lésion cérébrale cause de l'Hémiplégie ? Et comme cette lésion est survenue à un âge trop tendre pour que l'enfant ait eu le temps d'adapter la région pariéto-temporale de son hémisphère gauche à la fonction de la parole, il s'ensuit que cette région a pu être détruite par la lésion sans que, plus tard, cet enfant ait présenté d'Aphasie, il lui a suffi d'adapter, dans son cerveau, à la fonction du langage, une autre région voisine restée saine, et d'en faire usage pour parler.

Je considère cet argument, basé sur un fait universellement admis, comme ayant une très grande importance.

Telles sont, Messieurs, les raisons pour lesquelles je pense que nous ne devons plus admettre l'existence, dans le cerveau humain, d'aucun centre préformé, d'aucun centre inné du langage, qu'il s'agisse de langage écrit ou de langage parlé.

Mais, me dira-t-on, vous nous avez vous-même, au début de cette Leçon, enseigné qu'il existe au niveau du gyrus, du pli courbe, et des 1res temporales, une région dont la lésion détermine l'Aphasie, une Aphasie complexe, portant aussi bien sur le langage écrit que sur le langage entendu et parlé.

En effet, le fait n'est pas niable, il existe bien, dans l'hémisphère gauche du cerveau, une zone dont l'altération entraîne une Aphasie d'autant plus marquée que cette altération est plus profonde et plus étendue. Mais cette zone ne répond pas à un centre préformé dès avant la naissance, et c'est là la notion que, par des arguments de tout ordre, j'ai cherché à établir aujourd'hui devant vous. — Cette zone ne constitue pas un centre préformé, mais seulement un centre *adapté*. De même les différents sports (escrime, boxe, tennis, etc.), procèdent de « centres adaptés » [1] ; de même le jeu des différents instruments de musique, l'usage des différentes langues procèdent de « centres adaptés ». Il semble, d'après ce que nous avons vu dans l'Hémiplégie infantile, que lorsque la zone dans laquelle se fait généralement cette « adaptation » a été le siège d'une lésion, l'enfant, dans la suite de son développement intellectuel, soit apte à utiliser une autre région de son cerveau pour y « adapter » son centre du langage. En résumé, loin de pos-

---

1. Le mot de centre n'est employé ici que pour la commodité de l'exposition, car il serait impossible de supposer qu'il s'agisse dans ces cas de véritables centres suivant l'ancienne conception de ce mot. On est purement et simplement en présence de groupements associatifs souvent fort éloignés les uns des autres dans l'axe encéphalo-médullaire.

séder, en naissant, un centre de la parole, chaque individu doit, par son effort propre, s'en constituer un de toutes pièces, et c'est dans la zone pariéto-temporale gauche que celui-ci s'établit. — Pourquoi ? — Peut-être simplement parce que, les éléments nerveux de l'hémisphère gauche se développant un peu avant ceux de l'hémisphère droit, les premiers processus intellectuels commencent à se produire dans l'hémisphère gauche et forment, pour ainsi dire, un centre de cristallisation et une base pour les associations d'idées qu'ils provoquent. Ainsi s'établirait dans l'hémisphère gauche un substratum associatif qui se spécialiserait dans une certaine mesure, et vers lequel notre cerveau aiguillerait, de lui-même, une très importante partie de son activité psychique.

Il faut absolument nous dégager des anciennes conceptions qui tendaient à admettre, pour certains processus psychiques, notamment pour ceux du langage, des centres aussi étroits que pour les fonctions motrices. On sait que, pour ces dernières, le point de départ semble bien être dans certains groupes cellulaires d'où naissent des fibres de projection qui transmettront aux organes moteurs périphériques les excitations et les injonctions nécessaires. — Pour les processus psychiques il en est tout autrement, ceux-ci prendraient naissance par une sorte de vibration des éléments nerveux, et ces vibrations se propageraient, par une série de réactions élaboratrices, à un très grand nombre de cellules qui seraient ainsi mises en action par l'excitation initiale volontaire ou réflexe. — Ce serait notamment une erreur de penser, comme on l'a fait autrefois, que telle ou telle cellule ou tel ou tel groupe cellulaire constitue un centre pour une des parties du discours : substantifs, adjectifs, verbes, etc..., ou même pour la syntaxe qui régit l'emploi de ces différentes parties.

Tout au contraire, de même que dix chiffres suffisent aux mathématiciens pour écrire les nombres les plus énormes et pour effectuer les calculs les plus compliqués, de même les différentes cellules des régions du cerveau, dans lesquelles s'élaborent les processus psychiques, sont susceptibles de prendre une part plus ou moins grande dans les diverses combinaisons de vibrations dont l'ensemble constitue ces processus psychiques. De telle sorte qu'une même cellule peut être sollicitée par une infinité de vibrations différentes et participer ainsi à un grand nombre de processus psychiques différents.

Mais je viens de me laisser entraîner sur un terrain bien peu sûr. Cependant, dans cette Leçon, je m'étais proposé tout autre chose que de développer devant vous des hypothèses ! — Mon but a été de vous démontrer, par des arguments que je crois irréfutables, la fragilité, pour ne pas dire l'inanité de la doctrine des *Centres innés* du Langage.

Puisse ma conviction, Messieurs, avoir entraîné la vôtre. C'est là tout mon désir.